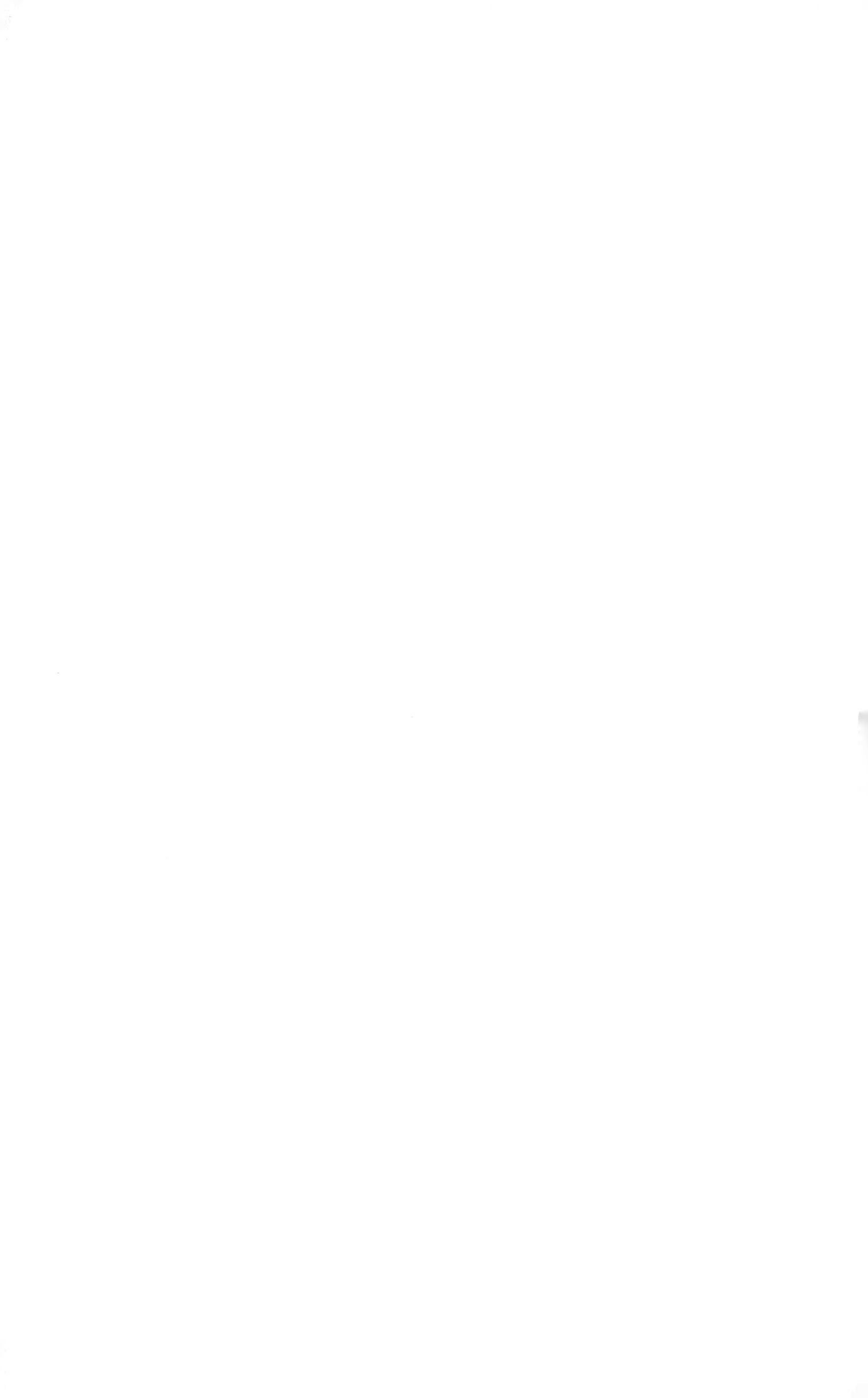

Handbuch der Apireflextherapie
Pavlina Potschinkova

Es ist für mich eine große Ehre, meinem verehrten Kollegen Senator Dr. med. Dipl. Chem. KARL AUGUST FORSTER dieses Buch zu widmen. Für seine wissenschaftliche Arbeit, die Apitherapie in die moderne Medizin einzuführen, gebühren ihm höchste Anerkennung und Bewunderung.

Handbuch der Apireflextherapie

Behandlung und Selbsthilfe mit Akupunktur, Akupressur und Bienenprodukten

Dr. med. Dr. Sc. Pavlina Potschinkova

Übersetzt von
Othmar Mathevics

82 Abbildungen, 4 Tabellen

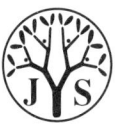 Sonntag Verlag Stuttgart

Die Deutsche Bibliothek – CIP-Einheitsaufnahme

Počinkova, Pavlina:
Handbuch der Apireflextherapie : Behandlung und Selbsthilfe mit Akupunktur, Akupressur und Bienenprodukten ; 4 Tabellen / Pavlina Potschinkova. Übers. von Othmar Mathevics. – Stuttgart : Sonntag, 1996
ISBN 3-87758-097-1

Anschrift der Verfasserin:
Dr. med. Pavlina Potschinkova
Nikolai-Pavlovitch-Str. 1
1142-Sofia; Bulgarien

Wichtiger Hinweis
Wie jede Wissenschaft ist die Medizin ständigen Entwicklungen unterworfen. Forschung und klinische Erfahrung erweitern unsere Erkenntnisse, insbesondere was Behandlung und medikamentöse Therapie anbelangt. Soweit in diesem Werk eine Dosierung oder eine Applikation erwähnt wird, darf der Leser zwar darauf vertrauen, daß Autoren, Herausgeber und Verlag große Sorgfalt darauf verwandt haben, daß diese Angabe dem Wissensstand bei Fertigstellung des Werkes entspricht.
Für Angaben über Dosierungsanweisungen und Applikationsformen kann vom Verlag jedoch keine Gewähr übernommen werden. Jeder Benutzer ist angehalten, durch sorgfältige Prüfung der Beipackzettel der verwendeten Präparate und gegebenenfalls nach Konsultation eines Spezialisten festzustellen, ob die dort gegebene Empfehlung für Dosierungen oder die Beachtung von Kontraindikationen gegenüber der Angabe in diesem Buch abweicht. Eine solche Prüfung ist besonders wichtig bei selten verwendeten Präparaten oder solchen, die neu auf den Markt gebracht worden sind. Jede Dosierung oder Applikation erfolgt auf eigene Gefahr des Benutzers. Autoren und Verlag appellieren an jeden Benutzer, ihm etwa auffallende Ungenauigkeiten dem Verlag mitzuteilen.
Geschützte Warennamen (Warenzeichen) werden nicht besonders kenntlich gemacht. Aus dem Fehlen eines solchen Hinweises kann also nicht geschlossen werden, daß es sich um einen freien Warennamen handele.

ISBN 3-87758-097-1

© Johannes Sonntag Verlagsbuchhandlung GmbH 1996
Jeder Nachdruck, jede Wiedergabe, Vervielfältigung und Verbreitung, auch in Teilen des Werkes oder von Abbildungen, jede Abschrift, auch auf fotomechanischem Wege oder im Magnettonverfahren, in Vortrag, Funk, Fernsehsendung, Telefonübertragung sowie Speicherung in Datenverarbeitungsanlagen, bedarf der ausdrücklichen Genehmigung des Verlages.
Printed in Germany 1996
Gesamtherstellung: Friedrich Pustet, Regensburg
Grundschrift: 9½/10½ Times (System Linotype-Hell)

Inhaltsverzeichnis

Geleitwort 14
Vorwort 15

I.	Grundlagen und Wirkungsmechanismen

1.	Historische Übersicht der Reflextherapie und der Apitherapie	18
1.1	Akupunktur und Akupressur	18
1.2	Apitherapie	20
2.	Grundlagen der Reflextherapie	23
2.1	Biologisch wirksame Punkte der Haut	23
2.2	Die Meridiane	28
2.2.1	Meridian-Lehre der traditionellen chinesischen Medizin .	28
2.2.2	Die Anordnung der Meridiane	29
2.2.3	Meridian und zugehöriges Organ	30
2.2.4	Aspekte der klinischen Medizin	31
2.3	Wirkungsmechanismus der Akupunktur und Akupressur	32
2.3.1	Traditionelle Vorstellungen	32
2.3.2	Moderne Theorien	34
2.4	Mittel zur Einwirkung auf die biologisch wirksamen Punkte	38
2.4.1	Klassische Mittel	38
2.4.1.1	Direkte Einwirkung mit Nadeln	38
2.4.1.2	Indirekt wirkende Mittel	39
2.4.2	Moderne technische Hilfsmittel	41
2.4.2.1	Beeinflussung durch elektrischen Strom: Elektropunktur, Elektroakupunktur, Mikroelektrophorese	41
2.4.2.2	Beeinflussung durch Strahlenenergie: »Lichtnadel« und »Fotopunktur«	42
2.4.2.3	Beeinflussung mit Ultraschall: Sonopunktur	43
2.4.2.4	Beeinflussung durch Kälte: Die »Krionadel«	43
2.4.2.5	Beeinflussung durch sonstige Mittel	43
2.4.2.6	Chemische Reizmittel: Die Mesotherapie	44
2.5	Methoden der Einwirkung auf die biologisch wirksamen Punkte	44

2.5.1	Die Hemmungsmethode (sedative Methode)	45
2.5.2	Tonisierende Methode	46
2.6	Methoden zum Auffinden der biologisch wirksamen Punkte	47
2.6.1	Messen in Zunen	47
2.6.2	Durch mechanischen Druck	49
2.6.3	Mit speziellen Meßapparaten	53
2.7	Grundprinzipien für die Auswahl der Punkte. Zusammenstellung der Therapiekonzepte	53
2.7.1	Übersicht über die biologisch aktiven Punkte	56
2.7.1.1	Allgemeine Punkte – Punkte für eine generalisierte Beeinflussung	56
2.7.1.2	Segmentäre Punkte	60
2.7.1.3	Regionale Punkte	60
2.7.1.4	Lokale Punkte	60
2.7.1.5	Spezielle oder »Meisterpunkte«	61
2.7.1.6	Symptomatische Punkte	61
2.8	Kartographie der biologisch wirksamen Punkte nach dem Meridiansystem	66
2.8.1	Meridian der Lungen (P)	66
2.8.2	Meridian des Dickdarms (GI)	68
2.8.3	Meridian des Magens (E)	71
2.8.4	Meridian der Milz und des Pankreas (RP)	77
2.8.5	Meridian des Herzens (C)	81
2.8.6	Meridian des Dünndarms (IG)	83
2.8.7	Meridian der Harnblase (V)	86
2.8.8	Meridian der Nieren (R)	95
2.8.9	Meridian des Perikards (MC)	99
2.8.10	Meridian der »drei Körperteile« (TR)	102
2.8.11	Meridian der Gallenblase (VB)	105
2.8.12	Meridian der Leber (F)	112
2.8.13	Der hintere mittlere Meridian (T)	115
2.8.14	Der vordere mittlere Meridian (J)	119
2.8.15	Einige Außermeridianpunkte (H)	123
3.	**Grundlagen der Apitherapie**	126
3.1	Bienenprodukte – nur zu Heilzwecken angewandt	127
3.1.1	Bienengift	127
3.1.1.1	Basisinformationen	127
3.1.1.2	Indikationen und Kontraindikationen	130
	A. Indikationen	130
	B. Kontraindikationen	130
3.1.2	Propolis	131

3.1.2.1	Basisinformationen	131
3.1.2.2	Einnahme und Anwendung	133
3.1.2.3	Anwendungsformen von Propolis	134
	A. Alkoholextrakt und Emulsion	134
	B. Wasserextrakt	135
	C. Salben	135
	D. Propolispasten	136
	E. Pflaster	136
3.1.2.4	Indikationen und Kontraindikationen	137
3.1.3	Bienenwachs	137
3.1.3.1	Basisinformationen	137
3.1.3.2	Die Anwendung	139
3.2	Bienenprodukte mit Nähr- und Heileigenschaften	139
3.2.1	Der Bienenhonig	140
3.2.1.1	Basisinformationen	140
3.2.1.2	Therapeutischer Einsatz von Bienenhonig	142
	A. Innere Anwendung	142
	B. Äußerliche Anwendung	142
	C. Physiotherapeutische Anwendung	142
3.2.1.3	Indikationen und Kontraindikationen	142
3.2.2	Bienenpollen	143
3.2.2.1	Basisinformationen	143
3.2.2.2	Anwendung	145
3.2.2.3	Indikationen und Kontraindikationen	145
3.2.3	Weiselfuttersaft	146
3.2.3.1	Basisinformationen	146
3.2.3.2	Therapeutische Anwendung	148
3.2.3.3	Indikationen und Kontraindikationen	149
4.	**Apireflextherapie – Apipunktur, Apipressur und innerliche Anwendung von Bienenprodukten**	150
4.1	Methoden zum Einbringen von Bienenprodukten in den Organismus	150
4.1.1	Injektionen mit Akupunkturnadeln und Bienenstacheln	150
4.1.2	Mechanische Zufuhr durch Apipressur und Tzübotherapie	150
4.1.3	Physiotherapeutische Zufuhr der Bienenprodukte	151
4.1.3.1	Mikroelektrophorese	151
4.1.3.2	Mikrophonophorese (Ultraschall)	154
4.1.3.3	Inhalationen	155
4.1.3.4	Wärmeanwendungen	156
4.1.4	Perorale Anwendung der Bienenprodukte als flankierende Maßnahme zur Apipunktur und Apipressur	156

4.1.4.1	Allgemeine Heileigenschaften	156
4.1.4.2	Spezielle Heileigenschaften	156
4.2	Akupunktur und Bienengift	157
4.2.1	Theoretische Ansätze über den Wirkungsmechanismus	157
4.2.1.1	Traditionelle Aspekte	157
4.2.1.2	Neuere Erkenntnisse	159
4.2.2	Grundprinzipien der Apispunktur und Apipunktur	159
4.2.2.1	Der Empfindlichkeitstest	160
	A. Test mit lebenden Bienen	160
	B. Test durch Injektion von Bienengiftpräparaten	160
4.2.3	Technik, Dosis und Methodik der Apispunktur und Apipunktur	161
4.2.3.1	Apispunktur	161
4.2.3.2	Apipunktur	164
4.2.4	Indikationen und Kontraindikationen	167
4.3	Akupressur und Bienenprodukte	168
4.3.1	Theoretische Vorstellungen vom Wirkungsmechanismus	168
4.3.2	Methodik und Technik der Akupressur	171
4.3.3	Tzübo und Tzübopressur	175
4.3.3.1	Einführung	175
4.3.3.2	Tzüboarten	176
	A. Nach ihrer Zusammensetzung	176
	B. Tzüboarten nach Konsistenz	177
	C. Tzübos nach der Wirkungsdauer	178
4.3.3.3	Technik und Methodik	178
4.3.4	Anzeigen und Gegenanzeigen	179
5.	**Mikroakupunktursysteme**	182
5.1	Ohrtherapie und Bienenprodukte	182
5.1.1	Theoretische Grundlagen der Ohrtherapie	185
5.1.2	Auffinden der Punkte und Zonen auf der Ohrmuschel	188
5.1.3	Technik und Methodik der Ohrtherapie	189
5.1.4	Indikationen und Kontraindikationen	191
	A. Indikationen	191
	B. Kontraindikationen	192
5.1.5	Kartographie der Punkte und Zonen der Ohrmuschel	192
5.2	Fußreflexzonenmassage und Bienenprodukte	194
5.2.1	Theoretische Grundlagen	194
5.2.1.1	Projektionen und Zusammenhänge	194
5.2.1.2	Wirkungsmechanismen bei Einwirkung auf Reflexzonen	195
5.2.2	Technik und Methodik der Fußzonenmassage	196
5.2.2.1	Vorbereitende Ganzmassage	196
5.2.2.2	Die Zonenpressur	197

5.2.3	Indikationen und Kontraindikationen	200
5.2.3.1	Indikationen	200
	A. Allgemeine Anwendungsvorschläge	200
	B. Erkrankungen des Atmungssystems	201
	C. Chronische Obstipation	201
	D. Leber- und Gallenerkrankungen	202
	E. Schmerzen im Schulterbereich	202
	F. Schmerzen im Hüftgelenk	202
	G. Schmerzen in den Knien	202
	H. Kopfschmerzen	202
	I. Ischialgie	202
5.2.3.2	Kontraindikationen	203
5.2.4	Kartographie der Projektionszonen an den Füßen und zugehörige Organe – therapeutische Empfehlungen zur Kombination mit Bienenprodukten	203
5.2.4.1	Kopf und Hals	206
5.2.4.2	Die Schilddrüse	207
5.2.4.3	Das Pankreas (Bauchspeicheldrüse)	208
5.2.4.4	Das Herz	208
5.2.4.5	Die Lunge	209
5.2.4.6	Die Leber	210
5.2.4.7	Die Gallenblase	211
5.2.4.8	Nieren und Nebennieren	212
5.2.4.9	Die Milz	213
5.2.4.10	Der Dickdarm	213
5.2.4.11	Der Dünndarm	214
5.2.4.12	Magen und Zwölffingerdarm	214
5.2.4.13	Das Sonnengeflecht	215
5.2.4.14	Die Wirbelsäule	216
5.2.4.15	Das Gehirn (Parese – Zustände nach Schlaganfällen)	219
5.2.4.16	Prostata und Rektum	220
5.2.4.17	Venen – Hämorrhoiden	221
5.2.4.18	Die Harnblase	222
5.2.4.19	Innere Geschlechtsorgane – Gebärmutter, Eierstöcke, Eileiter	223
5.2.4.20	Brustdrüsen (Milchdrüsen)	223

| II. | Behandlungskonzepte ausgesuchter Krankheitsbilder |

6.	Akupunktur, Akupressur und Bienenprodukte bei der Behandlung häufiger Erkrankungen	226
6.1	Analgetischer Effekt der Akupunktur und Akupressur	226
6.2	Spondylarthrose	229
6.2.1	Halsspondylarthrose mit zervikalischer und radikulärer Symptomatik; Neuralgie des Nackennervs	231
6.2.2	Halsspondylarthrose mit distrophischer und diszirkulatorischer Systematik	236
6.2.2.1	Periarthritis des Schultergelenks	236
6.2.2.2	Epikondylitis des Oberarmknochens	239
6.2.2.3	Diszirkulationsbeschwerden bei Halsspondylarthrose	241
6.2.3	Brustspondylarthrose, Zwischenrippenneuralgie	243
6.2.4	Lumbosakrale Spondylarthrose mit algischer und radikulärer Symptomatik	246
6.2.5	Lumbosakrale Spondylarthrose mit dystrophischer und diszirkulärer Symptomatik	250
6.2.5.1	Dystrophische Veränderungen	250
6.2.5.2	Diszirkuläre Störungen	252
6.3	Erkrankungen des Gelenkapparates (Arthrosen und Arthritiden)	254
6.3.1	Degenerative Gelenkerkrankungen	254
6.3.2	Entzündliche Gelenkerkrankungen	254
6.4	Funktionelle Erkrankungen des Zentralen Nervensystems	258
6.4.1	Neurosen	258
6.4.1.1	Kopfschmerzen	261
6.4.1.2	Schlaflosigkeit	263
6.4.1.3	Erregung und Schwäche	263
6.4.1.4	Benommenheit	263
6.4.1.5	Magen-Darmstörungen	263
6.4.1.6	Syndrom funktioneller Herz- und Gefäßbeschwerden	264
6.4.2	Hysterische Neurose	265
6.4.3	Zwangsneurose	266
6.4.4	Stottern	266
6.4.5	Bettnässen (Enuresis nocturna)	267
6.4.6	Sexualneurosen	269
6.4.7	Psychische und physische Erschöpfung	270
6.5	Erkrankungen des Atmungssystems	274
6.5.1	Asthma bronchiale	274
6.5.2	Akute und chronische Bronchitis	278

6.5.3	Erkältung	280
6.6	Erkrankungen des Ohres, der Nase und des Halses	282
6.6.1	Rhinitis vasomotorica und Sinusitis vasomotorica	282
6.6.2	Sinusitis	285
6.6.3	Angina, Pharyngitis und Laryngitis	286
6.6.4	Grippe	288
6.6.5	Neuritis des Hörnervs	289
6.6.6	Ohrgeräusche	291
6.7	Herz- und Kreislauferkrankungen	292
6.7.1	Arterielle Hypertonie	292
6.7.2	Arterielle Hypotonie	295
6.7.3	Stenokardie, Myokardsklerose, Herzneurose	297
6.8	Magen- und Darmerkrankungen	299
6.8.1	Magen- und Duodenalgeschwüre	299
6.8.2	Chronische Gastritis	302
6.8.3	Subakute und chronische Kolitis	304
6.8.4	Obstipation und Hämorrhoiden	306
6.9	Leber- und Gallenblasenerkrankungen	308
6.9.1	Hepatitis und Gallenkoliken	308
6.10	Gynäkologische Erkrankungen	310
6.10.1	Fluor und Gebärmutterhalsgeschwür	310
6.10.2	Klimakterische Störungen	312
6.11	Erkrankungen der Mundhöhle	313
6.11.1	Gingivitis, Stomatitis, Parodontose und Zahnschmerz	313
6.12	Erkrankungen der Haut	316
6.12.1	Ekzem	316
6.12.2	Neurodermitis	317
6.12.3	Allgemeines Hautjucken	317
6.12.4	Alopecia	317
6.13	Sonstige Erkrankungen	320
6.13.1	Diabetes	320
6.13.2	Fettsucht	322
6.13.3	Zustand nach Hirnschlag (Insult)	323

III.	Hilfe zur Selbsthilfe	

7.	Akupressur mit Bienenprodukten (Apipressur) gegen Schmerzen und Befindlichkeitsstörungen	328
7.1	Grundprinzipien	328
7.1.1	Möglichkeiten und Grenzen	328
7.1.2	Grundregeln für die Selbstmedikation	330
7.1.2.1	Die Intensität des ausgeübten Druckes	330
7.1.2.2	Die Zeitdauer der Apipressur	330
7.1.2.3	Die Geschwindigkeit der Kreisbewegungen	330
7.1.2.4	Anzahl der Stimulationen durch Tzübopressur	330
7.1.2.5	Methodik und Technik der Anwendung	331
7.1.2.6	Der Heilzyklus	331
7.1.3	Indikationen	332
7.1.4	Kontraindikationen	332
7.2	Heilschemata und Rezepturen	333
7.2.1	Acne juvenilis	333
7.2.2	Allergien	334
7.2.3	Angstzustände	335
7.2.4	Atherosklerotische Beschwerden	336
7.2.5	Durchblutungsstörungen der Beine und Füße	337
7.2.6	Durchblutungsstörungen der Arme und Hände	338
7.2.7	Durchblutungsstörungen des Gehirns	339
7.2.8	Herzstärkung	340
7.2.9	Herzklopfen	341
7.2.10	Husten	342
7.2.11	Kollaps	343
7.2.12	Kopfschmerzen infolge von Halswirbeldornen	344
7.2.13	Kopfschmerzen bei Leber- und Gallenblasenstörungen	345
7.2.14	Kopfschmerzen bei Menstruation	346
7.2.15	Kopfschmerzen – hormonal bedingt (Migräne)	347
7.2.16	Kopfschmerzen – migräneähnlich	348
7.2.17	Kopfschmerzen – wetterbedingt	349
7.2.18	Kopfschmerzen ungeklärter Ursache	350
7.2.19	Blähungen (Meteorismus)	351
7.2.20	Menstruationsstörungen	352
7.2.21	Verbesserung der Stillfähigkeit	353
7.2.22	Müdigkeit	354
7.2.23	Nervosität und Reizbarkeit	355
7.2.24	Prostata	356
7.2.25	Schmerzen in der Nierengegend	357
7.2.26	Schmerzen in der Herzgegend	358

7.2.27	Schmerzen bei Krampfadern	359
7.2.28	Schmerzen in den Knien	360
7.2.29	Schmerzen in den Ellenbogen	361
7.2.30	Schmerzen im Bereich des Schulter-Armgelenks	362
7.2.31	Schmerzen in den unteren Extremitäten	363
7.2.32	Schwindel	364
7.2.33	Schnupfen	365
7.2.34	Stimulierung des Pankreas	366
7.2.35	Stimulierung des Hörvermögens	367
7.2.36	Stimulierung der Gallenblase	368
7.2.37	Stimulierung des gesamten Organismus	369
7.2.38	Steifigkeit und Schmerzen im Nacken	370
7.2.39	Steifigkeit und Schmerzen im Rücken	371
7.2.40	Steifigkeit und Schmerzen im Lenden-Kreuzbereich	372
7.2.41	Steifigkeit und Schmerzen im Kreuz-Steißbereich	373
7.2.42	Störungen beim Einschlafen	374
7.2.43	Schlafstörungen	375
7.2.44	Störungen der Leberfunktion	376
7.2.45	Vegetative Störungen in den Füßen (Kälte)	377
7.2.46	Vegetative Störungen in den Füßen (Brennen)	378
7.2.47	Verstopfung bei spastischen Därmen	379
7.2.48	Verstopfung bei atonischen Därmen	380
7.2.49	Zurückhaltung von Flüssigkeiten	381
7.2.50	Übermäßiges Schwitzen	382

IV. Anhang

1.	Indikationsverzeichnis	384
2.	Literaturverzeichnis	387
3.	Apis-Präparate und Apis enthaltende Kombinationspräparate	389
4.	Nützliche Informationen und Adressen	394

Geleitwort

Die Apitherapie ist ein seit Jahrtausenden bewährtes Naturheilverfahren durch vielfache und methodische Anwendung von Bienenprodukten für die menschliche Gesundheit. Die Wirkung der Bienenprodukte bleibt unumstritten.
Akupunktur und Akupressur sowie Reflexzonentherapie beeinflussen das energetische Lebensgeschehen von außen und repräsentieren in gleicher Weise erfolgreiche Behandlungswege, die in vielen Generationen herangewachsen und etabliert werden konnten.
Die ganzheitlich orientierte Medizin sucht und forscht weiterführend nicht nur die Verbesserung und Verfeinerung der bestehenden vielfältigen Therapieformen, sondern prüft insbesondere deren Vernetzung unter der Zielsetzung von Synergieeffekten.
Die Kombination der Reflextherapie mit der Apitherapie ist daher eine neue medizinische Richtung, die seit etwa 25 Jahren systematisch erforscht, angewandt und ausgebaut wird. Frau Dr. Potschinkova zählt zu den international anerkannten und führenden Fachleuten dieses zukunftsweisenden Heilverfahrens.
Die vorliegende Arbeit über die Theorie und Praxis der Apireflextherapie erscheint als erste ihrer Art, vermittelt den angesprochenen Heilberufen alle erforderlichen Grundlagen für die tägliche Anwendung. Der interessierte Laie findet viel Informatives über Bienen, Bienenprodukte und deren Einflußnahme auf den gesunden und kranken Menschen.
Wir wünschen diesem wertvollen Werk eine erfolgreiche Akzeptanz und Aufnahme zugunsten unserer Gesundheit: Die Apitherapie ins Leben einbauen.

Neuburg/Donau
im Frühjahr 1996

Deutscher Apitherapiebund
Wilhelm Hemme
Präsident

Vorwort

In den letzten Jahren richtet sich das Augenmerk wieder mehr auf die Methoden der fernöstlichen Medizin bei der Heilung von Schmerzen und einer Reihe von funktionellen Erkrankungen. Die uralte Medizin aus China, Japan, Indien, Tibet, der Mongolei u. a. hat im Laufe von Jahrtausenden eine enorme Erfahrung angehäuft, die in jüngster Zeit aufgrund von experimentellen und klinischen Beobachtungen eine wissenschaftliche Grundlage erhielt.
Die derzeitige **Akupunktur** (Heilung durch Nadelstiche an biologisch wirksamen Punkten des menschlichen Organismus) und **Akupressur** (Ausübung von Druck auf diese Stellen) schließen die parallele Anwendung auch anderer Heilmittel nicht aus. Eine Reihe von Autoren regen ihre Kombination mit Medikamenten und anderen Heilmethoden wie der Apitherapie an. Dabei vertreten sie die Auffassung, daß eine sinnvolle Verbindung zu einer höheren Effizienz der Heilung führt. In diesem Sinne ist eine **Kombination** mit der Anwendung von **Bienenprodukten** besonders aussichtsreich. Beide Methoden bewiesen im Laufe ihrer jahrtausendealten Anwendung ihre Effizienz. Die komplexe Anwendung der Bienenprodukte mit Akupunktur und Akupressur bei der Heilung, die seit altersher getrennt angewandt wurden, wird schon lange in verschiedenen Ländern (Japan, Kanada, in der ehemaligen UdSSR, in Polen, Rumänien, Bulgarien u. a.) praktiziert. Die Kombination führt zu einer **Synergie** bei ihrer Heilwirkung und als Folge zu bedeutend besseren Heilergebnissen.
Im Jahre 1969 führte die Autorin im I. Städtischen Einheitskrankenhaus in Sofia die Akupunktur mit Präparaten aus Bienengift aufgrund der in der *»Klinik für Apitherapie Dr. J. Saine«* in Montreal (Kanada) gesammelten Erfahrung ein. Seit 40 Jahren führt Dr. SAINE hier seine Forschungsarbeiten, verbunden mit praktischer Anwendung durch. Von Interesse sind die von der Autorin später festgestellten Änderungen in den Geweben, bedingt vom Bienengift, durch die, wenn auch teilweise, ihre Wirkung auf die *biologische Aktivität der Haut* erklärt werden kann.
Im Jahre 1986 nutzte sie die perspektivreiche Methode der Akupunktur mit Teilen einer Bienenstichgiftmenge **(Apispunktur)**, eine von Japan im Jahre 1985 entlehnte Praxis. Sie wandte zum ersten Mal *Tzübos* aus Propolis oder Bienengift, in der sogenannten **»Sphärentherapie«**, an. Die von ihr eingeführte Methode der Akupressur unter Anwendung einer Kontaktsalbe aus Bienenprodukten erwies sich effektiver als die reine (klassische) Akupressur.
Die rechtzeitige und vom Kranken selbst geschickt durchgeführte Aku-

pressur, parallel zur internen Aufnahme von Bienenprodukten, unterstützt die Prophylaxe, lindert oder heilt völlig bestimmte Krankheitserscheinungen und Störungen, wobei die ärztliche Hilfe nicht ausgeschlossen zu bleiben braucht, sondern nur ergänzt wird. Hier äußert sich ein Element der komplexen Einwirkung auf den Organismus des Kranken, ohne in Widerspruch zu anderen Heilmethoden zu treten.

Die kombinierte Anwendung von Bienenprodukten mit Akupunktur und Akupressur erhebt nicht den Anspruch, eine universelle und allmächtige Heilmethode, eine »Panazee« d. h. ein Allheilmittel zu sein, das alle Krankheiten definitiv zu bekämpfen imstande ist; auf jeden Fall aber steigert die Apireflextherapie den Heileffekt im Vergleich zur bloßen Anwendung der Apitherapie oder der Reflextherapie. Diese zwei ältesten Heilmethoden in der menschlichen Geschichte, die in den letzten Jahren eine wirkliche Wiedergeburt erleben, ergänzen sich in ihrer Wirkung sehr günstig im menschlichen Organismus. Beim heutigen Entwicklungsstand der medizinischen Wissenschaft können nur bei einer optimalen Kombination von effektiven und harmlosen Heilmitteln Erfolge erzielt werden.

Im »Allgemeinen Teil« des Buches wird Auskunft über die biologische Wirkung beider naturgemäßen Heilmethoden gegeben und ihre kombinierte Anwendung begründet. Die Methodik und die Technik ihrer Anwendung werden detailliert beschrieben – intern, die Reflextherapie flankierend und lokal – zur Beeinflussung der biologisch wirksamen Punkte. Eingehend werden auch die **Ohrreflextherapie** und die **Fußzonenmassage** behandelt.

Im »Speziellen Teil« des Buches werden verschiedene Krankheiten beschrieben, bei deren Heilung Akupunktur mit Bienengift und Akupressur mit Bienenprodukten angezeigt sind. Im Abschnitt »Hilfe zur Selbsthilfe« wird eine große Anzahl alltäglicher Zustände von Unwohlsein und sonstiger Krankheitsbeschwerden vorgestellt, die vom Kranken selbst aufgrund der Hinweise und Schemata gelindert oder beseitigt werden können. Mit seiner rein praktischen Ausrichtung und reich bebildert (über 50 Abbildungen) bietet es jedem Kranken die Möglichkeit, bei elementaren Störungen des Alltagsbefindens, sich unter häuslichen Bedingungen auf eine leichte, wirksame und unschädliche Behandlungsweise zu helfen.

Sofia, Frühjahr 1996   Dr. med. Dr. Sc. Pavlina Potschinkova

I.
Grundlagen und Wirkungsmechanismen

1. Historische Übersicht der Reflextherapie und der Apitherapie

1.1 Akupunktur und Akupressur

Unter Akupunktur und Akupressur verstehen wir die Heilung von Krankheiten durch Einstiche oder Massage an bestimmten Körperpunkten. Beide Behandlungsverfahren kennt man in den Ländern des Fernen Ostens, insbesondere in China, Indien und Tibet, seit über fünftausend Jahren. Sie sind das Produkt der Volksweisheit und Erfahrungsheilkunde. In früheren Zeiten wurde die »Lehre von den Punkten« von Generation auf Generation überliefert und blieb ein Vorrecht privilegierter Kreise. Heutzutage ist dort diese Lehre keine geheime Wissenschaft mehr. Alle Erfahrungen der Volksmedizin haben Eingang in die modernen wissenschaftlichen Institute gefunden, wo sie als reguläres Lehrfach vertreten sind. In China wird die Akupressur bereits im Kindesalter erlernt und bildet zugleich ein Unterrichtsfach in den Schulen. Auf diese Weise wird sie Besitz des ganzen Volkes und jedermann ist jederzeit in der Lage, sich somit selbst zu helfen.

Die Akupressur ist die älteste und am meisten verbreitete Heilmethode in der Welt. Später entwickelte sich auch die Akupunktur. Mit ihr zu konkurrieren wäre bloß die Apitherapie – die Heilung mit Bienenprodukten – imstande. Bereits den Menschen frühester Zeiten muß es aufgefallen sein, wie durch Einwirkung auf einen bestimmten Punkt oder Bereich des menschlichen Körpers mit Hilfe von Steinen mit scharfen Kanten, einem Bambusstab oder einem Finger verschiedene Schmerzen oder Erkrankungen gelindert oder geheilt werden können. Schon Jahrtausende bevor die Chinesen begannen, diese Punkte zielgerichtet zur Heilung zu benutzen, ist jemandem wohl zufällig aufgefallen, daß ein Schmerz oder irgend eine andere Erkrankung abnimmt oder völlig verschwindet, wenn die Haut in bestimmten Bereichen des Körpers gedrückt, angebrannt oder sogar tief verletzt wird. Später werden diese Stellen vorsätzlich gerieben, beklopft oder bis zum Schmerz mit Schlägen behandelt. Im Laufe der Zeit wurden die Mittel vervollkommnet, und man begann, Nadeln zu verwenden.

Es wurde ein in sich geschlossenes Heilsystem »Tchen-Tziu« *(Einstechen-Anbrennen)* – entwickelt, und die Punkte, auf die eingewirkt wird, wurden als »*Lebenspunkte*« bezeichnet. Sie wurden auf Bronzefiguren aufgetragen. Eine solche Figur ist bis in die heutigen Tage erhalten. Interessant dabei ist, daß die Verteilung der Punkte auf der Bronzefigur genau jener entspricht, die mit spezieller moderner Apparatur festgestellt werden konnte.

Die ersten Schriftdenkmäler, die Akupressur betreffen, datieren aus der Zeit der Dynastie Tzin (265–20 v. u. Z.). Eine neue Epoche in der Anwendung der Akupressur und Akupunktur in China beginnt im Jahre 1949, als der Versuch unternommen wurde, die Tschen-Tziu-Therapie vom herrschenden Mystizismus zu befreien und auf eine wissenschaftliche Grundlage zu stellen. Zu diesem Zweck gründete man im Jahre 1959 in Peking ein wissenschaftliches Forschungsinstitut im Rahmen der »Chinesischen Akademie für Volksmedizin«. Akupunktur und Akupressur wurden als Lehrfach in die medizinischen Hochschulen eingeführt.

Von China gelangte die Tschen-Tziu-Therapie auch nach Japan, wo sie einer weiteren selbständigen Bearbeitung unterworfen wurde. Im X. Jahrhundert entstanden dort bereits spezielle Lehranstalten. Im Jahre 1965 wurden in Japan an die 30 000 Spezialisten gezählt. Die japanische Assoziation für Akupunktur und Akupressur führt eine ausgedehnte Lehr- und Forschungstätigkeit durch.

In Europa dringt die Methode der Nadelstichtherapie im XIII. Jahrhundert ein. Hier erhält sie die Bezeichnung »*Akupunktur*«. Der Terminus entstammt den Ausdrücken »acus« (Spitze) und »punktura« (Stich), d. h. Einwirkung durch Einstechen eines spitzen Gegenstandes. Wenn durch einen Gegenstand, der auch ein Finger sein kann, auf einen Punkt Druck (»pressus«) ausgeübt wird, gelangt man zum Ausdruck »*Akupressur*«.

Eine besonders starke Entwicklung verzeichnen Akupunktur und Akupressur in Frankreich, das auch für ihre zweite Heimat gehalten wird. Der bekannte Kliniker TROUSSEAU (1858) widmete der Akupunktur ein spezielles Kapitel in seiner Anleitung für innere Krankheiten. Im Jahre 1932 gründete RODE LA FUYE ein Institut zur Ausbildung von Studenten und Ärzten. Später wurden im Lande auch internationale Institute und Assoziationen errichtet.

P. NOGIER (1969) leistete eine bahnbrechende Arbeit bei der Erschließung und Entwicklung eines neuen Zweiges auf dem Gebiet der Akupunktur der sogenannten »Auriculopunctur«, d. h. der **Ohrakupunktur** – einer Heilmethode zur Einwirkung auf den Organismus über die Punkte der Ohrmuschel. Später begann die Methode auch diagnostischen Zwecken zu dienen, da eine Reihe von Erkrankungen über die in den entsprechenden Punkten der Ohrmuschel eingetretenen Änderungen diagnostiziert werden können.

In der ehemaligen UdSSR fand die Reflextherapie ab 1957 eine weite Verbreitung. In Moskau wurde im Jahre 1976 das »Zentrale wissenschaftliche Institut für Reflextherapie« gegründet. Die mechanische Einwirkung mit primitiven Mitteln oder durch hohe Temperatur, die von der alten chinesischen Medizin angewandt wurden, treten nun ab und machen den modernen Mitteln der Einwirkung auf die Punkte Platz. Der Terminus »Reflextherapie«, der in hohem Maße den Mechanismus der Einwirkung und alle Unterarten der Methode klärt, findet Einzug in den Sprachgebrauch und in die Literatur. Er umfaßt die wissenschaftlichen Aspekte des *neuroreflektorischen Wirkungsmechanismus*. In kurzer Zeit wurden 3000 Spezialisten ausgebildet, die sich mit praktischer und wissenschaftlicher Arbeit befassen.

1.2 Apitherapie

Wann in der Geschichte taucht zum ersten Mal die Anwendung von Bienenprodukten zu Heilzwecken auf? In der Grotte Pauca in Spanien wurde eine über 12 000 Jahre alte Wandzeichnung entdeckt, die das Sammeln von Honig der Bienen, die in den Felsspalten nisten, darstellt. Vor nicht allzu langer Zeit wurde festgestellt, daß die Indianer sich schon vor 6000 Jahren mit Bienenzucht befaßten. Sie benutzten den Honig als Nahrungsmittel und die Propolis zur Heilung von Wunden. Die Zeichnungen an den Wänden der Pyramiden und die Hieroglyphen an den Obelisken im alten Ägypten zeugen davon, daß zu jenen Zeiten auch dort Bienen gezüchtet worden sind. Vielmehr noch – die Bienen wurden als heilig angesehen. In den Papyri des alten ägyptischen Kalenders, der sich annähernd auf die Zeit um 3500 v. u. Z. bezieht, sind viele Heileigenschaften des Bienenhonigs beschrieben. HIPPOKRATES (460–377 v. u. Z.) – ein berühmter Vertreter der altgriechischen Medizin und wohl der Begründer der Apitherapie – beschreibt in seinen Werken die antiseptische Wirkung und stärkende Eigenschaft des Honigs.
Zur Anwendung des Bienengiftes als Heilmittel in der ferneren Vergangenheit kam es auf rein empirischem Wege. Zugrunde lag möglicherweise die Beobachtung, daß Imker, die häufigen Bienenstichen ausgesetzt waren und viel Honig konsumierten, nicht an Rheumatismus litten. Eines der verbreitetsten Werke des Papstes JOHANNES XI. »Die Schatzkammer der Armen«, entstand im X. Jahrhundert und wurde im XVIII. Jhd. erneut herausgegeben. Es wurde nicht nur von Heilkünstlern, sondern auch von den Armen jener Zeit benutzt, die selbst nicht imstande waren, die Kosten für eine Heilung zu bezahlen. In diesem Werk wird die Nutzung von *Bienengift, Propolis, Honig* und *Bienenwachs* für die Heilung vieler Erkrankungen nachdrücklich empfohlen.
Zu Beginn des XIX. Jahrhunderts erlebte die Imkerei einen bedeutenden Aufschwung. Bienengift, Honig, Propolis und Bienenwachs werden nicht mehr nur von Naturheilkundigen und Imkern angewandt, sondern auch von Ärzten. Allmählich näherte man sich der Anwendung von Bienenprodukten vom wissenschaftlichen Standpunkt aus und im Lichte

der neuen Erkenntnisse aus der Chemie und Biologie. Seit 1864 liegt eine Beschreibung der Heilung von Gelenkserkrankungen und Neuralgien mit Hilfe von Bienen von M. LUKOMSKI vor. Der bekannte österreichische Arzt F. TERTSCH, der als »*Vater der europäischen Apitherapie*« gilt, berichtet über die Ergebnisse seiner langjährigen Erfahrung auf dem Gebiet der Heilung von Rheumatismus mit Bienengift. Im Jahre 1927 wurden die *ersten Präparate* aus Bienengift hergestellt. In den fünfziger Jahren fanden allmählich Weiselfuttersaft und Bienenpollen Eintritt in die Heilpraxis.

Unbekannt ist allerdings der Anfang der Anwendung des Bienengiftes in den biologisch wirksamen Punkten des menschlichen Körpers. In Japan, Litauen und Polen benutzt man seit langem den Stechapparat der Biene, mit dessen Hilfe in die erwähnten Punkte bestimmte Giftmengen eingeführt werden. Es stellte sich heraus, daß der Reiz, hervorgerufen durch die gesamte Giftmenge eines Bienenstiches zu stark für die entsprechenden biologischen Punkte ist, so daß er diese blockieren kann.

In der »Klinik für Apitherapie« von Dr. J. SAINE in Montreal (Kanada) wendet man bereits seit 40 Jahren Präparate aus Bienengift an, die dosiert in die biologisch wirksamen Punkte injiziert werden. Die Injektion des Präparates erfolgt außer in die Segmentär- und Lokalpunkte der Haut auch in die tiefer liegenden Periostal- und Subperiostalpunkte.

Die stürmische Entwicklung beider Heilmethoden – der Apitherapie und der Reflextherapie in den letzten Jahren – enthüllte die reale Möglichkeit, ihre kombinierte Anwendung als Akupunktur mit Bienengift und Akupressur mit **Kontaktsalbe aus Bienenprodukten** zu nutzen. Als möglich und aussichtsreich erwies sich die Anwendung der klassischen Akupunktur, wobei nach Herausnahme der Nadeln auf die behandelten Punkte eine kleine Sphäre (Tzübo) aus Bienenprodukten aufgelegt wird. Hierbei handelt es sich um die sogenannte »*Sphärentherapie*«. Auch nach Durchführung von Akupressurmaßnahmen kann Tzübo aufgelegt werden. Dies erlaubt eine Ausdehnung der Wirkungszeit von 24 bis 72 Stunden. Parallel dazu werden intern Bienenprodukte verabreicht.

> Mit einer solchen Kombination lassen sich bessere therapeutische Ergebnisse erzielen, als bei einer getrennten Anwendung von Bienenprodukten und Reflextherapie.

Bei einem Vergleich der Historie beider Heilmethoden – der Reflextherapie und der Apitherapie – dürfte man zum Schluß kommen, daß beide wahrscheinlich fast zur gleichen Zeit aufgetaucht sind. Im Laufe von fünftausend Jahren bewiesen sie ihre Verträglichkeit und Effizienz bei ihrer Anwendung. In den letzten 50–60 Jahren erlebten sie eine wahre

Wiedergeburt und gleichzeitig damit in weitem Maße auch ihre wissenschaftliche Fundierung. Das stetig wachsende Interesse an diesen beiden Heilmethoden, die die Prüfung an Millionen von Menschen im Laufe von Jahrhunderten überstanden und die sich bestens kombinieren lassen, empfiehlt ihre umfassende Integration als komplementäre Therapie in das moderne Gesundheitssystem.

2. Grundlagen der Reflextherapie

2.1 Biologisch wirksame Punkte der Haut

Die biologisch wirksamen Punkte, von den Chinesen auch als »*Lebenspunkte*« bezeichnet, sind jene Stellen des Körpers, die bei Akupunktur und Akupressur verwendet werden.
Die jahrhundertalte Erfahrung der alten Heilkundigen zeigte ihnen, daß bestimmte Erkrankungen oder Krankheitssymptome mit ein und demselben Bereich der Hautoberfläche verbunden sind. Im Laufe der Zeit wurden diese Bereiche *(Zonen)* auf Punkte eingeschränkt, die anschließend beschrieben und entsprechend dem Organ oder dem System, mit dem sie verbunden sind, katalogisiert wurden. Sie erhielten bildhafte Bezeichnungen, von denen manche gewichtige Inhalte interpretieren. Sie galten als »*Sitz der Krankheit*«, »*Fenster zum Himmel*«, »*Luken des Geistes*« usw.
Im Laufe der Zeit wurde ferner festgestellt, daß manche der »Lebenspunkte« eine einzige spezifische Eigenschaft besitzen, die allerdings nicht imstande ist, einen weiteren Kreis von Störungen und Schädigungen zu beeinflussen, während bei anderen der Wirkungskreis bedeutend weiter reicht. Aus diesem Grunde war es erforderlich, bei der Behandlung **mehrere Punkte** zu verwenden, um den Heileffekt zu steigern. Den alten Heilkundigen gelang es, geschickt die entsprechenden Punkte zur Heilung bestimmter Erkrankungen zu wählen, die sie allerdings streng geheim hielten. Ihre Erfahrung wurde nur im Kreis der Familie von Generation zu Generation weiter gegeben.
Die Lehre der chinesischen Heilkundigen vom **Zusammenhang** zwischen der **Haut** und den **inneren Organen**, die auf jahrhundertalter Erfahrung beruht und millionenhaft geprüft und bestätigt wurde, hat ihre Bedeutung auch heutzutage nicht völlig verloren. Ganz unabhängig von den Feststellungen der Chinesen wurde die Wirkung eines großen Teiles dieser Punkte auch von europäischen Heilkundigen erkannt. Die moderne Medizin bezeichnet sie als biologisch wirksame (aktive) Punkte.

Es wurde festgestellt, daß bei Erkrankung ein und desselben Organes es bei verschiedenen Menschen zu Schmerzempfindungen in ein und demselben Punkt kommt, sowie daß sich die verschiedenen Erkrankungen bei ein und demselben Menschen durch Schmerzen in verschiedenen biologisch wirksamen Punkten äußern.

Die Klassifizierung der Punkte

Die Chinesen plazierten die Punkte auf
- 12 geradzahlige
- und 2 ungeradzahlige Kanäle
auch bekannt als **Meridiane**. Die moderne Medizin teilt die Punkte auf in

korporale Akupunkturpunkte	Mikroakupunkturpunkte
– angeordnet auf dem Körper, dem Kopf und auf den Extremitäten.	– befinden sich an den Ohren, den Füßen, der Nase, den Handflächen und der Iris.

Zu den *korporalen* Punkten gehören die von der traditionellen Medizin festgelegten Punkte sowie die außerhalb der Meridiane liegenden und die neuentdeckten Punkte, deren Anzahl 1671 beträgt.
Davon entfallen:
- 670 auf die Meridiane
- 543 liegen außerhalb von ihnen
- 458 zählen zu den neuentdeckten.

Nach manchen Autoren (KÖNIG und WANCURA, u. a. 1977) ist die Zahl der Meridianpunkte 361 (davon sind 52 unsymmetrisch, 309 symmetrisch), 171 Punkte liegen außerhalb der Meridiane und 110 sind neuentdeckte, folglich beträgt die Zahl der korporalen Punkte 642. Aufgrund von anatomisch-topographischen Erwägungen lassen die Japaner nur 150 korporale Punkte gelten. Die Punkte der Ohrmuschel sind ca. 200 und die Zone der Fußsohlen ca. 60, die alle nach dem Prinzip der *anatomischen Projektion* angeordnet sind.

▷ Gegenwärtig wird aufgrund von zahlreichen und tiefgründigen Untersuchungen angenommen, daß die biologisch wirksamen Punkte eine Realität sind.

▷ Ihr Durchmesser beträgt 2 mm und offensichtlich unterscheiden sie sich nicht von der sie umgebenden Haut.

▷ Häufig ist eine Erhebung oder ein Einsinken derselben gegenüber der sie umgebenden Haut bemerkbar.

▷ Oft erfolgt eine leichte Abschuppung.

▷ Kennzeichnend ist der Umstand, daß sie bei Druck ziemlich empfindlich sind, besonders, wenn das ihnen entsprechende Organ oder System erkrankt ist, doch können sie auch eine spontane Empfindlichkeit aufweisen.

▷ Gewöhnlich liegen sie in Vertiefungen, über Knochenwölbungen usw. Bei Druck auf dieselben mit einem Glas- oder Plastikstäbchen hat der Mensch die Empfindung, daß er mit einem Dörnchen gestochen wird. Die erfahrenen Spezialisten erarbeiten sich eine Palpationsempfindlichkeit. Beim Auflegen einer Fingerspitze auf einen Punkt ist es, als ob sie diesen fühlte, wobei der Kranke dasselbe Gefühl empfindet. Auf diese Weise kann durch diese doppelte Verknüpfung die Lokalisation eines bestimmten Punktes genau ermittelt werden, ohne daß dabei die Verwendung einer teueren Apparatur erforderlich wäre.

Im Jahre 1958 stellte J. NACATANI fest, daß der elektrische Widerstand der Haut in den biologisch wirksamen Punkten um einiges geringer ist als jener der sie umgebenden Haut. Bei pathologischen Zuständen sinkt der elektrische Widerstand noch mehr. Je stärker die Krankheitssymptome ausgeprägt sind, desto jäher sinkt der Ohmsche Widerstand und steigen elektrische Durchlässigkeit und Temperatur des Punktes. In der Mitte des Punktes ist der elektrische Widerstand der Haut 30–300 kOhm, in 2 mm Entfernung von der Mitte 150–1500 kOhm und in 10 mm Entfernung – 450–5000 kOhm. Es ist bekannt, daß sich bei Schädigungen der Epidermis gleichfalls niedrig-ohmige Punkte beobachten lassen, allerdings können sie nicht zur Beeinflussung verschiedener Organe verwendet werden.

> Die besonderen Eigenschaften der biologisch aktiven Punkte bleiben sogar nach dem Tode des Menschen erhalten, auch wenn sie mit Alkohol, Äther und Azeton bearbeitet werden.

Folglich ist der gesenkte elektrische Widerstand der biologisch wirksamen Punkte keine oberflächliche Erscheinung, die mit der Sekretion von Elektrolyten von den Schweißdrüsen verknüpft wäre, sondern eine physikalische Eigenschaft, die in Zusammenhang mit der Struktur der Haut steht. Interessant ist die Tatsache, daß nicht nur die menschliche Haut, sondern auch die tierische Haut und manche Pflanzen solche Zonen aufweisen, die sich von den benachbarten Zonen strukturell und funktionell unterscheiden.

Eine Reihe von Autoren haben an histologischen Präparaten festgestellt, daß die biologisch wirksamen Punkte an Bindegeweben sehr reich sind und eine große Anzahl von nervalen Rezeptoren besitzen. Besonders groß ist die Zahl der *Vegetativen Nervenenden.*

In den biologisch wirksamen Punkten ist ferner die Zahl der *Mastozyten*, die dank ihrer Fermente eine wichtige Rolle im Wirkungsmechanismus der Reflextherapie spielen, immens. F. PORTNOV konnte im Jahre 1982 mit Hilfe eines Elektronenmikroskops die Anhäufung von Mastozyten beobachten, denen eine bedeutende Rolle für die Unterhaltung der Homöostase (des Gleichgewichts) im menschlichen Organismus zugeschrieben wird. Sie besitzen die Fähigkeit zur Synthese und Absonderung von Substanzen, die biologisch regulierend wirken. Deshalb sind sie auch, bildlich ausgedrückt, als »*endokrine Drüsen*« bekannt. Sie reagieren auf verschiedene Reize: mechanische, thermische, chemische, biochemische sowie auf Strahlungs- und Enzymeinwirkungen. Die Stärke und die Geschwindigkeit ihrer Reaktion hängt von ihrem Degranulationsgrad ab.

Das Vorhandensein von biologisch wirksamen Stoffen wie *Heparin, Serotonin, Hyaluronsäure* u. a. spielt auch eine bedeutende Rolle und beeinflußt die Nervalreaktion. Dank ihrer morphologischen und funktionellen Vielartigkeit, ihrer funktionellen Dualität sind sie imstande, sowohl positive als auch negative Effekte hervorzurufen, d. h. sie entsprechen allen Anforderungen, um als *biologische Regulatoren* wirken zu können. Sie unterscheiden sich von den anderen Regulierungssystemen höheren Typs, bspw. vom vegetativen Nervensystem durch ihre einfachere Struktur und dem geringeren Wirkungsradius.

Bei der Einwirkung durch verschiedene Mittel auf die biologisch aktiven Punkte werden in erster Linie die in ihnen befindlichen biologisch aktiven Mastozyten, die vegetativen Gefäßgeflechte und die in der Haut befindlichen peripheren Nervenenden stimuliert.

Die **Mittel**, mit deren Hilfe auf die Punkte eingewirkt werden kann, sind ziemlich verschieden – vom einfachen mechanischen Reiz und Temperatureinwirkung bis zu den modernsten Mitteln wie Laser, Ultraschall, Röntgenstrahlen, Aeroionen, Vakuum, verschiedene chemische Substanzen u. a. m.

Für eine Übersicht bewährt sich als grobe Einteilung:

Mechanische	Physikalische	Chemische
– Nadeln – Druck u. a.	– elektrischer Strom – Licht, Schall – hohe und niedrige Temperaturen u. a.	– Medikamente – Stimulanzien

▷ Die Bienenprodukte gehören zu den biologischen Stimulanzien mit stark ausgeprägter chemisch-biologischer Wirkung auf die Punkte.

Diese Vielfalt an adäquaten Reizmitteln bezeugt die grundsätzliche biologische Bedeutung der Methode.

E. D. TIKOTSCHINSKAJA (1979) betrachtet die biologisch wirksamen Punkte als »*Hautprojektion der nervalen Elemente, die sich in der Tiefe dieser Bereiche* befinden«, d. h., als Mikrozonen einer projektierten maximalen Konzentration von nervalen Rezeptoren, die sich in der Tiefe des Punktes befinden. In manchen Bereichen z. B. der *Fußsohlen* sind die Rezeptoren weit zahlreicher und auf eine weit größere Fläche verteilt angeordnet, d. h. hier handelt es sich um **»Projektionszonen«**.

▷ Nach A. K. PODSCHIBJAKIN (1960) stehen die biologisch wirksamen Punkte in deutlich ausgeprägtem Zusammenhang mit einem bestimmten inneren Organ und dem entsprechenden Bereich des Gehirnes. Es handelt sich um eine Projektion, ein »Echo« eines erkrankten Organs, das sich in dem, dem Organ entsprechenden Dermatom, befindet.

I. RUSSETZKIJ u. a. (1962) sind der Ansicht, daß die Akupunkturpunkte streng bestimmte Bereiche der Haut darstellen, die über eine bedeutende Aktivität verfügen und zum System der »**körperlichen Oberflächen-Innenorgane**« gehören. Sie verwirklichen zahlreiche und außerordentliche Funktionen in den Prozessen der physiologischen Adaptation des menschlichen Organismus an die ungünstigen inneren und äußeren Bedingungen.

Die Eigenschaften der *Haut als Regulator verschiedener physiologischer Funktionen* sind bereits seit altersher bekannt. Es war bekannt, daß bei Erregung verschiedener Bereiche der Haut ein schmerzstillender Effekt, die Beseitigung von Spasmen, eine Beschleunigung oder Verzögerung des Herzrhythmus sowie eine Beeinflussung der Schweißabsonderung erreicht werden kann. Seit der Zeit von HIPPOKRATES wurden bis zum heutigen Tage ganz verschiedene, ihrem Charakter nach, Einwirkungen auf bestimmte Zonen der Haut angewandt, wie z. B. Besprengungen, Erwärmungen und gleichzeitig damit Massagen der Fußsohlen, speziell bei Erkältungen, wie es noch heute in der Volksmedizin üblich ist.

▷ Der Effekt dieser Handgriffe wird nicht nur als lokale Wärmeprozedur gedeutet, sondern auch als distanzierte Beeinflussung innerer Organe und Systeme auf reflektorischem Wege. Hierbei werden je nach den behandelten Fußzonen verschiedene Antwortreaktionen ausgelöst.

Die Zusammenhänge zwischen Organen, Nerven und Haut sind bereits in den ältesten Stadien der Ontogenese verankert und stehen mit dem gemeinsamen Ursprung von Haut und Nervengewebe in Verbindung. Im Laufe der Zeit wurden diese Beziehungen infolge der Ausbildung von Nerven- und Gefäßgeflechten komplizierter, so daß die Reflexe weit von ihrer Anfangslokalisation weitergeleitet werden können.

Der segmentäre Apparat des Rückenmarks und sein Zusammenhang mit dem vegetativen und zentralen Nervensystem bedingen die Beeinflussung mancher Organe und Systeme, außer von der Haut her, auch durch untergelagerte Gewebe, Sehnen und Periost. Dies gilt besonders für Injektionen von Arzneimitteln in die biologisch aktiven Punkte, die allmählich in tiefere Zonen eindringen und hier die nervalen Rezeptoren der verschiedenen Gewebe aktivieren. Diese Methode ist als **Mesotherapie** bekannt.

> Sehr charakteristisch für die Reflextherapie ist der Umstand, daß so schwache Reize wie ein Stich, ein Druck oder andere moderne Mittel der Einwirkung eine so enorme Antwort wie z. B. eine totale Reaktion des ganzen Organismus hervorrufen können.

2.2 Die Meridiane

2.2.1 Meridian-Lehre der traditionellen chinesischen Medizin

Die Chinesen nennen sie »Tzin-lo«, »Kin« d. h. *Kanäle*. Nach der traditionellen Theorie kreist in ihnen immerwährend die »*Lebensenergie*« (»Tschi«), die das Leben unterhält. Durch die auf den Kanälen gelegenen »*Lebenspunkte*« wird der Durchfluß der Lebensenergie geregelt, wie es z. B. in einem Wasserleitungssystem mit Hilfe der Krane geschieht. Mit Hilfe der Punkte kann die Lebensenergie freigelassen, angehalten oder von einem Kanal zum anderen umgeleitet werden. Die moderne Medizin bezeichnet die Kanäle als Meridiane in Anlehnung an die geographischen, die von großer Bedeutung für die geographische Lokalisation sind, ohne allerdings reell auf der Erdoberfläche zu existieren. Wie diese sind auch die Meridiane des menschlichen Körpers gedachte Linien, nach denen die Lage der biologisch wirksamen Punkte bestimmt wird.

▷ Die Meridiane werden auf die Haut des Kopfes, des Gesichtes, des Körpers und der Extremitäten projiziert. Sie sind nach den Organen des menschlichen Körpers benannt, mit deren Tätigkeit sie verbunden sind. Sie bestehen aus einer *äußeren Partie* – die entlang der Körperoberfläche verläuft und einer *tiefen Partie*, die sich im Inneren des Körpers befindet und die einzelnen Meridiane untereinander und mit den inneren Organen verbindet.

Die Lehre von den Meridianen in der traditionellen Medizin wird mit der östlichen philosophischen Theorie von der Einheit und dem Kampf der Grundprinzipien in der Natur verbunden: dem **positiven »Jan«** und dem **negativen »In«**. Alle Prozesse, die in der Natur und entsprechend im menschlichen Organismus verlaufen, sind nichts weiter als der Kampf zwischen den gegensätzlichen Prinzipien.

▷ **In Übereinstimmung** damit sind die Meridiane des *Dickdarms* und des *Dünndarms*, der *Harn- und Gallenblase*, des *Magens* und der *drei Teile des Körpers* »Jan«, d. h. alle Höhlenorgane sind »Jan« und sind durch »Jan«-Meridiane dargestellt, **während die übrigen** (der *Lungen*, der *Leber*, der *Nieren*, des *Herzens*, sowie der *Bauchspeicheldrüse*), d. h.

aller kompakten Organe »In« sind und durch die »In«-Meridiane dargestellt werden.
▷ Auf den Meridianen ist eine verschiedene Zahl von **Punkten** angeordnet. Am längsten ist der Meridian der *Harnblase*. Auf ihm befinden sich 67 Punkte, während am kürzesten die Meridiane des Herzens und des »Meisters des Herzens« sind, auf denen nur 9 Punkte liegen.

2.2.2 Die Anordnung der Meridiane

Der Verlauf der Meridiane ist verschieden. Auf den oberen Extremitäten befinden sich drei der Meridiane, die auf ihrer Rückenseite verlaufen:
- der Meridian des Dickdarms
- der Meridian des Dünndarms
- der Meridian der drei Teile des Körpers.

Diese beginnen in den Fingerspitzen und richten sich zum Körper, das heißt, der Fluß der »Lebensenergie« nimmt einen **zentripetalen Verlauf**. Die Numerierung der Punkte beginnt bei den Fingerspitzen und wächst in Richtung des Körpers an.

Umgekehrt ist es beim Meridian des *Herzens* und des *Pericards* (»Meister des Herzens«), sowie beim Meridian der *Lungen*, die auf der Innenoberfläche der Arme verlaufen, vom Körper beginnen und in den Fingern enden. Sie haben einen **zentrifugalen Verlauf**; ihre Numerierungszahlen wachsen in Richtung von oben nach unten an.

In den Fingerspitzen vereinigen sich die Meridiane paarweise. So verbinden sich bspw. im Arm der Meridian der *Lunge* mit dem Meridian des *Dickdarms*, der Meridian der *drei Körperteile* mit dem Meridian des »Meisters des Herzens« und der Meridian des Herzens mit jenem des *Dünndarms*.

Alle Meridiane, die über die Innenfläche der **unteren Extremitäten** verlaufen, und zwar jene der *Niere*, der *Bauchspeicheldrüse* und der *Leber*, d. h. die **»In«-Meridiane**, beginnen in den Zehen und führen zum Körper. Sie weisen eine **zentripetale** Richtung auf, was besagen will, daß die »Lebensenergie« von der Peripherie zum Zentrum fließt, wobei die Numerierung der Punkte, die auf ihm liegen, von unten nach oben anwächst.

Die Meridiane des *Magens*, der *Gallen-* und *Harnblase*, d. h. die **»Jan«-Meridiane** beginnen im Gesicht und enden in den Zehenspitzen. Ihr Lauf ist **zentrifugal** – d. h. die Numerierung der auf ihnen liegenden Punkte wächst von oben nach unten an. Die »Jan«- und »In«-Meridiane vereinigen sich paarweise in den Zehenspitzen.

Nach chinesischer Auffassung ist die Berücksichtigung der Richtung des Energieflusses sehr wichtig für die Druckbehandlung der Punkte. Der Druck muß also stets der Richtung des Energieflusses folgen, d. h. in Richtung von kleinen nach größeren Nummern erfolgen.

2.2.3 Meridian und zugehöriges Organ

Die chinesische Medizin lehrt, daß die Vereinigung der Meridiane in den Fingern und Zehenspitzen sowie ihr Verlauf im Innern des Organismus eine ständige Zirkulation des Energieflusses im Körper sichern. Innerhalb von 24 Stunden findet so ein geschlossener Kreislauf statt. Fließt die Energie durch das Organ, so wird dieses maximal aktiviert. Daraus ergibt sich als Klassifizierung:

Tagesmeridiane	Nachtmeridiane	Tages-Nacht-Meridiane
– Magen	– Leber	– Lunge
– Milz	– Gallenblase	– Dickdarm
– Bauchspeicheldrüse	– Meister des Herzens	– Harnblase
– Herz	– drei Körperteile	– Niere
– Dünndarm		

Die gesteigerte Aktivität schreibt man dem gesteigerten Zufluß an Energie zu. Die entsprechende Zeit ist am günstigsten für die Beeinflussung des erkrankten Organs.

Nach der fernöstlichen Medizin führt die Störung des Gleichgewichtes im Verlauf der Lebensenergie im Organismus (von inneren oder äußeren Ursachen), zu Erscheinungen, die dann als Erkrankung auftreten. Damit das Gleichgewicht hergestellt und damit die Erkrankung geheilt wird, muß auf den Meridian eingewirkt werden, der mit dem entsprechenden Organ in Verbindung steht. Das heißt, wir behandeln einen bestimmten Punkt auf eine spezielle Art und Weise, wobei der Energiefluß unterbrochen, verringert oder von einem Meridian zu einem anderen umgeleitet werden kann. Hierbei ist es erforderlich, auch einen anderen, mit diesem Meridian in Verbindung stehenden, benachbarten oder entfernten Meridian zu beeinflussen. So muß bspw. zur Verringerung der Energie, die in Überfluß zu einem Meridian fließt, die Energie im vorangehenden Meridian vermindert werden.

2.2.4 Aspekte der klinischen Medizin

Im Licht der modernen Medizin ist der Effekt der Punktetherapie auf den *gemeinsamen ektodermalen Ursprung* der Haut und des Nervensystems zurückzuführen. Die Verbindung der inneren Organe mit dem Nervensystem und dadurch mit der Haut, wird durch das Hineinwachsen der Elemente des Nervensystems in die sich in Entwicklung befindenden Organe sichergestellt. Hierbei erfolgen Innervation und Verflechtung mit den Organen nach den Grundsätzen der *Metamerie* (der Segmentierung). Mit der Entwicklung der Leibesfrucht erfahren die einzelnen Teile des Organismus eine bedeutende Dislokation. Dies unterbricht jedoch nicht die embryonal entstandenen Beziehungen zwischen den einzelnen Teilen; im Gegenteil: häufig werden diese Verbindungen verstärkt und kodiert. Während des Wachstums der Frucht transformieren sich diese Verbindungen von Punkten in Linien d. h. Meridianen. Letztere sichern sowohl die gegenseitigen Beziehungen zwischen den einzelnen Organen als auch jene zwischen denselben und der Haut. Diese Verbindung wird auf reflektorischem Weg erreicht und begründet den Wirkungsmechanismus der Akupunktur und Akupressur.
Nach manchen Hypothesen (W. WOGRALIK, 1961 und F. ROKURA, 1958) sind die *Meridiane* nichts weiter *als Leiter*, die durch die Deckgewebe (Haut und Schleimhäute, d. h. durch die Ektodermalgewebe) verlaufen und die Blut- und Lymphwege, die Nervengeflechte, das Rückenmark und das Gehirn in einem wahren Netz verflechten, um weiter die inneren Organe zu umfassen.

> Nach dieser Theorie bilden die Meridiane ein System höchsten Ranges, das in seiner Bedeutung sogar das Nervensystem übertrifft.

Während der Ontogenese entstanden, ist dieses System das am zweckmäßigsten im Organismus wirkende System im Vergleich zu allen weiteren.
Eigentlich ist das anatomische Substrat der Meridiane nicht nachgewiesen, so daß diese nach vielen Auffassungen reell nicht existieren, trotz des Umstandes, daß viele Autoren ihr Wesen zu objektivieren versuchen und eine histologische Struktur nachweisen möchten. Einstweilen blieben diese Versuche erfolglos. Klinisch wird allerdings beobachtet, daß die Irradiation des Herzschmerzens mit dem Meridian des Herzens zusammenfällt und die Ischiasschmerzen – mit dem Meridian der Harnblase. Einigen Autoren gelang es, durch Einstiche in einen speziellen Punkt eines Meridians seinen gesamten Weg in Form eines deutlich ausgeprägten Dermographismus zu erhalten, während andere den Lauf des Meridians entlang einer Fluoreszenz beobachten konn-

ten. In der täglichen Praxis können wir sehen, wie bei Stimulierung eines bestimmten Meridianpunktes eine Irradiation spezifischer Empfindungen entlang des ganzen Verlaufes dieses Meridians ausgelöst wird.
Die festgestellte Verminderung des elektrischen Widerstandes in allen Punkten ein und desselben Meridians zeugt davon, daß die Meridiane funktionelle Systeme darstellen. Dies wird allerdings nur dann beobachtet, wenn die Funktion eines Organs gestört ist, d. h. wenn eine Störung in der Funktion des vegetativen Nervensystems im entsprechenden Bereich des Organismus vorliegt. Aus diesem Grunde stellen nach Auffassung von F. KRAČMER (1963) und E. TIKOTSCHINSKAJA (1979) die Meridiane »funktionelle Wege des vegetativen Nervensystems ohne ein anatomisches Substrat und eine spezifische Zellenstruktur« dar.
Nach J. BOSSY (1975) ist ein Meridian nichts anderes als »die periphere Reflexion des zentralen Weges der aus einem biologisch wirksamen Punkt ausgehenden Nervenregung«. Von der Vorstellung der segmentären Innervation der Haut ausgehend, unterbreitet BOSSY die Hypothese, daß der Nervenimpuls auf dem zentralen Weg fortschreitend, sich in der Peripherie dank der segmentären Verknüpfung äußert und sich in einem weiteren peripheren Weg von Punkt zu Punkt projektiert, was eigentlich den Meridian darstellt. So ist folglich nach BOSSY der Meridian die »periphere Widerspiegelung des sich auf dem zentralen Weg zum zentralen Nervensystem fortpflanzenden Nervenimpuls«. (Analog hierzu die Phantomschmerzen bei amputierter Extremität.)

2.3 Wirkungsmechanismus der Akupunktur und Akupressur

2.3.1 Traditionelle Vorstellungen

Die altchinesische naturphilosophische Theorie vom Wirkungsmechanismus der Akupunktur und Akupressur beruht auf der Hypothese von der Existenz einer »*Lebensenergie*« im Organismus, von ihnen mit »Tschi«, von den Japanern mit »Ki« und im alten Indien mit »Prana« bezeichnet. Diese Theorie, entstanden einige Jahrhunderte vor unserer Zeitrechnung, ist im Buch »Huand-Nei-Tzsin« (270–247 v. u. Z.) beschrieben und bildet die Grundlage der chinesischen Medizin.
▷ Danach durchfließt die Lebensenergie aufeinanderfolgend alle Organe und Systeme des Körpers in einem streng eingehaltenen Lauf und genau eingehaltener Zeit. In 24 Stunden erfolgt ein voller Kreislauf.
▷ Die Äußerungsform dieser Energie ist der Gegensatz zwischen beiden Prinzipien – dem »Jan« und »In«, die zu jeder Zeit und überall in der

Welt zugegen sind. Im Organismus wirken sie gegensätzlich und gleichzeitig als Bestandteile der Lebensenergie und ihr völliges Gleichgewicht bedeutet den idealen Zustand des Wohlbefindens.
▷ Durch Regelung des Durchflusses der Lebensenergie die durch den Körper läuft, können die Krankheitsprozesse beeinflußt werden. Dies wird durch die »*Lebenspunkte*« erreicht, durch die die Lebensenergie eingetragen, ausgetragen oder umgeleitet werden kann. Die Lebensenergie zirkuliert kontinuierlich und rhythmisch durch miteinander verbundene Kanäle.
▷ Jedes Organ, entsprechend jeder Meridian hat seine **Zeit der maximalen Aktivität**, z. B. das Leber-Gallenblase-System weist den Höhepunkt seiner Aktivität nachts zwischen 23 und 3 Uhr auf, die Lungen morgens von 3 bis 5 Uhr usw. Zu dieser Zeit beobachtet man die intensivsten Krankheitsäußerungen und die Einwirkung auf die Punkte ist am stärksten.

Der altchinesischen Vorstellung von der Lebensenergie entspricht am meisten der Begriff vom *Lebenstonus* der modernen Medizin. Dies ist jener funktionelle Zustand, in dem sich in jedem Augenblick der menschliche Organismus befindet, d. h. »die gleichwirkende Kraft der im Augenblick stattfindenden physiologischen Prozesse«. Ein Mensch ist dann im guten Tonus, wenn er von Kraft und Energie sprüht und umgekehrt ist er im schwachen Tonus, wenn er Kräfte und Energie verloren hat. Nach den Chinesen hat ersterer ausreichend »Tschi«, während beim zweiten Mangel an »Tschi« herrscht.

Die moderne Medizin verwendet den von EWALD (Göttingen) eingeführten Ausdruck *Biotonus* zur Bezeichnung des allgemeinen, vegetativ verankerten Tonus, der sich auch im Psychischen auswirkt. Bekannt sind auch die Ausdrücke »Widerstandskräfte«, »Bioschutz« u. a. Im Grunde dieser Zustände stehen die Spannung und die Richtung der Stoffwechselprozesse sowohl in den Organen selbst als auch im gesamten Organismus. In diesem Sinne bedeutet »Tschi« in der modernen Medizin die »Gesamtheit aller Funktionen, die auf einer bestimmten Etappe im menschlichen Organismus stattfinden«. W. WOGRALIK (1961) ist der Auffassung, daß »Tschi« eine objektive Realität und eine objektive Gesetzmäßigkeit der Existenz der Lebewesen darstellt.

Der traditionellen Medizin nach gehören zu den Quellen der Lebensenergie in erster Linie die von den Eltern dem Neugeborenen mitgegebene Energie, die kosmische Energie, die Nahrung, Atmung, die äußeren Einwirkungen u. a. Auch für die heutige Wissenschaft ist dies keine grundlose Behauptung. Eigentlich dient ja die Sonnenenergie in Form von Lichtquanten den grünen Pflanzen als Energiequelle, die ihrerseits den Lebewesen als Energiequelle dienen. Erstaunlich ist die Tatsache, daß es den Chinesen bereits vor Jahrtausenden gelungen war, Ordnung und System in einem so vielfältigen und komplizierten Gebiet zu schaffen, indem sie auf die Lehre vom »Tschi« bauten. Der *Kreislauf der Lebensenergie* entspricht in der modernen Medizin den *Biorhythmen* und den zirkadianen Rhythmen und ist eine unbestreitbare Tatsache. Es handelt sich hierbei um Schwankungen im Wechsel und in der Intensität der physiologischen Prozesse, in deren Grund Veränderungen in den biologischen Systemen liegen (F. PORTNOV, 1982).

Obwohl in der modernen Medizin das Vorhandensein einer Lebensenergie im direkten Sinne nicht nachweisbar scheint, ist die Erhaltung und Transformierung der Energie in Chemie und Physik eine Tatsache. Das Gesetz von der Erhaltung der Energie widerspiegelt die Tatsache, daß in der Natur weder etwas neu entsteht noch verloren geht. Dies stimmt mit der Lehre der Chinesen vom Erhalt der Lebensenergie im Organismus überein. Im Organismus nämlich pflanzt sich die Energie von einem Organ in ein anderes fort.

> Der Energiefluß im geschlossenen Meridiansystem ist ein vollendeter Mechanismus zur Autoregulierung, d. h. zur Überführung des Organismus in einen normalen physiologischen Zustand.

Zuweilen, z. B. bei Erkrankungen, ist der Organismus nicht imstande, selbst die Anomalie zu bewältigen und das verlorene Gleichgewicht im Organismus wieder herzustellen. In diesen Fällen ist es möglich, über die »Lebenspunkte« von der Oberfläche des Körpers die Erkrankung zu beeinflussen, indem die »Lebensenergie« in die entsprechende Richtung ihrer Fortpflanzung versetzt wird. Für die moderne Wissenschaft bilden diese Auffassungen der traditionellen fernöstlichen Medizin eine bequeme Arbeitshypothese.

2.3.2 Moderne Theorien

Heutzutage existieren viele Theorien, die versuchen, den Wirkungsmechanismus der Akupunktur und Akupressur zu erklären. Es wird angenommen, daß zu den glaubwürdigsten und am meisten begründeten Auffassungen jene der *neuroreflektorischen* und der *neurohumoralen Lehre* gehören.

Neuroreflektorische Theorie

Bereits in den dreißiger Jahren haben I. PAVLOV, N. WEDENSKI, I. SETSCHENOV u. a. den in der Haut oder subkutan liegenden Rezeptoren eine große Bedeutung beigemessen. Die elementare Antwortreaktion des Organismus bei Reiz des Rezeptorenapparats wird unter Teilnahme des zentralen Nervensystems in Form eines Reflexes realisiert. A. SPERANSKI und Mitarbeiter sind der Ansicht, daß zwischen der Antwortreaktion des Organismus und der Lokalisation sowie der Qualität des Reizes eine enge Beziehung besteht. Etwas später erscheint die *vegetativ-reflektorische Theorie* von A. SCHTERBAK und er mißt den vegetativen Reflexen eine besondere Relevanz bei. Seiner Auffassung nach ist die Haut eine Art »*Resonanzschirm*« mit sehr empfindlicher Innen- und Außenoberfläche, reich an Gefäßen, Nervengeflechten und besonders an vegetativen Rezeptorenapparaten. Die von der Haut ausgehenden Impulse verbreiten sich auf cerebrospinalen und vegetativen Wegen und erfassen verschiedene reflektorische Bögen auf verschiedenen Ebenen des zentralen Nervensystems.

Nach manchen Autoren (C. JONESCU-TIRGOVISTE, 1969) bilden die biologisch wirksamen Punkte »*Hautzonen vegetativer Konzentration*« mit genauer Projektion im Nervensystem und zwar auf Ebenen, auf die sich die entsprechenden inneren Organe projizieren. Auf diese Weise kann Einfluß durch die biologisch wirksamen Punkte auf die inneren Organe ausgeübt werden. Das Geheimnis der Wirkung der biologisch aktiven Punkte besteht in »der Verwirklichung von engen gegenseitigen Verknüpfungen zwischen bestimmten Zonen der Haut mit den inneren Organen durch ihre gemeinsame Projektion auf die höheren vegetativen Nervenzentren«. Dem Autor dieser Auffassung nach verursacht die Stimulierung der biologisch wirksamen Punkte *rein vegetative Reflexe*.

Neurohumorale Theorie

Die derzeitigen theoretischen Konzepte zum Wirkungsmechanismus der Akupunktur und der Akupressur widmen der Rolle der verschiedenen Teile des Nervensystems, beginnend vom peripheren Rezeptorenapparat bis zu denen des zentralen Nervensystems große Beachtung. Eine besonders wichtige Rolle spielen der *Gehirnstamm* und die *subkortikale Gegend*, wo sich die höheren vegetativen Zentren, Regler der einzelnen Organe und Systeme des Organismus, befinden. Die von den Propriorezeptoren und Exterorezeptoren ausgehenden Impulse werden auf afferentem Wege über die somatischen und vegetativen Nervenfasern an die dem Ort des Reizes entsprechenden Segmente der **Wirbelsäule** weitergeleitet. Hier verursachen sie eine segmentäre Antwortreaktion.

Außerdem werden sie auch an die höheren Teile des zentralen Nervensystems – den Gehirnstamm, die Retikularformation des Thalamus und die Gehirnrinde weitergeleitet. Hier werden allgemeine humorale Reaktionen hervorgerufen: die Menge eines Teiles der Hormone, der Mediatoren (Mittler) und der Metabolite wächst an, während andere abnehmen.

▷ All dies führt zu Veränderungen der Aktivität und Reaktivität des vegetativ-humoralen Komplexes des Organismus.
Dies seinerseits bedingt die Wiederherstellung der gestörten physiologischen Funktionen und führt zur Normalisierung des Gleichgewichtes im Organismus.
▷ Eine ganz spezifische Besonderheit der Methode ist der Umstand, daß der Reiz auf einen ausschließlich kleinen Bereich ausgeübt wird, d. h. einen Punktreiz darstellt, während die Antwortreaktion in weit größerem Umfang und in weiten Zonen stattfindet.
Manchen Autoren nach (P. TOYAMA, 1975) stehen im Grunde des Wirkungsmechanismus der Punktetherapie die *humoralen Veränderungen*.
Die Zellen des retikuloendothelialen Systems aktivierend, spielt die Punkteeinwirkung die Rolle eines Stresses für das neuroendokrine und retikuloendotheliale System, wobei Histamine, Histokinine, Serotonine, Proteasen sowie kininenbildende Enzyme freigesetzt werden. Nach den neuesten Daten aktivieren letztere die Widerstandskräfte des Organismus. Dabei wird die Funktion des Hypothalamus-Hypophyse-Nebennierensystems normalisiert und als Folge dessen eine optimale Adaptation des Organismus und eine Wiederherstellung des Gleichgewichtes des Organismus erzielt.
▷ Hierbei handelt es sich um mächtige Schutzmechanismen, entstanden auf der Basis von mächtigen unbedingten Reflexen.

Bei **Laboruntersuchungen** (E. TIKOTSCHINSKAJA 1979; W. VOGRALIK, 1962 u. a.) wurde festgestellt, daß die Akupunktur das Retikuloendothelialsystem beeinflussen kann. Es tritt eine gemäßigte Leukozytose und Monozytose ein; gesteigert wird die phagozytäre Aktivität und gleichzeitig damit wird die fibrinolytische Aktivität normalisiert. Sehr eingehend wurde auch der Einfluß der Nadeleinstiche auf das Niveau der biologisch wirksamen Stoffe Adrenalin, Serotonin, Azetylcholin, Cholinesterase u. a. im Blut untersucht. Ferner wurde der Gehalt an 17 Ketosteroiden untersucht sowie einiger anderer Hormone, die den Zustand des Hypothalamus-Hypophyse-Nebennierensystems widerspiegeln. Festgestellt wurde außerdem der Einfluß der Akupunktur auf die Penetration der Gefäßwände. Bei erhöhter Penetration wird sie durch den Effekt der Akupunktur vermindert, was seinerseits die Stoffwechselprozesse zwischen Blut und Geweben normalisiert (A. WEIN, 1959; G. M. POKALEV, 1961). Die Akupunktur wirkt auf den Gefäßtonus der Arterien mittleren und kleinen Kalibers, was seinerseits wiederum zur Senkung des arteriellen Blutdruckes führt, besonders seiner oberen Grenze.

Die Beeinflussung der biologisch wirksamen Punkte steht in direkter Beziehung zu den Nervengeweben, indem auf die Geschwindigkeit der Nerven- und besonders der Schmerzimpulse eingewirkt wird, wobei

gleichzeitig der neuroreflektorische Apparat des Rückenmarks günstig beeinflußt wird (E. TIKOTSCHINSKAJA, 1972–1974).
▷ Sehr charakteristisch ist der Einfluß der Akupunktur und Akupressur auf den Schmerz.
Die Versuchsdaten von BIRKMAYER und HAN CHI-SCHENG, 1975 (nach F. BAHR, 1976) zeugen davon, daß die Schwelle des Schmerzes nach Akupunktur um 128% ansteigt und nach Akupressur um 133%. Diese Schmerzlinderung wird durch Vermittlung spezieller Substanzen, der sogenannten *Endorphine*, die bei Akupunktur und Akupressur im Organismus freigesetzt werden, erzielt. Ihr Vorhandensein ist in der Zerebrospinalflüssigkeit der Versuchstiere – der Spender – nachgewiesen und durch ihre Übertragung in den Liquor anderer Versuchstiere, der Rezipienten bestätigt. Bei Durchführung von Akupressur am Spender und nachfolgender Transfusion von Liquor auf den Empfänger steigt die Schmerzschwelle an (auf 82%), ohne daß am Empfänger selbst Akupressur durchgeführt worden wäre; d. h. die Schmerzlinderung ist infolge der Übertragung von schmerzstillenden Substanzen vom Spender auf den Empfänger eingetreten. Mit seinen elektrophysiologischen Untersuchungen an Versuchstieren beweist der Autor, daß durch eine kräftige Akupressur an Muskeln und Sehnen (im Punkt V60) ein eindeutiger *schmerzstillender Effekt* über den Thalamus erzielt wird.

Mit Sicherheit kann die Beeinflussung des Punktes angenommen werden, wenn im Punkt die sogenannten »*vorgesehenen Empfindungen*« (Dehnung, Brennen und besonders bei der Empfindung als ob elektrischer Strom) auftreten. Bei Akupunktur bzw. Akupressur wird nicht bloß auf die äußeren, sondern auch auf die in der Tiefe (in Muskeln, Sehnen u. a.) liegenden Rezeptoren eingewirkt. Die Erregung dieser Nervenelemente (Propriorezeptoren) bedingt das Auftreten der »vorgesehenen Empfindungen« (»Taschi«), die beim Einstechen der Nadel in eine bestimmte Tiefe oder bei Akupressur mit genügend starkem Druck auftreten. Diese Empfindungen sind ein gutes Zeugnis für eine treffsicher durchgeführte Prozedur.

2.4 Mittel zur Einwirkung auf die biologisch wirksamen Punkte

2.4.1 Klassische Mittel

Bei den klassischen Mitteln zur Einwirkung auf die biologisch wirksamen Punkte handelt es sich um **direkte** und **indirekte** Mittel.

2.4.1.1 Direkte Einwirkung mit Nadeln

▷ Zu den direkten Mitteln gehören die Akupunkturnadeln (Makro- und Mikronadeln) – von den Chinesen »Tschen« genannt – sowie der Stechapparat der Biene.

▷ Zu den direkten Mitteln gehört auch die hohe Temperatur zur Erwärmung der Punkte – von den Chinesen mit »Tzju« bezeichnet.

In China wird der Nadelstich gewöhnlich mit Erwärmen bis Anbrennen kombiniert und daher ist die Methode als »Tschen-Tzju« bekannt. In der modernen Medizin ist diese Erwärmung der Punkte als **Thermopunktur (Moxibution)** bekannt.

Die Akupunkturnadeln sind verschieden lang und verschieden dick und können aus verschiedenem Metall (Silber, Gold, Stahl) hergestellt sein. Analog ist der Bienenstachel eine eigenartige »lebende« Mikronadel, die einerseits den biologisch wirksamen Punkt mechanisch beeinflußt, andererseits aber gleichzeitig Bienengift in den Punkt einführt. Dank dem Enzym Hyaluronidase findet eine Verbreitung der biologisch wirksamen Bestandteile des Bienengiftes in Breite und Tiefe im Bereich des Punktes statt.

▷ Auf diese Weise wird einerseits ein Oberflächeneffekt, charakteristisch für den Stechapparat, und andererseits ein Effekt in der Tiefe, charakteristisch für die biologische Wirkung des Giftes, erzielt. Hier handelt es sich um die sogenannte Methode der **Apitoxin-Mesotherapie**, bei deren Anwendung eine stärkere und anhaltendere Wirkung erreicht wird.

Einwirkung durch Wärme

Zur thermalen Beeinflussung der biologisch wirksamen Punkte wurden im alten China, aber auch heute noch in der modernen Reflextherapie, verschiedene Wärmequellen verwendet. Das Wesen der Behandlung besteht in einem auf den Punkt gerichteten Wärmereiz, der von einer Temperaturquelle ausgestrahlt wird. Zu diesem Zweck werden *stark erhitzte* Metallstäbchen oder Nadeln, spezielle elektrische Geräte, die Wärme ausstrahlen usw. verwendet. Am häufigsten finden lange »Heilkräuterzigaretten« sowohl in der traditionellen als auch in der moder-

nen Medizin Anwendung. Zum selben Zweck werden auch kleine mit Schwefelpulver oder Heilkräutern gefüllte Kegel oder Zylinder verwendet.
▷ Sie werden direkt auf die Haut oder auf die Akupunkturnadel aufgesetzt.

Anschließend wird das Brennmaterial (Heilkraut, Schwefelpulver u. a.) angezündet und wird so zur Wärmequelle für den thermal zu behandelnden Punkt. Das Keramikmaterial, aus dem die Kegel und Zylinder hergestellt sind, erlaubt eine allmähliche und gleichmäßige Wärmeabgabe auch in Tiefe. Die Wärmequelle kann in einem gewissen Abstand über dem zu behandelnden Punkt aufgestellt werden.

▷ In manchen Fällen wird ein und derselbe Abstand eingehalten, in anderen Fällen wird der Abstand wechselweise vergrößert und verkleinert, wobei die Erwärmung entsprechend mal stärker mal schwächer wird. In diesem Fall spricht man von der Methode des »*Wärmepickens des Punktes*«.

In unserer Volksmedizin ist die Wärmepunktur mit bis zum Glühen erwärmten Stahlnadeln bekannt. Mit diesen werden punktartige Anbrennungen bis zur Blasenbildung durchgeführt. Unmittelbar danach werden die angebrannten Bereiche mit Aloe eingerieben.

▷ Manche Heilkundige empfehlen, die punktförmigen Anbrennungen in einem Durchschnitt von 2–3 cm durchzuführen.

Nach asiatischen und afrikanischen Volksmedizinern sollten die Anbrennungen bis zur Entstehung von Wunden ausgedehnt werden, wobei die sich später bildenden Narben ein Zeugnis für die erfolgreiche Behandlung seien.

2.4.1.2 Indirekt wirkende Mittel

Von den indirekten klassischen Mitteln hat die *Druckbehandlung der Punkte (Akupressur)* die weiteste Verbreitung erfahren. Der Druck kann mit Hilfe eines Fingers aber auch unter Zuhilfenahme eines Glas- oder Plastikstäbchens ausgeführt werden.

Der Tip: | Hierzu eignet sich auch der Griff einer Zahnbürste. Dieser kann zugleich dem Auffinden des Punktes dienen.

Die im asiatischen Raum weitverbreitete Akupressur findet zunehmend auch in den westlichen Industrieländern Anwendung.

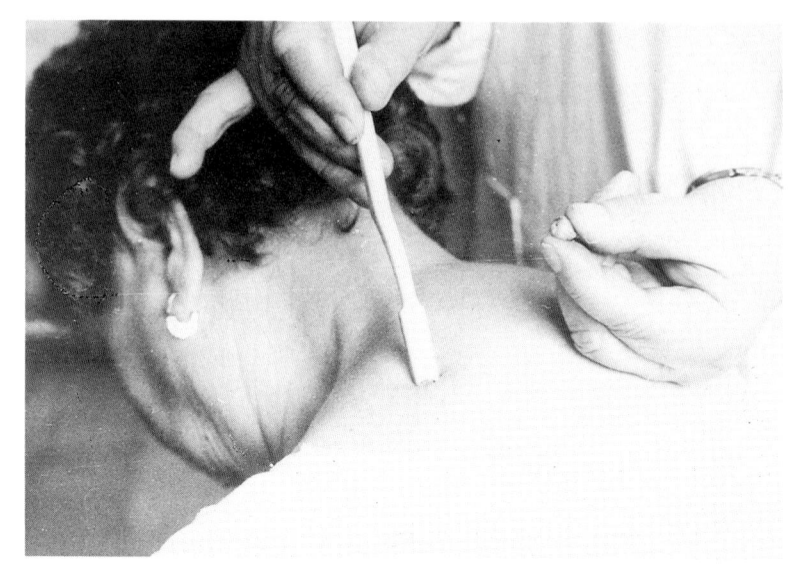

Abb. 1 Suchen des biologisch aktiven Punktes mit Hilfe eines Plastikstäbchens.

> Die Akupressur mit dem punktuellen Auftragen einer Kontaktsalbe, die verschiedene biologisch aktive Substanzen enthält (bspw. Aloe, Vitamine, Azetylcholin, Adrenalin u. a.) steigert den Effekt der Behandlung.

Aufgrund ihrer besonderen Eigenschaften und Zusammensetzung haben sich speziell Kontaktsalben bewährt, die **Bienenprodukte** (bspw. Bienengift, Propolis oder Honig) enthalten.
▷ Zur länger anhaltenden Wirkung auf die Punkte werden Metallplättchen oder Sphären verwendet, die mit Hilfe von Leukoplast auf die Punkte fixiert werden. Sie werden aus Rotkupfer, rostfreiem Stahl, Silber oder anderen geeigneten Metallen hergestellt.
Ein ähnlicher Effekt läßt sich auch mittels verschiedener Samen erzielen. Die Japaner nennen sie »Tzübo« und die Behandlung nennt man entsprechend *Tzübo-* oder *Sphärentherapie.*

Bienenwachs und Sphärentherapie

Ein ideales Ausgangsmaterial für die Herstellung von Tzübos ist das Bienenwachs. Außer der nötigen Härte und Plastizität enthält es viele und verschiedene biologisch wirksame Stoffe. Der Effekt bei der Ver-

wendung von Bienenwachs wird durch Zugabe von *Bienengift, Honig* oder *Propolis* erhöht. Das Bienenwachs ist unter anderem ein sehr gutes Konservierungsmaterial für die Bienenprodukte.
Die Massage über die aufgelegten Tzübos heißt *Tzübopressur (Sphärenpressur)* und ist wirkungsvoller, bequemer und perspektivreicher als die klassische Akupressur. Das längere Aufliegen der Tzübos (24–72 Stunden) bildet einen weiteren günstigen Faktor der Behandlung, der die Bildung von Depots über den Punkten erlaubt, von denen die deponierten Substanzen allmählich in die Tiefe eindringen.

Das »Nadelbündeln«

Zu den klassischen indirekten Methoden zur Beeinflussung der biologisch aktiven Punkte gehört auch die Einwirkung mit Hilfe eines *Bündels von 10–15 Nadeln*, mit dem schnell und rhythmisch auf den Bereich des Punktes *geklopft* wird. Der Reiz ist ertragbar und verursacht keine Schmerzen. Die Nadelspitzen sind leicht abgestumpft und in einem kleinen hammerförmigen Halter fixiert. Sie können daraus zum Auskochen entnommen und wieder eingesetzt werden. Ihre Wirkung ist leichter und oberflächlicher als jene der Akupunkturnadeln.

Der Tip: Das Nadelbündeln ist besonders bei der Behandlung von Kindern und erschöpften Patienten empfehlenswert.

2.4.2 Moderne technische Hilfsmittel

Die heutige Wissenschaft bietet die Möglichkeit, durch zahlreiche und verschiedenartige Mittel die biologisch wirksamen Punkte zu beeinflussen. Dies spricht für eine allgemein-biologische Beeinflußbarkeit der Punkte und ihrer allgemeinen Wirkung auf verschiedene innere Organe, d. h. von der Peripherie her auf das Innere des menschlichen Organismus.

2.4.2.1 Beeinflussung durch elektrischen Strom: Elektropunktur, Elektroakupunktur, Mikroelektrophorese

Die Beeinflussung der biologisch wirksamen Punkte durch *Gleich-* oder *Impulsstrom* nennt man **Elektropunktur**, während die indirekte Beeinflussung durch vorläufig eingeführte Akupunkturnadeln als **Elektroakupunktur** bekannt ist.
In Abhängigkeit von der Natur der Erkrankung und dem erwarteten (sedativen und tonisierenden) Effekt wird elektrischer Strom mit einer

Spannung in der Größenordnung von einigen Millivolt, einer Intensität von einigen Mikroampere und einer Frequenz in der Größenordnung von einigen Hertz bis 1000 Hertz verwendet.
▷ Zur Schmerzlinderung wird Niederfrequenzstrom angewandt.
Bei Verwendung von speziellen punktförmigen Elektroden mit einem Durchmesser von 1–1,5 cm lassen sich mit Hilfe von Gleich- oder Impulsstrom verschiedene *Arzneimittel* in die Punkte einführen. Hierbei handelt es sich um die sogenannte **Mikroelektrophorese** (siehe 4.1.3). Besonders geeignet für diesen Zweck sind ihrer Zusammensetzung wegen die Bienenprodukte – Bienengift, Propolis und Honig. Es konnte festgestellt werden, daß diese Produkte unter Einwirkung von elektrischem Strom durch die Haut in den Organismus eindringen können.

2.4.2.2 Beeinflussung durch Strahlenenergie: »Lichtnadel« und »Fotopunktur«

Als Lichtquellen können Quarzlampen oder sogenannte »weiche« Laser dienen.

> Die mit Hilfe eines Tubus fokussierten Ultraviolettstrahlen werden bis zur Bildung von Erythemen dosiert. Begonnen wird mit 2–3 Biodosen pro Punkt, wobei die Bestrahlung jeweils von einer Biodose bis zu 6–7 Biodosen intensiviert wird. Während einer Sitzung werden 5–7 Punkte verwendet. Die Methode ist angezeigt bei der Behandlung von Kindern. Häufig angewandt bei **Gelbsucht von Neugeborenen**.

Es steht fest, daß das polarisierte monochromatische Licht eine starke physiologische Wirkung auf den menschlichen Organismus ausübt. Der Helium-Neon-Laserstrahl mit einer Wellenlänge von 632,8 nm übt eine stark regulierende Wirkung auf die biologischen Prozesse aus. Im Licht der chinesischen Lehre von der »Lebensenergie« ist der Laserstrahl tatsächlich imstande, dem lebenden Organismus Energie zuzuführen und auf diese Weise die Tätigkeit der Zellen zu stimulieren, zu regulieren und zu normalisieren. Die bestrahlten Zellen im Bereich der biologisch wirksamen Punkte beginnen besser zu funktionieren, wodurch der Heilungsprozeß gefördert wird.
Nach der Lehre von W. INJÜSCHIN et al. (1975) kann durch das bioenergische Akupunktursystem die biotrope elektromagnetische Energie des Lasers direkt über die biologisch wirksamen Punkte an die verschiedenen Organe weitergeleitet werden. Somit können auf reflektorischem Wege die verschiedenen Heilprozesse veranlaßt werden.

Die **Laserakupunktur**, die in letzter Zeit Anwendung in der Praxis findet, hat bestimmte Vorteile vor der klassischen Nadelbehandlung:
- Schmerzlosigkeit
- nicht blutende und völlig sterile Prozedur
- Anwendung auch bei entzündeter Haut.

Der Tip: Die Lasertherapie ist besonders angezeigt bei Kindern und älteren, erschöpften Patienten.

2.4.2.3 Beeinflussung mit Ultraschall: Sonopunktur

Auf der Suche nach Methoden, die eine dosierte Stimulierung der biologisch aktiven Punkte erlauben, haben eine Reihe Autoren ihr Augenmerk auf die Ultraschallenergie gerichtet. Sie beruht auf dem Prinzip des piezoelektrischen Effektes. Gut fokussierte und in Tiefe mit großer Genauigkeit zentrierte Schwingungen, das ist der Ultraschall. Es gibt Gleich- oder Impulsschall bei Verwendung des kleineren Kopfes (Vertoners) des Apparates. Jeder vorläufig gewählte Punkt wird im Laufe von 1–3 Minuten bei einer Intensität von 0,3–0,4 W/cm^2 behandelt.

▷ Als *Kontaktsalbe*, die die Ultraschallenergie überträgt und die Rolle eines Kollektors für den Heilstoff, der zusätzlich den biologisch wirksamen Punkt beeinflussen soll, dienen *Unguente*, die verschiedene Medikamente einschließlich der Bienenprodukte enthalten.

Diese Methode, die die feinste mechanische Massage in Kombination mit dem in den Punkt einzuführenden Heilmittel gestattet, ist als **Mikrophonophorese** bekannt (siehe Abb. 26 und Kap. 4.1.3).

2.4.2.4 Beeinflussung durch Kälte: Die »Krionadel«

Die Beeinflussung der biologisch wirksamen Punkte wird auch durch niedrige Temperaturen ermöglicht. Sie wird durch Einführen von Akupunkturnadeln erzielt, indem man sie auf oder um die in Chloräthyl eingetauchte Tampos legt. Zum selben Zweck können auch kleine Kegel mit Chloräthyl auf die Nadeln aufgelegt werden. Die Nadeln lassen sich zudem mit einer speziellen Kühlapparatur verbinden.

2.4.2.5 Beeinflussung durch sonstige Mittel

Zum Einsatz kommen:
- Elektromagnetische Nadeln
- Vakuumnadeln u. a.

2.4.2.6 Chemische Reizmittel: Die Mesotherapie

Biologisch wirksame Punkte lassen sich auch durch diverse chemische Substanzen stimulieren. Die Anwendung erfolgt mittels Akupunktur, wobei das Heilmittel beim Nadeln in den behandelten Punkt eingeführt wird. Diese Methode ist als »**Mesotherapie**« bekannt.

Nadeltechnik

Mit speziellen Akupunkturnadeln oder auch mit üblichen, bis zu feinsten Nadeln aus der Praxis wird die Tiefe des entsprechenden Punktes erreicht. Hierbei müssen die erwarteten Empfindungen (»Tatschi«) eintreten, nach denen zu schließen ist, ob die Nadel die Tiefe des Punktes erreicht hat.

Danach wird das entsprechende Medikament deponiert (injiziert) (**Novokain, Proserin, Lidokain,** Präparate aus **Bienengift** u. a.). Auf jeden Punkt entfallen 0,1–0,3 ml des entsprechenden Medikaments. Die Nadeln verbleiben üblicherweise 30 bis 40 Minuten eingestochen oder aber sie werden unmittelbar nach dem Injizieren des Präparates herausgezogen.

Nadellose Techniken

A. Die Fokusirritationstherapie
Hierbei wird das Medikament mit Hilfe spezieller Injektoren auf mechanischem Wege in die biologisch wirksamen Punkte eingebracht.

B. Akupressur mit Kontaktsalbe
Ergänzend gibt es hierzu das Auflegen von Tzübos sowie die Tzübopressur (siehe 4.3).

C. Mikroelektrophorese und Mikrophonophorese
Siehe 4.1.3!

2.5 Methoden der Einwirkung auf die biologisch wirksamen Punkte

Die Einwirkung auf die biologisch aktiven Punkte kann auf verschiedene Weise je nach dem Zweck ausgeübt werden, den Punkt zu erregen (zu **stimulieren**) oder ihn zu beruhigen (zu inhibieren, zu **hemmen**). Entspre-

chend der Absicht werden die Methoden folglich in **tonisierende** oder **sedative** eingeteilt.
Ihr Charakter hängt ab:
- von der Zeitdauer
- von der Tiefe der Einwirkung
- von der Anzahl der verwendeten Punkte.

Bei Anwendung der einen oder anderen Methode muß der Ausgangsstatus des Kranken berücksichtigt werden – seine individuellen Besonderheiten sowie die speziellen Formen des Krankheitsverlaufes (*akute, subakute* oder *chronische*).

> Vor allem werden Punkte behandelt, die eine spontane oder durch Druck hervorgerufene Schmerzhaftigkeit zeigen.

▷ Die Behandlung darf nicht schablonenhaft durchgeführt werden, vielmehr müssen wir die Reaktionen des Kranken fortlaufend verfolgen. Nur eine strenge Individualisation und eine große Geschicklichkeit sind die Bürgen für den Erhalt hoher therapeutischer Ergebnisse.

2.5.1 Die Hemmungsmethode (sedative Methode)

Die alten Chinesen bezeichneten diese Methode mit »Se« und sie war gleichbedeutend mit »Entnahme von Lebensenergie«. Nach moderner Auffassung handelt es sich um eine »*propriozeptive*« Methode, d. h. Einwirkung auf tief liegende Nervenelemente.

> Bei der **Akupunktur** werden die Nadeln ziemlich tief eingestochen (1–10 cm), wobei auf den Eintritt der erwarteten Empfindungen (»Tatschi«) unbedingt zu achten ist. Verwendet werden nur 2–4 Punkte. Die Prozedur bei Akupunktur dauert 30 bis 40 Minuten. Bei Akupressur wird jeder Punkt 30 Sek. bis 3 Min. behandelt.

▷ Bei **Akupressur** wird mit langsamen, kreisförmigen, rhythmischen Bewegungen im Bereich des vorläufig aufgefundenen Punktes begonnen.
Mit zunehmendem Druck des Fingers oder des Stäbchens treten die erwarteten Empfindungen (»Tatschi« d. h. *Dehnungsgefühl, Brennen, Einschlafen,* u. a.) ein, die auch nach auswärts vom Punkt irradieren können. Ihr Auftreten zeigt den Augenblick an, in dem die eigentliche Behandlung des Punktes einsetzen muß (siehe 4.3.2).

Hinweis:
Bei der Hemmungsmethode muß das Prinzip der »langsamen, tiefen und andauernden Behandlung nur weniger Punkte« eingehalten werden.

Indikationen

- Erkrankungen, die von steigendem Muskeltonus begleitet sind
- Erkrankungen des peripheren und zentralen Nervensystems
- Schmerzen im Gelenk- und Muskelapparat
- Chronische Entzündungsprozesse.

2.5.2 Tonisierende Methode

Hier handelt es sich nach der chinesischen Bezeichnung um die Methode »Bu«, d. h. »Zufuhr von Lebensenergie«, während die moderne Medizin dieses Verfahren als »*exterozeptive Methode*« kennt und zwar geht es hier um die Beeinflussung der oberflächlich liegenden Nervenelemente.

Bei der **Akupunktur** wird eine große Zahl von Punkten verwendet (8–10), in welche die Nadeln nur oberflächlich, d. h. in eine geringe Tiefe von ca. 0,3 bis 0,6 cm eingestochen werden und nur kurze Zeit in der Haut verbleiben (einige Sekunden bis zu einigen Minuten). Das Einstechen der Nadeln verursacht einen bestimmten Schmerz.

Bei der **Akupressur** wird die Beeinflussung der biologisch wirksamen Punkte durch Druck mit dem Finger oder mit Hilfe eines Stäbchens erzielt. Es werden schnelle (3–4mal in der Sekunde), kreisförmige, oberflächliche Bewegungen ausgeführt, die man von Zeit zu Zeit mit einem gezielten Druck wechselt.

▷ Nach chinesischer Auffassung soll der Druck in Richtung der Fortpflanzung der »*Lebensenergie*«, d. h. von der kleineren zur größeren Nummernkennzeichnung erfolgen.
▷ Begonnen wird mit einer *kreisförmigen* Bewegung, wonach zur Druckausübung übergegangen wird oder umgekehrt.
▷ Die Prozedur dauert bis zu einer *halben Minute* pro Punkt.
▷ Angewandt wird auch eine *fraktionierte Pression* des Punktes, d. h. Druck unterbrochen durch ein jähes Abheben des Fingers oder des Stäbchens vom Punkt nach 10–15 Sekunden Pression, gefolgt von einer Pause von ca. 5 Sekunden. Bei Akupressur nach der tonisierenden Methode werden 8–10 vorläufig gut ausgewählte Punkte verwendet.

▷ Das Grundprinzip der tonisierenden Methode sowohl bei Akupunktur als auch bei Akupressur ist die »schnelle, oberflächliche und kurzzeitige Beeinflussung einer großen Anzahl von Punkten«.

Indikationen

- Verminderter Muskeltonus
- Allgemeine Abgeschlagenheit
- Neurosen mit unterdrückter Reaktivität
- Paresen ohne Spasmen
- Lähmungen ohne Spasmen
- Atrophien.

2.6 Methoden zum Auffinden der biologisch wirksamen Punkte

Die Effizienz der angewandten Behandlung, sei es Akupunktur oder Akupressur hängt sehr vom richtigen und genauen Auffinden der biologisch wirksamen Punkte oder Zonen auf der Oberfläche des Körpers, des Kopfes, der Extremitäten sowie auf der Oberfläche der Ohrmuschel und der Füße ab. Die Lokalisierung der Punkte geschieht nach dem Prinzip der im Laufe von Jahrtausenden bestätigten Erfahrung der fernöstlichen Heilkundigen oder mit Hilfe einer modernen speziellen Apparatur.

2.6.1 Messen in Zunen

Zum richtigen Auffinden der biologisch wirksamen Punkte werden die sogenannten »proportionalen Zunen« benutzt. Ein Proportionalzun wird durch Zerlegung der verschiedenen Zonen des menschlichen Körpers in eine vorläufig gegebene Anzahl von Teilungen (siehe Abb. 2) erhalten. Auf diese Weise wird für jede Zone des menschlichen Körpers eine *Standardmenge* von gleichen Teilen mit verschiedener Länge ermittelt. Ein jedes dieser Teile bildet einen *Proportionalzun*.

Praktische Bestimmung des Proportionalzuns:

1.	Mit Hilfe eines Maßbandes wird die Länge der zu messenden Körperzone gemessen und durch die vorläufig erhaltene Standardzahl aus den obigen Teilungen geteilt.
2.	Schneller und bequemer ist die Benutzung eines elastischen Bandes mit einer Länge von 40 cm, das in 20 gleiche Teile eingeteilt

ist. Dieses elastische Band wird zwischen den Endpunkten der zu untersuchenden Körperzone gedehnt und zwar so, daß die eine Grenze der Zone mit derjenigen der Nullteilung des Zunmeters zusammenfällt und die andere Grenze mit demjenigen Teil des Bandes, der der Standardzahl aus den vorgenommenen Teilungen des vorgegebenen Bereichs entspricht. Die Länge einer Teilung auf dem gedehnten elastischen Band bezeichnen wir als »Proportionalzun«.

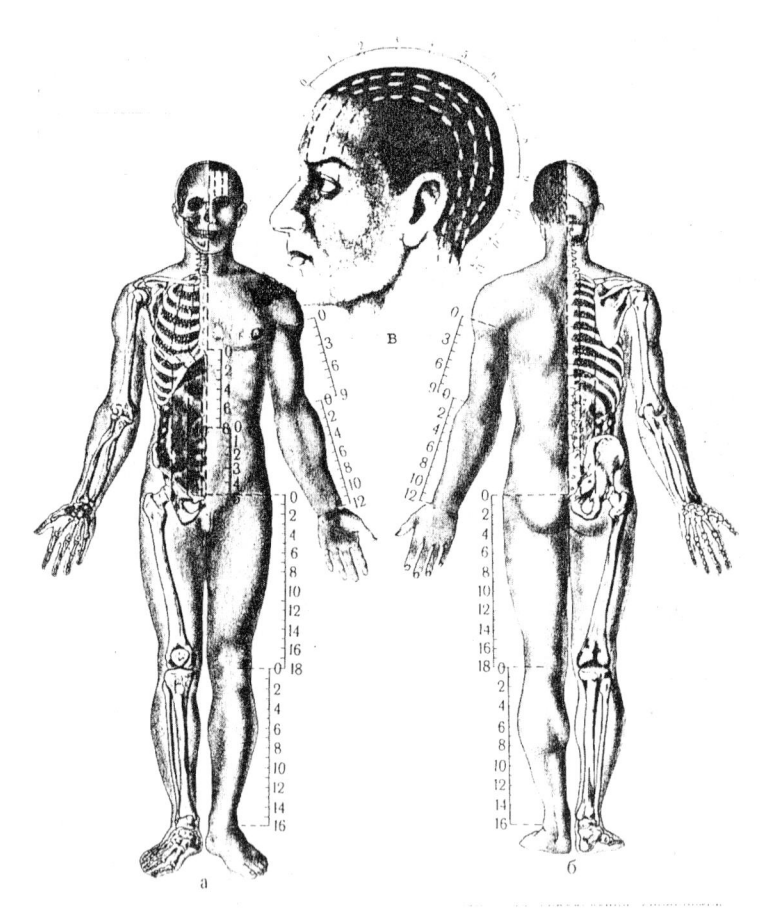

Abb. 2 Proportionalzunen. Standardzahl von Teilungen der einzelnen Körperregionen.

Individueller Zun

Ein individueller Zun ist das Maß, welches die alten Heilkundigen weit und breit in ihrer Akupunkturpraxis anwandten. Der Zun war für sie die Länge zwischen den Falten, die sich beim Zusammenziehen des Mittelfingers bilden. Bei den Frauen wird diese Länge an der rechten Hand und bei den Männern an der linken Hand gemessen.
Ein Zun ist auch die Breite des Daumens an der Basis des Daumennagels.

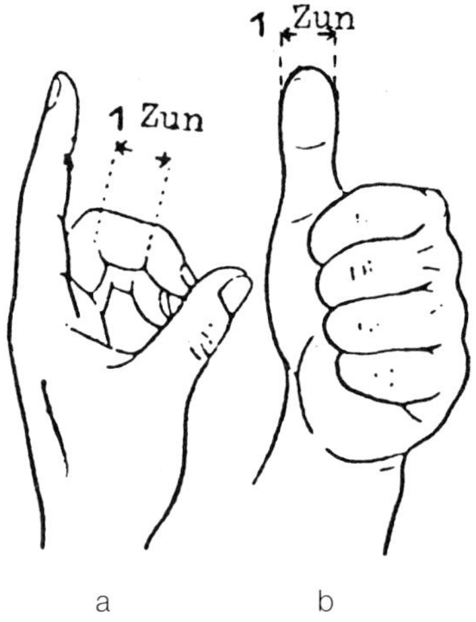

Abb. 3 Individualzunen, gemessen
a) mit der Entfernung zwischen den Phalangen des 3. Fingers,
b) mit der Daumenbreite.   a   b

Der individuelle Zun ist als Maßeinheit ungenauer als der Proportionalzun, doch läßt es sich einfacher anwenden. Manche Autoren empfehlen die Bestimmung über die Querfinger an deren breitester Stelle.

2.6.2 Durch mechanischen Druck

Eine weitere wichtige Methode zum Auffinden der Punkte beruht auf ihrer *Empfindlichkeit gegenüber Druck*. Durch diese Eigenschaft unterscheiden sich die biologischen Punkte von der übrigen Haut und zeigen daher eine charakteristische Eigenheit. Man muß wissen, daß die Punkte auf einen *relativ geringen Druck* reagieren. Indem man sich an die Schemata und Beschreibungen der Topographie des gesuchten Punktes hält, kann man seine Lokalisation ganz grob bestimmen. Danach geht das Suchen durch Druck mit dem Finger oder einem speziellen Glas- oder Plastikstäbchen weiter (siehe Abb. 1). Der Bereich über und um den Punkt wird vorläufig leicht mit der Kontaktsalbe eingerieben. Durch Gleiten bei leichtem Druck werden Finger oder Stäbchen dem vermutlichen Punkt genähert.

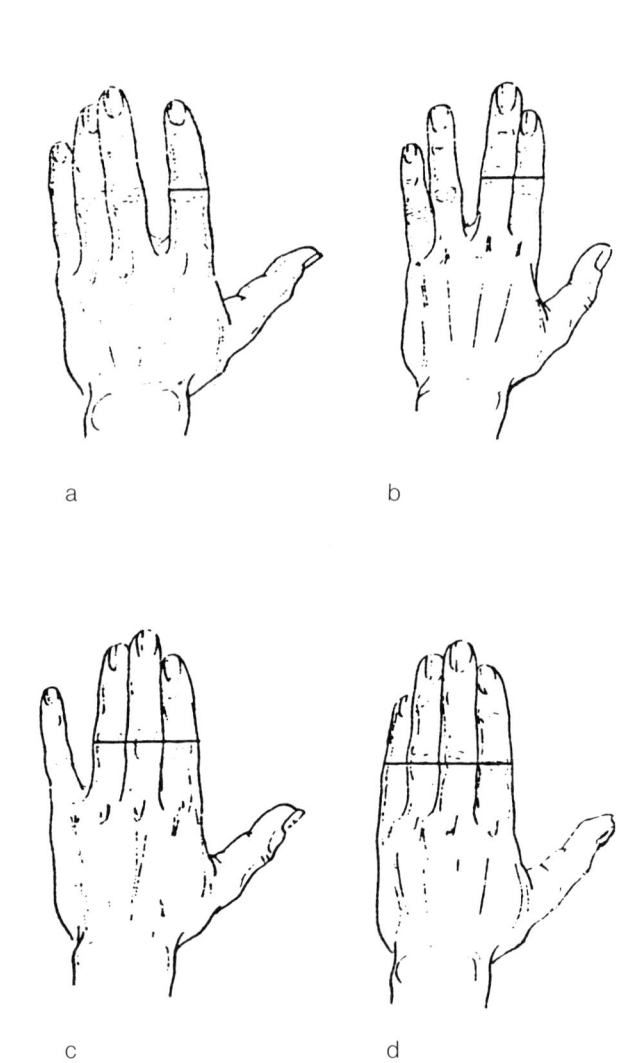

Abb. 4 Individualzunen, gemessen mit der Fingerbreite.
a = 0,5 Zun, b = 1 Zun, c = 2,5 Zun, d = 3 Zun.

▷ Beim Erreichen des Punktes fühlt der Kranke sofort einen leichten Schmerz wie von einem Dornenstich. Hier handelt es sich um einen sehr charakteristischen Schmerz, wonach sich der Punkt von den benachbarten Bereichen der Haut unterscheidet, wo überhaupt kein solcher Schmerz auftritt.
Nach etlichen Übungen gewöhnt man sich daran und kann dann leicht und sicher den entsprechenden Punkt bestimmen. Parallel zum unvermittelten Schmerz gesellt sich beim Abtasten mit dem Finger die Empfindung eines leichten Einsinkens desselben in die Haut und zwar an der Stelle des gesuchten Punktes. Anfangs sind diese Empfindungen ziemlich undeutlich und schwer definierbar, doch werden sie im Laufe der Zeit bei größerer Erfahrung unverwechselbar; man beginnt einfach »die Punkte unter seinen Fingern zu fühlen«. Die Empfindlichkeit der biologisch wirksamen Punkte ist verschieden von jener der übrigen Bereiche der Haut. Sie ist verschieden auch bei den einzelnen Menschen. Bei manchen ist das Gefühl ziemlich stark spürbar, bei anderen wiederum nicht so deutlich ausgeprägt. Die Punkte zeichnen sich deutlicher ab bei Neurosekranken, bei Menses, bei akuten Entzündungsprozessen zum Unterschied von den chronischen usw.
Bei beiden Methoden orientiert man sich auch nach anatomischen Merkmalen. Letztere lassen sich leicht durch Abtasten bestimmen. Ferner werden noch andere spezielle Verfahren zur Bestimmung der einzelnen Punkte angewandt:

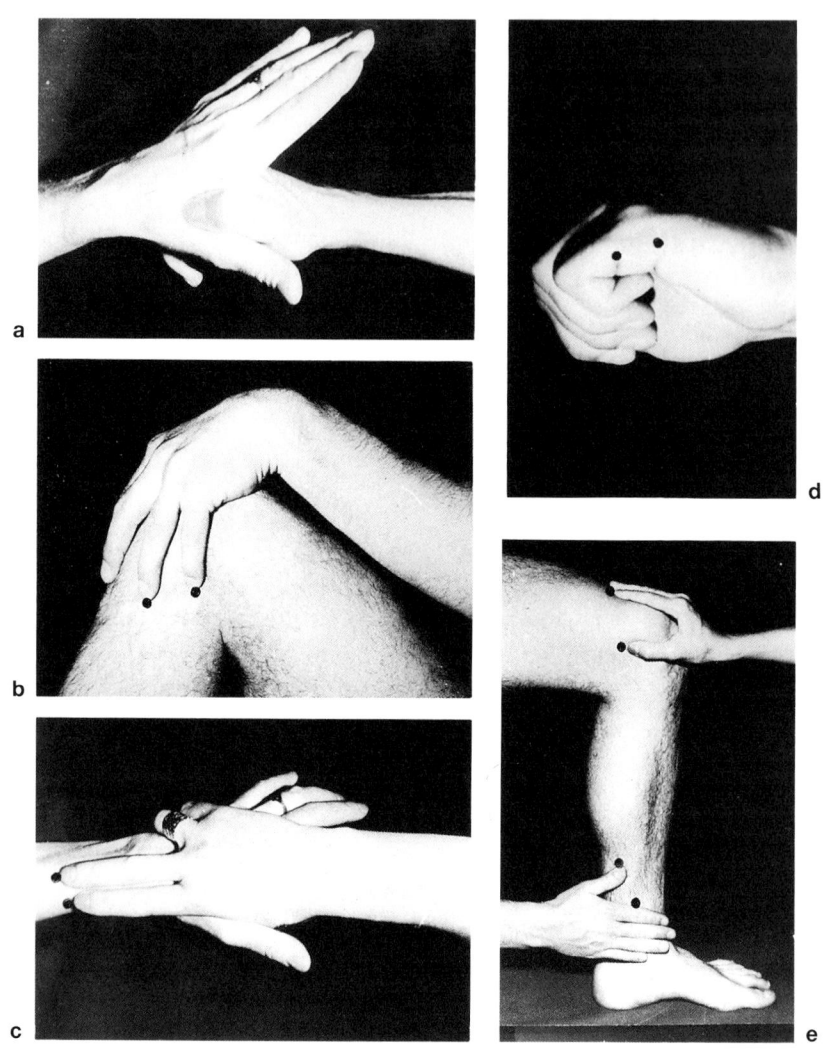

Abb. 5 Spezielle Suchmethoden einiger Druckpunkte:
a = GI4; **b** = E36 und VB34; **c** = P7 und GI6; **d** = IG2, IG3; **e** = RP6, RP10 und E34.

2.6.3 Mit speziellen Meßapparaten

Zum Zweck des Auffindens der biologisch wirksamen Punkte wurden zahlreiche Modelle von Meßgeräten konstruiert, die als *Punktmesser* bekannt sind. Am häufigsten beruhen diese Geräte auf dem Prinzip des bei den Punkten deutlich ausgeprägten *verminderten elektrischen Widerstandes*. Sobald die Suchelektrode auf den Punkt gerät, läßt sich ein Licht- oder Hörsignal vernehmen. In letzter Zeit werden Versuche unternommen, ein Gerät auf der Basis der Temperaturunterschiede zwischen den Punkten und der benachbarten Bereiche mit Hilfe von Thermopaaren zu konstruieren.

▷ Es konnte nämlich nachgewiesen werden, daß die Temperatur über den biologisch aktiven Punkten um 0,3° bis 0,7 °C höher ist als jene der benachbarten Hautbereiche.

2.7 Grundprinzipien für die Auswahl der Punkte

Zusammenstellung der Therapiekonzepte

Die Effizienz der Punktetherapie in Form von Akupunktur, Akupressur, Auflage von Tzübo's und Tzübopressur (Sphärotherapie) hängt in bedeutendem Maß vom richtigen und genauen Auffinden der Punkte und ihrer geschickten Kombination bei der Verwendung ab.

Die Schmerzpunkte
Bei Anwendung von Akupunktur und Akupressur werden vor allem die Schmerzpunkte behandelt. Japanische Fachleute auf diesem Gebiet üben auch heute noch Druck auf die entsprechenden Punkte aus, doch erfassen sie in ihrem Therapiekonzept nur jene Punkte, die bei Druck ein ausgeprägtes Schmerzgefühl zeigen.

Entfernte = »wichtige Punkte«
Die alten chinesischen Heilkundigen aber auch die meisten modernen vertreten die Ansicht, daß die entfernten Punkte besonders wirksam seien, die übrigens im alten China als »wichtige Punkte« bekannt waren. Diese liegen auf den Meridianlinien in den Bereichen unterhalb der Ellenbogen bzw. den Knien und besonders jene unterhalb des Sprunggelenks bzw. Handwurzel.

Steigerung des Heileffektes durch Punktekombination
▷ Der Heileffekt wird durch *beiderseitiges* Verwenden (links und rechts) der gleichnamigen Punkte gesteigert, ein Umstand, der von der traditionellen Medizin mit der »energetischen« Verbindung zwischen den symmetrisch verlaufenden Meridianen erklärt wird.

▷ Praktiziert wird auch die *kreuzweise* Verwendung der Punkte (Punkte der kranken unteren Extremität werden kreuzweise mit Punkten der gegenseitigen oberen gesunden Extremität behandelt) und umgekehrt.
▷ Es werden auch Punkte auf *zwei benachbarten* Meridianen benützt.
▷ Bei Schmerzen im Oberteil des Körpers werden Punkte verwendet, die sich im Unterteil des Körpers befinden und umgekehrt. Es gilt auch das Prinzip – bei Erkrankung von *»In«-Organen* Punkte der *»Jan«-Meridiane* zu verwenden und umgekehrt.
▷ Nach chinesischen Kanons aber auch nach Auffassung der modernen Wissenschaft wird eine *wechselweise Verwendung* der Punkte empfohlen, da die Punkte sich leicht an die Einwirkung adaptieren, was zu einer Verminderung des Heileffektes führt.

Diese Regeln der traditionellen Medizin beruhen auf einer jahrhundertealten Erfahrung an Millionen von Kranken.

Meisterpunkte und spezielle Punkte
Viele dieser Regeln werden weiterhin von der modernen Reflextherapie berücksichtigt. Auch sie verwendet die »wichtigen Punkte«, bekannt aus der Erfahrung der traditionellen Medizin, nennt sie aber »Meisterpunkte« und »spezielle Punkte« (siehe Tab. 1, Tab. 2).

Tab. 1   Meisterpunkte nach J. Bischko

V26	→	Magen
V31	→	Klimakterium
V60	→	Schmerzen im Bereich des Meridians der Harnblase
R6	→	Schlafstörungen
VB41	→	Große Gelenke
GI15	→	Paresen der oberen Extremitäten
RP4	→	Darmstörungen
RP5	→	Schwäche der Bindegewebe
J13	→	Magen- und Darmkoliken
R2	→	Brustkorb
J15	→	Psychotische Zustände, Herzklopfen, Hyper- und Hypotonie
TR15	→	»Wetterpunkt«
TR23	→	»Ohrpunkt«
VB34	→	»Punkt der Muskeln«
V43	→	»Punkt der 100 Krankheiten«
V36	→	Punkt »Asiatische Ruhe«

So werden bspw. bei **Schmerzen** gleichzeitig die Punkte **GI4, E36** und **V60** verwendet, wobei ihre Verwendung dann als besonders effizient erscheint, wenn sie mit starker Stimulation verbunden ist. Die Kombina-

Tab. 2 **Spezielle Punkte nach J. Bischko**

RP5	→ Bindegewebe, Venen, Schwäche der Gelenkverbindungen, Abnützung der Bandscheibe.
E32	→ Blutkreislauf der unteren Extremitäten, Krämpfe.
VB20	→ Vegetatives Nervensystem – Sympathikus, Kopfschmerzen, Schlaflosigkeit.
V10	→ Vegetatives Nervensystem – Parasympathikus, Kopfschmerzen, Schlaflosigkeit.
R2	→ Nebennieren, hoher Blutdruck, Reizzustände.
V17	→ Zwerchfell, Störungen des Blutkreislaufes, allgemeine Schwäche.
V38	→ Blutbildung, allgemeine Schwäche, Amenorrhoe.
R24	→ Depressive Zustände, Magenstörungen, Obstipation (Verstopfung).
V60	→ Spastische und neurotische Zustände, Krämpfe, Schmerzen in inneren Organen, Rheumatoid-Arthritis, Radiculitis.
V54	→ Ekzeme, chronische Störungen bei Leber- und Darmerkrankungen.
IG3	→ Wasserwechsel, Schweißabsonderung, entzündliche Prozesse und Schmerzen.
E36	→ Allgemeine Stimulierung der psycho-physischen Sphäre, Schwäche, depressive Zustände.
GI4	→ Schleimhaut der Därme und Atmungswege, Lymphsysteme.
P3	→ Spastische Zustände infolge von Leberstörungen.
VB39	→ Beeinflussung des Nervensystems, Schmerzen in der Wirbelsäule.
J9	→ Eiterprozesse im Körper.
V11	→ Knochensystem, Schmerzen in der Wirbelsäule und den Gelenken.
MC9	→ Einfluß auf den Blutkreislauf, Hypertonie, Hypotonie und Kreislaufkollaps.
P9	→ Blutkreislauf im oberen Teil des Körpers, Einfluß auf die Atemwege und die Lungen.
E30	→ Magen, Verdauung, Tonisierung der sexualen Sphäre.
J17	→ Bronchial- und Lungenerkrankungen.

tion der ersteren zwei Punkte übt außerdem eine desensibilisierende, tonisierende und regulierende Wirkung auf die verschiedenen Organe und Systeme des Organismus aus.
Bei **Blutkreislaufstörungen** werden die Punkte **F2, F3, MC6, MC9, C7** oder eine **Kombination** zwischen denselben in die Behandlung einbezogen.

Kriterien der Punktewahl
Bei der Wahl der Punkte geht die moderne Reflextherapie von neuroanatomischen und neuroreflektorischen Prinzipien aus, unter Berücksichtigung der neuroreflektorischen Beziehungen zwischen den Dermatomen *(Haut)* → den Myotomen *(Muskulatur)* → und den Sklerotomen

(Sehnen und Periost) bzw. den inneren Organen und den entsprechenden Rückenmarksegmenten (siehe Tab. 3, Abb. 6 und 6a).
So erfolgt die Innervation der **Lungen** durch **C3, C4 (D1)** und **D2–D5 (D6–D9)** – Segmente. Folglich müssen Punkte verwendet werden, die sich in den entsprechenden Dermatomen befinden, d. h. in der Halsgegend, dem Brustkorb und den oberen Extremitäten. Die alten chinesischen Heilkundigen sind auf ihrem langen empirischen Entwicklungsweg zu den gleichen Schlüssen gekommen.

2.7.1 Übersicht über die biologisch aktiven Punkte

Die moderne Medizin teilt die biologisch aktiven Punkte nach ihrer *Lage*, ihrer *Wirkung* und den *Innervationsverbindungen* in folgende Gruppen ein:

2.7.1.1 Allgemeine Punkte – Punkte für eine generalisierte Beeinflussung

Lage:
Sie liegen unterhalb des Ellenbogens bzw. unterhalb des Knies (**GI4, E36, MC6, RP6** u. a.) und enthalten Rezeptoren, die direkt mit den wichtigen Nervenstrukturen im Großhirn in Verbindung stehen.

Wirkmechanismen:
Sie wirken auf den funktionellen Zustand des Nervensystems und durch sie wird die gesamte Beeinflussung der physiologischen Prozesse im Organismus ermöglicht. Die allgemeinen Punkte fallen in großem Maße mit den »Wichtigen Punkten« der Chinesen zusammen. Gewöhnlich beginnt die Heilung mit ihnen, wobei sie bis zum Ende behandelt werden.
▶ Besonders wichtig ist der vierte Punkt des Dickdarmmeridians **(GI4)**.
Die Endpunkte unterhalb des Sprunggelenks und der Handwurzel sind auch als »entfernte Punkte« bekannt und üben eine besonders wichtige Wirkung auf den Organismus aus. Hier fallen einige segmentäre Innervationen zusammen. Manche Autoren zählen diejenigen von ihnen, die in der Hals- und oberen Paravertebralgegend ihrer besonders deutlichen Wirkung auf die Zentren des vegetativen Nervensystems wegen zu den allgemeinen Punkten, während andere Autoren sie als segmentäre Punkte betrachten.

Tab. 3 Segmentäre Innervation der Haut und der inneren Organe (E. Matscheret u. a. 1982)

Somatische (körperliche) Innervation der Haut		Sympathikusinnervation der Haut		Vegetative Innervation der inneren Organe	
Region der Innervation	Segmente oder Nerven	Region der Innervation	Segmente oder Nerven	Region der Innervation	Segmente oder Nerven
1. Gesicht	**V** (Trigeminus)	1. Gesicht und Hals	**C8–D3**	1. Herz	**C3–C5, C8, D1–D3 (D4–D6)**
2. Ohrmuschel	**V, VII, IX, C2–C3**	2. Arm	**D4–D7**	2. Aorta	**D1–D3**
3. Hinterhaupt und Hals	**C1–C3**	3. Körper	**D8–D9**	3. Lungen	**C3–C4, (D1), D2–D5, (D6–D9)**
4. Schulter – Schulterblattgegend	**C4**	4. Bein	**D10–L2**	4. Speiseröhre	**D5, (D7–D8)**
5. Radialteil der Schulter, Oberarm, Unterarm, Hand	**C5–C7**			5. Magen	**(D6), D7–D8**
6. Ulnarteil der Schulter, Oberarm, Unterarm, Hand	**C8–D2**			6. Därme	**D6–D12**
7. Mamillarlinie	**D5**			7. Leber mit Gallenblase	**(D7), D8–D10, L1–L2**
8. Unteres Ende des Rippenbogens	**D7**			8. Nieren und Ureter (Harnleiter)	**D11–L1, (D10–D12)**
9. Nabelhöhe	**D10**			9. Harnblase: Wände, Hals	**D11–L1 S2–S4**
10. Höhe der Leistenfalte	**D12–L1**			10. Prostata	**D10–D11, (D12), S1–S2, (L5)**
11. Vordere Oberfläche des Oberschenkels	**L1–L4**			11. Eierstöcke, Hoden	**D10–L1 (L2)**
12. Vordere Oberfläche des Unterschenkels	**L5**			12. Gebärmutter: Korpus, Hals	**D10–L1 S1–S4**
13. Hintere Oberfläche des Beines	**S1–S3**			13. Gerader Darm	**S2–S4**
14. Anogenitalgegend und innere Oberfläche des Oberschenkels	**S4–S5**				

Anmerkung: Die Parasympathische Innervation der Organe der Brust- und Bauchhöhle wird vom umherschweifenden Nerv, dem Vagus, realisiert. Urogenitalorgane und gerader Darm werden von der Kreuzgegend des Rückenmarks innerviert. In Klammern sind Segmente angeführt, die nur zum Teil an der Innervation des einen oder anderen Organs beteiligt sind.

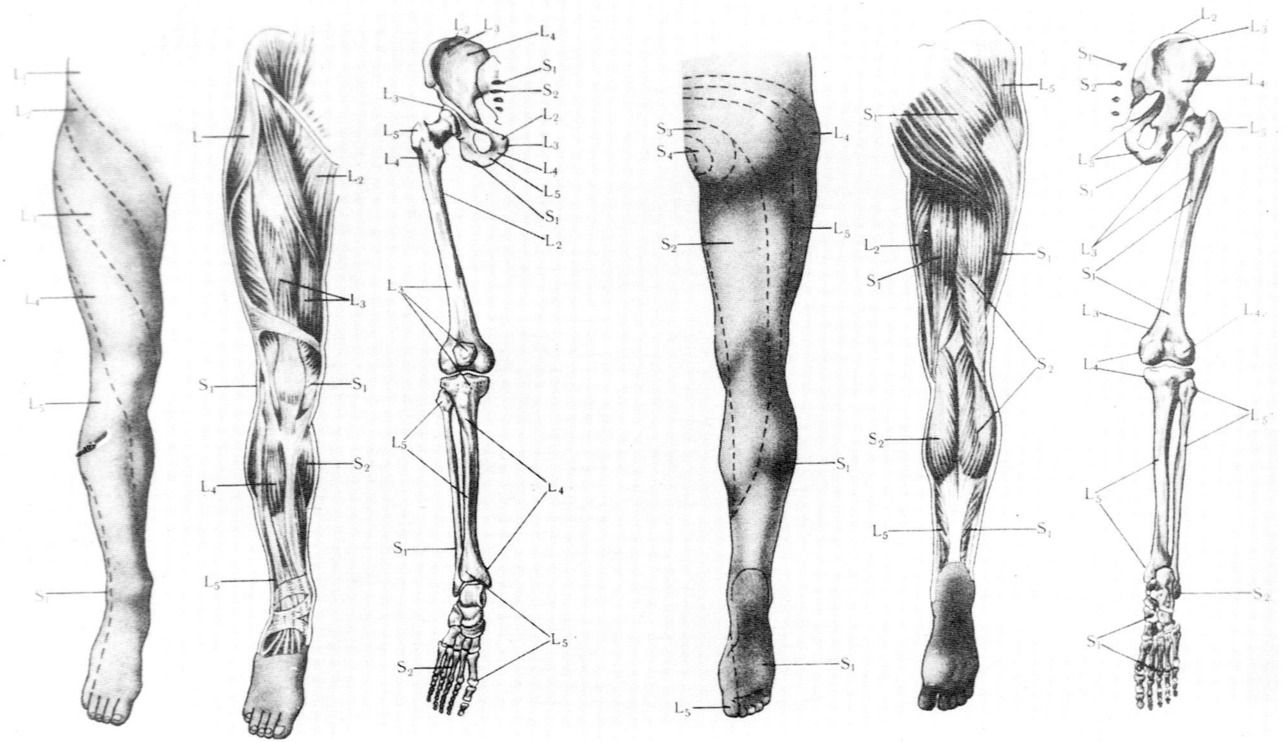

Abb. 6 Segmentärinnervation der unteren Extremitäten: Dermatom, Myotom und Sklerotom.

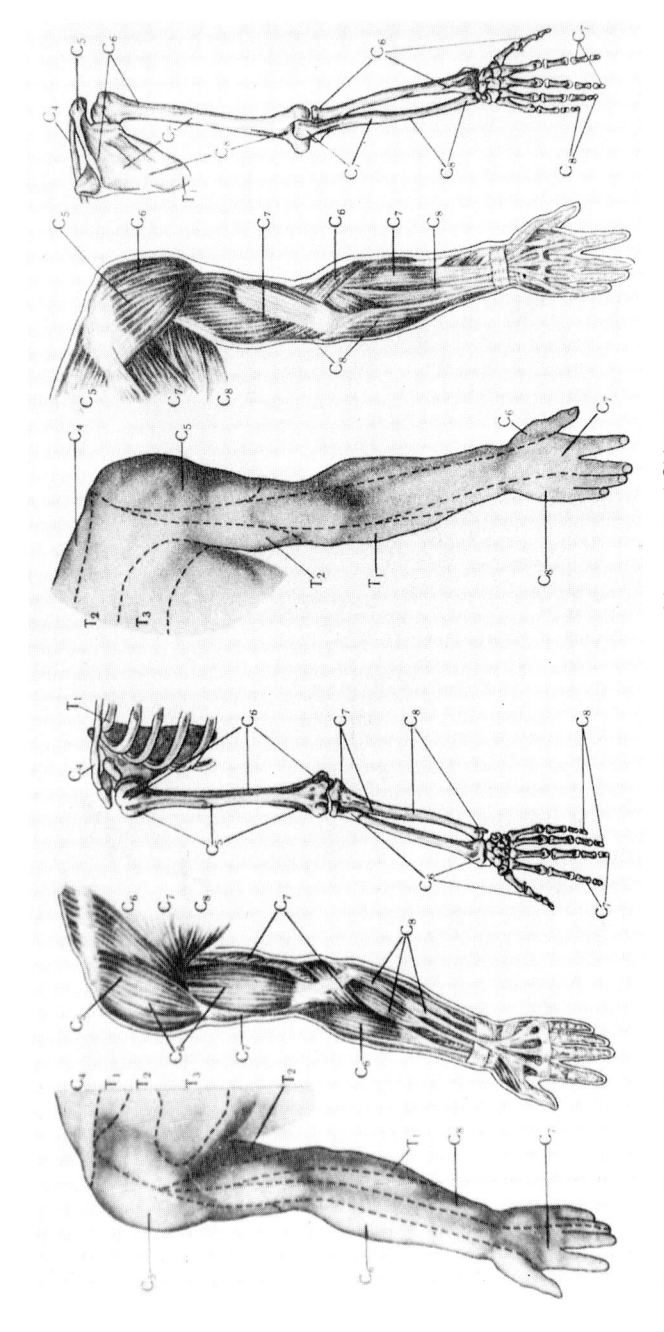

Abb. 6a Segmentärinnervation der oberen Extremitäten: Dermatom, Myotom und Sklerotom.

2.7.1.2 Segmentäre Punkte

Lage:
Sie befinden sich in den Geweben (Haut, Muskeln und Beinhaut), die von einem bestimmten Segment des Rückenmarkes innerviert sind, d. h. in der Gegend der entsprechenden Dermatome, Myotome und Sklerotome liegen. Es sind auch segmentäre Punkte, die in den Gegenden des Austrittes der Nervenwurzeln aus dem Rückenmark und auf der vertebralen oder paravertebralen Linie liegen. Manche Autoren bezeichnen sie auch als »*Spinalpunkte*«.

Wirkung:
Bei Anwendung der segmentären Punkte werden die Gewebe und Organe beeinflußt, die von den entsprechenden Segmenten und Nervenwurzeln des Rückenmarks innerviert sind. Sie beeinflussen gleichfalls ihre benachbarten Bereiche, da stets eine überfließende segmentäre Innervation vorliegt (siehe Tab. 3).

2.7.1.3 Regionale Punkte

Sie befinden sich in der Hautprojektion der entsprechenden Organe. Ein großer Teil von ihnen fällt mit den Zonen maximaler Hyperalgesie (gesteigerter Schmerzempfindlichkeit) zusammen (siehe Abb. 7.) In den Hyperalgesiezonen von ZACHARIN-HEAD reflektieren die kranken Organe im entsprechenden Dermatom. Jedes Organ verfügt über seine eigene segmentäre Innervation, in welche die peripheren Rezeptoren eingeschaltet sind, d. h., auf reflektorischem Weg kann durch ein Signal des kranken Organs das entsprechende Dermatom erreicht werden. Die erwähnten Hyperalgesiezonen befinden sich vornehmlich auf dem vorderen Teil des Körpers. In diesen Zonen befinden sich der sogenannte »*Heroldspunkt*« und »*Alarmpunkt*«. Hier handelt es sich um Punkte bzw. Zonen des *konzentrierten Schmerzes*, wohin die betroffenen Organe ihre Alarmsignale senden, z. B.
- **P1** für die Lungen,
- **E12** für den Magen,
- **F13** für die Bauchspeicheldrüse u. a.

2.7.1.4 Lokale Punkte

Ihre Wirkung ist vornehmlich lokal. Bei ihrer Bearbeitung werden in erster Linie Veränderungen in den nahe liegenden Gefäßzonen, Muskeln, Sehnen, Gelenken u. a. verursacht. Durch sie kann man auf die inneren Organe nicht einwirken, d. h., eine segmentäre oder allgemeine Beeinflussung kann über sie nicht erfolgen.

»Loci dolenti« und das »kleine Stechen«
Zuweilen existieren stark schmerzhafte Punkte, deren Lokalisation nicht mit jener der übrigen biologisch wirksamen Punkte zusammenfällt. Dies sind die sogenannten »loci dolenti« (schmerzhafte Stellen). Auch sie müssen wir in die Behandlung einbeziehen. Bearbeitet wird der eigentliche »Punkt des Schmerzes«, wonach zwei biologisch wirksame Punkte, die auf demselben Meridian über und unter desselben liegen, behandelt werden. Dies ist die sogenannte Methode des »kleinen Stechens«.

2.7.1.5 Spezielle oder »Meisterpunkte«

Die moderne Medizin benutzt sie in weitem Maße (siehe Tab. 1, 2). Ihre spezifische Wirkung wurde im Verlauf jahrhundertealter Erfahrungen festgestellt und von der heutigen Praxis bestätigt. Vom wissenschaftlichen Gesichtspunkt aus läßt sich keine zufriedenstellende Erklärung ihrer spezifischen Wirkung geben. Diese Punkte müssen bis zum Ende der Behandlung bearbeitet werden. Man führt sie daher im Behandlungsrezept als »spezielle Punkte« an.

2.7.1.6 Symptomatische Punkte

Das »Vertreiben« der Symptome
Die Behandlung dieser Punkte führt zur Beseitigung der einen oder anderen Krankheitserscheinung (Symptom) oder eines Komplexes von Krankheitserscheinungen (Syndrom). Sie befinden sich gewöhnlich in der Nähe des auftretenden Symptoms. So wie in der alten chinesischen »Tschen-Tzju«-Therapie wird auch in der gegenwärtigen Reflextherapie bei der Auswahl der Punkte nach dem Prinzip der symptomatischen Behandlung vorgegangen, d. h. einer Behandlung, die auf die Beseitigung der Symptome ausgerichtet ist. Wenn bspw. ein Mensch an Neurose unter vielseitigen Beschwerden leidet, von denen am ausgeprägtesten Schlaflosigkeit in Erscheinung tritt, so muß bei der Behandlung mit jenen Punkten begonnen werden, die für Schlaflosigkeit angezeigt sind, wonach zur Beseitigung der weniger deutlich in Erscheinung tretenden Symptome übergegangen wird. In diesem Falle spricht man vom »Vertreiben« der Symptome.

Beseitigung der Ursachen
Andererseits wird bei der Behandlung aber auch vom Prinzip der Beseitigung der Ursachen, die zu einem bestimmten Symptom führen, ausge-

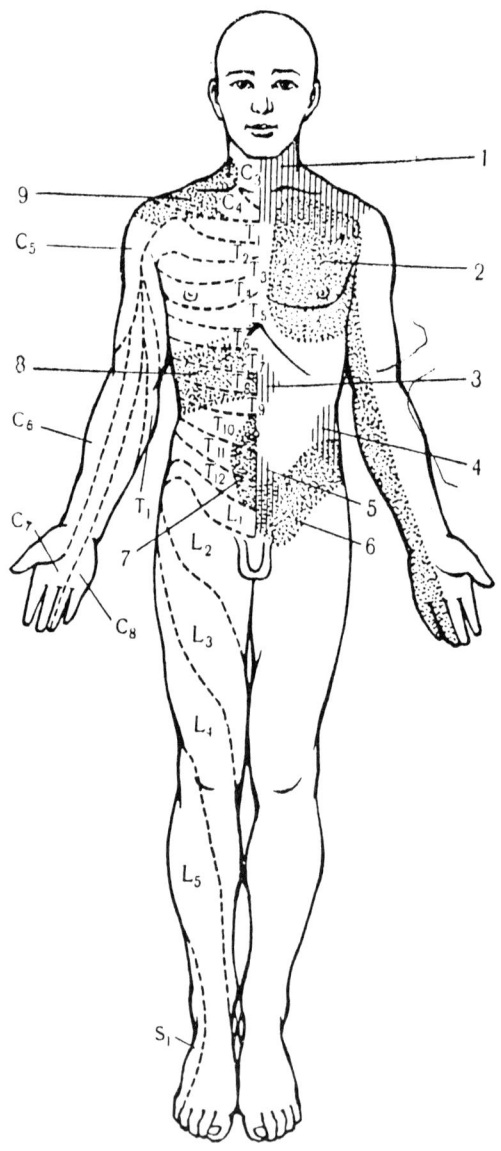

Abb. 7a/b Reflexzonen bei Erkrankungen innerer Organe (HAED-ZACHARIN) (nach E. MATSCHERET, 1986).
1 = Lungen; 2 = Herz; 3 = Magen und Pankreas; 4 = Nieren; 5 = Harnblase; 6 = Harnleiter; 7 = Därme; 8 = Leber und Gallenblase; 9 = Leberkapsel; 10 = Lungen, Bronchien; 11 = Bauchspeicheldrüse, Magen; 12 = Urogenitalorgane.

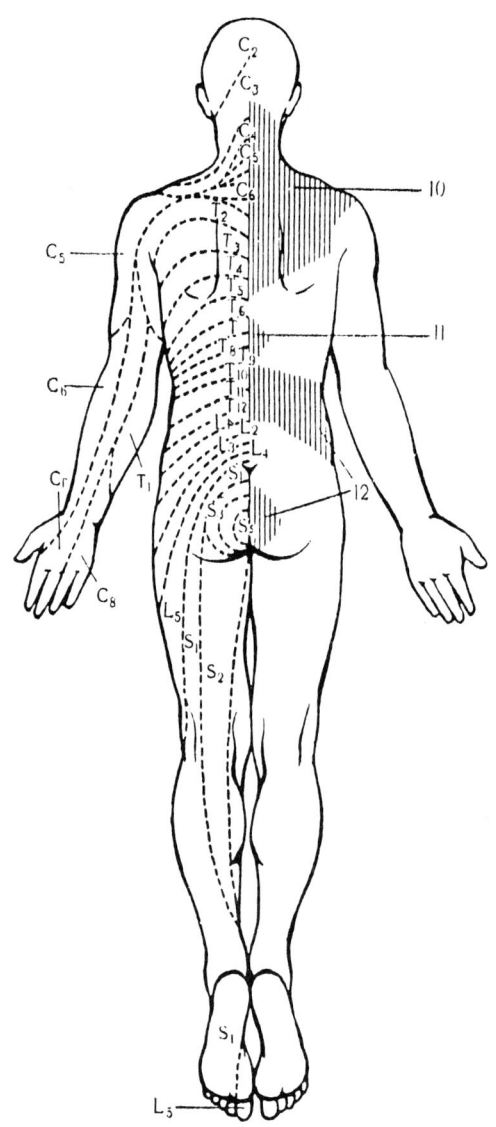

Beziehungen zwischen inneren Organen und Hyperalgesie-Segmentärzonen:
Lungen = C3–C4, D2–D5; Herz = C3–C5, D1–D8; Magen, Bauchspeicheldrüse = D7–D9; Därme = D9–D12; Leber = C3–C4, D8–D10; Gallenblase = D8–D9 (D5–D7); Niere = D10 (D11–L1); Harnleiter = D11–D12, L1; Harnblase = D11–D12, L1, S3–S4; Eierstock, Testis = D10; Müllerscher Gang = D11–D12; Gebärmutterkörper = D10–L1; Gebärmutterhals = S1–S4; Prostata = D10, D11, S1–S3, S5.

gangen. Wenn bspw. eine *Neurose* unter anderem zu *Schlaflosigkeit* führt, so wird auch der Punkt **T20**, der zum zentralen Nervensystem in Beziehung steht, in die Behandlung einbezogen. Wenn jedoch die *Schlaflosigkeit* mit *hohem Blutdruck* in Verbindung steht, so werden eben Punkte verwendet, die eine gewisse Beziehung zum gesteigerten Blutdruck haben – **MC6, TR5, F3, R1** u. a. Falls die *Schlaflosigkeit* mit *Kolitis* oder *gestörten Leberfunktionen* in Zusammenhang steht, so werden Punkte verwendet, die mit dem Magen-Darmtrakt und der Leber verbunden sind und auf demselben Meridian liegen – **E25, E36, F6, V18, GI4** u. a.

Im speziellen Teil des Buches (siehe 6.1 bis 6.13.3) werden bereits fertige Punktesätze verschiedener Gruppen von Punkten, die für die Heilung von bestimmten Erkrankungen angezeigt sind, angeführt. Die im Therapiekonzept vernetzten Punkte sind auf der Grundlage derzeitiger Prinzipien der Behandlung angeordnet und stellen sozusagen die Zusammenfassung der Erfahrung vieler anderer Fachärzte und der eigenen Erfahrung der Autorin dar. Von den angegebenen Punkten werden jene gewählt, die den im Text angegebenen Hinweisen entsprechen. Die angeführten Punkte werden *wechselweise* behandelt, und zwar Punkte aus verschiedenen Gruppen, da die Verwendung ein und derselben Punkte zu ihrer Adaptierung führt, was wiederum die therapeutischen Ergebnisse beeinträchtigt.

▷ Für eine breite Anwendung der Akupressur und der Bienenprodukte unter häuslichen Bedingungen ist die Verwendung der fertigen Rezepteschemata, die im Teil III des Buches unter »Hilfe zur Selbsthilfe« angeführt sind, angezeigt.

▷ Die Einbeziehung der Ohrtherapie und der Fußzonenmassage in den Heilprozeß bereichert außerdem noch die Möglichkeiten einer Steigerung der Effizienz in der Behandlung.

▷ Erfolgreich werden bei der Akupressur eine Kontaktsalbe sowie Tzübos aus Bienenprodukten parallel zur peroralen Einnahme angewandt.

Tab. 4 Diverse Nomenklaturen

Meridian	deutsch	franz.	engl.	Nr.
Herz	H	C	H	I
Dünndarm	Dü	IG	SI	II
Blase	B	V	B	III
Niere	N	R	K	IV
Kreislauf-Sexualität	KS	MC	P	V
Dreifacher Erwärmer	3E	TR	TrW	VI
Gallenblase	G	VB	GB	VII
Leber	Le	F	Li	VIII
Lunge	Lu	P	LU	IX
Dickdarm	Di	GI	LI	X
Magen	M	E	St	XI
Milz-Pankreas	MP	RP	SP	XII
Hinterer mittlerer Meridian	TM	T	Gv	XIII
Vorderer mittlerer Meridian	IM	I	CV	XIV

65

2.8 Kartographie der biologisch wirksamen Punkte nach dem Meridiansystem

Die Transkription der chinesischen Namen der biologisch wirksamen Akupunkturpunkte auf den einzelnen Meridianen entspricht der russischen Übertragung. Ihr Verlauf und die Reihenfolge der Punkte sind nach E. MATSCHERET u. a. (1982, 1986) angegeben.

2.8.1 Meridian der Lungen (P)

Der Meridian der Lungen ist ein »In«-Meridian. Er verläuft zentrifugal. Seine »Energie« erhält er vom Meridian der Leber und überträgt dieselbe an den Meridian des Dickdarms, mit dem er ein Meridianpaar bildet. Er schließt *11 Korrespondenzpunkte* ein (siehe Abb. 8).

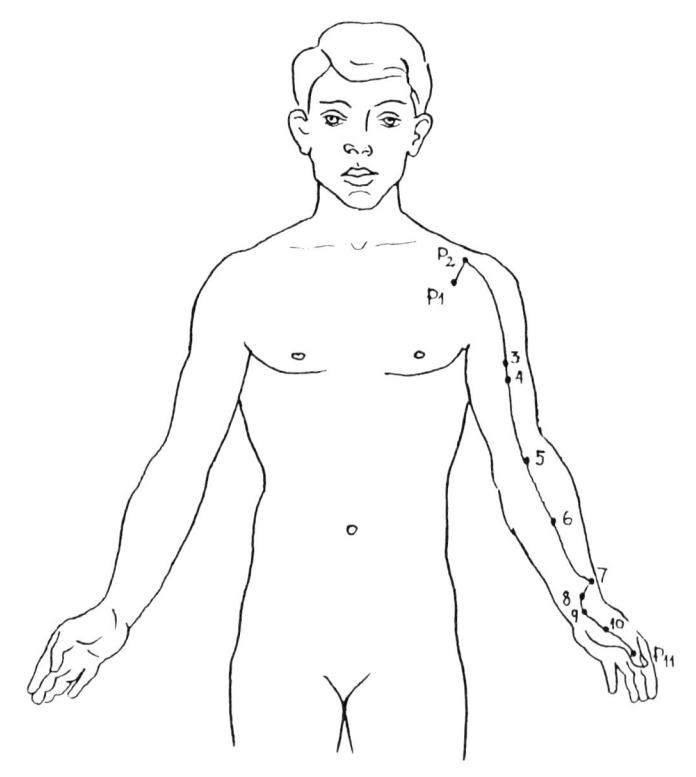

Abb. 8 Meridian der Lungen (P).

▶ Nach der Auffassung der chinesischen Heilkunde kontrolliert der Meridian der Lungen den *Stoffwechsel*, das *Atmen* und steht mit der *Haut* und den Schweißdrüsen in einem gewissen Zusammenhang.

P1 (Tschun-Fu)

Lage: Ca. 30 mm unterhalb von **P2**.

P2 (Jun-Men)

Lage: In der Vertiefung unterhalb des äußeren Endes des Schlüsselbeines, 6 Zun seitlich von der vorderen Mittellinie.

P3 (Tjan-Fu)

Lage: Am Strahlende des Bizeps (an der Seite des Daumens) und 3 Proportionalzun abwärts von der Achselhöhle. Beim Heben des Armes berührt die Nasenspitze den Punkt **P3**.

P4 (Sja-Bai)

Lage: 1 Zun unterhalb von **P3 (Tjan-Fu)**.

P5 (Tschi-Tze)

Lage: In der Ellenbogenfalte an der Radialseite (an der Seite des Daumens) der Bizepssehne.

P6 (Kun-Tzui)

Lage: 7 Zun oberhalb der Handwurzelbeuge, d. h. 5 Zun unterhalb der Ellenbogenfalte.

P7 (Le-Züe)

Lage: Genau über dem dornförmigen Fortsatz (Processus styloides) der Speiche (des daumenseitig liegenden Unterarmknochens). Praktisch ist er durch einen speziellen Griff aufzufinden (siehe Abb. 5b).

P8 (Zsin-Zjui)

Lage: Einen Zun oberhalb der Handwurzelfalte an der radialen (daumenseitig) Seite des Handbeugers.

P9 (Tai-Juan)

Lage: In der Querfalte der Handwurzel, daumenseitig, neben der Handbeugersehne.

P10 (Jui-Tzsi)

Lage: An der Basis des I. Mittelhandknochens (Metakarpalknochen), an der Grenze zwischen der Handrücken- und der Handinnenfläche.

P11 (Schao-Schan)

Lage: Speichenseitig, 3 mm von der Basis des Nagelbettes des Daumens entfernt.

2.8.2 Meridian des Dickdarms (GI)

Vom Gesichtspunkt der chinesischen Medizin aus betrachtet, ist der Meridian des Dickdarms ein »Jan«-Meridian. Sein Verlauf ist zentripetal. Seine »Energie« erhält er vom Meridian der Lungen und er leitet sie an den Meridian des Magens weiter (siehe Abb. 9).

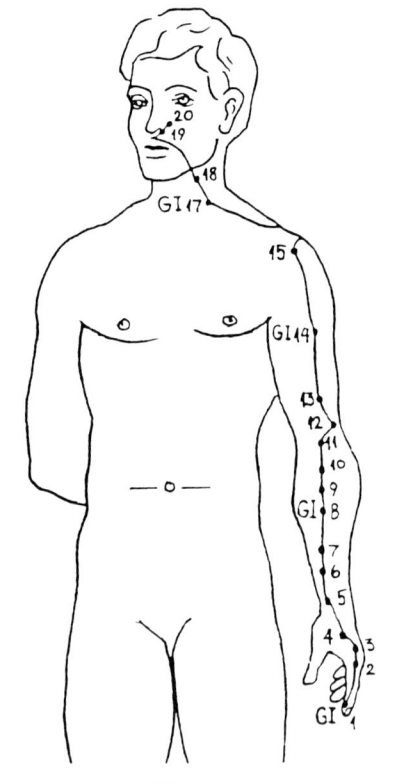

Abb. 9 Meridian des Dickdarms (GI).

▶ Der Meridian des Dickdarms wirkt auf Erkrankungen der *Schleimhäute*, der *Haut* und der *Lungen*.

GI1 (Schan-Jan)

Lage: Daumenseitig am Radialende der III. Phalanx des Zeigefingers, in 3 mm Entfernung vom Nagelbett.

GI2 (Er-Tzjan)

Lage: Radial (daumenseitig) in der Vertiefung der Basis (I. Phalanx) des Zeigefingers.

GI3 (San-Tzjan)

Lage: An der Radialseite (daumenseitig) des II. Metakarpialknochens, etwas hinter dem Knochenkopf.

GI4 (He-Gu)

Lage: Zwischen dem I. und II. Metakarpalknochen (näher dem II.) auf der Erhebung, die sich bei Andrücken des Daumens am Zeigefinger bildet. Praktisch auf spezielle Weise aufzufinden (siehe Abb. 5a). Ein sehr *wichtiger Punkt*.

GI5 (Jan-Si)

Lage: In der »anatomischen Tabatiere«, einer kleinen Hautgrube, begrenzt von den Sehnen des Extensor pollicis longus und Extensor pollicis brevis.

GI6 (Pjan-Li)

Lage: An der Dorsalseite der Speiche, 3 Zun oberhalb der oberen Falte des Handgelenks (siehe Abb. 5b).

GI7 (Wen-Lju)

Lage: An der dorsalen Seite der Speiche, 5 Zun oberhalb des Punktes **GI5 (Jan-Si)**, d. h. auf halber Entfernung zwischen der Handgelenk- und der Ellenbogenfalte.

GI8 (Sja-Ljan)

Lage: 8 Zun oberhalb der Handwurzelfalte, auf der Verbindungslinie zwischen **GI5 (Jan-Si)** und **GI11 (Tzjui-Tschi)**.

GI9 (Schan-Ljan)

Lage: 3 Zun unterhalb der Ellenbogenfalte auf der Verbindungslinie zwischen **GI5 (Jan-Si)** und **GI11 (Tzjui-Tschi)**.

GI10 (Schao-San-Li)

Lage: 2 Zun unterhalb der Ellenbogenfalte auf dem höchststehenden Teil des Radialbeugers des Unterarmes.

GI11 (Tzujui-Tschi)

Lage: Am äußeren Ende der Querfalte, die sich beim Beugen des Ellenbogengelenks bildet.

GI12 (Tschou-Ljao)

Lage: Einen Zun oberhalb der Ellenbogenfalte, an der Außenseite des Oberarmknochens.

GI13 (Schou-U-Li)

Lage: 3 Zun oberhalb der Ellenbogenfalte, an der Außenseite des Oberarmknochens.

GI14 (Bi-Nao)

Lage: 7 Zun oberhalb der Ellenbogenfalte an der Befestigungsstelle des deltaförmigen Muskels an den Knochen, in einer kleinen Vertiefung, die bei Heben des Armes in die horizontale Lage sichtbar wird.

GI15 (Tzjan-Jui)

Lage: Bei horizontaler Lage des Armes wird an der Vorderseite des Schultergelenks eine kleine Vertiefung sichtbar, in der sich der Punkt befindet.

GI16 (Tzjui-Gu)

Lage: In der Vertiefung, die an der Treffstelle von Schlüsselbein und Schulterblattkamm entsteht.

GI17 (Tjan-Din)

Lage: Seitlich am Hals und zwar an der Hinterseite des Muskels, der sich vom Schlüsselbein bis zum Mastoid (dem Processus mastoideus) erstreckt. Er liegt auf der Ebene des unteren Endes des Schilddrüsenknorpels, einen Zun unterhalb des Punktes **GI18 (Fu-Tu)**.

GI18 (Fu-Tu)

Lage: In der Mitte des Muskels, der vom Schlüsselbein bis zum Mastoid (dem Processus mastoideus) gelagert ist. Der Punkt liegt auf der Ebene des oberen Endes des Schilddrüsenknorpels.

GI19 (He-Ljao)

Lage: 15 mm unterhalb des Nasenloches und oberhalb der Vertiefung des Eckzahnes.

GI20 (In-Sjan)

Lage: Am oberen Ende der Nasen-Mundfalte in Höhe der Mitte des Außenrandes des Nasenloches.

2.8.3 Meridian des Magens (E)

Nach der traditionellen chinesischen Auffassung handelt es sich beim Meridian des Magens um einen »Jan«-Meridian. Sein Verlauf ist zentrifugal. Er bezieht seine »Energie« vom Meridian des Dickdarms und gibt sie an den Milz-Pankreasmeridian weiter.

▶ Die Wirkung der auf ihm liegenden Punkte hängt in großem Maße von ihrer Lage ab, wobei die Punkte der unteren Extremitäten nicht nur den in ihnen gestörten Kreislauf regeln, sondern auch den des Kopfes, des Brustkorbes und der Bauchhöhle beeinflussen. Ihre Verwendung ist auch bei funktionellen Störungen des zentralen Nervensystems effizient (siehe Abb. 10).

E1 (Tschen-Tzi)

Lage: Zwischen Augapfel und der Mitte des unteren Orbitalrandes.

E2 (Si-Bai)

Lage: Einen Zentimeter unterhalb des Punktes **E1**, in einer Vertiefung oberhalb des Foramen infraorbitale.

E3 (Tsjui-Ljao)

Lage: In der Kreuzungsstelle der Senkrechten durch die Pupille und der horizontalen Linie durch das untere Ende des Nasenflügel, etwas seitwärts von der Nasen-Mundfalte.

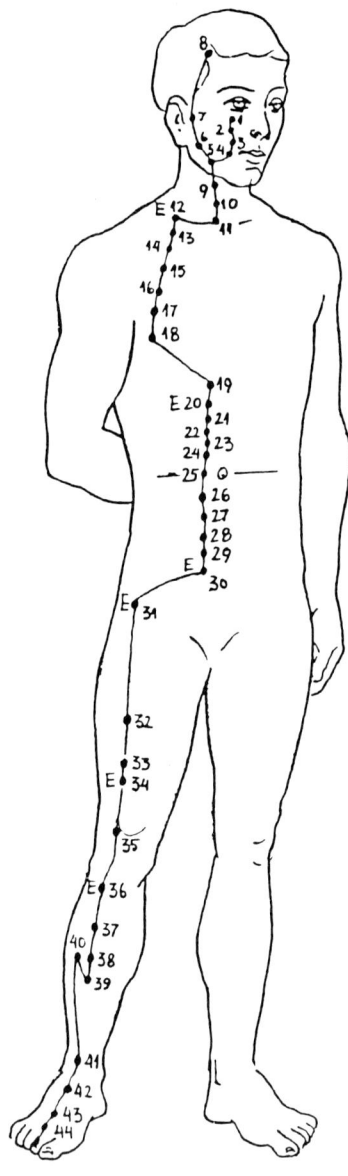

Abb. 10 Meridian des Magens (E).

E4 (Di-Tsan)

Lage: 0,5 cm seitlich vom Mundwinkel.

E5 (Da-In)

Lage: An der Vorderfläche des Unterkiefers, einen Zun vorwärts vom Punkt **E6 (Tsja-Tsche)**.

E6 (Tsia-Tsche)

Lage: Einen Zentimeter nach vorn und nach oben vom Winkel des Unterkiefers.

E7 (Sia-Guan)

Lage: Unter und vor dem Köpfchen des Unterkiefers in einer Vertiefung, die beim Öffnen des Mundes entsteht und dabei sichtbar wird.

E8 (Tou-Wei)

Lage: 1,5 cm nach außen vom oberen Stirnwinkel (von der Behaarungsgrenze), in einer kleinen Vertiefung.

E9 (Jen-In)

Lage: Seitlich am Hals, an der Vorderseite des Sternokleidomastoideus (des Kopfwenders), in Höhe des *oberen* Endes des Schilddrüsenknorpels.

E10 (Schui-Tu)

Lage: An demselben Muskel wie beim vorhergehenden Punkt, allerdings in Höhe des *unteren* Endes des Schilddrüsenknorpels.

E11 (Tsi-Tsche)

Lage: Am Oberrand des Schlüsselbeins, am Ansatz des Sternokleidomastoideus (des Kopfwenders).

E12 (Tsjue-Pen)

Lage: Oberhalb der Mitte des Schlüsselbeins, 4 Zun seitlich von der vorderen Mittellinie.

E13 (Tsi-Hu)

Lage: Unmittelbar unterhalb der Mitte des Schlüsselbeins, 4 Zun seitlich von der vorderen Mittellinie.

E14 (Ku-Fan)

Lage: Im ersten Zwischenrippenraum, 4 Zun seitlich von der vorderen Mittellinie.

E15 (U-I)

Lage: Im zweiten Zwischenrippenraum, 4 Zun seitlich von der vorderen Mittellinie.

E16 (In-Tschuan)

Lage: Im dritten Zwischenrippenraum, 4 Zun seitlich von der vorderen Mittellinie.

E17 (Shu-Tshun)

Lage: In der Mitte der Brustwarze. Unterliegt keiner Behandlung.

E18 (Shu-Gen)

Lage: Im fünften Zwischenrippenraum, 4 Zun seitlich von der vorderen Mittellinie.

E19 (Bu-Shun)

Lage: 2 Zun seitlich von der vorderen Mittellinie und 6 Zun oberhalb der Horizontalen durch den Nabel, am unteren Ende des Ansatzes der VIII. zur VII. Rippe.

E20 (Tschen-Man)

Lage: 2 Zun seitlich von der vorderen Mittellinie und 5 Zun über dem Nabel.

E21 (Ljan-Men)

Lage: 2 Zun seitlich von der vorderen Mittellinie und 4 Zun über dem Nabel.

E22 (Guan-Men)

Lage: 2 Zun seitlich von der vorderen Mittellinie und 3 Zun über dem Nabel.

E23 (Tai-I)

Lage: 2 Zun seitlich von der vorderen Mittellinie und 2 Zun über dem Nabel.

E24 (Hua-Chou-Men)

Lage: 2 Zun seitlich von der vorderen Mittellinie und einen Zun über dem Nabel.

E25 (Tjan-Schu)

Lage: 2 Zun seitlich von der vorderen Mittellinie in der Höhe des Nabels.

E26 (Wai-Lin)

Lage: 2 Zun seitlich von der vorderen Mittellinie und einen Zun unter dem Nabel.

E27 (Da-Tsui)

Lage: 2 Zun seitlich von der vorderen Mittellinie und 2 Zun unter dem Nabel.

E28 (Schui-Dao)

Lage: 2 Zun seitlich von der vorderen Mittellinie und 3 Zun unter dem Nabel.

E29 (Gui-Lai)

Lage: 2 Zun seitlich von der vorderen Mittellinie und 4 Zun unter dem Nabel.

E30 (Tsi-Tschun)

Lage: 2 Zun seitlich von der vorderen Mittellinie, auf dem Rand des Schambeins.

E31 (Bi-Guan)

Lage: 12 Zun über dem oberen Ende der Kniescheibe, an der äußeren Fläche des Oberschenkelknochens.

E32 (Fu-Tu)

Lage: 6 Zun über dem oberen Rand der Kniescheibe, vor dem äußeren Rand des Oberschenkelknochens.

E33 (In-Schi)

Lage: 3 Zun über dem oberen Außenrand der Kniescheibe, zwischen dem geraden und äußeren breiten Schenkelmuskel.

E34 (Lian-Tsju)

Lage: In einer Vertiefung 2 Zun über dem oberen Außenrand der Kniescheibe (siehe Abb. 5d).

E35 (Du-Bi)

Lage: In der Vertiefung unmittelbar neben dem unteren Ende der Kniescheibe, außerhalb der Sehnen.

E36 (Tsu-San-Li)

Lage: 3 Zun unterhalb vom unteren Rand der Kniescheibe und einen Querfinger seitlich vom vorderen Rand des Schienbeins, in der Vertiefung zwischen Knochen und Muskel. Ein *sehr wichtiger Punkt* für zahlreiche Erkrankungen. Bei Anwendung des Suchverfahrens liegt die Spitze des Ringfingers praktisch auf dem Punkt (siehe Abb. 5c).

E37 (Schan-Tsjui-Sjui)

Lage: 3 Zun unter dem vorangehenden Punkt **(E36)** und am inneren Rand des Wadenbeins.

E38 (Tjao-Kou)

Lage: 8 Zun unter dem Punkt **E35 (Du-Bi)**, zwischen beiden Knochen des Unterschenkels.

E39 (Sja-Tsjui-Sjui)

Lage: 9 Zun unter dem Punkt **E35 (Du-Bi)** und zwischen den beiden Knochen des Unterschenkels.

E40 (Fen-Lun)

Lage: In Höhe und einen Zun seitlich des Punktes **E38 (Tjao-Kou)** und 8 Zun über der Mitte des äußeren Knöchels des Sprunggelenks, am seitlichen Rand des Wadenbeins.

E41 (Tse-Si)

Lage: Zwischen den Sehnen, in einer kleinen Vertiefung in der Mitte der Vorderfläche des Sprunggelenks, direkt an der Beugung.

E42 (Tschun-Jan)

Lage: In der Vertiefung an der höchsten Stelle des Fußrückens, zwischen dem II. und III. Metatarsalknochen (Mittelfußknochen) und II. und III. Keilbein (Fußwurzelknochen).

E43 (Sjan-Gu)

Lage: Zwischen dem II. und III. Metatarsalknochen, im breitesten Abstand zwischen beiden.

E44 (Nei-Tin)

Lage: Zwischen den Distalköpfen des II. und III. Metatarsalknochens (Mittelfußknochen).

E45 (Li-Dui)

Lage: 3 mm außerhalb des Nagelbettes der II. Zehe (in Richtung der Mittelzehe).

2.8.4 Meridian der Milz und des Pankreas (RP)

Vom Gesichtspunkt der traditionellen Medizin aus gehört der Meridian der Milz und des Pankreas zu den Bein-»In«-Meridianen. Seine Richtung ist zentripetal in bezug auf den »Fluß der Lebensenergie«, die er vom Meridian des Magens bezieht und an den Meridian des Herzens weiterleitet. Er steht in gewisser Beziehung zu den *Verdauungsprozessen* und der *Wasserabgabe* des Organismus, ferner trägt er zur Beseitigung diverser Abfallprodukte aus dem Blut bei und regelt den *Blutkreislauf*. Dies führt seinerseits in gemeinsamer Wirkung mit den Meridianen des Magens, der Leber und der Nieren zur Normalisierung der Funktionen der anderen Organe und Systeme des Organismus. Er spielt auch eine unterstützende Rolle bei *Erkrankungen des Urogenitalsystems*. Seine Distalpunkte beeinflussen die *Psyche*, die *Emotional-* und *Intellektualsphäre* u. a. (siehe Abb. 11).

RP1 (In-Bai)

Lage: 3 mm nach innen ab dem Nagelbett der großen Zehe.

RP2 (Da-Du)

Lage: An der Innenseite der großen Zehe in der Gegend zwischen dem Kopf des I. Metatarsalknochens und des Grundzehengliedes (Phalanx I). Während der Schwangerschaft und während des Wochenbettes ist die Behandlung dieses Punktes nicht zulässig.

RP3 (Tai-Bai)

Lage: Nach rückwärts vom Kopf des I. Metatarsalknochens, auf der Innenfläche der Fußsohle.

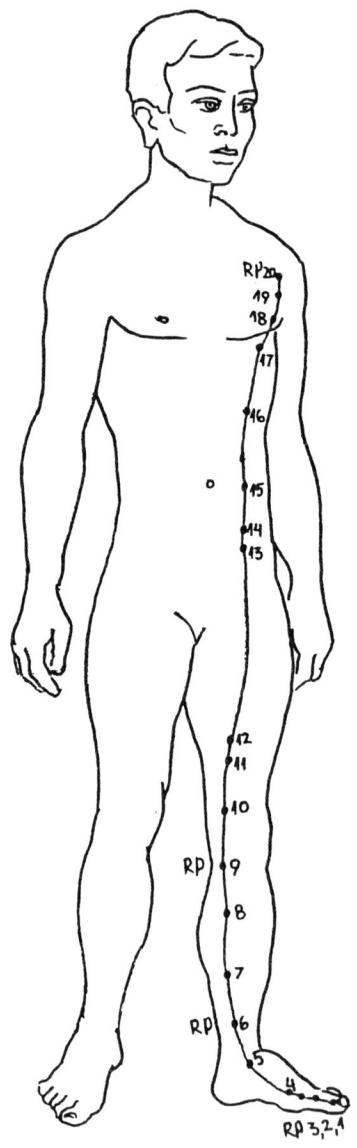

Abb. 11 Meridian der Milz und des Pankreas (RP).

RP4 (Gun-Sun)

Lage: In einer Vertiefung auf der Innenfläche der Fußsohle, nach hinten und nach unten vom Kopf des I. Metatarsalbeins.

RP5 (Schan-Tsju)

Lage: In einer Vertiefung, nach vorn und unterhalb des Innenknöchels.

RP6 (San-In-Tsjao – »Treffpunkt der drei In-Meridiane«)

Lage: 3 Zun oberhalb der Mitte des Innenknöchels des Sprunggelenks, auf dem Schienbein. *Einer der wichtigsten Punkte* (siehe Abb. 5e).

RP7 (Lou-Gu)

Lage: 6 Zun oberhalb der Innenknöchelmitte des Sprunggelenks, unmittelbar am hinteren Rand des Schienbeins.

RP8 (Di-Tsi)

Lage: 8 Zun oberhalb der Mitte des Innenknöchels des Sprunggelenks, am hinteren Rand des Schienbeins.

RP9 (In-Lin-Tsjuan)

Lage: In einer Vertiefung 2 Zun unterhalb des unteren Randes der Kniescheibe, am hinteren, unteren Ende des inneren Kondylus des Schienbeins.

RP10 (Sjue-Hai)

Lage: 2 Zun oberhalb des oberen Randes der Kniescheibe, auf der Innenfläche des Oberschenkelknochens (siehe Abb. 5e).

RP11 (Tsin-Men)

Lage: 6 Zun oberhalb des oberen Randes der Kniescheibe, auf dem vorderen Ende des Schneidermuskels.

RP12 (Tschun-Men)

Lage: 4 Zun seitlich von der Mittellinie des Bauches, in der Mitte der Leistenfalte, auf dem unteren Rand des Schambeines.

RP13 (Fu-Sche)

Lage: 4 Zun seitlich von der Mittellinie des Bauches und 0,7 Zun oberhalb des Punktes **RP12 (Tschun-Men)** oder 4,3 Zun unterhalb von **RP15 (Da-Hen)**, der seinerseits in Höhe des Nabels liegt.

RP14 (Fu-Tse)

Lage: 4 Zun seitlich der Mittellinie des Bauches und 1,5 Zun unterhalb von **RP15 (Da-Hen)**, der seinerseits in Höhe des Nabels liegt.

RP15 (Da-Hen)

Lage: In Höhe des Nabels, 4 Zun seitlich der Mittellinie des Bauches.

RP16 (Fu-Ai)

Lage: 3 Zun oberhalb des Nabels und 4 Zun seitlich der Mittellinie des Bauches.

RP17 (Schi-Dou)

Lage: Im V. Zwischenrippenraum, 6 Zun seitlich der Mittellinie der Brust.

RP18 (Tjan-Si)

Lage: Im IV. Zwischenrippenraum, 6 Zun seitlich der Mittellinie des Brustkorbes.

RP19 (Sjun-Sjan)

Lage: Im III. Zwischenrippenraum, 6 Zun seitlich der Mittellinie des Brustkorbes.

RP20 (Tschou-Jun)

Lage: Im II. Zwischenrippenraum, 6 Zun seitlich der Mittellinie des Brustkorbes.

RP21 (Da-Bao)

Lage: Im VI. Zwischenrippenraum, auf der Mittellinie der Achselgrube.

2.8.5 Meridian des Herzens (C)

Vom Gesichtspunkt der medizinischen Tradition aus gehört der Meridian des Herzens zu den Arm-»In«-Meridianen. Die Richtung der »Lebensenergie« in ihm ist zentrifugal, letztere erhält er vom Milz-Pankreas-Meridian und leitet sie an den Meridian des Dünndarms weiter (siehe Abb. 12).

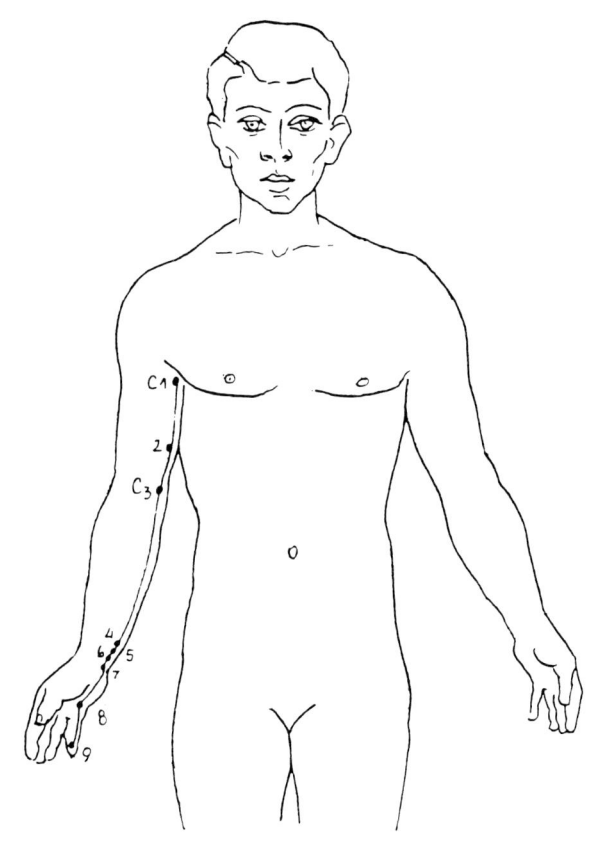

Abb. 12 Meridian des Herzens (C).

▶ Nach altchinesischer Konzeption beeinflußt der Meridian des Herzens das *Herz* und den *Blutkreislauf*, das *Bewußtsein* und die *Emotionalsphäre*. Daher wird die Einwirkung auf diesen Meridian bei *Neurosen*, *Depressionen*, bei emotionalen *Streß-* und *Zwangszuständen* u. a. empfohlen.

C1 (Tsi-Tzjuan)

Lage: Im Achselgrubenzentrum, zwischen dem kleinen Kopf des Bizeps und dem unteren Ende des breiten Brustmuskels.

C2 (Tsin-Lin)

Lage: Am inneren Ende des Bizeps, 3 Zun oberhalb der Ellenbogenfalte.

C3 (Schao-Chai)

Lage: Direkt an der Ellenbogenfalte in einer kleinen Vertiefung vor dem medialen Epikondylus des Oberarmbeines.

C4 (Lin-Dao)

Lage: 1,5 Zun oberhalb der Handwurzelfalte, zwischen den Sehnen des radialen Handbeugers und des Oberflächenbeugers der Finger.

C5 (Tun-Li)

Lage: Einen Zun oberhalb der Handwurzelfalte, zwischen den Sehnen wie oben **(C4 – Lin-Dao)**.

C6 (In-Si)

Lage: Einen halben Zun oberhalb der Handwurzelfalte, zwischen den Sehnen wie oben **(C4 – Lin-Dao)**.

C7 (Schen-Men)

Lage: An der Innenseite der Handwurzel (zum V. Finger hin), in Höhe der Handwurzelfalte; in der Spalte zwischen den Handwurzelknochen und den Sehnen der Muskeln wie oben **(C4 – Lin-Dao)**.

C8 (Schao-Fu)

Lage: Im breitesten Teil des Zwischenraumes zwischen dem IV. und V. Metakarpalknochen (Mittelhandknochen).

C9 (Schao-Tschun)

Lage: An der Endphalanx des V. Fingers, 3 mm entfernt vom Nagelbett in Richtung des Ringfingers.

2.8.6 Meridian des Dünndarms (IG)

Vom Gesichtspunkt der traditionellen chinesischen Medizin aus gehört der Meridian des Dünndarms zu den Arm-»Jan«-Meridianen. Die Richtung seiner »Lebensenergie«, die er vom Meridian des Herzens bezieht, ist zentripetal. Er leitet anschließend seine Energie an den Meridian der Harnblase weiter. Nach dem Konzept der fernöstlichen Medizin beeinflussen sich der Meridian des Herzens und der Meridian des Dünndarms gegenseitig.

▶ Außerdem beeinflußt der Meridian des Dünndarms das *Nervensystem*, insbesondere bei Erregungszuständen (Krämpfen) wie *Epilepsie, Chorea* u. a., bei *Ohrgeräuschen* funktionellen Charakters u. a. Über die Punkte auf dem Meridian des Dünndarms werden *Gelenkerkrankungen*, Erkrankungen der *peripheren Nerven* im Bereich der oberen Extremitäten sowie Darmerkrankungen wie *Enteritis, Kolitis* u. a. erfolgreich beeinflußt.

▶ Die Punkte in der Hals-Schulterblattgegend werden bei *Kopfschmerzen*, besonders in Zusammenhang mit Schwankungen des Atmosphärendrucks, ebenso bei *Störungen des Hirnkreislaufes* usw. erfolgreich verwendet (siehe Abb. 13).

IG1 (Schao-Tse)

Lage: 3 mm vom Nagelbett des V. Fingers auf seiner Außenseite.

IG2 (Tsjan-Gu)

Lage: In einer kleinen Vertiefung vor dem Grundgelenk des V. Fingers (siehe Abb. 5d).

IG3 (Chou-Si)

Lage: In einer Vertiefung hinter der Basis des V. Metakarpalknochens, am Ende der Querfalte der Handfläche (siehe Abb. 5d).

IG4 (Wan-Gu)

Lage: Vor dem Spalt am inneren Ende der Handwurzel, in einer vom Kopf des V. Metakarpalknochens und dem kleinen Erbsenbein gebildeten Vertiefung.

IG5 (Jan-Gu)

Lage: Am inneren Ende der Handwurzel (zum V. Finger hin), in der Vertiefung zwischen dem Griffelfortsatz (Processus styloides) des Ellenbogenknochens und dem kleinen dreieckigen Knochen.

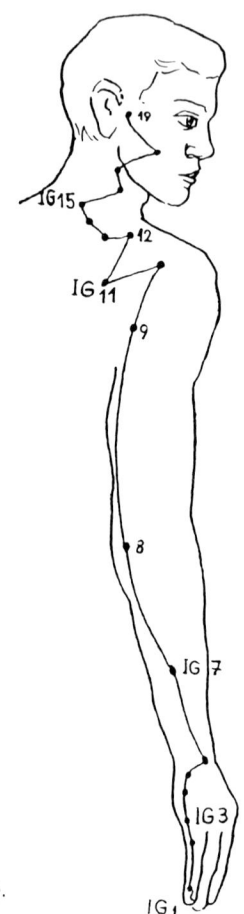

Abb. 13 Meridian des Dünndarms (IG).

| **IG6 (Jan-Lao)** |

Lage: Einen Zun oberhalb des Punktes **IG5 (Jan-Gu)**, auf dem Griffelfortsatz des Ellenbogenknochens.

| **IG7 (Tschji-Tschjen)** |

Lage: 5 Zun oberhalb des Spaltes der Handwurzel auf der hinteren (dorsalen) Oberfläche des Unterarmes, fällt mit der Mitte des Ellenbogenknochens zusammen.

IG8 (Sjao-Chai)

Lage: Auf dem Ellenbogengelenk, in der Furche zwischen dem medialen Epikondylus des Oberarmknochens und dem Fortsatz des Ellenbogenknochens (Olecranon).

IG9 (Tsjan-Tschjen)

Lage: Auf dem Rücken, unterhalb des Schultergelenks, zwischen dem Oberarmbein und dem Schulterblatt.

IG10 (Nao-Schu)

Lage: Auf der Rückenfläche des Schultergelenks, auf der Senkrechten durch die hintere Achselgrubenfalte. Bei Heben des Armes in die horizontale Lage bildet sich eine Vertiefung, in welcher der Punkt liegt.

IG11 (Tjan-Tsun)

Lage: In der Mitte des Schulterblattes, auf derselben Senkrechten wie **IG12 (Bin-Fen)**, dort, wo die Senkrechte die Waagerechte durch Punkt **IG9 (Tsjan-Schen)** schneidet.

IG12 (Bin-Fen)

Lage: In einer Vertiefung in der Mitte des Schulterblattkammes.

IG13 (Tsjui-Juan)

Lage: Im oberen Ende des Innenwinkels des Schulterblattes, unterhalb des Punktes **VB21 (Tsjan-Tsin)**.

IG14 (Tsjan-Wai-Schu)

Lage: Am inneren Rand des Schulterblattes (3 Zun seitlich von der hinteren Mittellinie), in Höhe seines Schnittes mit der Waagerechten durch den Bereich zwischen dem I. und II. Brustwirbel.

IG15 (Tsjan-Tschun-Schu)

Lage: In der Mitte des Abstandes zwischen den Punkten **VB21 (Tsjan-Tsin)** und **T14 (Da-Dschui)**; letzterer liegt zwischen dem VII. Hals- und dem I. Brustwirbel.

IG16 (Tjan-Tschuan)

Lage: Seitlich am Hals, am hinteren Ende des Muskels Sternokleidomastoideus (Kopfwender), in Höhe des oberen Randes des Schilddrüsenknorpels.

IG17 (Tjan-Shun)

Lage: In einer Vertiefung, 12 mm unterhalb des Lobulus (Ohrlappens), am Ansatz des Muskels, etwas oberhalb und nach hinten vom Unterkieferwinkel.

IG18 (Tsjuan-Ljao)

Lage: In der Vertiefung unterhalb des Jochbeins.

IG19 (Tin-Gun)

Lage: In einer Vertiefung zwischen dem Ohrlappen und dem Unterkiefergelenk. Die Ortung erfolgt bei leicht geöffnetem Mund.

2.8.7 Meridian der Harnblase (V)

Nach den Grundlagen der traditionellen chinesischen Medizin gehört der Meridian der Harnblase zu den Bein-»Jan«-Meridianen. Die Richtung seiner »Lebensenergie« ist zentrifugal. Seine Energie erhält er vom Meridian des Dünndarms und gibt sie an den Meridian der Nieren weiter.

Nach der altchinesischen Medizin regelt der Meridian der Harnblase die *Funktion der Nieren* und kontrolliert die *Ausscheidung des Harns*.

▶ In der modernen medizinischen Praxis ist es üblich, einen Teil der Punkte auf dem Meridian der Harnblase bei *Schmerzen* und *Spasmen* im ganzen Organismus sowie bei *chronischen Hauterkrankungen* zu verwenden. Durch die Punkte des »Mitgefühls«, der »Zustimmung« werden die Funktionen aller *inneren Organe* und die Erkrankungen des *zentralen Nervensystems* beeinflußt (siehe Abb. 14).

V1 (Tzin-Min)

Lage: 3 mm nach innen vom inneren Augenwinkel.

V2 (Tzuan-Tschu)

Lage: Am Anfang der Augenbraue, oberhalb des Punktes **V1 (Tzin-Min)**.

V3 (Mey-Tschun)

Lage: Oberhalb des Punktes **V2 (Tzuan-Tschu)** und 0,5 Zun oberhalb der Behaarungslinie.

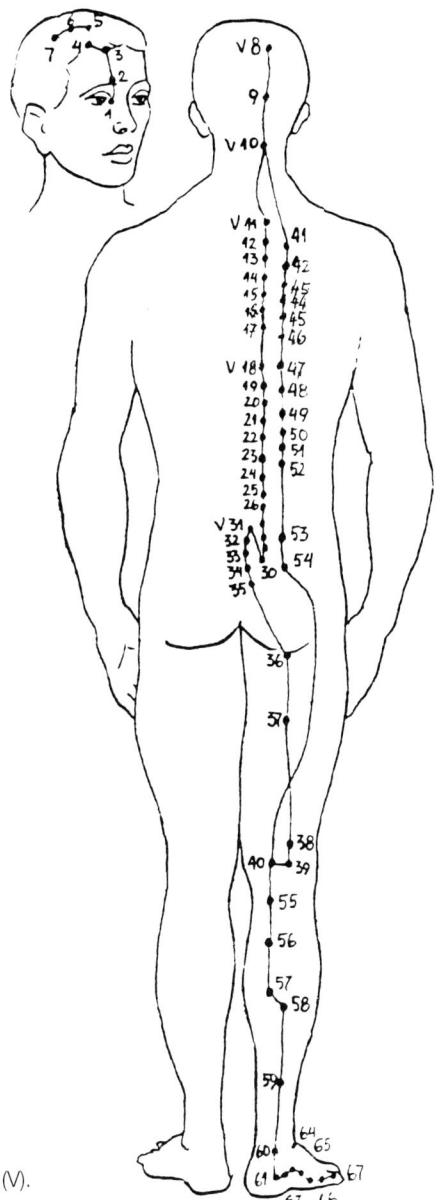

Abb. 14 Meridian der Harnblase (V).

V4 (Tsjui-Tscha)

Lage: Oberhalb des Innenwinkels des Auges, 0,5 Zun oberhalb der Behaarungslinie der Stirn und 1,5 Zun seitlich vom Punkt **T24 (Schen-Tin)**.

V5 (U-Tschu)

Lage: 0,5 Zun hinter dem Punkt **V4 (Tsjui-Tscha)**, auf der Querlinie, die durch den Punkt **T23 (Schan-Sin)** läuft.

V6 (Tschen-Guan)

Lage: 1,5 Zun nach hinten vom Punkt **V5 (U-Tschu)**, auf der Querlinie durch den Punkt **T21 (Tsjan-Din)**.

V7 (Tun-Tjan)

Lage: 1,5 Zun nach hinten vom Punkt **V6 (Tschen-Guan)**, auf der Querlinie durch den Punkt **T20 (Bai-Huei)**.

V8 (Lo-Tsjue)

Lage: 1,5 Zun hinter **V7 (Tun-Tjan)**, auf der Querlinie durch Punkt **T18 (Tzjan-Tsjan)**.

V9 (Jui-Tschen)

Lage: Nach hinten vom Punkt **V8 (Lo-Tsjue)**, auf der Querlinie durch Punkt **T17 (Nao-Chu)**.

V10 (Tjan-Tschu)

Lage: In einer kleinen Vertiefung am äußeren Ende des Musculus trapezius, auf der Querlinie durch den Punkt **T15 (Ja-Men)**.

Erste Verzweigung des Meridians der Harnblase

V11 (Da-Tschu)

Lage: 1,5 Zun seitlich von der hinteren Mittellinie, in Höhe des Zwischenraumes zwischen den Dornfortsätzen des I. und II. Brustwirbels. Geortet wird er bei sitzendem Zustand des Kranken und stark vorgebeugtem Kopf.

V12 (Fen-Men)

Lage: 1,5 Zun seitlich von der hinteren Mittellinie, in Höhe des Zwischenraumes zwischen den Dornfortsätzen des II. und III. Brustwirbels.

V13 (Fei-Schu – »Zustimmungspunkt zu den Lungen«)

Lage: 1,5 Zun seitlich von der hinteren Mittellinie, in Höhe des Zwischenraumes zwischen den Dornfortsätzen des III. und IV. Brustwirbels.

V14 (Tsjue-In-Schu – »Absoluter Zustimmungspunkt zu allen Organen«)

Lage: 1,5 Zun seitlich von der hinteren Mittellinie, in Höhe des Zwischenraumes zwischen den Dornfortsätzen des IV. und V. Brustwirbels.

V15 (Sin-Schu – »Zustimmungspunkt zum Herzen«)

Lage: 1,5 Zun seitlich von der hinteren Mittellinie, in Höhe des Zwischenraumes zwischen den Dornfortsätzen des V. und VI. Brustwirbels.

V16 (Du-Schu – »Zweiter Punkt der Zustimmung zum Herzen«)

Lage: 1,5 Zun seitlich von der hinteren Mittellinie, in Höhe des Zwischenraumes zwischen den Dornfortsätzen des VI. und VII. Brustwirbels.

V17 (Ge-Schu – »Zustimmungspunkt zum Zwerchfell«)

Lage: 1,5 Zun seitlich von der hinteren Mittellinie, in Höhe des Zwischenraumes zwischen den Dornfortsätzen des VII. und VIII. Brustwirbels.

V18 (Gan-Schu – »Zustimmungspunkt zur Leber«)

Lage: 1,5 Zun seitlich von der hinteren Mittellinie, in Höhe des Zwischenraumes zwischen den Dornfortsätzen des IX. und X. Brustwirbels.

V19 (Dan-Schu – »Zustimmungspunkt zur Gallenblase«)

Lage: 1,5 Zun seitlich von der hinteren Mittellinie, in Höhe des Zwischenraumes zwischen den Dornfortsätzen des X. und XI. Brustwirbels.

V20 (Pi-Schu – »Zustimmungspunkt zur Milz«)

Lage: 1,5 Zun seitlich von der hinteren Mittellinie, in Höhe des Zwischenraumes zwischen den Dornfortsätzen des XI. und XII. Brustwirbels.

V21 (Wei-Schu – »Zustimmungspunkt zum Magen«)

Lage: 1,5 Zun seitlich von der hinteren Mittellinie, in Höhe des Zwischenraumes zwischen den Dornfortsätzen des XII. Brust- und I. Lendenwirbels.

V22 (San-Tsjao-Schu – »Zustimmungspunkt zu den drei Hohlräumen [Höhlen]«)

Lage: 1,5 Zun seitlich von der hinteren Mittellinie, in Höhe des Zwischenraumes zwischen den Dornfortsätzen des I. und II. Lendenwirbels.

V23 (Schen-Schu – »Zustimmungspunkt zur Niere«)

Lage: 1,5 Zun seitlich von der hinteren Mittellinie, in Höhe des Zwischenraumes zwischen den Dornfortsätzen des II. und III. Lendenwirbels.

V24 (Tzi-Chai-Schu – »Zweiter Punkt der Zustimmung zur Niere«)

Lage: 1,5 Zun seitlich von der hinteren Mittellinie, in Höhe des Zwischenraumes zwischen den Dornfortsätzen des III. und IV. Lendenwirbels.

V25 (Da-Tschan-Schu – »Zustimmungspunkt zum Dickdarm«)

Lage: 1,5 Zun seitlich von der hinteren Mittellinie, in Höhe des Zwischenraumes zwischen den Dornfortsätzen des IV. und V. Lendenwirbels.

V26 (Guan-Juan-Schu)

Lage: 1,5 Zun seitlich von der hinteren Mittellinie, in Höhe des Zwischenraumes zwischen den Dornfortsätzen des V. Lendenwirbels und des I. Sakralwirbels.

V27 (Sjao-Tschan-Schu – »Zustimmungspunkt zum Dünndarm«)

Lage: 1,5 Zun seitlich der hinteren Mittellinie, in Höhe des I. hinteren Sakralloches.

V28 (Pan-Guan-Schu – »Zustimmungspunkt zur Harnblase«)

Lage: 1,5 Zun seitlich der hinteren Mittellinie, in Höhe des II. hinteren Sakralloches.

V29 (Tschun-Ljui-Schu – »Zustimmungspunkt zur Mitte der Wirbelsäule«)

Lage: 1,5 Zun seitlich der hinteren Mittellinie, in Höhe des III. hinteren Sakralloches.

V30 (Bai-Chuan-Chu – »Zustimmungspunkt zum Sphinkter«)

Lage: 1,5 Zun seitlich der hinteren Mittellinie, in Höhe des IV. hinteren Sakralloches.

V31 (Schan-Ljao – »Obere Grube«)

Lage: Im ersten hinteren Sakralloch als kleine Vertiefung abzutasten. Besonders bei körperlich schwachen Personen ist diese Vertiefung deutlich abtastbar und sichtbar.

V32 (Tsi-Ljao – »Zweite Grube«)

Lage: In der Vertiefung auf dem II. hinteren Sakralloch. Speziell bei mageren Personen abtastbar und sichtbar.

V33 (Tschun-Ljao – »Mittlere Grube«)

Lage: In der Vertiefung auf dem III. hinteren Sakralloch, bei mageren Personen abtastbar und sichtbar.

V34 (Sja-Ljao – »Untere Grube«)

Lage: In der Vertiefung auf dem IV. hinteren Sakralloch, bei mageren Personen abtastbar und sichtbar.

V35 (Huei-Jan)

Lage: 0,5 Zun seitlich der hinteren Mittellinie auf dem unteren Außenrand des Steißbeins.

V36 (Tschen-Fu)

Lage: In der Mitte der Gesäßfalte.

V37 (In-Men)

Lage: In der Mitte des Oberschenkels, 6 Zun abwärts von der Gesäßfalte.

V38 (Fu-Si)

Lage: Am inneren Ende des Oberschenkelbizeps, 1 Zun oberhalb des Punktes **V39 (Wei-Jan)**.

V39 (Wei-Jan)

Lage: Am äußeren Ende der Kniekehlenfalte, auf der Innenseite der Sehne des Bizeps des Oberschenkels. In diesem Punkt wird keine Akupunktur mit Bienengift und keine Apispunktur angewandt.

V40 (Wei-Tchun)

◄ Lage: In der Mitte der Kniekehlenfalte, seitlich der Kniekehlenarterie. Keine Akupunktur mit Bienengift und Apispunktur!

Zweite Verzweigung des Meridians der Harnblase

V41 (Fu-Fen)

Lage: 3 Zun seitlich von der hinteren Mittellinie, in Höhe des Zwischenraumes zwischen den Dornfortsätzen des II. und III. Brustwirbels. Liegt unmittelbar am Rand des Schulterblattes.

V42 (Po-Hu)

Lage: 3 Zun seitlich von der hinteren Mittellinie, in Höhe des Zwischenraumes zwischen den Dornfortsätzen des III. und IV. Brustwirbels.

V43 (Gao-Huan)

Lage: 3 Zun seitlich von der hinteren Mittellinie, in Höhe des Zwischenraumes zwischen den Dornfortsätzen des IV. und V. Brustwirbels.

V44 (Schen-Tan)

Lage: 3 Zun seitlich von der hinteren Mittellinie, in Höhe des Zwischenraumes zwischen den Dornfortsätzen des V. und VI. Brustwirbels.

V45 (I-Si)

Lage: 3 Zun seitlich von der hinteren Mittellinie, in Höhe des Zwischenraumes zwischen den Dornfortsätzen des VI. und VII. Brustwirbels.

V46 (Ge-Guan)

Lage: 3 Zun seitlich von der hinteren Mittellinie, in Höhe des Zwischenraumes zwischen den Dornfortsätzen des VII. und VIII. Brustwirbels.

V47 (Hun-Men)

Lage: 3 Zun seitlich von der hinteren Mittellinie, in Höhe des Zwischenraumes zwischen den Dornfortsätzen des IX. und X. Brustwirbels.

V48 (Jan-Gan)

Lage: 3 Zun seitlich von der hinteren Mittellinie, in Höhe des Zwischenraumes zwischen den Dornfortsätzen des X. und XI. Brustwirbels.

V49 (I-Sche)

Lage: 3 Zun seitlich von der hinteren Mittellinie, in Höhe des Zwischenraumes zwischen den Dornfortsätzen des XI. und XII. Brustwirbels.

V50 (Aei-Tzan)

Lage: 3 Zun seitlich von der hinteren Mittellinie, in Höhe des Zwischenraumes zwischen den Dornfortsätzen des XII. Brust- und I. Lendenwirbels.

V51 (Huan-Men)

Lage: 3 Zun seitlich von der hinteren Mittellinie, in Höhe des Zwischenraumes zwischen den Dornfortsätzen des I. und II. Lendenwirbels.

V52 (Tschi-Schi)

Lage: 3 Zun seitlich von der hinteren Mittellinie, in Höhe des Zwischenraumes zwischen den Dornfortsätzen des II. und III. Lendenwirbels.

V53 (Bao-Huan)

Lage: 3 Zun seitlich von der Mittellinie der Wirbelsäule, in Höhe der II. hinteren Sakrallücke.

V54 (Tschi-Bjan)

Lage: 3 Zun seitlich von der Mittellinie der Wirbelsäule, in Höhe des IV. hinteren Sakralloches.

V55 (He-Jan)

Lage: 2 Zun abwärts vom Zentrum der Kniekehlengrube, zwischen den beiden Köpfen des Wadenmuskels.

V56 (Tschen-Tsin)

Lage: 5 Zun abwärts vom Zentrum der Kniekehlengrube, zwischen den beiden Köpfen des Wadenmuskels.

V57 (Tschen-Schan)

Lage: 8 Zun unterhalb vom Zentrum der Kniekehlengrube, an der Stelle der Vereinigung der beiden Köpfe des Wadenmuskels bei ihrem Übergang in die Achillessehne, d. h. in der Mitte des Abstandes zwischen der Falte der Kniekehle und dem Mittelpunkt des äußeren Sprunggelenkknöchels.

V58 (Fei-Jan)

Lage: 7 Zun oberhalb vom Mittelpunkt des äußeren Knöchels des Sprunggelenks, da, wo der äußere Kopf des doppelköpfigen Wadenmuskels in die Achillessehne übergeht.

V59 (Fu-Jan)

Lage: 3 Zun aufwärts vom Mittelpunkt des äußeren Knöchels des Sprunggelenks und unmittelbar am äußeren Ende der Achillessehne.

V60 (Kun-Lun)

Lage: In der Furche zwischen der Achillessehne und dem äußeren Knöchel des Sprunggelenks.

V61 (Pu-Schen)

Lage: 1,5 Zun unterhalb des Punktes **V60 (Kun-Lun)**, in einer kleinen Vertiefung an der Außenfläche der Ferse.

V62 (Schen-Mai)

Lage: In der Vertiefung unterhalb des äußeren Knöchels des Sprunggelenks, etwas nach vorn vom **Punkt V61 (Pu-Schen)**.

V63 (Tsin-Men)

Lage: Nach vorne und nach unten vom äußeren Knöchel des Sprunggelenks, in der Vertiefung hinter der Basis des V. Metatarsalknochens.

V64 (Tsin-Gu)

Lage: Nach vorne und etwas nach unten von der Basis des V. Metatarsalknochens, in einer kleinen Vertiefung an der Grenze zwischen der Rückenseite des Fußes und der Fußsohle.

V65 (Schu-Gu)

Lage: Nach hinten und unten vom Kopf des V. Metatarsalknochens in einer Vertiefung an der Grenze zwischen dem Fußrücken und der Fußsohle.

V66 (Tsu-Tun-Gu)
Lage: In einer Vertiefung nach vorn und seitlich vom Grundgelenk der V. Zehe.

V67 (Tschi-In)
Lage: 3 mm nach außen vom Nagelbett der V. Zehe.

2.8.8 Meridian der Nieren (R)

Nach Auffassung der traditionellen Medizin gehört der Meridian der Nieren zu den Bein-»In«-Meridianen. Die Richtung der von ihm geleiteten »Lebensenergie« ist zentripetal. Die Energie erhält er vom Meridian der Harnblase und leitet sie an den Meridian des Perikards weiter.
Nach Ansicht der altchinesischen Medizin kontrolliert der Meridian der Nieren die Knochen und die Funktion des Knochenmarks, der Lungen, gleicht die Menge der Flüssigkeiten im Organismus aus und überwacht die Verarbeitung der Nahrungsstoffe und ihre Aneignung vom Organismus. Aus diesem Grunde werden auch die Nieren als die *»Wurzel des Lebens«* angesehen.

▶ Die moderne Reflextherapie folgt der Erfahrung, daß die Punkte auf dem Meridian der Nieren die *Staseerscheinungen* beeinflussen, insbesondere jene im Brustkorb. Durch sie können das *Urogenitalsystem* (Menstruationsstörungen) und die
▶ Funktion des Verdauungssystems (*Meteorismus, Obstipation, Dyspepsie* u.a.) beeinflußt oder vollständig normalisiert werden. Der untere Teil des Meridians wirkt bei *Epilepsie* sowie bei anderen *Spasmen*, bei *Neurasthenie* und *erhöhtem* arteriellem *Blutdruck*, bei *Störungen im Herz- und Kreislaufsystem* u.a. Viele der Punkte des Meridians der Nieren beeinflussen die *sexuelle Sphäre* und die *Nebennieren* (siehe Abb. 15).

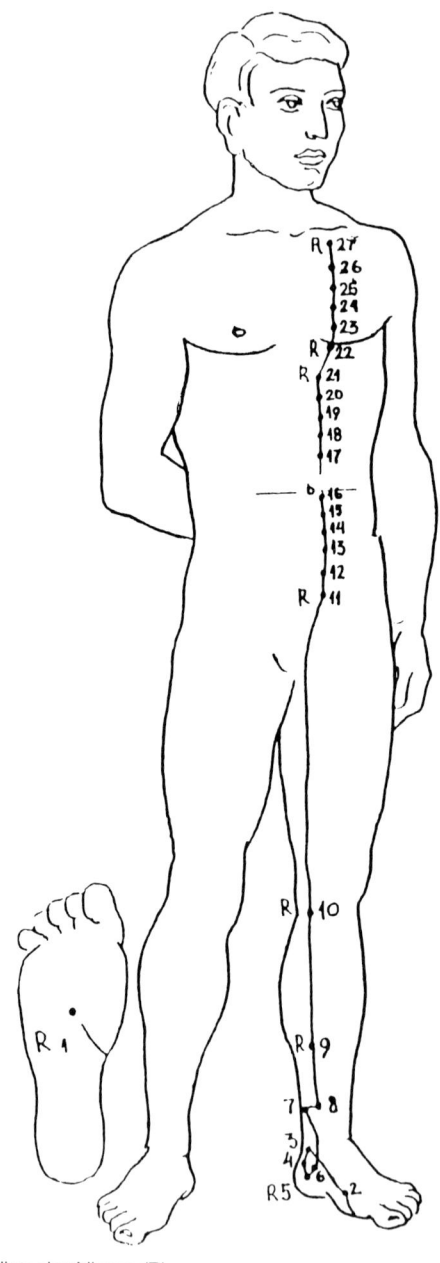

Abb. 15 Meridian der Nieren (R).

R1 (Jun-Tsjuan)

Lage: Zwischen dem II. und III. Metatarsalknochen auf der Fußsohle, auf einem Drittel des Abstandes zwischen der Basis der II. Zehe und der Ferse, in einer Vertiefung, die sich bei Beugung der Zehen bildet.

R2 (Shan-Gu)

Lage: In einer Vertiefung auf der Mitte der Innenseite der Fußsohle (der Wölbung).

R3 (Tai-Si)

Lage: In der Mitte des Abstandes zwischen dem Mittelpunkt des Innenknöchels des Sprunggelenks und der Achillessehne.

R4 (Da-Tschun)

Lage: In einer Vertiefung, am Ansatz der Achillessehne an die Innenfläche der Ferse, 0,5 Zun tiefer und nach hinten vom Punkt **R3 (Tai-Si)**.

R5 (Schui-Tsjan)

Lage: In einer Vertiefung der Innenfläche des Sprunggelenks, einen Zun unterhalb des Punktes **R3 (Tai-Si)**.

R6 (Tschao-Hai)

Lage: An der Grenze zwischen dem Fußrücken und der Fußsohle, 0,5 Zun unterhalb des Mittelpunktes des Innenknöchels des Sprunggelenks.

R7 (Fu-Lju)

Lage: 2 Zun oberhalb des Mittelpunktes des Innenknöchels des Sprunggelenks, auf dem hinteren Rand des Schienbeines.

R8 (Tsjao-Sin)

Lage: 2 Zun oberhalb des Punktes **R3 (Tai-Si)** und 0,5 Zun nach vorne vom Punkt **R7 (Fu-Lju)**.

R9 (Tschu-Bin)

Lage: 5 Zun oberhalb des Mittelpunktes des Innenknöchels des Sprunggelenks, an der Stelle, wo der Wadenmuskel in die Sehne übergeht (siehe Abb. 5e).

R10 (In-Gu)

Lage: Medial von der Mitte der Kniekehlenfalte, zwischen den Sehnen der hier gelagerten Muskeln. Die Ortung erfolgt in Sitzhaltung, bei im Knie unter einem rechten Winkel gebeugtem Bein.

R11 (Hen-Gu)

Lage: 0,5 Zun seitlich von der Mittellinie des Bauches, auf dem Rand des Schambeins.

R12 (Da-He)

Lage: 0,5 Zun seitlich der Mittellinie des Bauches und 1 Zun oberhalb des Schambeinrandes.

R13 (Tsi-Sjue)

Lage: 0,5 Zun seitlich der Mittellinie des Bauches und 2 Zun oberhalb des Schambeinrandes.

R14 (Si-Men)

Lage: 0,5 Zun seitlich von der Mittellinie des Bauches und 3 Zun oberhalb des Schambeinrandes.

R15 (Tschun-Tschu)

Lage: 0,5 Zun seitlich der Mittellinie des Bauches und 4 Zun oberhalb des Schambeinrandes.

R16 (Huan-Schu)

Lage: 0,5 Zun seitlich von der Mittellinie des Bauches in Höhe des Nabels.

R17 (Schan-Tsjui)

Lage: 0,5 Zun seitlich von der Mittellinie des Bauches und 2 Zun oberhalb des Nabels.

R18 (Schi-Guan)

Lage: 0,5 Zun seitlich von der Mittellinie des Bauches und 3 Zun über dem Nabel.

R19 (In-Du)

Lage: 0,5 Zun seitlich von der Mittellinie des Bauches und 4 Zun über dem Nabel.

R20 (Fu-Tun-Gu)

Lage: 0,5 Zun seitlich von der Mittellinie des Bauches und 5 Zun über dem Nabel.

R21 (Ju-Men)

Lage: 0,5 Zun seitlich von der Mittellinie des Bauches und 6 Zun über dem Nabel.

R22 (Bu-Lan)

Lage: 2 Zun seitlich von der Mittellinie des Brustkorbs in Höhe des V. Zwischenrippenraumes.

R23 (Schen-Fen)

Lage: 2 Zun seitlich der Mittellinie des Brustkorbes in Höhe des IV. Zwischenrippenraumes.

R24 (Lin-Sjui)

Lage: 2 Zun seitlich der Mittellinie des Brustkorbes in Höhe des III. Zwischenrippenraumes.

R25 (Schen-Tsan)

Lage: 2 Zun seitlich der Mittellinie des Brustkorbes in Höhe des II. Zwischenrippenraumes.

R26 (Jui-Tschun)

Lage: 2 Zun seitlich der Mittellinie des Brustkorbes in Höhe des I. Zwischenrippenraumes.

R27 (Schu-Fu)

Lage: 2 Zun seitlich der Mittellinie des Brustkorbes, unmittelbar unterhalb des unteren Randes des Schlüsselbeins.

2.8.9 Meridian des Perikards (MC)

Die traditionelle chinesische Medizin zählt diesen Meridian zu den Arm-»In«-Meridianen. Der Verlauf seiner »Lebensenergie« ist zentrifugal. Die Energie erhält er vom Meridian der Nieren und übergibt sie dem Meridian der »drei Teile des Körpers«.

Nach den Konzeptionen der altchinesischen Medizin beeinflußt der

Meridian des Perikards den Blutkreislauf, weshalb er bei Staseerscheinungen verwendet wird, besonders bei Blutstauungen in der Bauch- und Brusthöhle. Er beeinflußt auch das Urogenitalsystem, deshalb ist er auch als Meridian »des Herzens und der Sexualität« bekannt. Durch die Punkte **MC4** und **MC9** wird die Psychoemotionalsphäre beeinflußt.

▶ Die moderne Reflextherapie nimmt vom physiologischen Standpunkt aus an, daß über die Punkte des Meridians des Perikards auf den *Stoffwechsel* und auf die Verteilung der gesamten *Blutmasse* im Organismus eingewirkt werden kann (siehe Abb. 16).

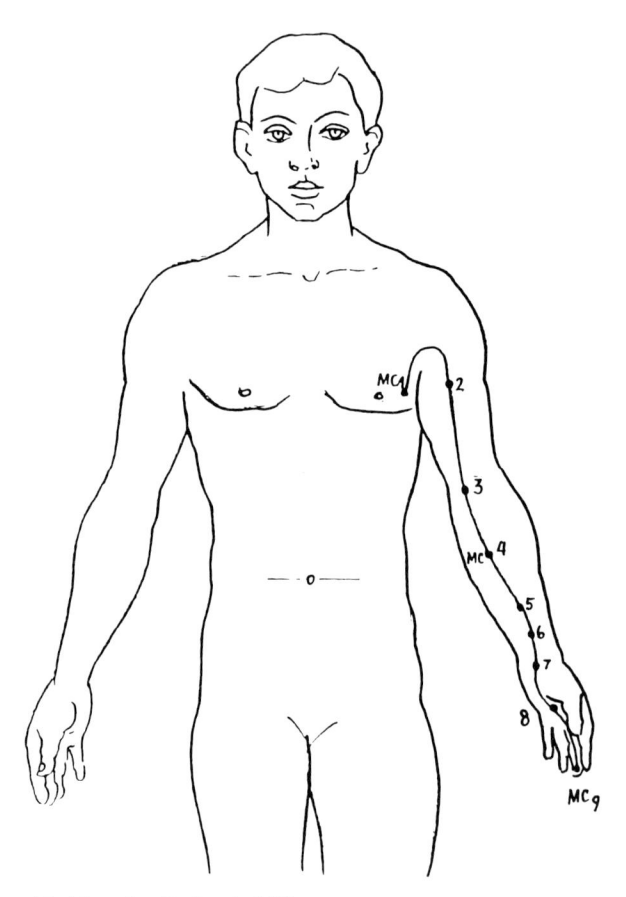

Abb. 16 Meridian des Perikards (MC).

MC1 (Tjan-Tschi)

Lage: 5 Zun seitlich von der Mittellinie des Brustkorbes in der Gegend des IV. Zwischenrippenraumes, bei den Männern seitlich von der Brustwarze.

MC2 (Tjan-Tzjuan)

Lage: 2 Zun tiefer als die untere Kante der Achselgrube, zwischen den beiden Köpfen des zweiköpfigen Oberarmmuskels.

MC3 (Tsjui-Tse)

Lage: An der Ellenbogenfalte, auf der Sehne (zum V. Finger hin) des zweiköpfigen Muskels.

MC4 (Si-Men)

Lage: Auf der Mittellinie des Unterarmes, 5 Zun höher als das Handwurzelgelenk, zwischen den Sehnen des langen Hohlhandmuskels und des radialen Handbeugers.

MC5 (Tsjan-Schi)

Lage: 3 Zun aufwärts von der Handwurzel, zwischen den Sehnen der Muskeln wie oben **(MC4)**.

MC6 (Nei-Guan)

Lage: Auf der Mittellinie des Unterarmes, 2 Zun oberhalb der Falte der Handwurzel, zwischen den Sehnen der Muskeln wie oben **(MC4, MC5)**.

MC7 (Da-Lin)

Lage: In der Mitte der Handgelenkfurche, zwischen den Sehnen der Muskeln wie oben **(MC4, MC5, MC6)**.

MC8 (Lao-Gun)

Lage: In der Mitte der Hohlhandfläche, zwischen dem III. und IV. Metakarpalknochen.

MC9 (Tshun-Tschun)

Lage: Auf der Endphalanx des Mittelfingers, 3 mm seitlich (in Richtung des kleinen Fingers) vom Nagelbett.

2.8.10 Meridian der »drei Körperteile« (TR)

Nach der traditionellen chinesischen Medizin gehört der Meridian der drei Körperteile, bekannt auch als »Meridian der drei Energiespeicher« oder als »*dreifacher Erwärmer*« zu den Arm-»Jan«-Meridianen. Er erhält seine »Lebensenergie« vom Meridian des Perikards und leitet sie an den Meridian der Gallenblase weiter. Sein Lauf ist zentripetal und ist mit keinem konkreten Organ – im Gegensatz zu den übrigen Meridianen – verknüpft, sondern steht mit den Funktionen der Lungen, des Magendarmtraktes und des Urogenitalsystems in Zusammenhang. Er kontrolliert die Tätigkeit der Innenorgane und regelt die verschiedenen zum »Jan«-System gehörenden Prozesse und Funktionen. Parallel dazu beeinflußt er die spastischen und Schmerzerscheinungen im Organismus.

▶ Nach Auffassung der modernen Reflextherapie beeinflußt der Meridian der »drei Körperteile« vorwiegend den Sympathikusteil des vegetativen Nervensystems. Seine Wirkung äußert sich in erster Linie im günstigen Einfluß auf die *Spasmen der Blutgefäße*. Er spielt eine Rolle bei *Hyper-* oder *Hypotonie* und bei gewissen Äußerungen der Arteriosklerose (siehe Abb. 17).

TR1 (Guan-Tschun)

Lage: 3 mm vom Nagelbett des Ringfingers zum kleinen Finger hin.

TR2 (E-Men)

Lage: Auf dem Handrücken in einer Vertiefung, die nach vorne vom IV. und V. Metakarpophalangealgelenk liegt.

TR3 (Tshun-Tshu)

Lage: Auf dem Handrücken in der Vertiefung hinter dem Kopf des IV. Metakarpalknochens und zwischen dem IV. und V. Metakarpalknochen.

TR4 (Jan-Tschi)

Lage: Seitlich auf der Rückenfläche der Handwurzel in der Vertiefung zwischen den Sehnen der Strecker der Finger und des Streckers des V. Fingers.

TR5 (Wai-Guan)

Lage: Zwischen den beiden Knochen des Unterarmes, 2 Zun oberhalb der Handwurzelfalte.

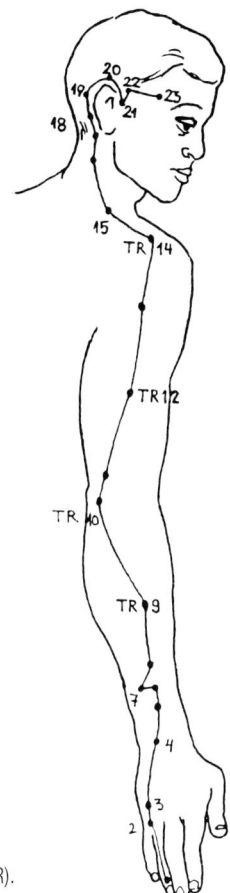

Abb. 17 Meridian der drei Körperteile (TR).

> **TR6 (Tschi-Gou)**

Lage: Zwischen den beiden Knochen des Unterarmes, 3 Zun oberhalb der Handwurzelfalte.

> **TR7 (Huei-Tsun)**

Lage: In Höhe des Punktes **TR6 (Tschi-Gou)**, 1 cm seitlich davon in Richtung des V. Fingers.

TR8 (San-Jan-Lo)

Lage: Zwischen beiden Knochen des Unterarmes, 4 Zun höher als die Handwurzelfalte.

TR9 (Si-Du)

Lage: Zwischen beiden Knochen des Unterarmes, 5 Zun unterhalb des Ellenbogenfortsatzes (Olecranon).

TR10 (Tjan-Tsin)

Lage: Auf der Rückenseite des Oberarmes, 1 Zun oberhalb des Ellenbogenfortsatzes (Olecranon), in einer Vertiefung, die bei gebeugtem Arm beim Abtasten spürbar wird.

TR11 (Tsin-Len-Juan)

Lage: Auf der Rückenseite des Oberarmes, 2 Zun oberhalb des Ellenbogenfortsatzes (Olecranon).

TR12 (Sjao-Le)

Lage: Auf der Rückseite des Oberarmes, 5 Zun oberhalb des Ellenbogenfortsatzes (Olecranon).

TR13 (Nao-Huei)

Lage: Auf der Rückseite des Oberarmes (hintere Kante des deltaförmigen Muskels), in Höhe des unteren Endes der Achselgrube d. h. 3 Zun unterhalb **TR14 (Tsjan-Ljao)**.

TR 14 (Tsjan-Ljao)

Lage: Auf der Rückenfläche der Schulter, in der Mitte des Abstandes **GI15–IG10**. Beim Heben des Armes in die horizontale Lage bildet sich am Ort des Punktes eine Vertiefung.

TR15 (Tjan-Ljao)

Lage: In der Mitte des Abstandes zwischen dem Punkt **VB21 (Tsjan-Tsin)** und dem Schulterblattkamm.

TR16 (Tjan-Ju)

Lage: Nach hinten und nach unten vom Warzenfortsatz, am hinteren Ende des Ansatzes des Brust-Schlüsselbein-mastoiden Muskels.

TR17 (I-Fen)

Lage: In einer Vertiefung hinter dem Ohrlappen, zwischen dem Warzenfortsatz und dem Winkel des Unterkiefers.

TR18 (Tsi-Mai)

Lage: Hinter der Ohrmuschel, in Höhe des äußeren Gehörganges, zwischen dem unteren Drittel und den oberen zwei Dritteln der Linie, die neben der Ohrmuschel verläuft.

TR19 (Lu-Si)

Lage: Hinter der Ohrmuschel an ihrem Ansatz zum Schädel, zwischen dem oberen ⅓- und unterem ⅔-Teil der Linie, die neben der Ohrmuschel verläuft. Liegt in der Mitte zwischen **TR18 (Tsi-Mai)** und **TR20 (Tsjao-Sun)**.

TR20 (Tsjao-Sun)

Lage: In Höhe des oberen Endes (der Spitze) der Ohrmuschel.

TR21 (Er-Men)

Lage: Oberhalb des Punktes **IG19 (Tin-Gun)**, vor dem vorderen Ausschnitt der Ohrmuschel in einer Vertiefung, die bei geöffnetem Mund beim Abtasten spürbar wird (siehe Abb. 22).

TR22 (He-Ljao)

Lage: Am vorderen oberen Ende des Ansatzes der Ohrmuschel am Schädel, nach vorn vom Punkt **TR21 (Er-Men)**. Beim Abtasten wird unter dem Punkt die Pulsation eines arteriellen Gefäßes wahrnehmbar.

TR23 (Si-Tschu-Kun)

Lage: In einer Vertiefung am äußeren Ende der Augenbraue.

2.8.11 Meridian der Gallenblase (VB)

Gemäß der chinesischen traditionellen Medizin gehört der Meridian der Gallenblase zu den Bein-»Jan«-Meridianen. Die »Lebensenergie«, die er leitet, hat einen zentrifugalen Lauf. Die Energie bezieht er vom Meridian der drei Körperteile und übergibt sie an den Meridian der Leber.

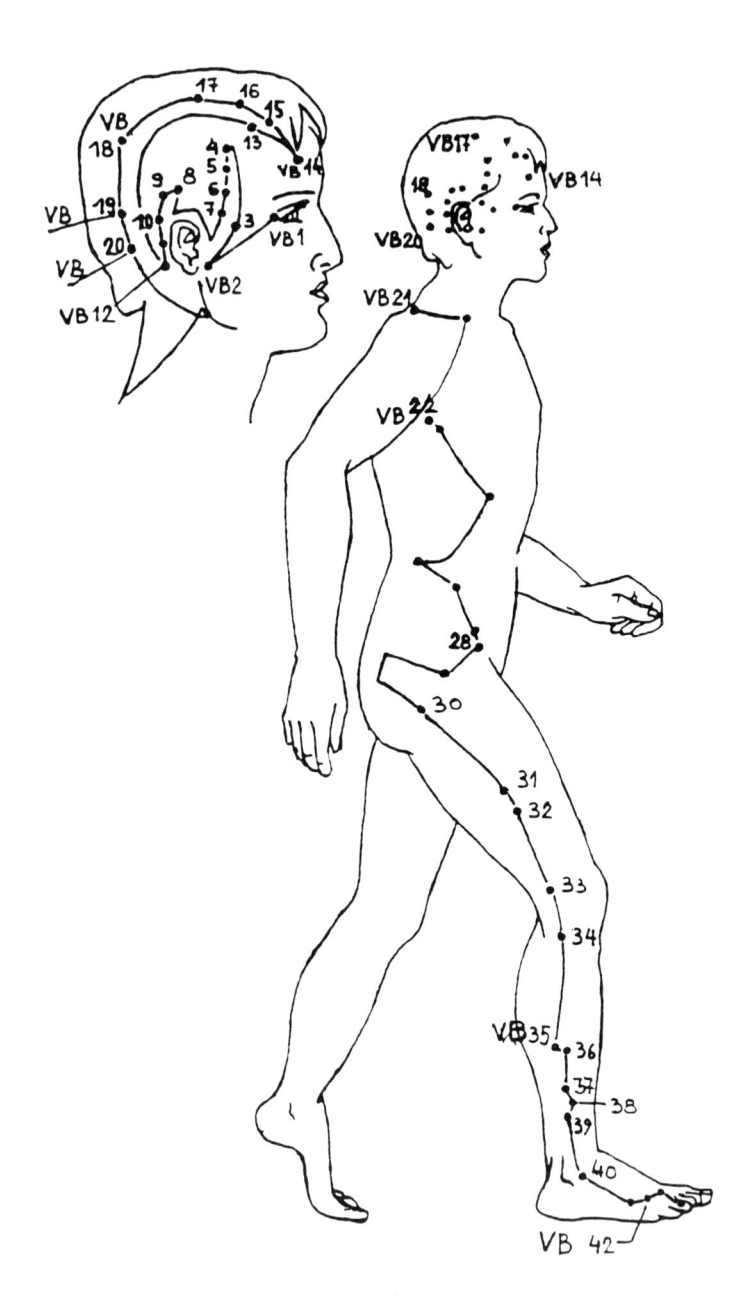

Abb. 18 Meridian der Gallenblase (VB).

▶ In der modernen Akupunkturpraxis werden die Punkte des Meridians der Gallenblase bei verschiedenen, ihrem Ursprung und Charakter nach, *Schmerzen*, bspw. im Bereich des *Kopfes*, in den *Augen*, *Ohren* und *Nebenhöhlen*, in den *Gelenken*, insbesondere der Sprung- und Hüftgelenke, in den *Knien* und im *Kreuz* sowie bei *Erkrankungen* der *Gallenwege* und der *Gallenblase* verwendet (siehe Abb. 18).

VB1 (Tun-Tsi-Ljao)

Lage: In einer Vertiefung, 5 mm seitlich vom äußeren Augenwinkel.

VB2 (Tin-Huei)

Lage: In einer Vertiefung zwischen der Ohrmuschel und dem hinteren Rand des Unterkiefers.

VB3 (Schan-Guan)

Lage: In der Gegend der Schläfe, oberhalb des Randes des zentralen Teiles des Jochbeinbogens, an der Berührungsstelle des Bogens mit der Behaarungslinie.

VB4 (Han-Jan)

Lage: Im Bereich der Schläfe, nach hinten von der Behaarungslinie, einen Zun unterhalb des Punktes **E8 (Tou-Wei)**.

VB5 (Sjuan-Lu)

Lage: An der Grenze zwischen dem oberen und mittleren Drittel des Abstandes zwischen den Punkten **VB4 (Han-Jan)** und **VB7 (Tsui-Bin)**.

VB6 (Sjuan-Li)

Lage: An der Grenze zwischen dem mittleren und unteren Drittel des Abstandes zwischen den Punkten **VB4 (Han-Jan)** und **VB7 (Tsjui-Bin)**.

VB7 (Tsjui-Bin)

Lage: An der Schnittstelle der horizontalen Linie durch das obere Ende der Ohrmuschel und der vertikalen Linie, die das vordere Ende der Ohrmuschel berührt.

VB8 (Schuai-Gu)

Lage: 1,5 Zun oberhalb des oberen Endes der Ohrmuschel, auf der Naht zwischen Scheitel- und Schläfenbein.

VB9 (Tjan-Tschun)

Lage: An der Schnittstelle der horizontalen Linie durch den Punkt **T1B (Zjan-Tsjan)** und der vertikalen Linie, die durch das hintere Ende des Warzenfortsatzes läuft. 0,5 Zun hinter dem Punkt **VB8 (Schuan-Gu)**.

VB10 (Fu-Bai)

Lage: Oberhalb des hinteren Endes des Warzenfortsatzes auf der horizontalen Linie, die durch das obere Ende der Ohrmuschel in Richtung zum Punkt **T17 (Nao-Hu)** verläuft. Er liegt 1 Zun unter dem Punkt **VB9 (Tjan-Tschun)**.

VB11 (Tou-Tsjao-In)

Lage: In der Mitte des Abstandes zwischen den Punkten **VB12 (Tou-Wan-Gu)** und **VB10 (Fu-Bai)**, d. h. an der Verbindungsstelle des Warzenfortsatzes mit dem Hinterhauptbein.

VB12 (Tou-Wan-Gu)

Lage: In einer Vertiefung am hinteren Ende des Warzenfortsatzes, 12 mm höher als die Behaarungslinie, d. h., er liegt auf der horizontalen Linie, die durch das untere Ende des Hinterhauptbeines läuft.

VB13 (Ben-Schen)

Lage: An der Schnittstelle zweier gedachter Linien durch den äußeren Augenwinkel und der Querlinie durch den Punkt **T24 (Schen-Tin)**, d. h. 3 Zun auswärts vom Punkt **T24 (Schen-Tin)** und 0,5 Zun oberhalb der Behaarungslinie.

VB14 (Jan-Bai)

Lage: Auf der Pupille bei nach vorn ausgerichtetem Blick, in ⅖ der Entfernung zwischen der Augenbraue und der Behaarungslinie, d. h. einen Zun über der Mitte der Augenbraue.

VB15 (Tou-Lin-Tsi)

Lage: An der Schnittstelle der vertikalen Linie durch Punkt **VB14 (Jan-Bai)** und der Querlinie durch Punkt **T24 (Schen-Tin)**.

VB16 (Mu-Tschuan)

Lage: 1,5 Zun nach hinten vom Punkt **VB15 (Tou-Lin-Tsi)**; der Stelle entspricht die Mitte des Abstandes zwischen Punkt **T23 (Schan-Sin)** und **T22 (Sin-Huei)**.

VB17 (Tschen-In)

Lage: 1,5 Zun nach hinten vom Punkt **VB16 (Mu-Tschuan)** auf der Querlinie, die durch den Punkt **T21 (Tsjan-Din)** verläuft.

VB18 (Tschen-Lin)

Lage: 1,5 Zun nach hinten vom Punkt **VB17 (Tschen-In)**, auf der Querlinie, die durch den Punkt **T20 (Bai-Huei)** verläuft.

VB19 (Nao-Kun)

Lage: Auf der Querlinie durch Punkt **T17 (Nao-Hu)**, 1,5 Zun über Punkt **VB20 (Fen-Tschi)**.

VB20 (Fen-Tschi)

Lage: In einer kleinen Vertiefung am unteren Ende des Hinterhauptbeines, 1 Zun über der Behaarungslinie und seitlich vom Punkt **T16 (Fen-Fu)**, an der Ansatzstelle des Muskels.

VB21 (Tsjan-Tsin)

Lage: Im höchsten Bereich und in der Mitte des Abstandes zwischen Punkt **T14 (Da-Dschui)** und dem Ende der Schulter (dem Acromion). Wenn eine andere Person die rechte Hand auf die rechte Schulter des Behandelten legt, gerät der Zeigefinger auf den Punkt **VB21**.

VB22 (Juan-E)

Lage: Im V. Zwischenrippenraum, in seinem Schnittpunkt mit der mittleren Axillarlinie.

VB23 (Tsche-Tsin)

Lage: Im V. Zwischenrippenraum, 6 Zun seitlich von der vorderen Mittellinie des Brustkorbes und einen Zun vor dem Punkt **VB22 (Juan-E)**.

VB24 (Shi-Jue)

Lage: Im VII. Zwischenrippenraum, im Schnittpunkt mit der durch die Mitte des Schlüsselbeins verlaufenden Linie (Medioklavikularlinie).

VB25 (Tsin-Men)

Lage: Am unteren Rand des freien Endes der fluktuierenden Rippe (XII.).

VB26 (Dai-Mai)

Lage: An der Schnittstelle der vertikalen Linie durch die Spitze der XI. Rippe und der horizontalen Linie, die in Höhe des Nabels verläuft.

VB27 (U-Schu)

Lage: Vor dem Rand des Hüftbeins (Darmbeinkamm) in Höhe des Punktes **J4 (Guan-Juan)**, das heißt, 3 Zun nach vorn und nach unten vom Punkt **VB26 (Dai-Mai)**.

VB28 (Wei-Dao)

Lage: Vor dem Rand des Hüftbeins (Darmbeinkamm), 0,5 Zun unterhalb des Punktes **VB27 (U-Schu)**.

VB29 (Tsjui-Ljao)

Lage: In einer Vertiefung auf der Seitenfläche des Oberschenkels, hinter dem Hüftgelenk; 4,5 Zun unterhalb des Punktes **VB26 (Dai-Mai)**, in der Mitte des Abstandes Darmbeinkamm – großer Rollhügel des Schenkelbeins.

VB30 (Huan-Tjao)

Lage: Hinter dem Hüftgelenk auf dem oberen Außenteil des Gesäßes, an der Grenze zwischen dem äußeren und mittleren Drittel des Abstandes zwischen dem großen Rollhügel des Schenkelbeins (Trochanter major) und dem Eingang des Wirbelkanals.

VB31 (Fen-Schi)

Lage: An der Außenfläche des Oberschenkels, 7 Zun oberhalb des oberen Randes der Kniescheibe. Bei am Körper herabhängenden Armen berührt die Spitze des Mittelfingers genau den Punkt.

VB32 (Tschun-Du)

Lage: An der äußeren Fläche des Oberschenkels, 4 Zun oberhalb des oberen Randes der Kniescheibe oder 2 Zun unterhalb des Punktes **VB31 (Fen-Schi)**.

VB33 (Tsu-Jan-Guan)

Lage: Seitlich am Knie, in einer Vertiefung in der Höhe der Mitte der Kniescheibe, etwas höher als der Kopf des Wadenbeins.

VB34 (Jan-Lin-Tsjuan)

Lage: 2 Zun unterhalb des unteren Randes der Kniescheibe, in einer Vertiefung vor dem Kopf des Wadenbeins (siehe Abb. 5b).

VB35 (Jan-Tsjao)

Lage: Am hinteren Rand des Wadenbeins, um 7 Zun höher als der Mittelpunkt des äußeren Knöchels des Sprunggelenks.

VB36 (Vai-Tzü)

Lage: Auf der Vorderseite des langen Zehenstreckers, 7 Zun oberhalb des Mittelpunktes des Außenknochens des Sprunggelenks, etwas nach hinten vom Punkt **VB35 (Jan-Tsjao)**.

VB37 (Guan-Min)

Lage: 5 Zun oberhalb des Mittelpunktes des äußeren Knöchels des Sprunggelenks, am vorderen Rand des Wadenbeins.

VB38 (Jan-Fu)

Lage: 4 Zun oberhalb des Mittelpunktes des äußeren Knöchels des Sprunggelenks, am vorderen Rand des Wadenbeins.

VB39 (Sjuan-Tschun)

Lage: 3 Zun oberhalb des Mittelpunktes des äußeren Knöchels des Sprunggelenks, am vorderen Rand des Wadenbeines.

VB40 (Tsju-Sjui)

Lage: In einer kleinen Vertiefung unterhalb und nach vorn vom äußeren Knöchel des Sprunggelenks, seitlich von der Sehne des langen Zehenstreckers.

VB41 (Tsu-Lin-Tsi)

Lage: In der engsten Stelle zwischen dem IV. und V. Metatarsalknochen.

VB42 (Di-U-Huei)

Lage: In einer kleinen Vertiefung in der breitesten Stelle zwischen dem IV. und V. Metatarsalknochen und 0,5 Zun vor dem Punkt **VB41 (Tsu-Lin-Tsi)**.

VB43 (Sja-Si)

Lage: Im Spalt zwischen den Grundgelenken (den Metatarsophalangealgelenken) der IV. und V. Zehe.

VB44 (Tsu-Tsjao-In)

Lage: 3 mm vom Nagelbett der IV. Zehe in Richtung der V. Zehe.

2.8.12 Meridian der Leber (F)

Der traditionellen chinesischen Medizin zufolge, gehört der Meridian der Leber zu den Bein-»In«-Meridianen. Seine »Lebensenergie«, die er vom Meridian der Gallenblase erhält und an den Meridian der Lungen übergibt, hat einen zentripetalen Lauf. Damit wird der Zirkulationskreis der Lebensenergie in den zwölf Meridianen geschlossen, wobei der Weg der »Lebensenergie«, beginnend von den Lungen, nach einem vollen Kreislauf durch den ganzen Organismus wieder da endet.

Nach altchinesischen Auffassungen spielt die Leber eine sehr wichtige Rolle sowohl als Rücklagedepot als auch als Regler der gesamten Blutmenge im Organismus. Er steht mit den Rippen und den Sehnen in Zusammenhang. Daher treten bei Erkrankungen in der Leber Schmerzen in den Rippen und Muskelkrämpfe auf. Aus heutiger Sicht können solche Krankheitserscheinungen mit der Beteiligung der Leber an den biochemischen Stoffwechselprozessen im Muskelapparat gedeutet werden.

Die moderne Akupunktur verwendet die Punkte des Lebermeridians als Heilmethode

- bei Lebervergrößerung
- bei verschiedenen Formen der Gelbsucht
- bei Gelbsucht speziell in Begleitung von diversen Dysfunktionen wie dyspeptischen Störungen, Erbrechen, Dyskinesien der Gallenwege u. a.
- bei Kopfschmerzen, die in kausalem Zusammenhang mit Störungen in der Leber stehen
- bei hyper- und hypotonischen Zuständen
- bei Herzschmerzen und neurotischen Erscheinungen
- bei Schmerzen im Bereich des Brustkorbs, des Lendenbereichs und der unteren Extremitäten
- bei Urogenitalstörungen
- sowie bei verschiedenen Dermatosen.

(Siehe Abb. 19).

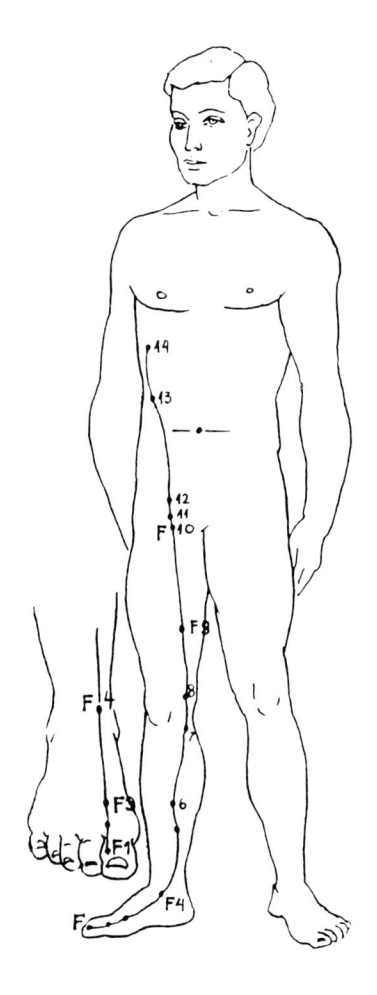

Abb. 19 Meridian der Leber (F).

F1 (Da-Dun)

Lage: 3 mm weit vom Nagelbett der großen Zehe, in Richtung zur II. Zehe.

F2 (Sin-Tsjan)

Lage: Am Fußrücken zwischen den Köpfen des I. und II. Metatarsalknochens.

F3 (Tai-Tschun)

Lage: Am Fußrücken an der engsten Stelle zwischen dem I. und II. Metatarsalknochen.

F4 (Tschun-Fen)

Lage: In einer Vertiefung am Fußrücken, nach vorn und nach unten vom inneren Knöchel des Sprunggelenks, zwischen den Punkten **RP5 (Schan-Tsju)** und **E41 (Tse-Si)**.

F5 (li-Gou)

Lage: Auf der Innenfläche des Unterschenkels, 5 Zun oberhalb des Mittelpunktes des Innenknöchels des Sprunggelenks, am hinteren Rand des Schienbeins.

F6 (Tschun-Du)

Lage: 7 Zun oberhalb des Mittelpunktes des Innenknöchels des Sprunggelenks, am hinteren Rand des Schienbeins.

F7 (Si-Guan)

Lage: Nach hinten und nach unten vom medialen Ende (Condylus tibiae) des Schienbeins, 2 Zun unterhalb des unteren Randes der Kniescheibe und einen Zun hinter dem Punkt **RP9 (In-Lin-Tsjuan)**.

F8 (Tsjui-Tsjuan)

Lage: In einer Vertiefung nach hinten vom unteren Ende des Oberschenkelknochens (Condylus tibiae) in Höhe der Kniekehlenfalte.

F9 (In-Bao)

Lage: 4 Zun oberhalb des oberen Randes der Kniescheibe, am hinteren Ende des Schneidermuskels.

F10 (Tsu-Li)

Lage: An der Innenfläche des Oberschenkels, an der Ansatzstelle des langen Adduktorenmuskels, einen Zun unterhalb des Punktes **F11 (In-Ljan)**.

F11 (In-Ljan)

Lage: Einen Zun unterhalb des Leistenbandes, am vorderen Teil des

langen Adduktors. Beim Abtasten läßt sich die Pulsation der Oberschenkelarterie spüren.
◄ Tiefere Einstiche über 1 cm bei Akupunktur sowie Bienengift sind nicht zulässig!

F12 (Tsi-Mai)

Lage: 2,5 Zun seitlich vom Mittelpunkt und 1 Zun nach unten vom oberen Rand der Schambeinfuge (Symphyse).

F13 (Tschan-Men)

Lage: Am freien Ende der XI. Rippe.

F14 (Tsi-Men)

Lage: Im VI. Zwischenrippenraum (unterhalb der Warze bei Männern), in der Schnittstelle der Senkrechten durch die Mitte des Schlüsselbeins und dem Rippenbogen.

2.8.13 Der hintere mittlere Meridian (T)

Der vordere und hintere mittlere Meridian bilden den »kleinen Kreislauf der Lebensenergie« im Unterschied zum großen Zirkulationskreis, der die übrigen Meridiane (von I bis XII) umfaßt. Beide Kreisläufe stehen nach Auffassung der traditionellen Medizin durch sekundäre Verbindungen in Zusammenhang.

Der hintere mittlere Meridian, auch als **»Lenkergefäß«** oder »Tou-Mo« bekannt, ist durch sekundäre Zwischenverbindungen mit den 6 »Jan«-Meridianen verkettet und verläuft in der Mitte der Wirbelsäule, des Kopfes und des Gesichtes.

In der modernen Medizin ist der hintere mittlere Meridian in funktioneller Hinsicht deshalb besonders wichtig, da die auf ihm liegenden Punkte dieselbe segmentäre Innervation wie die inneren Organe haben und daher durch sie das eine oder andere Organ entsprechend beeinflußt werden kann.

▶ Die Punkte im unteren Abschnitt wirken in erster Linie auf das *vegetative Nervensystem*, während jene im Bereich des Kopfes und Halses das *Großhirn* beeinflussen. Indem dieser Meridian die Funktionen der einzelnen Organe und Systeme des Körpers harmonisiert, beeinflußt er den *allgemeinen* körperlichen Zustand äußerst günstig (siehe Abb. 20).

T15 (Ja-Men)

Lage: In einer Vertiefung an der Behaarungsgrenze und zwischen den Dornfortsätzen des I. und II. Halswirbels.
◄ Bienengift und Einstiche über 10 mm sind nicht zulässig!

T16 (Fen-Fu)

Lage: Einen Zun über der Behaarungsgrenze am Hals, zwischen dem Hinterhauptbein und dem I. Halswirbel. In der Tiefe dieses Punktes befindet sich die große Öffnung (Foramen occipitale magnum), durch die das Rückenmark bis zum II. Lendenwirbel reicht.
◄ Bienengift und Einstiche über 10 mm sind nicht zulässig!

T17 (Nao-Hu)

Lage: 1,5 Zun oberhalb des Punktes **T16 (Fen-Fu)**. Stellt eine **gefährliche schockauslösende Zone** in der Akupunkturpraxis dar.
◄ Bienengift und tiefe Einstiche sind kontraindiziert!

T18 (Tzjan-Tsjan)

Lage: 7,5 Zun nach hinten vom Punkt **T24 (Schen-Tin)** oder 1,5 Zun über **T17 (Nao-Hu)** (siehe Abb. 2 und Abb. 20).

T19 (Hou-Din)

Lage: 6 Zun nach hinten vom Punkt **T24 (Schen-Tin)** oder 1,5 Zun über **T18 (Tzjan-Tsjan)** bzw. 3 Zun über **T17 (Nao-Hu)** (siehe Abb. 2, Abb. 20, Abb. 23).

T20 (Bai-Huei)

Lage: 4,5 Zun nach hinten vom Punkt **T24 (Schen-Tin)**, d. h. in der Mitte des Abstandes zwischen den Punkten **T24 (Schen-Tin)** und **T17 (Nao-Hu)**, oder 7,5 Zun höher als die hintere Behaarungslinie (siehe Abb. 2, Abb. 20, Abb. 23).

T21 (Tsjan-Din)

Lage: 3 Zun nach hinten vom Punkt **T24 (Schen-Tin)** (siehe Abb. 2, Abb. 20, Abb. 23).

T22 (Sin-Huei)

Lage: 1,5 Zun nach hinten vom Punkt **T24 (Schen-Tin)** (siehe Abb. 2, Abb. 20, Abb. 23).

T23 (Schan-Sin)

Lage: 0,5 Zun nach hinten vom Punkt **T24 (Schen-Tin)** (siehe Abb. 2, Abb. 20, Abb. 23).

T24 (Schen-Tin)

Lage: 3 Zun über der Verbindungslinie der Augenbrauen oder 0,5 Zun nach hinten von der Behaarungslinie der Stirn (siehe Abb. 2, Abb. 20, Abb. 23).

T25 (Su-Ljao)

Lage: Im Mittelpunkt der Nasenspitze.

T26 (Schen-Tschun)

Lage: Unterhalb der Nasenspitze, am oberen Drittel auf der Senkrechten zwischen der Nase und der Oberlippe.

T27 (Dui-Duan)

Lage: In der Mitte der Oberlippe, da, wo die Haut in die Schleimhaut übergeht.

T28 (In-Tsjao)

Lage: In der Mitte der Innenseite der Oberlippe, da, wo das Zahnfleisch in die Schleimhaut der Lippe übergeht.

2.8.14 Der vordere mittlere Meridian (J)

Er wird auch »*Konzeptionsgefäß*« oder »Jenn-Mo« genannt. Dieser Meridian ist nach Auffassung der traditionellen chinesischen Medizin mit keinem bestimmten Organ oder mit irgendwelchen spezifischen Funktionen des Organismus verknüpft, sondern mit einer Gesamtheit von Funktionen. Er wirkt vorwiegend auf die »In«-Meridiane bzw. auf die »In«-Organe.
Bedingt nimmt die moderne Medizin diesen Meridian als aus drei Teilen bestehend an: dem unteren Teil vom Anus bis zum Nabel, der auf das *Urogenitalsystem* wirkt; dem mittleren Teil – vom Nabel bis zum Grund des Brustbeins mit seiner Wirkung auf die *Verdauungsfunktionen* und dem oberen Teil – vom Grund des Brustbeins bis zur Unterlippe –, der vornehmlich die Organe beeinflußt, die sich im *Brustkorb* befinden (siehe Abb. 21).

J15 (Tsju-Wei)

Lage: Auf der vorderen Mittellinie, 7 Zun oberhalb des Nabels, unmittelbar unter der Schwertfortsatzspitze des Brustbeines.

J16 (Tschun-Tin)

Lage: Auf der vorderen Mittellinie am Ansatz des Schwertfortsatzes am Brustbein.

J17 (Tan-Tschun)

Lage: Auf der vorderen Mittellinie in Höhe des V. Zwischenrippenraumes, in dem sich die Brustwarzen beim Mann befinden.

J18 (Jui-Tan)

Lage: Auf der vorderen Mittellinie in Höhe des IV. Zwischenrippenraumes und der Mitte des Brustbeines.

J19 (Tsi-Gun)

Lage: Auf der vorderen Mittellinie in Höhe der III. Rippe.

J20 (Hua-Gai)

Lage: Auf der vorderen Mittellinie in Höhe der II. Rippe, d. h. an der Ansatzstelle des Brustbeinkörpers.

J21 (Sjuan-Tsi)

Lage: Auf der vorderen Mittellinie in Höhe der Ansatzstelle der I. Rippe.

J22 (Tjan-Tu)

Lage: Im Mittelpunkt des Jugularausschnittes des Brustbeines, zwischen den Ansatzstellen der hier angeordneten Muskeln.

J23 (Ljan-Tsjuan)

Lage: Im Spalt zwischen dem unteren Ende des Zungenbeines und dem oberen Ausschnitt des Schildknorpels.

J24 (Tschen-Tsjan)

Lage: In der Mitte der Senkrechten zwischen dem Kinn und der Unterlippe.

2.8.15 Einige Außermeridianpunkte (H)

H1 (In-Tan)

Lage: Oberhalb des Nasengrundes, in der Vertiefung zwischen beiden Augenbrauen.

H2 (Tai-Jan)

Lage: In einer Vertiefung 12 mm seitlich des äußeren Endes der Augenbraue, genauer an der Spitze des gedachten Dreiecks zwischen dem äußeren Ende der Augenbraue und dem äußeren Augenwinkel.

H3 (Jui-Jao)

Lage: In einer kleinen Vertiefung in der Mitte der Augenbraue. Bei nach vorn gerichtetem Blick liegt er genau über der Pupille.

Schi-Sjuan (10 Punkte)

Lage: An den 10 Fingerspitzen.

Orbitalpunkte

Lage: In vollem Kreis um die Orbita (Augenhöhle) (siehe Abb. 22).

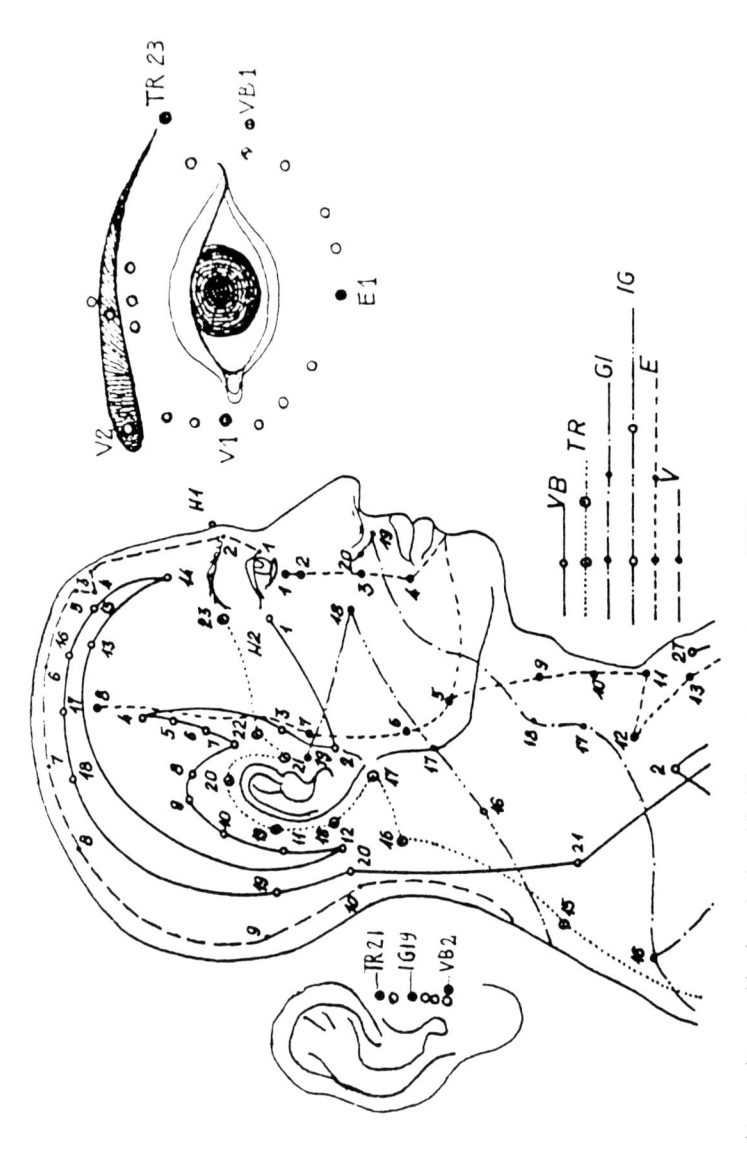

Abb. 22 Akupunkturpunkte am Kopf nach dem Meridiansystem von Luvsan (1980). Punkte um Augen und Ohr nach ihrer anatomischen Ortung.

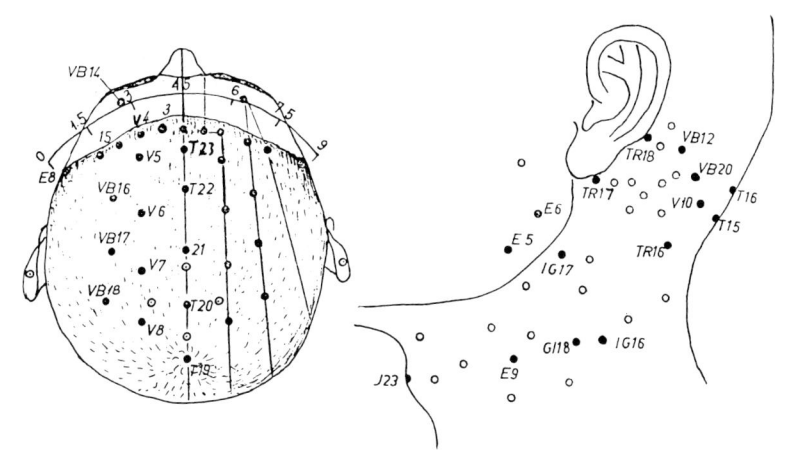

Abb. 23 Meridian- und Außermeridianpunkte der Scheitel- und Halsgegend.

3. Grundlagen der Apitherapie

Die Honigbienen schenken dem Menschen einige Produkte, die er als Nahrung und Arznei verwenden kann:
- Bienengift
- Propolis
- Wachs
- Bienenhonig
- Weiselfuttersaft
- Pollen.

Die ersten drei Produkte werden ausschließlich zu therapeutischen Zwecken angewandt, während die übrigen als Nahrungs- und Heilmittel Anwendung finden.

▷ Die wissenschaftliche Disziplin der Medizin, die sich mit der Anwendung der Bienenprodukte befaßt, nennen wir »Apitherapie«.

Dieser Ausdruck ist zusammengesetzt aus den Wörtern »Apis« (Biene) und »Therapie« (Behandlung). Obwohl die Bienenprodukte seit ältesten Zeiten in der Prophylaxe und bei der Behandlung verschiedener Erkrankungen Anwendung finden, bildet die Apitherapie einen der neuesten Zweige der gegenwärtigen Medizin. In letzter Zeit hat das Interesse gegenüber der Behandlung mit Bienenprodukten stark zugenommen. Eine große Anzahl wissenschaftlicher Institute, Lehrstühle und Heilanstalten hat sich die Aufgabe gestellt, die seit Jahrtausenden von der Volksmedizin angewandten Bienenprodukte auf feste wissenschaftliche Grundlagen zu stellen.

Während das Bienengift ein Verteidigungsmittel der Bienen gegen ihre »Makrofeinde« (Säugetiere und Insekten) ist, stellt die Propolis ein Schutzmittel gegen ihre mikroskopisch kleinen Feinde (Bakterien, Viren und Pilze) dar. Die erwähnten zwei Produkte werden in der Apitherapie nur als Medikamente angewandt. Bei Honig, Pollen und Futtersaft sind die Heileigenschaften auf den reichen Gehalt biologisch aktiver Stoffe zurückzuführen, die für die Genesungsprozesse wichtig sind. Außer den Nähr- und Geschmackseigenschaften besitzen sie *Vitamine, Enzyme, Aminosäuren, Hormone, Antibiotika* u. a., die als Medikamente natürlichen Ursprungs eine Rolle spielen. Wenn auch in geringen Mengen vorhanden, spielen sie eine große Rolle für den Organismus, weil sie leicht aufgenommen werden und bei längerer Anwendung für eine gute Wirkung ausreichend sind.

Als Heilmittel wirken die Bienenprodukte auf die normale Tätigkeit der *Zellen* und *Gewebe* günstig sowie auf die *Organe* der Menschen, die sich im Laufe von Jahrtausenden daran angepaßt haben. Ein jedes der Bienenprodukte stellt einen biologisch aktiven Komplex aus Stoffen verschiedener Struktur und verschiedener Eigenschaften dar. Träger der Heil- und prophylaktischen Wirkung bei einem jedem einzelnen Produkt sind einerseits die einzelnen Bestandteile, häufig reich an Zahl, und andererseits dieselben als Komplex. Aus diesem Grunde haben die Bienenprodukte einen so weiten Wirkungsbereich und so verschiedene Indikationen.

3.1 Bienenprodukte – nur zu Heilzwecken angewandt

Zu den Bienenprodukten, die nur zu Heilzwecken angewandt werden, gehören das **Bienengift** (Apitoxin), **Propolis** (Kittharz) und das **Bienenwachs**.

3.1.1 Bienengift

3.1.1.1 Basisinformationen

Seit Jahrtausenden wird das Bienengift als Heilmittel angewandt. Bis vor nicht allzu langer Zeit fehlte der praktischen Anwendung eine ausreichende wissenschaftliche Grundlage, sie beruhte hauptsächlich auf der Empirie und der Erfahrung der Volksmedizin. Es war erforderlich, den Wirkungsmechanismus zu deuten. Ferner wurde eine pharmakologische Charakteristik erforderlich, wie auch die Schaffung neuer Präparate, die die Erarbeitung rationeller Indikationen und Anwendungsmethoden zuließen. So wird nun in vielen Ländern das Bienengift experimentalen und klinischen Untersuchungen unterworfen und seine hohe biologische Aktivität bestätigt.

Ausschlüpfende Bienen verfügen zuerst kaum über Gift. Doch schon am 2. Tag, wenn die Stacheln noch nicht gebrauchsfähig sind, fanden wir durchschnittlich 0,4 mg flüssiges Gift in der Giftblase. In den folgenden Tagen nimmt die Produktion der Giftdrüse zu, aber erst am 15. bis 20. Lebenstag ist die Giftblase gefüllt (siehe Abb. 24).

So gewinnt man Bienengift

Das gebräuchlichste Verfahren zur Gewinnung von Bienengift ist die »Elektroerregung der Bienen«. Diese Methode erlaubt die Herstellung bedeutender Mengen Gift tausender Bienen innerhalb kurzer Zeit (»Bienenmelken«). Im Durchschnitt müssen 20 Bienenstöcke oder eine Million Bienen einmalig »gemolken« werden, um ein einziges Gramm Gift zu erhalten.

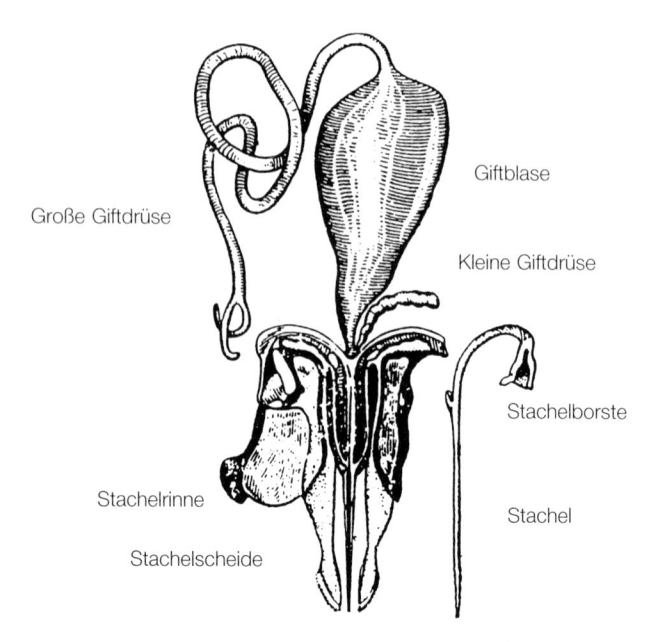

Abb. 24 Struktur des Stechapparates der Biene.

Wesen und Eigenschaften des Bienengiftes
Das Bienengift ist eine farblose, durchsichtige, dichte Flüssigkeit mit einem charakteristischen Geruch und bitterem Geschmack. Es weist eine Säurereaktion auf und sein spezifisches Gewicht beträgt 1,131. Es wurde festgestellt, daß es sich um einen biologischen Komplex handelt, zusammengesetzt aus Stoffen verschiedener Struktur und mit verschiedenen Eigenschaften. Unter Anwendung der Gel-Filtrations- und Ionenaustauschtechnik wurde in den letzten Jahren die Trennung der einzelnen Bestandteile – Träger spezifischer Eigenschaften der Bestandteile als auch des komplexen Bienengiftes – erreicht. Durch Forcedialyse und Gelfiltration in einer Säule »Sefadex« gelang die Spaltung des Giftes in hoch- (Hyaluronidase, Alphaglykosidase, saure Phosphomonoesterase, Phospholipase »B«) und niedermolekulare (Apamin, Adolapin, Melitin-, MCD Peptid, Proteaseinhibitor) Fraktionen.

> Das Bienengift ist ein biologisches Produkt, das stark von den Außenbedingungen beeinflußbar ist und in hermetisch verschlossenen Gefäßen, bei einer Temperatur von minus 4 °C aufbewahrt werden muß.

Die Ergebnisse pharmakologischer Untersuchungen zeugen davon, daß das Bienengift Komponenten enthält, die ähnliche Eigenschaften aufweisen wie die steroiden und nicht steroiden Antiphlogistika. Der steroide Effekt wird durch Stimulierung des Hypophysennebennierensystems verwirklicht und von der Freisetzung von Kortikoiden im Blut begleitet.

So wirkt das Bienengift
Das Bienengift wirkt deutlich schmerzstillend, was sowohl klinisch als auch experimentell festgestellt werden konnte. Im Vergleich zu den aspirinähnlichen Analgetika sind das Bienengift und seine Fraktionen bedeutend aktiver. Sie äußern ihre analgetische Wirkung auf peripherem Wege (nicht auf narkotischem).
Das Bienengift besitzt in geringen Dosen eine deutlich ausgeprägte depressorische *(blutdrucksenkende)* Wirkung. Lokal angewandt, führt es zu einer starken, tiefen Hyperämie. Dadurch wird der lokale *Kreislauf verbessert* und die *Entzündungs-* und *Abbauprodukte* werden *entfernt* oder *zerstreut*.
Das Bienengift führt zu einer bedeutenden Zunahme der Volumengeschwindigkeit des Koronarkreislaufes bei gleichzeitiger Senkung des arteriellen Druckes und besitzt die Eigenschaft, die fibrinolytische Aktivität des Blutes zu fördern. Diese Tatsache ist von großer Bedeutung für die Prophylaxe einer **Embolie** und für die Behandlung von Krankheiten wie **Arteriosklerose** und thrombotischer Embolie.

Vorsicht bei Hyperreaktion gegenüber Bienengift
Es ist bekannt, daß 2% der Menschen an Überempfindlichkeit gegenüber dem Bienengift leiden. Sie kann angeboren oder erworben sein. Sie äußert sich in stürmischen Reaktionen (lokale und allgemeine) sogar bei nur einem einzigen Stich. An der Stichstelle läßt sich eine starke Rötung, Schwellung und sogar eine Blaufärbung bei gleichzeitiger Blasenbildung beobachten. Die allgemeine Reaktion:
- Druckgefühl in der Brustgegend
- starke Kopfschmerzen
- Schwellungen in den Schleimhäuten
- Juckreiz und Hautausschläge
- Übelkeit und Erbrechen

- jähes Abfallen des Blutdrucks
- Herzschwäche
- Ohnmachtsanfälle u. a.

Daher: Der Behandlung mit Bienengift hat stets eine Prüfung des Patienten auf Empfindlichkeit gegenüber der Wirkung des Giftes vorauszugehen.

◄ Hyperreagible Kranke dürfen damit nicht behandelt werden!

> In der Praxis sind folgende Methoden zur Einführung des komplexen Bienengiftes oder nur seiner aktiven Bestandteile bekannt: Durch *Bienenstich*, durch *Einspritzen* von standardisierten Präparaten, durch *physiotherapeutische* Methoden oder durch *äußere Anwendung* (siehe 4.1.1, 4.2.2, 4.3.3).

3.1.1.2 Indikationen und Kontraindikationen

A. Indikationen

Pharmakologische Untersuchungen und klinische Beobachtungen bestätigten weitgehend jahrtausendealte volksmedizinische Erfahrungen. Bienengift *wirkt günstig* bei

▶ Arthrosen und Spondylarthrosen
▶ rheumatischen Leiden
▶ Gefäßerkrankungen, Erkrankungen des peripheren Nervensystems
▶ schwer heilenden Wunden
▶ Bronchialasthma u. a.

Seine therapeutische Wirkung beruht auf seinen antiallergischen, antikoagulierenden, antientzündlichen, schmerzstillenden und allgemein stimulierenden Eigenschaften.

B. Kontraindikationen

◄ Unverträglichkeit gegenüber Bienengift, angeboren oder erworben
◄ Lebererkrankungen
◄ Erkrankungen der Nieren und des Pankreas bei Exazerbation
◄ Dekompensation des Herz- und Kreislaufsystems
◄ Blutkrankheiten mit Neigung zu Blutungen
◄ Erkrankungen des ZNS
◄ Tumore.

Hinweis:
◄ Kein Alkohol bei Anwendung von Bienengift, da dadurch das Gift inaktiviert wird!
◄ Nicht empfehlenswert sind Bienengift-Anwendungen im Anschluß nach reichlichem Essen, Wasseranwendungen und körperlichen Überlastungen.
▷ Während der Behandlungsdauer wird pflanzliche Nahrung und Aufnahme von Milch empfohlen.
▷ Bei niedrigem Blutdruck sollte eine *vorläufige* Medikation vorgenommen werden.

3.1.2 Propolis

3.1.2.1 Basisinformationen

Die Propolis (Kittharz) ist eines der wertvollsten Bienenprodukte. In den letzten Jahren haben ihre speziellen Eigenschaften starkes Interesse bei Chemikern, Ärzten und sonstigen Spezialisten gefunden. Es bestehen zwei Theorien bezüglich des Ursprungs der Propolis. Nach der Theorie von KÜSTENMACHER (1912) bildet die Propolis ein Produkt der Lebenstätigkeit der Bienen – ein verharzter Rest von der Verarbeitung des Blütenstaubes, angereichert mit verschiedenen Fermenten und Bioprodukten des Magensaftes der Bienen.
Nach der Theorie von RESCH (1927) sammeln die Bienen – »Propolissammlerinnen« – den Stoff von den Knospen, der Oberfläche der Früchte und der Rinde der Pflanze. Dieser sogenannte »Pflanzensaft«, »Pflanzenschleim«, »Schutzsekret«, »Knospensekret« dient zum Schutz der Pflanze und ihrer Nachkommenschaft vor den mikroskopischen Feinden und mechanischen Traumata. Die heutige Auffassung vereint beide Theorien.
▷ Nach dieser Auffassung stammt der Hauptteil der Propolis von den Pflanzen und der zusätzliche – von den Bienen selbst.
Nachdem sie den Stoff in den Körbchen ihrer Hinterbeine in den Bienenstock gebracht haben, übergeben die Sammlerinnen die Propolis an andere Bienen, die ihrerseits damit die Zellen bestreichen, in denen die Bienenmutter ihre Eier legt. Auf diese Weise wird eine antimikrobielle Prophylaxe durchgeführt, die das Leben der künftigen Generationen sichert. Außerdem verstopfen die Bienen mit diesem Stoff verschiedene Risse in ihren Bienenstöcken und verkleinern die Ausmaße des Flugloches. Mit anderen Worten – die Propolis regelt das Klima und die Desinfektion des Bienenstockes. Die überflüssige Propolis wird von den Bienen für Notfälle »gelagert«.

nur einer Nacht 150 bis 250 g Wachs absondern. Die Wachsdrüsen funktionieren nur bei einer reichlichen natürlichen Ernährung. Bei niedrigen Temperaturen (unter 15 °C) oder bei regnerischem Wetter sondern die Bienen entweder sehr wenig oder überhaupt kein Wachs ab.

Wesen und Eigenschaften
Seiner Zusammensetzung nach stellt das Wachs ein Gemisch aus vielen chemischen Verbindungen der Fettreihe u. a. dar. Es besteht hauptsächlich aus Estern höherer Fettsäuren und aus höheren Fettalkoholen (70–75%). In geringen Mengen enthält es ungesättigte und gesättigte Kohlenwasserstoffe (11–17%), freie Fettsäuren (10–15%) und freie Alkohole, mineralische Verbindungen, verschiedene Farbstoffe, Aromastoffe, Vitamine – inbesondere Vitamin A (hundert Gramm Wachs enthalten 4096 ME). In geringen Mengen enthält das Wachs auch Propolis, Pollen u. a.

Aus chemischer Sicht sind die Wachse den tierischen und pflanzlichen Fetten ähnlich. Zum Abbau der Fette im tierischen Organismus sind entsprechende Fermentsysteme erforderlich, dank deren dieselben verwertet werden, d. h. zur Nahrung dienen. Zum Abbau des Wachses existieren im Verdauungssystem des Menschen und der Tiere keine entsprechenden Fermentsysteme. Einzig die Bienenmotte (Wachsschabe) und der kleine afrikanische Bienenfresservogel, bekannt als »Indikator« oder »Honiganzeiger«, besitzen die Fähigkeit, die Wachse abzubauen und sie anzuzeigen. Dies erfolgt mit Hilfe von spezialisierten Symbiosemikroorganismen, die zum Aufbau nötiger Fermente dienen.

Bei der Erwärmung nimmt das Wachs eine bestimmte Menge Wärme auf, die es dann bei der Behandlung an die darunterliegenden Gewebe weiterleitet. Als Folge tritt lokale Hyperämie mit allen daraus folgenden Änderungen auf: Verbesserung der Ernährung der Gewebe, Abtragen der Entzündungs- und Abfallprodukte u. a.

Es ist bekannt, daß ein Teil der aktiven Stoffe des Wachses von der Haut resorbiert werden kann. Anderseits wird angenommen, daß das Wachs eine gewisse Adsorptionsfähigkeit durch die Haut besitzt, d. h. Abfallprodukte wie Toxine u. a. entzieht. Diese Eigenschaften sind allerdings nicht wissenschaftlich erforscht.

3.1.3.2 Die Anwendung

Wärmebehandlung mit Bienenwachs

Die Wärmebehandlung mit Wachs erfolgt durch Auflegen von warmen »Wachskuchen«, von Mullkompressen oder von Pflastern mit Wachs (siehe 3.1.2). Die Wärmebehandlung mit Wachs wird bei Erkältungs- und Entzündungserscheinungen der **Muskeln** und **Nerven**, **Sehnenscheidenentzündung**, degenerativen und traumatischen Erkrankungen der **Gelenke** u. a. angewandt. Bei **Bronchialkatarrh** ist das Auflegen von Pflastern auf den Brustkorb, vorn oder hinten, vornehmlich bei Kindern empfehlenswert.

3.2 Bienenprodukte mit Nähr- und Heileigenschaften

Die Nahrung des Menschen stellt eine komplizierte Kombination von verschiedenen Produkten dar, die der Menge und Qualität nach verschiedenartige Stoffe enthalten: Eiweiße, Fette, Kohlenhydrate, Vitamine, Mineralsalze und Wasser. Unsere Nahrung ist die einzige Energiequelle und das Aufbaumaterial für die Entwicklung und Wiederherstellung des Organismus. Die richtige Ernährung sichert einen gesunden und arbeitsfähigen Organismus, erhöht seine Widerstandskräfte und bietet ihm die Möglichkeit, sich flexibel an die verschiedenen Einflüsse der Umwelt anzupassen.

Die Bienenprodukte mit Nähr- und Heilwert – also Honig, Weiselfuttersaft und Pollen – enthalten alle für den Menschen erforderlichen Nahrungsstoffe. Ihr biologischer Wert liegt aber vor allem in ihrem reichen Gehalt an ergänzenden Nahrungsbestandteilen wie Vitaminen, Enzymen, Aminosäuren, Hormonen, Antibiotika u. a., die leicht vom Organismus anzueignen sind und die Rolle von *natürlichen Medikamenten* übernehmen. Viele ihrer Komponenten stammen von den Heilpflanzen, die als Rohstoff bei der Herstellung einer Reihe pharmazeutischer Präparate dienen; in den Bienenprodukten kommen allerdings die Heilstoffe in konzentriertem und natürlichem Zustand vor.

Die Bienenprodukte mit Nähr- und Heileigenschaften dienen außer zur Vorbeugung und Behandlung verschiedener Krankheiten, zur Kräftigung des Organismus und zur Erhöhung seiner Widerstandskräfte auch als vorzügliche tägliche naturale Nahrung, die den vielzähligen schädlichen Einflüssen der Umwelt vorbeugt.

3.2.1.2 Therapeutischer Einsatz von Bienenhonig

A. Innere Anwendung

Die durchschnittliche tägliche Dosis variiert in Abhängigkeit vom Wesen des Leidens, beträgt im allgemeinen jedoch **100–140 g** (1½–2 g je Gewichtskilogramm), gelöst in einem halben Glas Wasser, die dreimal vor dem Essen eingenommen wird. Den Kindern wird täglich 1 g Honig je Gewichtskilogramm empfohlen.
Behandlungsdauer 1½–2 Monate, nach einer Pause von 1 Monat kann eine zweite Behandlung durchgeführt werden.

B. Äußerliche Anwendung

Der Honig wird lokal angewandt, u. zw. in Form von *Hautapplikationen*, als *Tropfen* in der Nase, als *Tampons* in der Scheide sowie als *Tzübo* (siehe 4.3.3).

C. Physiotherapeutische Anwendung

Inhalationen mit Honig finden Anwendung bei der Behandlung von Erkrankungen der Atemwege. Bei der **Elektrophorese** wird der Honig mit Hilfe von galvanischem oder Impulsstrom in die Gewebe eingeführt. Zur Anwendung kommt eine **30%ige Wasserlösung**, wobei die aktiven Bestandteile von beiden Polen aus eingeführt werden.

3.2.1.3 Indikationen und Kontraindikationen

Aufgrund seiner *antiseptischen, regenerativen, expektorierenden, sedativen, hämatopoetischen, dynamisierenden, herzstärkenden, antiallergischen* und *immunobiologischen* Eigenschaften ist der Bienenhonig bei folgenden Erkrankungen angezeigt:
▶ Magen-Darm-Erkrankungen wie Gastritis, Magen- oder Darmgeschwüre, Obstipation
▶ Atemwegserkrankungen wie Katarrhe, Sinusitis, Bronchitis, Kehlkopfentzündung
▶ Herz- und Kreislaufstörungen wie Arrhythmie, Stenokardie, Hypertonie, Hypotonie, Herzneurosen

- Gynäkologische Krankheitsformen wie Erosion des Gebärmutterhalses, Kolpitis u. a.
- Neurosen
- Flankierend zur Diät für Nieren- und Leberkranke

Kontraindikationen
Die einzige Gegenanzeige ist die selten anzutreffende Unverträglichkeit von Honig und bei Kranken, deren Zuckeraufnahme eingeschränkt ist (Diabetes).
- Die **Diabetiker** können ganz kleine Mengen Honig (25–30 g täglich) unter Laborkontrolle des Blutzuckers einnehmen.

3.2.2 Bienenpollen

3.2.2.1 Basisinformationen

Erst in den letzten Jahren begann die Anwendung von Bienenpollen unter prophylaktischer, therapeutischer und diätetischer Zielsetzung.
Die Bienen sammeln den Pollen von den Blüten der Pflanzen, wobei sie gleichzeitig auch zur Bestäubung beitragen. Zum Sammeln der Pollen dienen die Bürstchen an den Hinterbeinen der Bienen. Die Bienen befeuchten gleichzeitig den Pollen mit Nektar und Speichel und verwandeln ihn in kleine Kugeln von 5–7 mg, die sie mit Hilfe der Körbchen an ihren Beinen in den Bienenstock tragen. Jährlich sammeln die Bienen eines leistungsfähigen Bienenstockes 15–20 kg Pollen. Von dieser Menge kann, ohne daß das Bienenvolk beeinträchtigt wird, 10–30% entnommen werden.
Fundamentale und umfassende Untersuchungen zu den Heil- und Nähreigenschaften der Pollen wurden von R. CHAUVIN, A. CAILLAS, P. LAVY (Frankreich), A. CIPLJA, N. NIKOLAU (Rumänien), A. MONTERDE (Spanien), R. CHEMBERES (Australien), B. TALPAY (BRD) u. a. durchgeführt. Allerdings stehen noch viele Fragen in Zusammenhang mit der chemischen Zusammensetzung und der biologischen Wirkung des Pollens offen.

So gewinnt man Bienenpollen
Die Gewinnung des Pollens erfolgt mit Hilfe einer speziellen Auffangvorrichtung. Diese wird vor dem Flugloch aufgestellt. Es handelt sich dabei um eine Schachtel, an deren Wänden Öffnungen (3–3,5 mm) angebracht sind.
Der frische Pollen enthält 25% Wasser und ist einem raschen Verderb (Verschimmelung) ausgesetzt. Wenn er nicht bald getrocknet wird, wird er untauglich. Aus diesem Grunde ist eine rasche Herabsetzung der

Feuchtigkeit erforderlich, etwa um 8–10%. Nach dem gleichmäßigen und richtigen Trocknen kommt der Pollen in hermetisch verschlossene Gefäße oder in Vakuum-Plastiktüten und wird im Dunkeln bei 0–4 °C aufbewahrt. Es wird angenommen, daß sogar bei richtiger Aufbewahrung der Pollen nach 4–6 Monaten 20–30% seiner Heileigenschaften einbüßt, nach einem Jahr – 40–50% und nach 2 Jahren stellt er überhaupt keinen Wert mehr dar. Der Verlust der biologisch aktiven Stoffe hängt auch von der Pflanzenart ab, von der der Pollen gesammelt worden ist. So betragen bspw. die Verluste an Ascorbinsäure bei 9monatiger Aufbewahrung 10% bei Weichseln und 62% bei Äpfeln.

Wesen und Eigenschaften
Die wertvollen Nähr- und Heileigenschaften des Pollens für den Organismus sind durch den Gehalt lebenswichtiger Stoffe bedingt. Der Pollen enthält **Eiweißstoffe** (22–40%), darunter auch die wichtigen Aminosäuren; **Saccharide** in Form von Nektarkohlenwasserstoffen (30–60%); **Vitamine,** darunter B_1, B_2, B_5, B_6, Pantothensäure, Biotin, Folsäure, Vitamin C, Vitamin E, Provitamin A (das sich im Organismus zu Vitamin A verwandelt); **Vitamin P** (Rutin) erreicht im Pollen bis 17%, es erhöht die Resistenz der Kapillaren; **Fermente,** die sowohl von den Pflanzen als auch von den Speicheldrüsen und vom Chylusmagen der Bienen stammen (Amylase, Invertase, Katalase, Phosphatase u. a.), die zur Katalysierung der verschiedenen chemischen Prozesse im Organismus dienen; **antibiotische** und **biologisch-aktive Stoffe** (Flavonoide, Nuklein- und Ribonukleinsäure u. a.), die von den Pflanzen und von den Bienen stammen.

Der Bienenpollen besitzt dank der Mannigfaltigkeit seiner Bestandteile großen Nährwert – mit ihm kann kein anderes natürliches Produkt konkurrieren. Der Pollen muß als ein *»medikamentöses Konzentrat«* wegen der großen Menge von Fermenten, Vitaminen, Mikroelementen, Flavonoiden, antibiotischen Stoffen u. a. – alle natürlichen Ursprungs – betrachtet werden. Wesentlich dabei ist, daß alle diese Stoffe in einem günstigen Verhältnis zueinander vereinigt sind.

Der Gehalt an biologisch aktiven Stoffen im Blütenstaub hängt von den Artenbesonderheiten der Pflanze ab. Folglich muß bei einer gelenkten Anwendung des Pollens, sei es zu Heil- oder diätetischen Zwecken, strikt den biochemischen Charakteristiken der Pollenbestandteile Rechnung getragen werden. Deshalb wird in manchen Ländern eine vorläufige Sortierung vorgenommen mit dem Zweck, mono- oder fast monofloren Pollen zu erhalten. Eine ähnliche Sortierung führen die Bienen auch selbst durch. Im Zeitraum des Massenblühens großer Gebiete von Honigpflanzen in der Nähe des Bienenstandes sammeln die Bienen den größten Teil des Blütenstaubes von ein und derselben Pflanzenart.

Über die Wirkung der Bienenpollen
Bei dem Pollen ist die *anabole Wirkung* (Aufbauwirkung) stark ausgeprägt, die sich in der Stimulierung des Wachstums und des Stoffwechsels äußert, ohne jegliche Nebenerscheinungen hervorzurufen (R. CHAUVIN, 1957).
Der Pollen hat eine **biostimulierende Wirkung** auf die *Blutbildung* (dies ist besonders charakteristisch bei Kindern) und eine regenerative Wirkung auf die *Lebergewebe*. Der Bienenpollen **reguliert** die Tätigkeit des *Magen-Darm-Traktes*. Die in den Pollen enthaltenen Fermente (Amylase, Katalase u. a.) regen die Magensekretion an und tragen gleichzeitig zur Normalisierung der Peristaltik der Därme bei. Dadurch wird ein effektiver Nahrungstransport gesichert.
Außerdem weist das in den Pollen festgestellte **Antibiotikum** eine bedeutende Aktivität gegenüber der pathogenen Darmflora auf – ein wichtiges Moment bei Behandlung der *Darmdisbakteriose*.
Dank des bedeutenden Gehaltes an Vitaminen, Aminosäuren u. a. wirkt der Pollen **tonisierend** und **allgemein stimulierend** auf den Organismus. Er übt eine normalisierende Wirkung auf das *Nervensystem* aus.

3.2.2.2 Anwendung

Der Pollen wird **peroral** verabfolgt. In natürlichem Zustand beträgt die **Dosis** für *Erwachsene* 30–40 g täglich, die dreimal vor dem Essen eingenommen werden. Zu prophylaktischen Zwecken werden täglich 15–20 g eingenommen.
Kindern von 6–12 Jahren werden 10–15 g täglich empfohlen und für 3–5jährige Kinder jeweils 5–10 g 3mal täglich, auf leeren Magen. (Ein Teelöffel faßt 5 g Pollen, ein Dessertlöffel – 10 g und ein Suppenlöffel 15 g). Bei Einahme muß der Pollen gut zerkaut oder vorher gemahlen werden.

3.2.2.3 Indikationen und Kontraindikationen

Wegen seines großen Reichtums an Vitaminen, Mikroelementen und anderen biologisch aktiven Stoffen findet der Bienenpollen Anwendung als Mittel
▶ gegen Asthenien
▶ bei geistiger und physischer Ermüdung infolge verschiedener Erkrankungen
▶ Erschöpfung, Überlastung und Altersschwäche, Neurasthenien u. a.

- Appetitlosigkeit bei Kindern, verzögertem Wachstum, auch der Zähne
- in der komplexen Therapie der Herz-und Kreislauferkrankungen
- zur Prophylaxe und zur Therapie von Arteriosklerose und den daraus folgenden Komplikationen
- bei Hypertonie und Kapillarbrüchigkeit
- zur Unterdrückung des Abstinenzsyndroms bei Alkoholismus
- bei Zuständen vor und nach Operationen
- klimakterischen Störungen
- Hypertrophie der Prostata
- bei Kolitis, Gastritis und Obstipation
- Lebererkrankungen
- als Stimulans in der Gerontologie
- bei Hypotrophien und Anämien von Kindern usw.

Kontraindikationen
◂ Allergien gegenüber dem Pollen
◂ Schwere Schädigungen des Nierenparenchyms

3.2.3 Weiselfuttersaft

3.2.3.1 Basisinformationen

Der Weiselfuttersaft *(Gelee royal, Königinnenfuttersaft)* ist ein kompliziertes biologisches Produkt, ein Sekret der Oberkieferdrüsen der »brütenden Bienen«, mit dem sie die Larven der Arbeitsbienen und der Drohnen bis zum dritten Tag, den Weisel bis zum fünften und die Bienenmutter das ganze Leben beim Eierlegen ernähren. Unter Einfluß des Weiselfuttersaftes ist die Bienenmutter in der Lage, täglich 1500–2000 Eier zu legen, d. h., das Gewicht der täglich gelegten Eier übertrifft um das Zweifache das Eigengewicht der Bienenmutter. Im Laufe einer Saison legt sie 200 000 Eier, deren Gewicht mehrere hundertmal das Gewicht der Bienenmutter übertrifft. Außerdem besitzt sie, zum Unterschied zu den Arbeitsbienen, einen stark entwickelten Genitalapparat, hohe Reproduktivität und einen sehr intensiven Stoffwechsel. Ihre beschleunigte Entwicklung, ihre Langlebigkeit (sie lebt 5–6 Jahre, während die Arbeitsbienen in der aktiven Periode 30 bis 60 Tage leben), der aktive Stoffwechsel und die hohe Fruchtbarkeit werden ausschließlich vom Weiselfuttersaft gefördert.

Wesen und Eigenschaften
Der Futtersaft verdankt seinen hohen Nährwert und seine biologischen Eigenschaften der speziellen Zusammensetzung. Er enthält alle grundlegenden Stoffe, die zum Aufbau des lebenden Organismus erforderlich sind:
- Eiweißstoffe
- Kohlenhydrate
- Fette
- Mikroelemente
- Enzyme
- Vitamine
- Mineralsalze
- u. a.

Ferner wurde *Globulinsäure* festgestellt, die in der Medizin als Gammaglobulin bekannt ist und zur Resistenz des Organismus gegenüber Bakterien, Viren und Toxinen beiträgt.
Besonders charakteristisch für den Futtersaft ist aber der große Reichtum an **Vitaminen**:
- B1, B2, B5, B6, B8, Bc, B12
- Biotin
- Inosit
- C, D, A und E (in geringeren Mengen).

Von Interesse sind zudem die im Weiselfuttersaft enthaltenen *Spurenelemente:*.
- Eisen
- Zink
- Mangan
- Kobalt.

Sie alle sind für die Blutbildung wichtig.
Die Zusammensetzung des Weiselfuttersaftes umfaßt außerdem: Azetylcholin, Cholinesterase, Verdauungsfermente, Hormone u. a. biologisch aktive Stoffe – insgesamt 3,9%. Deka-OxyΔ^2-Dezensäure, die zu den Karbonsäuren gehört, wurde auch festgestellt. Allem Anschein nach werden sie von den brütenden Bienen synthetisiert oder sie stammen in fertigem Zustand von den Pflanzen. Der Futtersaft ist das einzige natürliche Produkt, in dem diese Säure angetroffen wurde, die zur Zusammensetzung der Antitumorpräparate gehört.
Die Untersuchungen am Futtersaft sind mit den Namen vieler Forscher, Experimentatoren, Kliniker und praktizierender Ärzte verbunden: G. Tawnsend (Kanada), L. Cornejo (Argentinien), R. Chauvin, P. Lavy, A. Cailas (Frankreich), J. Matuschevski (Polen), R. Gidoin (Rumänien), B. Filipic (Jugoslawien), P. Peitschev (Bulgarien) u. a.

Über die Wirkung von Weiselfuttersaft
Der Futtersaft besitzt eine **anabole Wirkung** (Aufbauwirkung), erhöht den Appetit, die Menge des Hämoglobins und die Anzahl der roten Blutzellen. Die Versuchstiere wachsen schneller, leben länger (im

4. Apireflextherapie – Apipunktur, Apipressur und innerliche Anwendung von Bienenprodukten

4.1 Methoden zum Einbringen von Bienenprodukten in den Organismus

4.1.1 Injektionen mit Akupunkturnadeln und Bienenstacheln

Das Bienengift wird durch Einspritzen in Form von pharmazeutischen Präparaten in die biologisch wirksamen Punkte des Organismus deponiert. Es wird mit Hilfe von *speziellen Akupunkturnadeln* eingespritzt *(Apipunktur)*. Wenn zum Einspritzen des Bienengiftes ein Stechapparat oder die Biene selbst benutzt wird, liegt eine *Apispunktur* vor. Das Wort stammt aus dem Lateinischen: »apis« – Biene und »punctum« – Stich. Beide Methoden haben ihre Vor- und Nachteile (siehe 4.2).

Manche Autoren bevorzugen die direkte Anwendung des unmanipulierten Bienengiftes, während andere zum gleichen Zweck Präparate aus Bienengift vorziehen. Das frische, natürliche, unbearbeitete Bienengift ist ohne Zweifel effektiver, allerdings ist seine Anwendung mit der Gefahr allergischer Erscheinungen verbunden sowie mit der Belastung für den behandelnden Arzt, zu jeder Zeit über lebendige Bienen verfügen zu müssen.

▶ Bequemer zur Handhabung und mit geringerer Gefahr vor Allergien sind die standardisierten, von allergisierenden Komponenten freien pharmazeutischen Präparate aus Bienengift. Ihre Einspritzung erfolgt in Tiefe oder oberflächlich.

In kurzer Zeit dringen die Komponenten des Bienengiftes unter Wirkung des im Bienengift enthaltenen Ferments Hyaluronidase in die Tiefe, wo sie zu wirken beginnen. Die Heilung nimmt den Charakter einer *Mesotherapie* an. In beiden Fällen wird mit *Mikrodosen* von Bienengift gearbeitet.

4.1.2 Mechanische Zufuhr durch Apipressur und Tzübotherapie

Die mechanische Einführung der Bienenprodukte in die biologisch wirksamen Punkte erfolgt durch *Akupressur* (siehe 4.3).

Bei der Anwendung wird eine **Kontaktsalbe** auf der Basis von *Vaseline*, die *Bienengift* (300 mg%) oder *Propolis* (10–30%) enthält, oder natürlicher Honig verwendet. Mit ihr werden die vorläufig aufgefundenen biologisch wirksamen Punkte, die bearbeitet werden sollen, eingesalbt. Gegebenenfalls kann der ganze Bereich, wie bspw. Beine, Arme, die Fußsohle oder die Ohrmuschel eingesalbt werden, bevor man die einzelnen Punkte bearbeitet.

Kriterien der Präparatewahl
Welche Bienenprodukte für die Behandlung in Frage kommen, hängt vom Wesen und vom Stadium der Erkrankung, vom Alter des Kranken und der Verträglichkeit der Bienenprodukte ab.
▷ So wird z. B. eine Kontaktsalbe mit **Bienengift** bei *Gelenkerkrankungen* mit degenerativem oder Entzündungscharakter, bei Erkrankungen des peripheren *Nervensystems, Gefäßerkrankungen* usw. verwendet.
▷ **Propolis** findet meist bei *Schmerzsyndromen* verschiedenen Charakters Anwendung und besonders, wenn dieselben in bestimmte biologisch wirksame Punkte oder Areale reflektieren.
▷ Bei *kleinen Kindern, erschöpften* oder *alten* Personen ist der **Bienenhonig** angezeigt. Seine Wirkung ist jedoch schwächer als die des Bienengiftes oder der Propolis.
Mechanisch vermittelt werden die Bienenprodukte in die biologisch wirksamen Punkte des Organismus auch bei der *Tzübotherapie*, bekannt auch als *Sphärentherapie* (siehe 4.3.3).

Die Tzübos werden auf der Basis von Bienenwachs und der anderen Bienenprodukte (Propolis, Gift und Honig) hergestellt. Aus dem Gemisch werden kleine Sphären oder Plättchen mit einem Durchmesser von einem halben oder einem Zentimeter hergestellt. Zu diesem Zweck werden bei der Ohrtherapie vorzugsweise Pollenkörner benutzt. Diese Methode gestattet eine längere Wirkung des Bienenproduktes auf die biologisch wirksamen Punkte und Zonen.

4.1.3 Physiotherapeutische Zufuhr der Bienenprodukte

4.1.3.1 Mikroelektrophorese

Darunter verstehen wir ein Verfahren zur Zuführung der Bienenprodukte in die biologisch wirksamen Zonen des menschlichen Körpers auf elektrophoretischem Wege.
▷ Benutzt werden wäßrige Lösungen von Bienengift (200–300 mg%), Propolis (10–30 g%) und Bienenhonig (30–50 g%).
Erforderlich ist eine Gleich- oder Impulsstromquelle. Bei der Mikroelektrophorese werden unter Einfluß des elektrischen Stromes die Heil-

komponenten der Bienenprodukte in der Haut über den biologisch wirksamen Punkten deponiert, von wo aus sie allmählich in die Tiefe dringen. Diese Wirkung dauert 1–3 Tage an. In manchen Fällen können wir nach der Prozedur auf die behandelten Areale Wachspflaster auflegen, die ihrerseits zur besseren Resorbierung der Bienenprodukte beitragen, aber gleichzeitig eine selbständige reparative Wirkung ausüben.

Die Mikroelektrophorese läßt sich mit zwei Methoden durchführen: mit einer einzigen und mit mehreren Elektroden.

Bei den Mehrfachelektroden verwenden wir 5–6 spezielle, gleichzeitig auf die biologisch wirksamen Punkte fixierten Elektroden. (Siehe Abb. 25).

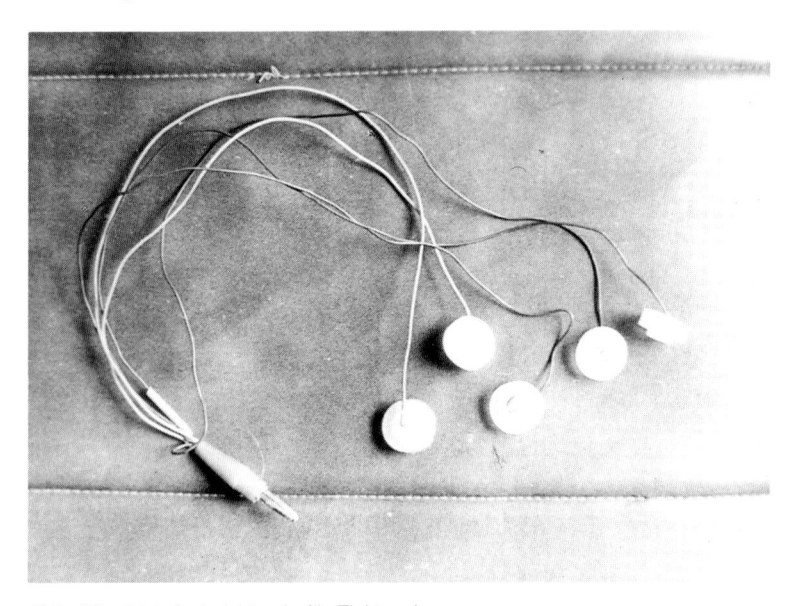

Abb. 25 Mehrfachelektrode für Elektrophorese.

Die kleinen (1½–2 cm Durchmesser) Elektroden, werden durch dünne Kabel mit der Stromquelle verbunden, und später mit Hilfe von Gummibändern, Leukoplast oder anderen Hilfsmitteln auf den Körperstellen befestigt. Auf die hydrophilen Tampons werden jeweils 5–6 Tröpfchen der Heillösung getropft. Der Kranke hält die zylinderförmige indifferente Elektrode in der Hand. Es wird ein Strom von 9–10 V, und einer Stärke von 2–3 mA an die Vorrichtung abgegeben. Die Prozedur dauert 1–3 Minuten.

Die Mikroelektrophorese kann auch mit Hilfe einer einzigen Elektrode, mit einem mit der Heillösung benetzten »Tamponhütchen« ausgeführt werden. Mit dieser Palpationselektrode werden aufeinanderfolgend die einzelnen vorläufig bestimmten und ausgewählten Punkte behandelt. Die Bienenprodukte stellen Mehrkomponentensysteme dar, deshalb sollen sie durch beide Pole eingebracht werden. Durch beide Pole wird ein reparativer Effekt erzielt.

Anode oder Kathode – Kriterien der Auswahl
Die zu wählende Polarität des galvanischen Stromes wird vom Ziel der Prozedur bestimmt: die **Kathode** wirkt **erregend**, die **Anode** dagegen **beruhigend**. Die *Anode* wirkt sich außerdem günstig durch ihren *schmerzlindernden* Effekt aus.

Stromstärke und Behandlungsdauer
Bei der Behandlung müssen die Stärke des Stromes und entsprechend die Dauer der Prozedur berücksichtigt werden:
▶ Starker Strom und kurzanhaltende Prozedur wirken erregend, während eine länger anhaltende Prozedur und schwacher Strom die bearbeiteten Punkte und Zonen beruhigt. Damit der Reizeffekt während der Prozedur erhöht wird, ist eine Änderung der Polarität für wenige Sekunden erforderlich.
Die Beantwortung der Frage, ob die sedative (beruhigende) oder stimulierende (anregende) Methode zur Beeinflußung der Reflexpunkte gewählt werden soll, hängt vom Wesen und vom Stadium der Erkrankung sowie von den während der Heilung eingetretenen Veränderungen ab (siehe 2.5).
▶ Während der akuten Phase und beim Vorherrschen des Schmerzsyndroms wird gewöhnlich die sedative Methode der Mikroelektrophorese mit Bienenprodukten angewandt, ebenso zur Bekräftigung der bei der Heilung erzielten Ergebnisse, bei Resterscheinungen oder während der Remissionsphase. Die stimulierende (anregende) Methode findet Anwendung bei Atonie, Atrophien u. a.

Durchführung:

> Die Mikroelektrophorese beginnt mit der Bearbeitung von 3 Punkten, deren Zahl allmählich während der Behandlung auf 5 bis 6 ansteigt, um gegen Ende der Behandlung wieder auf 3–4 Punkte zu sinken. Gewöhnlich wird nach 1–2 Prozeduren eine Abnahme des Schmerzes beobachtet, während der wirklich positive Effekt erst nach 6–7 Prozeduren eintritt. Danach kann man mit der Behandlung aufhören oder sie bei nicht vollständiger Heilung auf 12–15 Prozeduren erweitern.

Bei der Mikroelektrophorese mit Bienenprodukten beschränkt sich die Wirkung des galvanischen Stromes und der Bienenprodukte auf kleine, genau bestimmte Bereiche der Haut. Die Wirkung des galvanischen Stromes sowie der chemischen Reizmittel natürlichen Ursprungs, wie es die Bienenprodukte sind, ist physiologisch und erlaubt therapeutische Resultate auch dann, wenn die anderen Mittel sich als ineffizient erweisen.

4.1.3.2 Mikrophonophorese (Ultraschall)

Bienengift und Propolis, seltener auch Bienenhonig, können zudem mit Hilfe der Ultraschallenergie in die Reflexpunkte eingetragen werden. Hier handelt es sich um die sogenannte Mikrophonophorese.
Die Phonophorese mit Bienengift wurde von P. POTSCHINKOVA (1972) klinisch erschlossen und experimentell nachgewiesen. Bei dieser Methode zeigt sich ein Zusammenwirken des Effektes des stark wirksamen biologischen Produktes – des Bienengiftes – und der mechanischen Wirkung der Ultraschallenergie. Es liegt also ein wissenschaftlich belegter Synergismus vor, zum ersten Mal im Jahre 1965 empirisch angewandt und in den Jahren 1968–1972 im Ersten Städtischen Krankenhaus in Sofia durch klinische Beobachtungen und experimentelle Untersuchungen nachgewiesen.

> Es konnte festgestellt werden, daß das Bienengift unter Einfluß der akustischen Energie, mit deren Hilfe es in die Tiefe der Gewebe eindringt, seine biologische Wirksamkeit nicht einbüßt. Im Gegenteil, unter dem Einfluß der therapeutischen Dosis von Ultraschall und der therapeutischen Menge Bienengift werden für den Heilungsprozeß positive Veränderungen verursacht.

I. H. HUH (1975) stellte fest, daß die Reflexpunkte gegenüber der Ultraschallenergie bedeutend empfindlicher sind als die übrigen. Der Effekt hängt von der Charakteristik (Gleich- oder Impulsschall) und von der Frequenz des Ultraschalls ab. So übt z. B. der Punkt **VB8** bei niedriger Frequenz des Ultraschalles eine stimulierende und bei hoher Frequenz eine sedative Wirkung aus. W. PRICHODKO (1975) stellte die besonders große Aktivität des Bienengiftes gegenüber den biologischen Punkten fest.

▷ Die gesteigerte Effizienz der Mikrophonophorese mit Bienenprodukten hängt vom Zusammenwirken des Ultraschalls mit der als Mittler benutzten Kontaktsalbe aus Bienenprodukten ab.

Durchführung:

> Die Prozedur wird mit Hilfe des kleinen Schallgeneratorkopfes mit einem Durchmesser von 1,7 cm^2 durchgeführt (siehe Abb. 26). Die **Schallintensität** beträgt **0,3–0,4 W/cm^2**. Als Kontaktmedium dient ein Unguent aus **Bienengift (300 mg%)**, **Propolis (10–30 g%)** oder natürlichem **Bienenhonig (30–100 g%)**.
> In einer Sitzung werden 5–6 Reflexpunkte mit einer Behandlungsdauer von 1–3 Minuten pro Punkt bearbeitet. Der Heilzyklus umfaßt 10–12–15 Anwendungen, die jeden oder jeden zweiten Tag durchgeführt werden. Die Indikationen sind die gleichen wie bei der üblichen Akupunktur oder Akupressur.

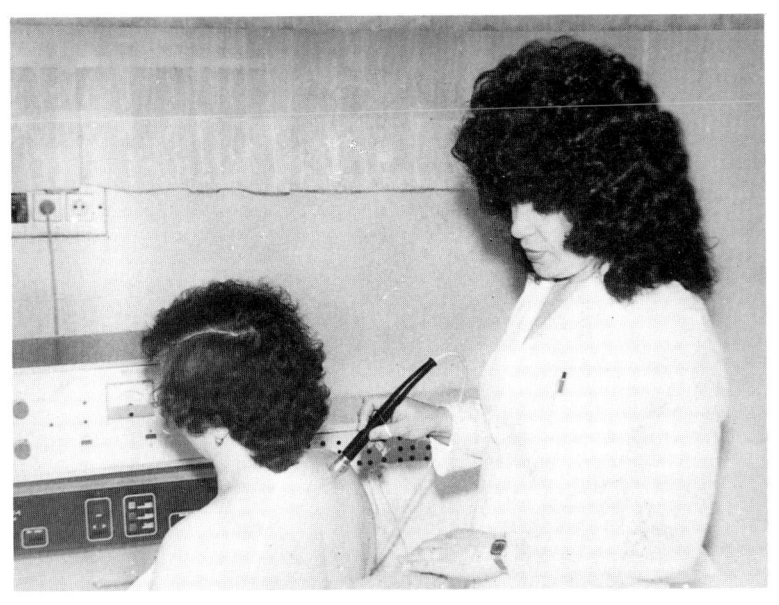

Abb. 26 Mikrophonophorese mit Bienenprodukten.

4.1.3.3 Inhalationen

Verwendet werden *Propolis, Bienenwachs, Bienenhonig* und *Weiselfuttersaft*. (Siehe 3.1.2, 3.1.3, 3.2.1, 3.2.3).

4.1.3.4 Wärmeanwendungen

Hierbei kommen *Propolis* und *Bienenwachs* zum Einsatz. (Siehe 3.1.2, 3.1.3).

4.1.4 Perorale Anwendung der Bienenprodukte als flankierende Maßnahme zur Apipunktur und Apipressur

4.1.4.1 Allgemeine Heileigenschaften

Die Heileigenschaften der Bienenprodukte werden vom reichen Gehalt an biologisch wirksamen Substanzen, die von großer Bedeutung für die Heilprozesse im Organismus sind, bestimmt. Jedes Bienenprodukt bildet einen biologisch wirksamen Komplex von Stoffen verschiedener Struktur und verschiedenartiger Eigenschaften, die eine besonders positive Wirkung auf den menschlichen Organismus ausüben. Neben den Nähr- und Geschmackseigenschaften verfügen der Honig, der Pollen und der Weiselfuttersaft auch über einen einzigartigen Vorrat an Vitaminen, Enzymen, Mikroelementen, Aminosäuren, Hormonen, Antibiotika u. a., die als natürliche Medikamente eine wichtige Rolle spielen. Sie werden leicht und restlos vom Organismus angeeignet und erreichen im Verlauf einer genügend anhaltenden Einnahme die erforderliche Menge, damit die Heilergebnisse erzielt werden können. Sie üben, dank des sich im Laufe von Jahrtausenden an sie angepaßten menschlichen Organismus, eine weit stärkere physiologische Wirkung auf den Organismus aus als die verschiedenartigsten synthetischen Heilmittel, auf die, erst in unserer Zeit, der Mensch soviele Hoffnungen setzt.

4.1.4.2 Spezielle Heileigenschaften

Bienenhonig, Weiselfuttersaft und Propolis sind besonders wertvoll gegenüber den schädlichen Einflüssen der aus der **Umwelt** stammenden **Ektotoxine**. Nicht geringer ist auch ihre Bedeutung für die vom menschlichen Organismus selbst erzeugten Endotoxine.
Hinzu kommen noch die stark ausgeprägten **entzündungswidrigen** Eigenschaften der Propolis, ihre **schmerzlindernde** und **regenerative** Wirkung, ihr Einfluß auf das *Nerven- und Immunsystem* und auf die Reaktivität des Organismus. Am deutlichsten ist die Steigerung der Schutzreaktionen des Organismus bei der Propolis und dem Weiselfuttersaft ausgeprägt, schwächer beim Bienenhonig, jedoch liegt eine Summierung der Effekte vor, wenn sie gleichzeitig eingenommen werden. Propolis und Bienengift besitzen außerdem gewisse **strahlenschützende** Eigenschaften.

▶ Jedes einzelne Bienenprodukt, selbständig oder noch besser in Kombination mit den übrigen eingenommen, beeinflußt die einzelnen Momente des Sklerotisierungsprozesses sehr günstig und trägt zur Erhaltung der Elastizität der Blutgefäße bei.

Aufgrund ihrer Zusammensetzung und Eigenschaften sind die Bienenprodukte, wenn sie eingenommen werden, bei **Apipunktur** und **Apipressur** als **flankierende Mittel** angezeigt. Bezüglich ihres Einflusses auf das vegetative Nervensystem, ihrer allgemein stärkenden Wirkung sowie ihrem normalisierenden Einfluß auf die physiologischen Prozesse im Organismus, in Verbindung mit ihrem schmerzstillenden Effekt, haben beide Methoden, die Reflextherapie und die Apitherapie, sehr viel gemein.

▶ Bei ihrer Kombination steigert sich ihre Wirkung.

Die Bienenprodukte werden innerlich als flankierende Maßnahme zur Reflextherapie appliziert. Die wichtigsten Anwendungsbereiche:
▶ Neurosen
▶ physische und psychische Übermüdung und Erschöpfung
▶ sexuelle Hemmungen
▶ funktionelle Störungen wie Erbrechen, Koliken, Spasmen, Dyskinesien u. a.
▶ Entzündungs- und Degenerationsprozesse von Gelenken
▶ Herz- und Gefäßerkrankungen wie Stenokardie, Thrombophlebitis, arterielle Hypertonie und Hypotonie
▶ Erkrankungen der oberen und unteren Atemwege, Bronchitis, Bronchialasthma
▶ Erkrankungen des Verdauungstraktes, Geschwüre, Gastritis, Kolitis
▶ Leber- und Nierenerkrankungen
▶ stomatologische Beschwerden (siehe 6.2 bis 6.13, 7.2.1 bis 7.2.50).

4.2 Akupunktur und Bienengift

4.2.1 Theoretische Ansätze über den Wirkungsmechanismus

4.2.1.1 Traditionelle Aspekte

Die Wechselwirkung zwischen den Säugetieren und Bienen führte im Laufe der Jahrtausende zu wichtigen Folgen für beide Arten in ihrer weiteren Entwicklung. Einerseits setzte sich das Bienengift als Faktor, der die wichtigsten und empfindlichsten Systeme des Organismus – das Nervensystem und den Blutkreislauf – beeinflußt, durch. Andererseits wurde der Organismus der Säugetiere gezwungen, sich an das Gift anzupassen, indem er alle seiner Schutzkräfte zur Überwindung der

Wirkung des Giftes heranzog, die in einer ziemlich komplizierten Gegenreaktion besteht. Auf diese Weise wurde das Bienengift im Laufe des Evolutionsprozesses ein spezifisches Reizmittel, das sogar in geringsten Dosen befähigt ist, die Schutzmechanismen des Organismus zu mobilisieren.

Viele Autoren halten sich bei der Deutung der Wirkungsmechanismen der Akupunktur und Akupressur in erster Linie an die in *der Tiefe* stattfindenden *lokalen* Veränderungen. Sie sind der Ansicht, daß der Reflexpunkt nicht nur einen Bereich der Haut darstellt, sondern auch den subkutanen Bereich, der die Muskeln, das Periost u. a., ja den gesamten Wirkungsbereich des Reizmittels umfaßt. Beim Bienenstich bzw. bei der Oberflächeninjektion des Bienengiftes im Bereich der Reflexpunkte erleichtert das im Bienengift enthaltene Ferment Hyaluronidase die Diffusionsprozesse und damit das Eindringen des Giftes in die Tiefe der Gewebe.

Die Empfindungen, die an der Eintragungsstelle des Giftes auftreten – Schmerz, Brennen, Spannung u. a. –, zeugen von der Erregung verschiedener Endgebilde (Barorezeptoren, Propriorezeptoren und Hämorezeptoren), die in der Tiefe der Gewebe liegen. Hier wirken das Bienengift als ganzes sowie seine Komponenten längere Zeit weiter.

Das Bienengift übt eine positive Wirkung auf das *vegetative Nervengewebe* aus. Es kann behauptet werden, daß das Bienengift und seine biologisch wirksamen Komponenten imstande sind, die in der Tiefe des Reflexpunktes liegenden vegetativen Rezeptoren zu erregen und auf diese Weise den Reflexbogen (Reizkette) zu schließen. Andererseits ist das Bienengift, selbst biologisch wirksam, imstande, lokal andere biologisch aktive Substanzen zu befreien, die ihrerseits in der Lage sind, den mehrstufigen Reflexbogen zu schließen. Es ist nachgewiesen (P. POTSCHINKOVA, 1972), daß lokal, an der Stelle der Applikation des Bienengiftes der Gehalt an sauren und neutralen Mukopolysacchariden wesentlich ansteigt. Ferner nimmt die Aktivität der alkalischen Phosphatase in den Mastozyten, in den Epithel- und manchen Muskelzellen bedeutend zu. Beobachtet werden Veränderungen in der Cholinesteraseaktivität der Nerven- und Muskelsynapse. Die Zahl der biologisch wirksamen Mastozyten nimmt zu. Beobachtet werden ferner Veränderungen in ihrer Morphologie: Es treten winzige Mastozyten mit orthochromatischen und PAS-positiven Granula auf, sowie solche mit vakuolisiertem Zytoplasma. Viele von ihnen geraten in einen Zustand der Degranulation. F. PORTNOV (1982) konnte ferner feststellen, daß unter Einfluß der Akupunktur in den biologisch wirksamen Punkten elektronenmikroskopische Veränderungen eintreten, die sich durch die Menge und Qualität biologisch wirksamer Mastozyten äußern.

4.2.1.2 Neuere Erkenntnisse

Im Licht der modernen Reflextherapie verursachen die lokalen Veränderungen in den biologisch wirksamen Punkten, die infolge der mechanischen (Einstich) oder biochemischen (Bienengift) Wirkung eintreten, einen *Strom von afferenten Impulsen*, die das entsprechende Segment der Wirbelsäule erreichen. Von hier aus laufen die nervalen Impulse zurück zu den Muskeln und Blutgefäßen der Peripherie über die vasomotorischen Nerven, während sie zu den inneren Organen und Drüsen über die vegetativen Nerven zurückgeleitet werden. Vom Rückenmarksegment werden die Impulse an höhere Ebenen des zentralen Nervensystems – Gehirnstamm, Zwischenhirn und Gehirnrinde weitergeleitet, von wo auch andere starke Antwortreaktionen eintreffen. Dieser komplizierte Prozeß verläuft mit Hilfe der embryonal eingelagerten haut-viszeralen und viszeral-hautbedingten Reflexe. Als Folge dieser komplizierten, vielstufigen reflektorischen Prozesse tritt eine Normalisierung des gestörten funktionellen Zustandes des Nervensystems und der mit ihm verbundenen physiologischen Prozesse im Organismus ein. Dies führt seinerseits zur Beseitigung der vegetativen Störungen, die den Erkrankungen zugrunde liegen sowie zur Normalisierung der Funktionen der inneren Organe, der endokrinen Drüsen und des Hypophysen-Nebennierenapparates. Letzteres bewirkt vor allem eine Verbesserung der Schutzmechanismen des Organismus.

4.2.2 Grundprinzipien der Apispunktur und der Apipunktur

Das Bienengift ist ein natürliches Produkt, Erzeugnis der sekretorischen Tätigkeit spezieller Drüsen im Körper der Arbeitsbienen. Es wird in einem kleinen Speicherbläschen gesammelt, das mit einem Muskelapparat und einem kompliziert konstruierten Stachel, mit dessen Hilfe das Gift in den Körper eingeführt wird, ausgerüstet ist (siehe Abb. 24). Beim Stechen zieht sich die Muskulatur des Stechapparates rhythmisch und automatisch zusammen, indem sich der Stachel immer tiefer in die Haut einbohrt. Dabei entleert sich das ganze Gift des Speicherbläschens ins Gewebe. Es handelt sich um einen automatischen Prozeß, der sich auch außerhalb des Bienenkörpers abspielt. Die Menge des eingeführten Giftes hängt von der Dauer der Entleerung ab. Unmittelbar nach dem Stich entleert sich der größte Teil des angesammelten Giftes, wonach die Entleerung allmählich nachläßt, um nach rund dreißig Minuten völlig aufzuhören.
Teile, d. h. Mikrodosen von Giftportionen bei einem Stich werden entweder aus dem aus dem Körper der Biene entfernten Stechapparat oder bei direkten Bienenstichen, und zwar bei kurzem Verbleib des Stachels im Körper des Kranken, gewonnen. Hierzu muß bemerkt

werden, daß die biologisch wirksamen Punkte bloß eine geringe Dosis Bienengift ertragen, bei größeren Mengen aber blockieren.

> Vor Beginn einer Akupunktur oder Akupressur mit Präparaten aus Bienengift ist ein biologischer Test zur Bestimmung der Empfindlichkeit des Kranken gegenüber dem Bienengift absolut erforderlich. Kranke mit Empfindlichkeit oder mit Immunität gegenüber Bienengift, wie bspw. die Imker, dürfen nicht behandelt werden.

4.2.2.1 Der Empfindlichkeitstest

A. Test mit lebenden Bienen

> Erste Probe

Beim Stich einer lebenden Biene oder bei Benutzen des aus dem Körper der Biene entfernten Stechapparates werden zwei aufeinanderfolgende Proben durchgeführt.

> Eine lebende Biene wird auf die Innenseite des Vorderarmes des Kranken gesetzt. Unmittelbar nach dem Stich wird die Biene entfernt, während der Stachel in der Haut eingestochen bleibt. Mit Hilfe einer dünnen anatomischen Augenpinzette wird der Stechapparat an seinem harten Teil (nicht am pulsierenden Teil) gefaßt und nach 4–5 Sekunden herausgezogen.

Die Probe kann man auch mit dem Stechapparat der lebenden Biene selbst ausführen. Hierzu muß er mit der Pinzette von der Biene losgelöst werden. Unmittelbar danach wird mit dem Stechapparat die Haut des Kranken berührt. Unter Einfluß der deutlich sichtbaren Kontraktionen des Bläschens im Stechapparat dringt der Stachel automatisch in das Gewebe ein, wo er 5–6 Sekunden lang verbleibt.

▶ Die Reaktion bei Unverträglichkeit kann sofort oder erst nach 24 bis 48 Stunden eintreten.

Der Tip:
> Für den Fall, daß lokal starke allergische Erscheinungen wie Rötung, Anschwellen, Blasenbildung u. a. auftreten: Arm oberhalb der Stichstelle verbinden und die Einstichstelle mit Alkohol einreiben! Innerlich werden antiallergische Präparate eingenommen.
> Am nächsten Tag wird der Harn auf Zucker und Eiweiß untersucht.

> Zweite Probe

Wenn die Harnbefunde sich als normal erweisen und die lokalen Erscheinungen nachgelassen haben, kann die nächste Probe am Tag darauf erfolgen. Derselbe Test wird nun am anderen Vorderarm oder am Rücken des Kranken wiederholt, wobei der Stachel nach einer Minute herausgezogen wird – die Giftmenge entspricht ungefähr der eines halben Stiches. Am nächsten Tag folgt eine neue Harnuntersuchung. Falls nach beiden biologischen Proben keine lokale (Schwellung, Rötung u. a.) oder allgemeine (Übelkeit, Brechreiz, Schwäche, Juckreiz u. a.) allergische Anzeichen eingetreten und die Befunde der Harnuntersuchung normal sind, kann die Behandlung mit Bienengift beginnen.

B. Test durch Injektion von Bienengiftpräparaten

> Unter sterilen Bedingungen wird der Inhalt eines Flakons »Mellivenon«, »Forapin« (enthalten 16 Bieneneinheiten) u. a. in 2,1 ml eines Lösungsmittels aufgelöst. Von dieser Lösung wird 0,1 ml intrakutan (bei sichtbarer Schwellung) in den Vorderarm eingespritzt. Bei fehlenden Äußerungen von Unverträglichkeit (starke Rötung, Schwellung, Juckreiz und sonstige allgemeine Anzeichen) werden bis zu **48 Stunden nach** Durchführung der Probe **2 Injektionen** von jeweils **0,1 ml** der Lösung in Form von **Quaddeln** ausgeführt. Der Harn wird nach Zucker und Eiweiß untersucht. Beim Fehlen von allergischen Reaktionen und Veränderungen im Harn kann die Behandlung beginnen.

4.2.3 Technik, Dosis und Methodik der Apispunktur und Apipunktur

4.2.3.1 Apispunktur

Mit dem Ausdruck »Apispunktur« bezeichnet man die Akupunktur mit Mikrodosen Bienengift, ausgeführt mit dem Stechapparat der Biene. Es ist eine Routinemethode zur Bearbeitung der biologisch wirksamen Punkte. Ein Vorzug der Anwendung von Präparaten aus Bienengift ist in erster Linie der Umstand, daß es sich um ein reines natürliches Produkt ohne jede Vorbehandlung handelt.

Bei der Apispunktur sind keine sterilisierten Injektionsnadeln erforderlich. Der Stechapparat der Biene stellt die vollkommenste Akupunkturnadel dar, die an sich steril ist und automatisch das unbehandelte Bienengift in die Reflexpunkte einbringt. Dabei besteht keinerlei Gefahr von Infektionen und Verunreinigungen. Die Methode ist leicht anwendbar, wobei das natürliche Bienengift über stärkere Heileigenschaften als das der Präparate verfügt.

▷ Bienen aus speziellen »medizinischen Bienenstöcken« stehen zu jeder Jahreszeit zur Verfügung.

Ein Vorzug der Apispunktur im Vergleich zur Akupunktur mit Bienenpräparaten (Apipunktur) besteht darin, daß bei dieser Methode alle natürlichen Komponenten des Bienengiftes vorhanden bleiben. Andererseits sind aber auch Komponenten enthalten, die zu Allergien des Kranken führen können, während diese bei den Präparaten entfernt wurden.

Praktische Anwendung

> Man ergreift die Biene an den Flügeln, dreht sie auf die Rückenseite, wobei der Stachel aus dem Körper heraustritt. Mit einer feinen anatomischen Augenpinzette wird der Stachel gefaßt und aus dem Körper der Biene gerissen (siehe Abb. 27a).

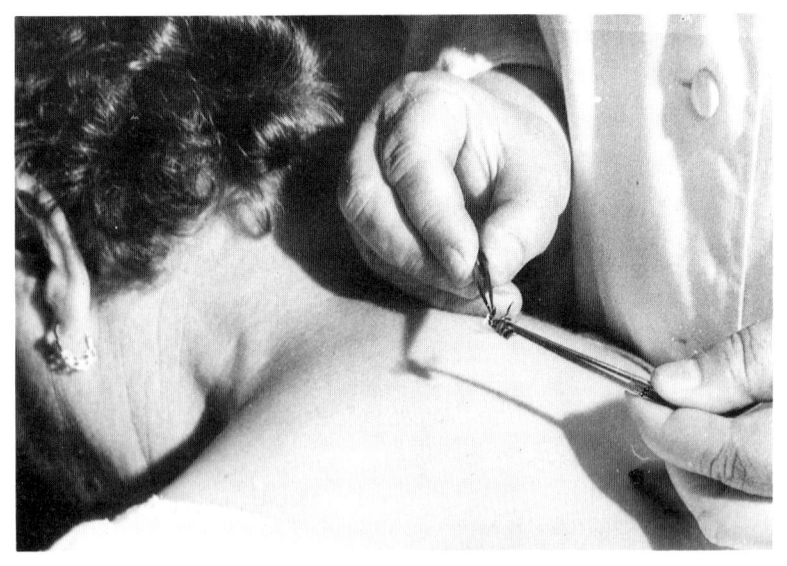

Abb. 27a Apispunktur: Abreißen des Stechapparates der Biene.

Unmittelbar danach wird das Bienengift in die vorläufig aufgefundenen und gewählten **Reflexpunkte** eingeführt. Der Stachel wird leicht mit der Pinzette bis zur Berührung mit der Haut geführt, wobei der Stachel von selbst in den Bereich des Reflexpunktes eindringt (siehe Abb. 27b).

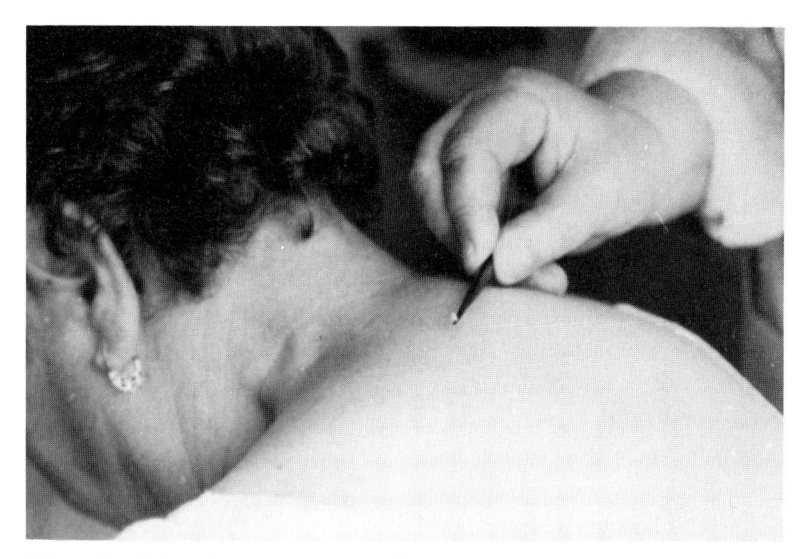

Abb. 27b Apispunktur: Aufsetzen des Stechapparates auf den biologisch aktiven Punkt.

Aus den sichtbaren Kontraktionen des Speicherbläschen ist deutlich ersichtlich, wie das Gift in die Haut überfließt. Der Stechapparat verbleibt am
1. Reflexpunkt → 3–4 Sekunden
2. Reflexpunkt → 4–5 Sekunden
3. Reflexpunkt → 5–6 Sekunden
4. Reflexpunkt → 6–8 Sekunden
5. Reflexpunkt → 8–10 Sekunden

Gewöhnlich können mit dem Stechapparat einer Biene 4 bis 5 Reflexpunkte behandelt werden, wonach sich der Stachel immer weniger an die Haut anschmiegen kann und die Kontraktion des Bläschens aufhört. Gleichzeitig spürt auch der Kranke nicht mehr den Stechreiz. In solchen Fällen muß zur Behandlung der übrigen vorgesehenen Punkte der Stechapparat einer weiteren Biene benützt werden. Bei der Manipulierung der Biene muß selbstverständlich sehr vorsichtig und zart vorgegangen werden, da sonst die Gefahr besteht, daß der Stechapparat überhaupt nicht wirksam wird.

> Falls der Stechapparat mit der Pinzette nicht aus dem Körper der Biene herausgezogen werden kann, so wird die Biene auf die Stelle eines Hautpunktes gesetzt, wo sie selbst ihren Stachel lassen soll. Nach 4–5 Sekunden zieht man den Stachel samt Stechapparat vorsichtig aus der Haut des Kranken, und bearbeitet damit die weiteren Heilpunkte. Mit der Pinzette darf selbstverständlich das Bläschen des Stechapparates nicht gefaßt werden, da sich sonst das Gift sofort entleert.

Die Prozedur setzt ein schnelles Bearbeiten der einzelnen Punkte voraus, da die Automatik des Stechapparates weiterläuft und ein großer Teil des Giftes vergeudet werden könnte. Je länger der Stechapparat vom Körper der Biene abgelöst ist, desto länger muß man die einzelnen Hautpunkte in ihrer Reihenfolge bearbeiten, da ja die Giftmenge in der Blase ständig abnimmt.

4.2.3.2 Apipunktur

Außer durch direkte Bienenstiche kann das Bienengift in die Punkte auch durch Injektion einer bestimmten Anzahl Bieneneinheiten (BE) eingeführt werden, die in den verschiedenen Präparaten enthalten sind. Hierbei ist jedoch zu berücksichtigen, daß eine Bieneneinheit nicht der Menge des Bienengiftes eines Bienenstiches entspricht. Bei der Verarbeitung des Bienengiftes zu Präparaten geht nämlich ein Teil seiner Aktivität verloren.

Auf dem pharmazeutischen Markt sind verschiedene Präparate auf der Basis lyophilisierter, von allergenen Komponenten befreiten Bienengiftes zu haben, wie z. B. in Bulgarien das Präparat »Mellivenon«, KF1 und KF2, »Apitox«, »Toxapin« in der GUS, »Virapin« in der Tschechoslowakei, in der BRD siehe S. 387.

Psychische Vorbereitung des Patienten
Vor Beginn der Heilmaßnahmen muß der Patient psychisch vorbereitet werden, um das Angstgefühl zu überwinden und zu wissen, was ihm bevorsteht. Wenn der Kranke aus Angst die Muskeln im zu behandelnden Bereich anspannt, dann muß seine Aufmerksamkeit in dieser Hinsicht durch eine leichte Massage der Stelle im Laufe von 5 bis 6 Sekunden abgelenkt werden.

Die optimale Behandlungsposition des Patienten
Bei Durchführung der Anwendungen muß der Kranke eine für beide Seiten bequeme Stellung einnehmen. Am häufigsten ist die Liegestellung, doch hängt die Stellung des Kranken selbstverständlich in erster Linie von der Lage der zu bearbeitenden Punkte ab. Da das Bienengift zu einer Senkung des Blutdruckes führt, ist bei *Hypotonikern* die *liegende Lage* vorzuziehen. Für Kranke mit niedrigem arteriellem Blutdruck ist eine Tasse starken Kaffees vor der Prozedur empfehlenswert. Die Anwendung wird unter ständiger ärztlicher Kontrolle durchgeführt.

Quaddelung und Apimesotherapie
Das Einstechen des Bienengiftes in die Bereiche der biologisch wirksamen Punkte erfolgt oberflächlich in Form von »Quaddeln« oder in die Tiefe der Punkte – bekannt als *»Apimesotherapie«*. Zu diesem Zweck wird entweder eine spezielle Akupunkturnadel mit feinem Kanal oder eine gewöhnliche Mini-Injektionsnadel benutzt.

> Die biologisch wirksamen Punkte werden mit **0,5–1,5** Bieneneinheiten bearbeitet. Hierbei wird die schwächere Form des Präparates, die 16 BE enthält, in 2,1 ml Lösungsmittel gelöst, verwendet.

Wieviele aktive Punkte soll man behandeln?
Wie bei der Apispunktur kann auch bei der Apipunktur die Zahl der behandelten Punkte 5 bis 7 erreichen. Allerdings müssen die Punkte abwechselnd behandelt werden, da der Punkt sich am Bienengift und am mechanischen Reiz der Akupunkturnadel ausrichtet. Außerdem bildet sich im Bereich des behandelten Punktes eine kleine Wunde mit reaktiven Veränderungen.
▶ Dies erfordert ein- bis zweitägige Pausen während der Behandlung, da die Wirkung des Bienengiftes auf die Punkte 2–3 Tage dauert.

Woraus ersichtlich ist, daß sowohl die Apispunktur als auch die Akupunktur mit Bienengift eine *prolongierte Wirkung* aufweisen, was der sogenannten *»Danernadeln«*-Behandlung gleichkommt.

Welche Punkte wählen wir?
Die Wahl der zu behandelnden Heilpunkte erfolgt gemäß den Grundprinzipien (siehe 2.7) und der zur Behandlung der einzelnen Erkrankungen vorgesehenen Punkte (siehe 6.2 bis 6.13). Verwendet werden auch die **Triggerpunkte,** wenn sie auch nicht mit den von der Praxis her bekannten biologisch wirksamen Punkten zusammenfallen.

Die Dauer der Behandlung

> Der Heilzyklus hängt vom Wesen der Erkrankung ab und umfaßt 5–10–15 Anwendungen, die innerhalb von 10–45 Tagen durchgeführt werden. Ein neuer Zyklus kann nach einer Pause von 14 Tagen bis 2 Monaten angesetzt werden, doch ist seine Dauer etwas kürzer. Es läßt sich auch eine Langzeittherapie (1–2mal wöchentlich) durchführen.

Die Dauer des Heilzyklus hängt nicht bloß vom Wesen und Stadium der Erkrankung ab, sondern auch von den individuellen Besonderheiten und der Veranlagung des Kranken.

Wichtige Hinweise für die optimale praktische Anwendung

◄ Apipunktur und Apispunktur dürfen erst **6–12 Monate nach** einer Behandlung mit ionisierenden Strahlen (tiefe **Röntgentherapie**) vorgenommen werden, da sich bei der Bestrahlung das funktionelle Bild des Kranken in negativer Beziehung verändert, was die Gefahr von paradoxalen und ungünstigen Antwortreaktionen in sich birgt.

◄ Aus demselben Grunde darf auch keine Behandlung bei Reaktionserscheinungen **nach** einer **balneologischen Kur** vorgenommen werden. Anwendungen mit Bienengift darf man in solchen Fällen erst **1–2 Monate später** durchführen.

◄ Bei **Menses** wird ebenfalls kein Bienengift appliziert, da es den Bluterguß verstärkt.

◄ Bei **gleichzeitiger** Anwendung von **Bienengift** und **Digitalis** wirkt letzteres stärker und häuft sich im Organismus an.

◄ **Hormone, Kortikoidpräparate** und **Thyreostatika** dämpfen die Wirkung der Reflextherapie und werden daher **nicht gleichzeitig** appliziert.

▷ Sollte nach 10 Anwendungen keine Besserung im Zustand des Kranken eingetreten sein, muß angenommen werden, daß es sich um einen refraktären Zustand handelt. Das bedeutet, daß der Organismus auf die Methode nicht reagiert oder daß irreversible Veränderungen eingetreten sind, die nicht beseitigt werden können. In diesem Fall ist die Einstellung der Behandlung empfehlenswert.

Besonderheiten der Behandlung Rheumakranker

> Bei rheumatoider Arthritis ist außer der Verwendung des Bienengiftes in den entsprechenden Heilpunkten auch ein Einspritzen außerhalb von biologisch wirksamen Punkten erforderlich, wobei größere Dosen appliziert werden müssen (bis **300–500 Bieneneinheiten** pro Heilzyklus).

Aufmerksam werden die Antwortreaktionen des Kranken verfolgt. Bei Injektion hoher Dosen Bienengift einmal wöchentlich, wird eine Laboruntersuchung des Harns auf Zucker- und Eiweißgehalt vorgenommen.
Gewöhnlich tritt nach der ersten Anwendung eine gewisse Besserung im Zustand des Kranken ein, die 1–2 Tage anhält. In anderen Fällen wird, im Gegenteil, eine Zunahme der Beschwerden beobachtet, was allerdings gleichfalls als eine »positive Reaktion« angenommen wird. Erst nach der fünften oder sechsten Anwendung tritt in der Regel eine wirkliche Besserung ein, gefolgt von einem Verschwinden der Beschwerden und einer Stabilisierung des Zustandes des Kranken. In diesem Falle werden die Heilmaßnahmen gleichfalls eingestellt.

▷ Die Besserung der an rheumatoider Arthritis leidenden Patienten dauert durchschnittlich **1½ bis 2 Monate.** Sie brauchen eine weitere kontinuierliche Behandlung **1–2mal wöchentlich.**

4.2.4 Indikationen und Kontraindikationen

Die Applikation von Bienengift durch Apipunktur und Apispunktur in die biologisch wirksamen Punkte ist nicht bloß auf die Bewältigung des Schmerzsyndroms, sondern auch auf die Heilung des pathologischen Prozesses gerichtet. In diesem Sinne ist die Behandlung ätiologisch d. h. gegen die *Ursache* der Krankheit gerichtet.

Die Einnahme von Bienenprodukten fördert den Heilprozeß, indem sie den Organismus mit zahlreichen, für ihn wichtigen natürlichen Substanzen sättigen. Der Weiselfuttersaft beeinflußt das *vegetative Nervensystem*, das an fast allen Erkrankungen beteiligt ist, besonders günstig. Die Kombination von Apitherapie mit der Reflextherapie führt zu einem Synergismus beider Methoden und dadurch zu einer erhöhten Heilwahrscheinlichkeit.

Die Akupunktur mit Präparaten aus Bienengift und die Apispunktur sind angezeigt bei der Behandlung von

▶ Erkrankungen des peripheren Nervensystems: akute, subakute und chronische lumbosakrale sowie Hals-Schulter-Radikulitis;
▶ neuroreflektorischen Hals-Schulter- und lumbosakralen Schmerzsyndromen
▶ Komplikationen diverser Spondylarthrosen – je nach Lokalisation, wie Periarthritis, Epikondylitis, Syndrom der Vertebralarterie u. a.
▶ Zwischenrippenneuralgien und Neuralgien anderer Nerven
▶ Erkrankungen des peripheren Teils des vegetativen Nervensystems
▶ arterieller Hypertonie
▶ Bronchialasthma sowie Spasmen der Speiseröhre
▶ entzündlichen Erkrankungen des Gelenkapparates wie rheumatoide Arthritis und Arthrosen

▶ Neuritis des Gehörnervs
▶ Gefäßerkrankungen u. a.
Die Behandlung ist dem speziell ausgebildeten Arzt vorbehalten.

Kontraindikationen bei Bienengift

◀ Unverträglichkeit
◀ schwere infektiöse Erkrankungen
◀ Sepsis
◀ akute Stadien einer Leber-, Nieren- und Pankreaserkrankung
◀ Dekompensation des Herz-Gefäßsystems
◀ Blutkrankheiten
◀ bösartige Neubildungen

Wichtige Vorsichtsmaßnahmen:

Es muß beachtet werden, daß das **Bienengift nicht direkt in den Blutkreislauf** geraten darf. Deshalb werden Heilpunkte vermieden, die in der Nähe von großen *arteriellen* oder *Venengefäßen* liegen: **V38, V39, V40, GI17, GI18, J22, E9, E10, E11** u. a.
sodann Punkte in der Umgebung der *Augen* wie
E1, V1, V2, VB1
oder im Bereich des *Kehlkopfes* **J23**
im *Nacken* **T15, T16, T17**
sowie im *Herzbereich* **E15, R23, R24, R25, MC1** u. a.

4.3 Akupressur und Bienenprodukte

4.3.1 Theoretische Vorstellungen vom Wirkungsmechanismus

Die Akupressur wird seit etlichen Jahrtausenden im Fernen Osten angewandt. In China wurde sie bereits im Kinderalter erlernt, später avancierte sie sogar zum Lehrfach in den Schulen. In der Vergangenheit war die Lehre von den Punkten ein Privileg bestimmter Personenkreise und wurde von Generation auf Generation überliefert. Heute ist die Akupressur weder eine »geheime Wissenschaft« noch eine »geheime Kunst«. Alle Errungenschaften sind nun verfügbarer Bestand der medizinischen Institute. Seit 300 Jahren suchen die Chinesen eine Erklärung des Wirkungsmechanismus dieser Methode. Ihr Leitspruch lautet: »Wir wissen nicht, warum die Akupressur wirkt, wir wissen, daß sie wirkt.«

Neuere theoretische Ansätze
Die moderne europäische Medizin erklärt großenteils den Wirkungsmechanismus sowohl der Akupunktur als auch der Akupressur. Im Licht der *neurohumoralen Konzeptionen* wird angenommen, daß es sich hierbei um Heilergebnisse handelt, die auf reflektorischem und humoralem Wege erzielt werden (siehe 2.3.2). Durch die mechanische Einwirkung auf bestimmte Punkte und Areale des menschlichen Körpers, die in kompliziertem reflektorischem Zusammenhang mit bestimmten Bereichen des Nervensystems stehen, werden physiologische Mechanismen betätigt, die die Heilprozesse beeinflussen. Das Wesen der Heilung ist einerseits durch das Reizmittel bedingt – im Falle von mechanischem Druck – und andererseits vom Ort der Einwirkung – der biologisch wirksamen Punkte oder Areale, die verwendet werden.
▷ Bei Akupressur über ein Kontaktmedium (Salbe aus Bienengift, Propolis oder Bienenhonig) gesellt sich zur mechanischen Einwirkung auch die Wirkung der biologisch wirksamen Bienenprodukte.
Durch die beiden Faktoren – mechanischer Druck und chemische Einwirkung – wird ein qualitativ neuer synergetischer Effekt erzielt, der den Heilprozeß fördert.
Der biologisch wirksame Punkt bzw. die entsprechende Zone bildet einen eigenartigen Umformer, der die chemische und physikalische Energie des Reizmittels in einen nur für das Nervensystem verständlichen »Kode« verwandelt. Dieser löst eine Reihe von Reaktionen aus, die auf die Normalisierung und Wiederherstellung der funktionellen Störungen des menschlichen Organismus ausgerichtet sind. Zu diesem Zweck ist es erforderlich, daß der Reiz adäquat ist, d. h., er muß stark genug sein, um die Reaktion auszulösen, aber andererseits nicht zu stark, um eine Blockierung zu verursachen.

Kombinationseffekte durch Druck und Kontaktsalbe
Die mechanische Einwirkung durch den Druck und die biologische Beeinflussung durch die Kontaktsalbe bewirken zusammen einen besseren, sicheren und anhaltenden Effekt. Die Propolis, das Bienengift und der Bienenhonig als Mehrkomponentenprodukte sind imstande, den peripheren Rezeptorenapparat d. h. die Hautpunkte und -zonen zu beeinflussen. Ihre Wirkung ist nicht die Folge einer einzigen Komponente, sondern mehrerer Faktoren, und ist in ihrer antibiotischen Wirkung analog (die Mikroorganismen adaptieren sich nicht an die antibiotischen Komponenten der Propolis).

Apisphärotherapie – eine besonders wirksame Behandlungsmethode
Eine andere aussichtsreiche Methode zur lokalen Kombination der Bienenprodukte mit der Akupressur ist die Apisphärotherapie, die im

Jahre 1987 von P. POTSCHINKOVA in die Praxis eingeführt wurde. Hierbei handelt es sich um kleine Sphären oder Reliefplättchen (»Tzübo« genannt) aus Propolis, Bienengift oder Honig auf der Basis von Bienenwachs, die auf die biologischen Punkte aufgelegt werden. Hierzu kann man auch Pollenkörner verwenden (siehe 4.3.3).

Therapieerfolge mit peroraler Applikation von Bienenprodukten
Außer als Kontaktmedium können die Bienenprodukte auch peroral appliziert werden. Bei dieser kombinierten Applikation werden synergistische und daher bessere therapeutische Ergebnisse erzielt. Bei manchen schweren Erkrankungen, wie z. B. bei rheumatoider Arthritis, sind zusätzlich Injektionen mit Bienengift erforderlich.

Eine weitere Kombination: Akupunktur und Sphärotherapie
Aussichtsreich ist auch die Heilmethode, bei der die klassische Akupunktur in Kombination mit der Sphärotherapie mit Bienenprodukten angewandt wird. Sie besteht darin:
▶ Nach Herausziehen der Nadeln werden auf einen Teil der verwendeten Punkte Tzübos aus Bienenprodukten aufgelegt. Dies bedeutet eine Verlängerung der Wirkungsdauer der Bienenprodukte auf die biologisch aktiven Punkte.

Anforderungen an die Qualifikation des Anwenders
Zur praktischen Anwendung der Akupressur ist keine spezielle medizinische Ausbildung erforderlich. Es genügt die Aneignung der Technik der Akupressur und die Berücksichtigung des vorliegenden Textes und der Schemata.
▷ Akupressur mit Bienenprodukten wird unter häuslichen Bedingungen ausgeführt und ist mit keinerlei Risiken für den Patienten verbunden.
Selbstverständlich ist die Akupressur kein »magischer Stab«, kein »wunderwirkendes oder Allheilmittel«. Sie schließt medizinische Eingriffe und die Möglichkeiten der medizinischen Wissenschaft nicht aus, sondern ergänzt sie. Hier muß berücksichtigt werden, daß sich häufig schwere Erkrankungen (beispielsweise Krebs) als verschleierte funktionelle Störungen oder als verschiedene Neurosen äußern. Wenn der Kranke in diesem Fall sich selbst behandeln will, ohne sich an medizinische Fachkräfte zu wenden, würde er nutzlos wertvolle Zeit vergeuden, da sich die erwähnten Krankheiten nicht durch Akupressur heilen lassen.
▶ Einer Heilung unterliegen nur funktionelle, oft auftretende Beschwerden, aber keine irreversiblen, organischen Leiden.

4.3.2 Methodik und Technik der Akupressur

Jedes Organ und System des menschlichen Organismus ist eng mit einem bestimmten biologisch aktiven Punkt oder einer Gruppe von Punkten verbunden, die bei Erkrankung des entsprechenden Organs oder Systems spontan schmerzhaft und empfindlich gegenüber Druck werden. Ähnlich sind die Zusammenhänge auch bei funktionellen Störungen, beispielsweise bei Spasmen, Wärmewellen, gesteigertem arteriellem Blutdruck (im Anfangsstadium) u. a.
Akupressur mit einem Kontaktmedium aus Bienenprodukten kann an Hautpunkten und -zonen des Körpers *(Körperakupressur)*, an Hautpunkten der Ohrmuschel *(Aurikuloakupressur)* und an Punkten und Zonen der Füße ausgeführt werden *(Fußzonenmassage)*.

Praktische Durchführung

Bei der Akupressur mit Bienenprodukten wird der dosierte Druck durch eine Schicht der Kontaktsalbe aus **Vaselin** mit **Bienengift** (300 mg%), mit **Propolis** (10–30%), oder **Bienenhonig** (50–100%) ausgeübt. Zuerst muß ein Test über die Verträglichkeit für den Organismus vorgenommen werden. In einem begrenzten Bereich an der Innenseite des Vorderarmes wird eine kleine Menge der Salbe eingerieben. Am folgenden Tag wird beobachtet, ob eine starke Rötung oder Anschwellung an der entsprechenden Stelle aufgetreten ist oder ob Juckreiz den Kranken belästigt. Bei fehlender Reaktion nach 48 Stunden kann mit der eigentlichen Behandlung begonnen werden.

▶ Die Akupressur wird mit dem *Zeigefinger*, dem *Daumen*, dem *Mittelfinger* oder mit dem *kleinen Finger* ausgeführt. Letzterer ist günstig bei der Bearbeitung der Ohrmuschel oder anderer kleinerer Areale. Anstatt mit einem Finger kann auch mit Hilfe eines kleinen Stäbchens gearbeitet werden (siehe Abb. 1).
In gewissen Fällen, wenn eine größere Belastung, d. h. ein stärkerer Druck erforderlich ist, können auch *zwei Finger* benutzt werden (siehe Abb. 28c).
Zwei oder mehrere benachbarte Areale oder Zonen lassen sich gleichzeitig bearbeiten, wobei eben zwei oder drei nebeneinanderliegende Finger gebraucht werden können. Gewöhnlich wird man die Anwendung (siehe Abb. 28e) (selbständig oder mit fremder Hilfe) auf symmetrische Punkte *zweiseitig* (links-rechts) ausführen, selbst dann, wenn die Beschwerden nur die eine Seite betreffen. Dadurch wird der Effekt der Behandlung gesteigert.

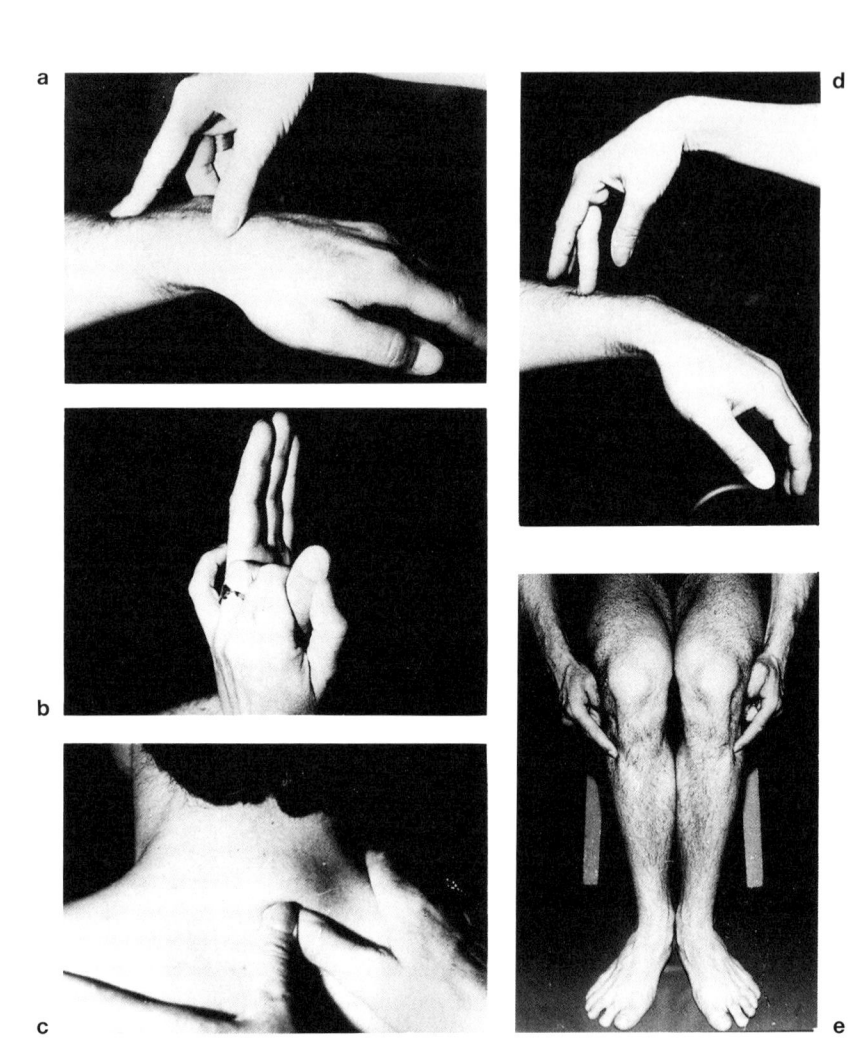

Abb. 28

- **a** Akupressur mit dem Zeigefinger unter einem Winkel von 45°.
- **b** Akupressur mit dem Daumen unter einem Winkel von 45°.
- **c** Akupressur mit Belastung.
- **d** »Punktierung« des Punktes.
- **e** Beispiel: Selbstpressur von E36.

Der Finger bzw. das Stäbchen wird unter einem Winkel von 45° zum Körper auf den zu behandelnden Reflexpunkt aufgesetzt. Selbstverständlich wird die Haut nicht mit dem Fingernagel, sondern mit dem *Fingerwulst* berührt (siehe Abb. 28a, b).

▷ Man beginnt mit einem Druck, der nach chinesischer Auffassung in Richtung des »Energiestromes« im Meridian ausgeübt werden soll, d. h. in Richtung von der kleineren Nummer der Punkte zur größeren.

Dieser ausgerichtete Druck, der in der Tiefe ausgeübt werden muß, dauert 5–10 Sekunden und wird mit Pausen von 3–5 Sekunden 2–3mal rhythmisch ausgeübt, d. h., er besteht aus einer aktiven und einer passiven Phase.

Begonnen wird mit einem leichteren Druck, dessen Stärke allmählich zunimmt, um wieder abzunehmen *(fluktuierender Druck)*. Danach geht man zu Kreis- und Drehbewegungen des Fingers bzw. des Stäbchens über, ohne daß dabei der Finger von der Haut gelöst wird.

▶ Diese kreisförmigen Bewegungen werden *im Uhrzeigersinn* ausgeführt, wenn der Punkt sehr schmerzhaft ist, und in *umgekehrter Richtung*, wenn der Punkt weniger oder überhaupt nicht empfindlich ist.

Die Geschwindigkeit der Kreisbewegungen beträgt 2–3 in der Sekunde. Manchmal wird auch eine sogenannte »Punktierung« des Punktes vorgenommen, wobei durch schnelle rhythmische Schläge mit der Fingerspitze auf den Punkt ein spezieller Effekt erzielt werden soll (hierbei wird selbstverständlich der Finger von der Haut abgehoben, siehe Abb. 28d).

Der Druck muß stark genug sein, um die erwünschte Wirkung zu erreichen, aber wiederum nicht zu stark, um keinen neuen Schmerz oder eine Kontusion der bearbeiteten Stelle zu verursachen. Bei richtiger Behandlung des Punktes entsteht in der Gegend Wärme und eine gewisse Angespanntheit, die auch nach Aufhören des Druckes anhalten und sich auf die benachbarten Gewebe ausbreiten können.

Optimale Druckregulation

> Je schmerzhafter der Punkt und je akuter der Prozeß ist, desto weicher muß die Behandlung sein, d. h., der Druck muß leichter sein und kürzere Zeit dauern. Und umgekehrt – je chronischer der Prozeß und je weniger empfindlich der Reflexpunkt ist, desto energischer muß der Druck sein und die Anwendung länger.

Optimale Anwendungsdauer

Bei den akuten Prozessen wird ein Reflexpunkt 10 Sekunden bis zu einer Minute lang behandelt und bei den chronischen 2 bis 3 Minuten. F. BAHR gibt folgende durchschnittliche Behandlungszeit (aller Punkte während einer Sitzung) an:
Bei Neugeborenen = ½–3 Minuten; bei Kindern im Alter von drei bis 6 Monaten = 1–4 Minuten; bei Kindern von sechs bis zwölf Monaten = 1–5 Minuten; bei Kindern im Alter von einem bis drei Jahre = 3–5 Minuten; bei älteren Kindern = 5–10 Minuten und bei erwachsenen Personen = 10–15 Minuten.

Optimale Behandlungsdauer

Die Dauer der Akupressur wächst von einer Anwendung zur nächsten. Sie hängt in erster Linie vom Zustand des Kranken ab. So sind die Prozeduren bei älteren und erschöpften Personen kürzer, und der dabei ausgeübte Druck soll schwächer sein.

Die Anzahl und Häufigkeit der Sitzungen pro Tag und die gesamte Anzahl der Anwendungen hängen vom Wesen des Leidens ab: Bei **akuten** Erkrankungen sind die Sitzungen **seltener** und dauern **kürzer**, bei **chronischen** Stadien der Erkrankung dagegen sind die Prozeduren **häufiger** und dauern **länger**. Anfänglich werden die ausgewählten Punkte 2–3mal täglich behandelt, später wird bei offensichtlicher Besserung die Anzahl der täglichen Sitzungen auf eine herabgesetzt und noch später – jeden zweiten Tag oder sogar einmal wöchentlich. Parallel dazu wird die Anzahl der verwendeten Punkte vermindert. Der Heilzyklus umfaßt 10–12 Sitzungen. Nach einer Unterbrechung von 14–21 Tagen wird der Zyklus zur Festigung der Resultate wiederholt. Bei manchen Kranken ist eine kontinuierliche Behandlung erforderlich, die aus einer Prozedur wöchentlich im Laufe von 5–6 Monaten besteht.

Die Entspannung des Patienten – Voraussetzung für den Erfolg der Akupressur
Für eine vollwertige und richtige Ausführung der Akupressur muß der Kranke sich die Fähigkeit zur Relaxation aneignen; erst unter diesen Bedingungen können maximale therapeutische Ergebnisse erwartet werden.

Eine Entspannung wird vor, während und ca. 30 Minuten nach Durchführung der Prozedur vorgenommen. Der Kranke nimmt eine liegende Stellung ohne Kissen ein, wobei der Körper völlig entspannt sein muß. Das Atmen muß ruhig und gleichmäßig sein. Alle Muskeln sind entspannt, das Bewußtsein möglichst frei von unangenehmen und schweren Gedanken.

Zu einer solchen Entspannung ist allerdings ein gewisses Training erforderlich. Sie ist aber eine unvermeidliche Voraussetzung für die Erzielung günstiger Erfolge bei der Behandlung.

Hinweise zur weiteren Information über die Akupressur
Im speziellen Teil des vorliegenden Buches ist für jede Erkrankung ein Satz von für die Behandlung günstigen Reflexpunkten angeführt. Im III. Teil – »Praktische Anleitung« – stehen fertige Rezepte zur Verfügung. Um die Akupressur durchführen zu können, ist es nicht erforderlich, daß man alle Reflexpunkte des menschlichen Körpers kennt. Für den Kranken ist es ausreichend, wenn er »seine Punkte« kennt, durch deren Bearbeitung er seine Leiden positiv beeinflussen kann.

Die im »Speziellen Teil« des Buches (von 6.1 bis 6.13) und in der »Praktischen Anleitung« (von 7.2.1 bis 7.2.50) angeführten Punkte sind mit ihrem Nomenklaturindex, d. h. durch die Bezeichnung des Meridians und die Nummer des Punktes dargestellt. Z. B. wird mit **E36** der Meridian des **Magen (E)** und der Punkt **36**, der auf demselben liegt, angegeben.

Im Abschnitt über die »Kartographie der biologisch wirksamen Punkte nach dem Meridiansystem« (siehe 2.8) wird die Lage der einzelnen Punkte in diesem System beschrieben. Nach annähernder Lokalisation eines bestimmten Punktes wird durch Druck die genaue Stelle des Punktes identifiziert (siehe 2.6.2). Dies ist das wichtigste Moment beim Aufsuchen der einzelnen Punkte, ein jahrtausendaltes Verfahren zu diesem Zweck, das auch heute noch bei den chinesischen Heilkundigen Anwendung findet.

4.3.3 Tzübo und Tzübopressur

4.3.3.1 Einführung

Diese Methode ist auch als **Sphärotherapie** bekannt.
▶ Das Tzübo stellt eine kleine Sphäre oder ein Plättchen mit einem Durchmesser von 0,5–1,0 cm dar; es besteht aus Bienenwachs und Bienenprodukten. Bei der Applizierung wird es auf die vorgewählten biologisch wirksamen Punkte aufgelegt.

Die Tzübos verbleiben im Laufe von einigen Stunden bis zu einigen Tagen an den gewählten Stellen mit Hilfe von Leukoplast oder einem anderen Heftmittel fixiert. Auf diese Weise wird die Wirkung des Druckes und der Bienenprodukte auf die Reflexpunkte verlängert.

▶ Das Auflegen der Tzübos erfolgt nach einer klassischen Akupunktur oder mit Bienengift oder nach einer Akupressur mit oder ohne Verwendung eines Kontaktmediums (Salbe).

Da sich die Reflexpunkte an den Druck und an die Bienenprodukte adaptieren, müssen sie von Zeit zu Zeit durch Druck und kreisförmige Bewegungen durch die aufgelegten Tzübos aktiviert (stimuliert) werden. Hier handelt es sich um die sogenannte Tzübopressur oder Sphäropressur.

> Anwendung: 2–3mal täglich, jeweils im Laufe von 10–15 Sekunden. Ein Lagewechsel der Sphären (der Tzübos) ist alle 24–72 Stunden erforderlich. Während eines Heilzyklus werden 5–7mal Tzübos mit einer Gesamtdauer von 15–20 Tagen aufgelegt.

4.3.3.2 Tzüboarten

A. Nach ihrer Zusammensetzung

Je nachdem, welches Bienenprodukt die Tzübos enthalten, handelt es sich bei ihnen um **Propolis-, Bienengift-** oder **Honigtzübos**. Das Bienenwachs dient als Füllgut und zur Gestaltung der Tzübos, gleichzeitig aber ist es das beste Konservierungsmittel für Bienenprodukte. Das Bienenwachs überträgt ferner die physikalischen Belastungen auf die biologisch wirksamen Punkte auf eine sehr »weiche« Art und bewahrt eine gewisse Menge Wärme, die sie danach allmählich an die darunterliegenden Gewebe abgibt. Durch seinen »eintragenden« Effekt fördert das Wachs das Eindringen der aktiven Bestandteile der Bienenprodukte in die Gewebe. Außerdem macht es die Haut geschmeidig und wirkt entzündungswidrig.

Die einzelnen Bienenprodukte sind am Tzübo beteiligt:
- 200–300 mg% Bienengift
- 10– 30 g% Propolis
- 5– 10 g% Bienenhonig

wobei das Bienenwachs die Basis bildet.

Sie alle besitzen äußerst günstige Eigenschaften für die biologisch wirksamen Punkte. Welches Bienenprodukt jeweils angewendet werden soll, hängt vom Wesen der Erkrankung, von der Verträglichkeit beim Kranken, seinen individuellen Besonderheiten usw. ab. So wird beispielsweise **Bienengift** bei

- Gelenkerkrankungen
- Erkrankungen des peripheren Nervensystems u. a.

angewandt.

Propolis bei
- Schmerzen diversen Charakters
- Erkrankungen des peripheren Nervensystems mit Schmerzsyndromen oder atrophischen Formen
- Der Honig wird bei minderjährigen Kindern und bei erschöpften alten Personen angewandt.

Unerwünschte Wirkungen:
Sehr selten werden unter den aufgelegten Tzübos von den Bienenprodukten verursachte allergische Reaktionen beobachtet. Solche Erscheinungen treten gewöhnlich, wenn überhaupt, dann auf, wenn die Tzübos längere Zeit (über 72 Stunden) fixiert bleiben. Am häufigsten werden allergische Reaktionen gegenüber dem verwendeten Leukoplast beobachtet.

B. Tzüboarten nach Konsistenz

Weiche Tzübos

Bei den weichen Tzübos besteht das Füllgut aus Bienenwachs und als wirksame Substanz wirken Bienengift, Propolis oder Bienenhonig. Der Druck bei der Tzübopressur und die Körperwärme verwandeln die Sphäre in ein Reliefplättchen.
▶ Die Anwendung der weichen Tzübos ist bei akuten Prozessen und da, wo eine Traumatisierung der Gewebe zu vermeiden ist, angezeigt, z. B. am Rücken.
▶ Anzuwenden auch bei stark schmerzhaften Arealen.

Ihre Wirkung ist weich und sedativ und läßt sich durch Erhöhung des prozentualen Anteiles der aktiven Grundsubstanzen steigern.

Harte Tzübos

Herstellung: Aus einem harten Kern wie bsplw. Glas, Plaste oder harten Körnern, die mit einer Schicht aus Wachs-Propolis, Wachs-Bienengift- oder Wachs-Honigpflastern umgeben und imprägniert werden. Demselben Zweck dienen auch die natürlichen Pollenkörner.
Anwendung: In chronischen Fällen sowie an Stellen, die einen stärkeren Druck vertragen, beispielsweise die Vorderseite des Körpers.
Wirkung: Stark anregend (tonisierend).

| Halbharte Tzübos |

Herstellung: Der Kern besteht gewöhnlich aus einer zerknitterten Alufolie, die in einer Schicht Bienenwachspflaster eingewickelt ist. Enthalten sind darin wiederum Propolis, Bienengift oder Bienenhonig in den entsprechenden Konzentrationen. Man kann Tzübos dieser Form auch durch aus Propolis-Wachspflaster geformte Kügelchen ersetzen. Bei Druck verändert das halbharte Tzübo teilweise seine Form, bewahrt jedoch seine halbharte Konsistenz.
Anwendung: Sehr häufig.
Wirkung: Hormonisierend auf die Punkte.

C. Tzübos nach der Wirkungsdauer

Die Tzübos verbleiben im Laufe von 24–48 bzw. 72 Stunden auf die Punkte mit Leukoplast fixiert, wonach sie ausgewechselt werden, d.h., es werden neue Tzübos auf andere Reflexpunkte aufgelegt. Während ihres Verbleibes auf den Reflexpunkten werden sie einige Male täglich durch Tzübopressur aktiviert. Die letzte Prozedur wird in der Technik der Akupressur ausgeführt. Die Aktivierungsdauer beträgt 10 bis 60 und mehr Sekunden pro Punkt.
Bei manchen Kranken erträgt die Haut den Reiz des Leukoplastes oder der Bienenprodukte nur kurze Zeit – 24 bis 48 Stunden –, andere wiederum vertragen die Tzübos längere Zeit (3–4 Tage), erst danach sind sie auszuwechseln.
Nachtsüber werden Tzübos dort aufgelegt, wo es am Tage nicht möglich ist, z.B. aufs Gesicht, auf die Handflächen usw. Diese »Nachttzübos« verbleiben je nach Möglichkeit 6–12 Stunden aufgeklebt.

4.3.3.3 Technik und Methodik

Tzübos legen wir in der Regel auf biologisch wirksame Punkte des Körpers, der Ohrmuschel und der Füße. (Im letzteren Fall legt man weichere, plastische und größere Tzübos auf die Fußsohle). Die Anwendung erfolgt gewöhnlich im Anschluß an eine Akupunktur- oder Akupressurbehandlung mit oder ohne Kontaktsalbe.
▷ Aufgelegt wird im allgemeinen auf etwa 4–5 biologisch aktive Punkte, unabhängig davon, wieviele Punkte vorher behandelt wurden. Mit gut fixierten Tzübos kann der Patient auch duschen und baden.
Die **Ohrtzübos** sind bedeutend kleiner als die Körpertzübos und heißen daher »**Mikrotzübos**«; ihre Ausmaße betragen 2–3 mm. Besonders

zweckmäßig sind hier die **Pollenkörner**. Sie werden an der Ohrmuschel mit porigem Leukoplast befestigt, dort verbleiben sie im Laufe von 24–48 Stunden, manchmal aber auch länger. Am häufigsten werden 2–3 Mikrotzübos aufgelegt, deren Zahl mit Eintritt einer gewissen Besserung vermindert wird.

Die **Einwirkungsmethodik** auf die biologisch aktiven Punkte durch die Tzübopressur ist die gleiche wie bei der klassischen Akupressur. Zu sedativen Zwecken ist eine langsame, tiefe und langanhaltende Bearbeitung einer geringeren Anzahl von Punkten angezeigt. Wenn aber eine anregende (stimulierende) Wirkung bezweckt wird, ist eine heftige, oberflächliche und kurzzeitige Bearbeitung einer größeren Anzahl von Punkten erforderlich. Durch weiche Tzübos wird eine sedative, beruhigende Wirkung erzielt. Etwas heftiger ist die Wirkung der **halbharten Tzübos**, während die harten Tzübos am anregendsten wirken. Am häufigsten werden halbharte Tzübos verwendet, durch die ein harmonisierender Effekt erzielt wird. Der mechanische Druck kann in Abhängigkeit von der Art der verwendeten Tzübos (harte, halbharte und weiche) entsprechend dosiert werden.

Die Wirksamkeit der Kontaktsubstanz kann gleichfalls durch den prozentuellen Anteil des verwendeten Bienenproduktes bestimmt werden. Hier gilt der Grundsatz:
▶ Je länger ein Tzübo wirkt, desto geringer muß der Anteil des biologisch wirksamen Stoffes sein.

Das heißt, bei kurzzeitigen Tzübos werden höhere Konzentrationen verwendet und umgekehrt. In hartnäckigen und schweren Fällen läßt sich eine Aktivierung der Tzübos durch ihre Erwärmung oder durch Einkneifen der Punkte samt Tzübos erreichen. Dies ist dann möglich, wenn der entsprechende Punkt auf einem harten Grund liegt.

▶ Die Methode des Auflegens von Tzübos mit nachfolgender Tzübopressur hat bedeutende Vorteile gegenüber der Akupressur mit einer Kontaktsalbe.

▶ Noch größer sind die Vorteile vor der klassischen Akupressur, wenn diese ohne Kontaktmittel ausgeführt wird, da in diesem Falle nur der mechanische Druck auf die Korrespondenzpunkte wirkt. Dem mechanischen bzw. chemischen Effekt gesellt sich die andauernde Wirkung auf die Korrespondenzpunkte hinzu. Dies ist von großer Bedeutung für den Therapieerfolg.

4.3.4 Anzeigen und Gegenanzeigen

Akupressur und Sphärotherapie in Kombination mit der inneren Einnahme von Bienenprodukten stellen eine völlig unschädliche Methode dar, die leicht und bequem ohne jedwede Apparatur oder sonstige

Hilfsmittel anwendbar ist. Sie dient zur Heilung und Prophylaxe bestimmter, häufig auftretender Störungen und Erkrankungen sowie zur Rückführung des Organismus in seinen optimalen physiologischen Zustand. Diese Methoden kann der Patient unter gewöhnlichen häuslichen Bedingungen ausführen. Selbstverständlich müssen Akupressur und Sphärotherapie den Arzt in seinen Bemühungen unterstützen, auch wenn sie der Patient selbst vornimmt.

Die intern aufgenommenen Bienenprodukte sind imstande, den Organismus von schädlichen Substanzen, die sowohl von der Umwelt stammen (Ektotoxine) als auch vom Organismus selbst erzeugt werden (Endotoxine), zu befreien. Außerdem bereichern sie den Organismus mit für die Gesundheit wertvollen Enzymen, Mikroelementen, Vitaminen und anderen biologisch wirkenden Substanzen natürlicher Herkunft, die von großer Bedeutung für die Prophylaxe des gesunden und für die Therapie des kranken Organismus sind.

Natürliche Nahrung sowie die intern eingenommenen Bienenprodukte als flankierende Maßnahmen zur Reflextherapie fördern den Heilprozeß durch Aktivierung der im Organismus vorhandenen Mechanismen zum Selbstschutz und zur Selbstregulierung. In gewissem Maße schützen sie in diesem Sinne auch die Zellen vor Alterung.

Akupressur, Sphärotherapie und Bienenprodukte können von breiten Schichten der Bevölkerung in Anbetracht ihres günstigen Einflußes auf den Organismus **ohne Nebenerscheinungen** angewandt werden. Dabei sind weder eine spezielle medizinische Ausbildung noch Apparate oder Instrumente erforderlich. Die Behandlung bringt weder Risiken für den Kranken mit sich, noch führt sie zu Komplikationen. Im Grunde reicht die Fähigkeit des Kranken aus, die seiner Krankheit entsprechenden Punkte aufzufinden und sie richtig zu bearbeiten, um sein Leiden selbst erleichtern oder bekämpfen zu können. Akupressur und Apitherapie finden bereits in vielen Ländern eine weitverbreitete selbständige Anwendung bei der Heilung zahlreicher verschiedenartiger Erkrankungen. Jahrtausende hindurch haben beide Heilmethoden ihre Unschädlichkeit und ihre Wirkung bewiesen.

Ihre Kombination findet **Anwendung** bei folgenden Krankheiten:
- ▶ Erkrankungen des peripheren Nervensystems, wie die Spondylarthrose in der Hals-, Brust- und Lumbosakralregion der WS begleiten wie Radikulitiden, Neuralgien, Ischias, Periarthritiden, Epikondylitiden u. a.
- ▶ bei funktionellen Erkrankungen des ZNS, beispielsweise Neurosen, Neurasthenie, Sexualschwäche, Bettnässen usw.
- ▶ bei Kopfschmerzen, Migräne
- ▶ bei Herz- und Gefäßerkrankungen: arterielle Hypertonie und Hypotonie, Arteriosklerose, Herzneurosen

▶ Erkrankungen der Atemorgane, Bronchitis, Bronchialasthma
▶ Allergien
▶ bei Erkrankungen des Magen-Darmtraktes (Spasmen der Speiseröhre, Geschwüre, chronische Gastritis und Kolitis, Blähungen, Verstopfung u. a.)
▶ bei Erkrankungen der Leber und der Gallenblase beziehungsweise Dyskinesie, Posthepatitiszustände u. a.
▶ Erkrankungen des Gelenkapparates, Arthritiden und Arthrosen
▶ bei gynäkologischen Störungen und Erkrankungen (schmerzhafte Menstruation, klimakterische Beschwerden, Mastopathie, Zyklusstörungen, Milcharmut bei Wöchnerinnen)
▶ Nierenkrisen
▶ Diabetes
▶ und bei einer Reihe anderer Krankheiten.

Kontraindiziert sind:
◀ Unverträglichkeit gegen Bienenprodukte
◀ schwere organische und schwere Herz- und Gefäßerkrankungen
◀ Tuberkulose
◀ schwere psychische Störungen
◀ bösartige Neubildungen
◀ sowie lokale eitrige und zikatrizielle Prozesse
◀ Lokal ist Akupressur nicht empfehlenswert in den Bereichen über großen Blutgefäßen besonders mit sklerotischen Veränderungen und in der Gegend der Genitalien.

5. Mikroakupunktursysteme

Zur Zeit verfügt die moderne Reflextherapie über verschiedenartige Mittel und Methoden zur Beeinflussung des menschlichen Organismus. Vielerorts werden vertiefte experimentelle und klinische Beobachtungen zur Steigerung ihrer Effizienz und Verbreitung ihrer Anwendungssphäre in der medizinischen Praxis vorgenommen. Erarbeitet wurden einige Mikroakupunktursysteme (MAS), d. h. Methoden zur reflektorischen Beeinflussung des menschlichen Organismus über einige Teile des Körpers: die **Ohrtherapie** oder **Aurikulotherapie** sowie die **Pedo-** und **Manotherapie**, d. h. die therapeutische Beeinflussung des Organismus von den Füßen und Händen her.

Bekannt sind ferner die **Kraniotherapie** (Einwirkung auf die Haut des Schädels) sowie die **Endonasal-, Exonasal-** und **Oraltherapie**, wobei Punkte der Nase und des Mundes verwendet werden.

Die **Regenbogenhaut** stellt an sich auch ein Mikroakupunktursystem dar, wird aber ihrer Begrenztheit wegen nur zu *diagnostischen Zwecken* verwendet. Aufgrund von sichtbar eingetretenen Veränderungen in der Regenbogenhaut können Erkrankungen geortet und der Charakter der eingetretenen pathologischen Veränderungen bestimmt werden, selbst dann, wenn noch keine äußeren Erscheinungen aufgetreten sind.

Am eingehendsten erforscht sind die **Ohr-** und **Fußzonentherapie**. Deswegen finden sie die häufigste Anwendung in der Praxis. Sie sind seit ältesten Zeiten der Volksmedizin bekannt. Zudem finden diese Heilmethoden auch in der modernen Medizin zunehmend Anwendung. Sie schließen die Körperreflextherapie nicht aus, sondern ergänzen sie.

> Die Mikroakupunktursysteme beruhen auf dem Konzept von den ontophylogenetisch aufgelagerten reflektorischen Zusammenhängen zwischen der Peripherie (Ohren, Füße u. a.) und den zentralen Nervenstrukturen.

5.1 Ohrtherapie und Bienenprodukte

Die Ohrtherapie, auch Ohrreflextherapie oder Aurikulotherapie genannt, stellt eine Heilmethode dar, bei der die biologisch aktiven Punkte der Ohrmuschel zur Diagnose oder zur reflektorischen Beeinflussung verschiedener Erkrankungen verwendet werden können. Zu diesem Zweck können die klassischen Mittel wie Nadeln, Druck oder hohe Temperatur zur Anwendung kommen, oder es können moderne Mittel wie elektrischer Strom, Laserstrahlen usw. verwendet werden.

Bereits in sehr alten chinesischen medizinischen Schriften wird das menschliche Ohr als ein Körperteil behandelt, der mit allen übrigen Teilen einschließlich der inneren Organe verbunden ist. Nach chinesischer Auffassung wird dieser Zusammenhang durch Kanäle, die als »Tzin-Mai« bekannt sind, und durch Öffnungen, bekannt als »Tzin-Be«, bewerkstelligt. Auch aus späteren Jahrhunderten (dem VII., VIII. und XVII.) verfügen wir über Angaben, in denen die Behandlung von Punkten der Ohrmuschel durch Anbrennung oder Einstiche erwähnt wird. Bereits damals wurde beobachtet, daß bei zahlreichen Erkrankungen schmerzhafte Punkte in der Gegend der Ohrmuschel in Erscheinung treten. Die chinesischen Heilkundigen wirkten auf die rein empirisch festgestellten Punkte ein, um das Leiden zu beeinflussen. Zur Zeit der Dynastie Tang (618–907) waren bereits 20 Punkte der Ohrmuschel festgestellt worden, die bis zur heutigen Zeit erfolgreich verwendet werden.

Von China aus verbreitete sich dieses Heilverfahren nach Indien, Persien und Afrika und über Nordafrika gelangte es nach Südfrankreich. Im Altertum wurde hier zur Heilung der Ischias das Anbrennen bestimmter Bereiche der Ohrmuschel angewandt, ein Verfahren, das dort heute

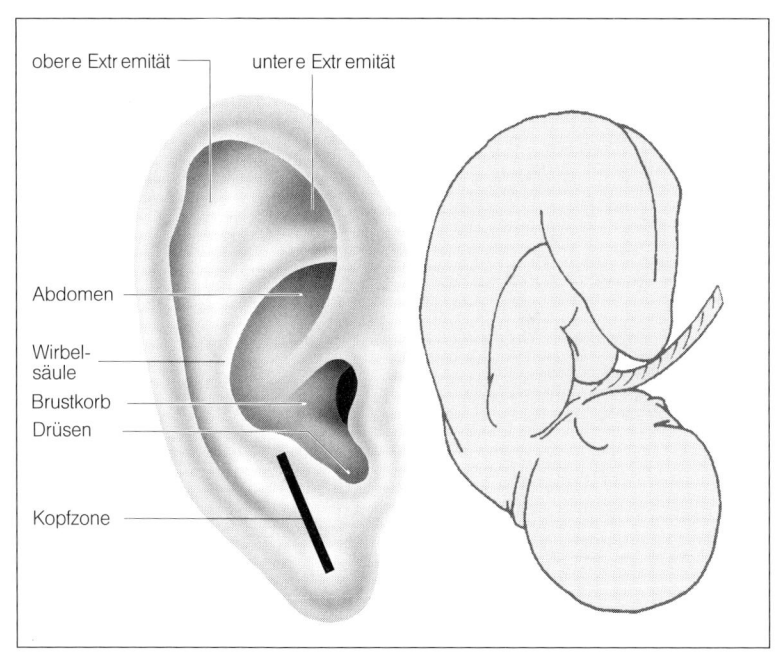

Abb. 29 Projektion des Körpers in der Lage eines menschlichen Embryos auf das Ohr (nach P. Nogier, »Lehrbuch der Auriculotherapie«, Maisonneuve, 1973).

noch Anwendung findet. P. NOGIER konnte bei vielen seiner Patienten aus Afrika die Brandnarben dieser Methode beobachten. Die geniale Idee der sogenannten »primitiven« Völker, die Ohrmuschel mit den inneren Organen in Verbindung zu bringen, veranlaßte NOGIER, seine Untersuchungsarbeiten zu vertiefen. Im Jahre 1956 veröffentlichte er eine Arbeit über die Lokalisierung der Reflexpunkte auf der Ohrmuschel, was später zu einer Reflexkartographie des Ohres führte. Das Bild erinnert an einen auf den Kopf gestellten menschlichen Embryo, so wie er im Mutterleib existiert (siehe Abb. 29, 30).

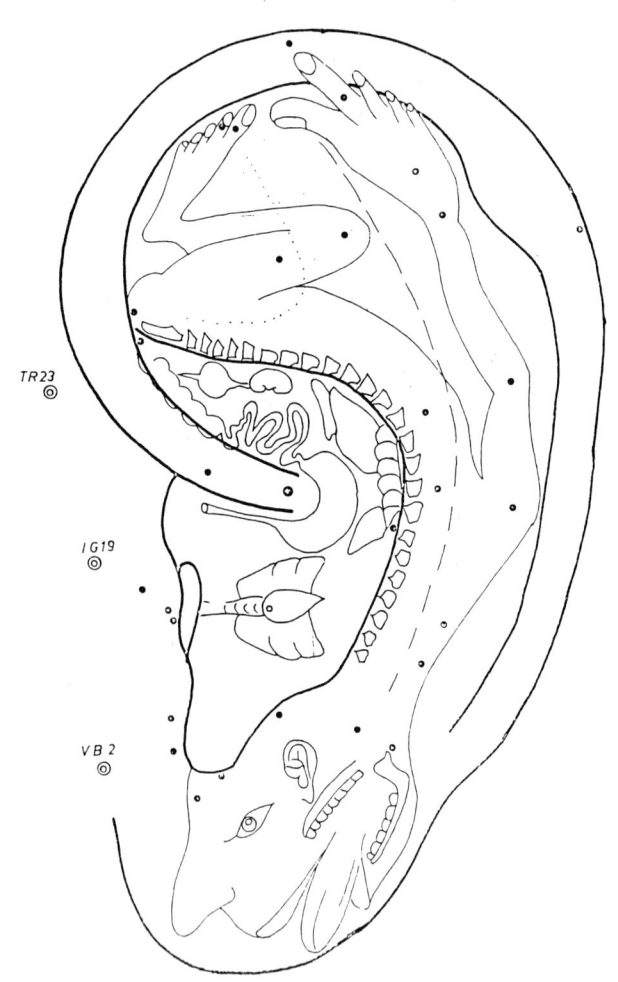

Abb. 30   Projektionszonen des menschlichen Körpers auf der Ohrmuschel.

Der Autor stellte fest, daß bei verschiedenen Erkrankungen der inneren Organe, des Knochen-Muskelsystems, des Nervensystems und anderer Systeme in der Ohrmuschel Punkte bzw. Areale erhöhter Empfindlichkeit (bei Druck und spontan) in Erscheinung treten, die nach erfolgreicher Heilung verschwinden – eine Tatsache, die bereits vor Jahrtausenden von der Volksmedizin festgestellt worden war.

In der alten europäischen Heilkunde wird bereits in den Schriften von HIPPOKRATES (4. Jahrhundert v. u. Z.) die Ohrtherapie erwähnt. Seine Kenntnisse in dieser Beziehung verdankte er den alten ägyptischen Heilkundigen. Unter anderem beschrieb er den Einschnitt auf dem hinteren Teil der Ohrmuschel zur Beeinflussung der sexuellen Funktionen. Zum selben Zweck empfiehlt RIVER (1589) das Auflegen eines in bitteres Mandelöl getauchten Tampons auf die Rückseite der Ohrmuschel. In den Jahren 1780 bis 1854 erkannten BERTES und RAUCH bereits den reflexogenen Charakter der Ohrmuschel. Es gelang ihnen, asthmatische Anfälle durch Reizung des äußeren Gehörganges zu unterdrücken. Im Jahre 1717 beschrieb VALSALVA die Ohrblutversorgung und Innervation der Ohrmuschel und stellte dabei fest, daß durch Anbrennen des die Ohrmuschel umgebenden Nervenkranzes, Zahnschmerzen ausgeschaltet werden können. Das Anbrennen bewerkstelligte er mit einer erhitzten Stahlnadel. Er spricht auch da von Erfolgen, wo die üblichen Maßnahmen kein positives Ergebnis verzeichnen konnten. Allmählich begann diese Methode in den Kliniken von Lyon, Paris u. a. bei Neuralgien, Rheumatismus, Zahnschmerzen u. a. m. Anwendung zu finden. Anfangs wurde angenommen, daß der schmerzlindernde Effekt auf den starken Reiz beim Anbrennen zurückzuführen ist. Später wurde dieses Verfahren vernachlässigt, da keine wahrheitsgetreue Erklärung gefunden werden konnte.

5.1.1 Theoretische Grundlagen der Ohrtherapie

Im Jahre 1968 veröffentlichte P. NOGIER die Ergebnisse seiner Untersuchungen, wonach auf der Ohrmuschel die gesamte somatische und viszerale Empfindlichkeit, das vegetative Nervensystem, der Hypothalamus und der Thalamus sowie Bereiche der Hirnrinde vertreten sind. Die bedeutende Effizienz der Aurikulotherapie erklärt der Autor mit den mächtigen neuralen Zusammenhängen zwischen der Ohrmuschel und wichtigen Gehirnzentren, die durch den Nervus vagus (X), glossopharyngeus (IX), trigeminus (V), facialis (VII) und die oberen Nervenwurzeln (C2–C3) hergestellt werden. Er verbindet mit diesen mächtigen Verkettungen nicht nur die lokalen organausgerichteten Reaktionen, sondern auch die unspezifische Wirkung der Aurikulotherapie auf den ganzen Organismus. Nach ihm erfolgt die Wirkung der Ohrtherapie nicht über das Rückenmark, sondern auf Ebene der oberen höheren Bereiche des zentralen Nervensystems und speziell des Stammes des Rückenmarks.

Nach S. S. WELHOVER (dargestellt von F. PORTNOV, 1982) besteht das Geheimnis der Erfolge der Ohrtherapie in der unikalen Innervation der Ohrmuschel als Folge von Evolutionsprozessen. Die Innervation des Nervenpaares V, VII, IX und X sowie der Nervenwurzeln C2 und C3 ist von enormer Bedeutung für den Organismus. Diese Nervenpaare vereinigen sich in ein einziges onto-phylogenetisch bedingtes funktionelles System, dessen einzige Aufgabe in der Erhaltung des Gleichgewichtes im Organismus besteht (Homöostase). Die Solitärgeflechte des V. Nervs im verlängerten Mark, ausgebildet während des Evolutionsprozesses als das wichtigste Zentrum der Systeme der Homöostase, bewahren ihre Funktionen auch bei den höheren Säugetieren sowie beim Menschen. Das afferente System der Ohrmuschel, d. h. ihr peripherer Rezeptorenapparat ist imstande, wichtige Gehirnstrukturen einzuschalten. Damit lassen sich die verschiedenen neuroreflektorischen Reaktionen erklären, die bei Bearbeitung der biologisch wirksamen Punkte des Ohres auftreten. Die Ohrmuschel ist eine wichtige Sinneszone, bei deren Reizung afferente Impulse mit Richtung Gehirn und dessen Stammformationen auftreten. Als Folge treten auf reflektorischem Wege mächtige Antwortreaktionen ein. Im Zusammenhang damit lassen sich die reflektorischen Wirkungen auf die automatischen Zentren des Atmens, der Sättigung, des Blutkreislaufes, des Muskeltonus, der Thermoregulierung, des Hungers, Durstes usw. erklären.

Die Eigenschaften der Ohrmuschel als eine ausschließlich wichtige Reflexogenzone lassen sich außer mit der großen Vielfalt und dem Reichtum ihrer Innervation auch mit ihrer Nähe zum Gehirn erklären, sodaß die Nervenimpulse nur einen ganz kurzen Weg zurücklegen müssen. Indem bei Erkrankungen auf bestimmte Projektionszonen der Ohrmuschel eingewirkt wird, werden zielgerichtete reflektorische Antwortreaktionen hervorgerufen, die einen therapeutischen Effekt herbeiführen, indem sie die gestörten Funktionen des kranken Organs normalisieren, d. h., es handelt sich um eine Regulationstherapie. Das große Interesse, das zur Zeit der Ohrtherapie entgegengebracht wird, liegt sowohl an den guten therapeutischen Ergebnissen bei einer Reihe von Erkrankungen als auch an der einfachen Technik und dem Fehlen von Nebenerscheinungen.

Jedes Organ sowie jeder pathologische Prozeß haben ihre Projektion in einem bestimmten Bereich der Ohrmuschel. Diese Projektionszonen sind als biologisch wirksame Punkte mit Ausmaßen von 1–2 mm oder als Zonen von 0,5 bis 1 cm ausgebildet. Kennzeichnend ist ihre größere Empfindlichkeit bei Druck sowie ihr geringerer elektrischer Hautwider-

stand. Das rechte Ohr entspricht der rechten Hälfte des Körpers und das linke entsprechend der linken Hälfte. Nur bei 12% der Menschen wird das Gegenteil beobachtet. Die Schmerzempfindungen der Projektionszonen bei Erkrankungen verschwinden nach der Heilung.
In der modernen Medizin wurden die Anatomie der Ohrmuschel, insbesondere die Reflexpunkte und -zonen der Ohrmuschel, aufgrund von operativen und anderen Eingriffen in verschiedenen Bereichen des Körpers und der nachfolgenden Bestimmung des elektrischen Widerstandes der Haut in der entsprechenden Projektionszone der Ohrmuschel erarbeitet. Es wurden experimentelle Modelle verschiedener Erkrankungen erstellt. Hierbei wurde festgestellt, daß die erhöhte elektrische Leitfähigkeit in den entsprechenden Bereichen der Ohrmuschel dem Grad der Schädigung direkt proportional ist und eine zeitlang nach Abklingen der Erkrankung anhält. Die verschiedenen Zustände des Magens, wenn auch nur von physiologischen Faktoren bedingt (Hunger, überreichliche Nahrungsaufnahme usw.), steigern gleichfalls die elektrische Leitfähigkeit der Magenzone der Ohrmuschel. Aufgrund des Wertes des elektrischen Widerstandes in den Projektionszonen des Ohres läßt sich der funktionelle Zustand der inneren Organe beurteilen. Es handelt sich also dabei um objektive Kriterien bezüglich der Dynamik der pathologischen Prozesse.
Auf diese Weise erhält das Problem des Wirkungsmechanismus der Ohrtherapie aufgrund vertiefter Untersuchungen, die in letzter Zeit von verschiedenen Autoren durchgeführt wurden, seine neurophysiologische und anatomische Fundierung. Der Schlüssel zu diesem Phänomen, zur Klärung der therapeutischen Ergebnisse ist die überreiche Innervation der Ohrmuschel, sie stellt einen unikalen Bereich des menschlichen Körpers dar, dabei ohne jede ausführende Funktion, aber mit reicher Innervation von fünf afferenten Nerven somatischer und viszeraler Natur. Ein solcher Reichtum von Innervation führt selbstverständlich zu einer starken funktionellen Differenzierung dieses Bereiches und somit zu seiner großen Bedeutung.
Das Auge ist gleichfalls ein Organ, in dem sich die verschiedenen Organe und Systeme des menschlichen Organismus projizieren. Bei Erkrankungen werden in der Iris Veränderungen beobachtet, auf deren Grundlage nicht bloß die Lokalisation, sondern auch der Charakter des pathologischen Prozesses beurteilt werden kann. Sichtbare Veränderungen bei Krankheitszuständen, allerdings nicht so stark ausgeprägt wie im Auge, sind auch an der Ohrmuschel festzustellen. Die Veränderungen an der Iris können nur zu diagnostischen Zwecken benutzt werden, während die Ohrmuschel auch mittels Akupunktur und Akupressur zur Beeinflussung pathologischer Prozesse angewandt werden kann.

5.1.2 Auffinden der Punkte und Zonen auf der Ohrmuschel

Die Voruntersuchung
Vor Beginn der Heilmaßnahmen wird die Vorder- und Hinterseite der Ohrmuschel gründlich besichtigt, wobei nach lokalen Erscheinungen wie Verdickungen, kleinen Schuppen, Bläschen u. a. gesucht wird. Mit Hilfe des stumpfen Endes einer Akupunkturnadel, mit einer speziellen Sonde oder mit dem stumpfen Ende eines Zahnstochers wird in Übereinstimmung mit den anliegenden Schemata vorsichtig und gleichmäßig die Ohrmuschel im Areal der Projektion der entsprechenden Erkrankung abgetastet. Beim Auffallen auf den Punkt oder auf der Projektionszone empfindet der Patient einen *leichteren* oder *stärkeren Schmerz*. Dies ist ein sehr wichtiges Merkmal zur Bestimmung des Korrespondenzpunktes.

Im Falle, daß nach diesem »*Druckverfahren*« beim Aufsuchen der Reflexpunkte auf der entsprechenden Seite der Erkrankung des geschädigten Organs keine gesteigerte Empfindlichkeit bzw. kein Schmerz festgestellt wird, muß die erhöhte Empfindlichkeit im respektiven Areal der anderen Ohrmuschel gesucht werden. Wenn beim Aufsuchen des Reflexpunktes eine Heterolateralisation auftritt, d. h., wenn der schmerzhafte Punkt eigentlich eine Erkrankung der der Ohrmuschel gegenüberliegenden Körperseite signalisiert, so wird die Prozedur an diesem »zuständigen« Ohr durchgeführt.

> Bei 88% der Menschen ist die rechte Hälfte des Körpers mit dem rechten Ohr verbunden und umgekehrt das linke Ohr mit der linken Körperhälfte. Nur bei 12% der Fälle besteht ein kreuzweiser Zusammenhang, was das Aufsuchen der Reflexpunkte bzw. Reflexzonen an beiden Ohren erforderlich macht.

Es kommt vor, daß die entsprechenden Punkte auf beiden Ohren schmerzhaft sind, so daß die Prozedur auch an dem Ohr durchgeführt werden muß, in dem die Schmerzhaftigkeit stärker ausgeprägt ist. In solchen Fällen können auch beide Ohren *abwechselnd behandelt* oder die symmetrischen Reflexpunkte an beiden Ohren gleichzeitig zur Behandlung verwendet werden.

Identifizieren der biologisch wirksamen Punkte
Zum Auffinden der biologisch wirksamen Punkte an der Ohrmuschel können auch spezielle Detektoren, die sogenannten »**Punktoskope**« verwendet werden (siehe 2.6.3). Dieses Verfahren ist zuverlässiger, da alle subjektiven Einflüsse ausgeschaltet bleiben, indem der Kranke am Aufsuchen der Punkte selbst nicht beteiligt ist und die Befunde nur auf der Angabe des Indikators beruhen.

Manchmal läßt sich auch bei eifrigster Suche an beiden Ohren der Reflexpunkt nicht auffinden. In diesem Falle wird die Behandlung nach dem Grundsatz der anatomischen Lokalisation und der Projektionen, d. h. nur nach dem Schema (siehe Abb. 30) durchgeführt. Die Prozedur wird an derjenigen Ohrmuschel, die sich auf derselben Seite befindet, auf der auch die Erkrankung in Erscheinung tritt, vorgenommen.
Der Grad der Schmerzempfindung bei Druck auf den Punkt hängt vom psychischen Zustand des Kranken, der Reizbarkeit des Nervensystems, der Schwere und des Stadiums der Erkrankung usw. ab. Bei akuten und mit starken Schmerzen verbundenen Erkrankungen werden die Punkte leichter als bei chronischen und mit dumpfen Schmerzen auftretenden Krankheiten entdeckt.
▶ Bei vollem Magen sowie bei starkem Hunger ist es nicht angezeigt, Reflexpunkte an der Ohrmuschel zu suchen. Dasselbe gilt auch bei körperlicher und geistiger Überbelastung, nach Alkoholgenuß u. a.

5.1.3 Technik und Methodik der Ohrtherapie

Die klassische Ohrakupunktur mit anschließender Sphärentherapie, läßt sich sowohl ambulant als auch unter häuslichen Bedingungen durchführen. Während der Behandlung sitzt der Patient in der Regel. Nur bei erschöpften Kranken oder bei der allerersten Anwendung empfiehlt sich eine Prozedur im Liegen.
▷ Patienten, die an Gehirnarteriosklerose leiden, müssen im Anschluß an die Behandlung 10–15 Minuten liegenbleiben.

Die Auflage von Mikro-Tzübos
Nach dem Entfernen der Akupunkturnadeln werden Mikrotzübos, die Bienenprodukte wie Bienengift, Propolis und Honig enthalten (am häufigsten kommen Pollenkörner zum Einsatz), auf einige der behandelten Punkte aufgelegt.
▷ Dort bleiben sie 24 bis 72 Stunden fixiert, wobei sie die Funktion ständiger Mikronadeln erfüllen.
Die belegten Punkte adaptieren sich sowohl an den Druck als auch an die Bienenprodukte. Deshalb ist ihre periodische Stimulierung durch Tzübopressur erforderlich (siehe 4.3.3). Tzübos befestigen wir mit einem speziellen porigen Leukoplast, das kein Schwitzen unter der Auflagefläche zuläßt.
◀ Injektionen von Bienengift oder Bienenstiche direkt in die Ohrpunkte sind zu vermeiden.

Die Behandlung mit Ohrakupressur
Mittels der Ohrakupressur lassen sich die biologischen Punkte und Zonen (Areale) der Ohrmuschel durch Druck beeinflussen. Dies ge-

schieht entweder »trocken« durch puren Druck oder nach vorherigem Einreiben mit einer Kontaktsalbe aus Bienenprodukten. Auf die zu behandelnden Punkte werden teilweise Tzübos aufgelegt, die anschließend ihrerseits Druck erfahren (siehe 4.3.3). In den meisten Fällen werden beide Ohren bearbeitet.

> Die Behandlung beginnt mit einer Gesamtmassage der Ohrmuschel. Erst danach gehen wir zur Massage der entsprechend der Erkrankung gewählten Punkte und Zonen über. Da die Punkte der Ohrmuschel sich dicht beieinander befinden, behandelt man die Punkte bei der Gesamtmassage reihenweise.
> Begonnen wird mit der Öffnung des Gehörganges und allmählich wird mit leichten Drehbewegungen nach oben massiert, danach entlang der Konfiguration der Ohrmuschel nach unten bis zu deren untersten Teil. Sodann erfaßt der Behandler die Ohrmuschel mit 3–4 Fingern und massiert sie beidseitig bis zum Erwärmen der Haut. Nach dieser Gesamtmassage wird mit Hilfe eines speziellen Stäbchens oder mit dem kleinen Finger zur Massage der mit der Erkrankung korrespondierenden Punkte übergegangen. Die Chinesen empfehlen die Behandlung der Punkte und Zonen mit einer den beiden Ohrmuscheln entgegengesetzten Druckrichtung. Meistens wird die Druckrichtung mit der Drehbewegung kombiniert.

Die Wahl der biologisch wirksamen Punkte und Zonen (Areale), die bei bestimmten Erkrankungen bearbeitet werden müssen, erfolgt nach den Symptomen (Beschwerden). So wird beispielsweise bei Magenbeschwerden, abgesehen von der Ursache und ihrem Charakter, der Punkt bzw. die Zone (das Areal) des Magens verwendet; bei Erkrankungen der Wirbelsäule wird die Projektion des entsprechenden Segmentes der Wirbelsäule behandelt usw.
Stets aber werden gleichzeitig auch sogenannte *allgemeine Punkte*, d. h. Punkte zur gesamten Beeinflussung des Organismus verwendet wie z. B. der Punkt »Schen-Men«, der »Nullpunkt« u. a.

Störungen und unerwünschte Wirkungen bei der Behandlung
Manchmal treten bei der klassischen Ohrnadeltherapie Schmerzen in der Gegend des Einstiches sowie Kopfschmerz, Schwindel und eine Kälteempfindung in den Extremitäten auf. Dies verlangt die Einstellung der Behandlung sowie den Übergang zu leichteren Behandlungsformen.
So wird beispielsweise in solchen Fällen Akupressur mit einer Kontaktsalbe aus Bienenprodukten mit nachfolgendem Auflegen von Tzübos

und Tzübopressur angewandt. Dabei werden selten lokale allergische Reaktionen beobachtet. Bei der Anwendung von Tzübos mit Bienengift muß vorher die Verträglichkeit des Organismus mit diesem Produkt geprüft werden.

Beurteilung des Schmerzverlaufs
Bei Schmerzen tritt der schmerzlindernde Effekt in den meisten Fällen bereits während der Sitzung ein, manchmal aber auch erst nach 30–40 Minuten. Nach 24–48 Stunden ist in manchen Fällen eine Steigerung der Schmerzen zu beobachten. Dieser Effekt stellt ein prognostisch günstiges Zeichen dar.
Das Fehlen jedweden Effektes während und bis zur Beendigung der Behandlung zeugt von einer Unüberwindlichkeit der Ursache sowie von einem stark fortgeschrittenen organischen Prozeß.
◂ In solchen Fällen darf man die Behandlung nicht wiederholen.
Bei nicht ausreichenden günstigen Ergebnissen läßt sich nach 15 bis 30 Tagen ein neuer Behandlungszyklus ansetzen. Die Ohrtherapie kann allein oder in Kombination mit einer Körperakupunktur- oder Akupressur durchgeführt werden.
▷ Der Heilzyklus umfaßt 8–10–15 Anwendungen.

5.1.4 Indikationen und Kontraindikationen

A. Indikationen

Bei Durchführung der Ohrtherapie in Form von Akupressur werden als Kontaktmedium Salben, die Bienengift, Propolis oder Bienenhonig enthalten, verwendet (siehe 4.3.2). Besonders aussichtsreich ist das Auflegen von Mikrotzübos aus denselben Bienenprodukten oder von natürlichen Pollenkörnern. Tzübos werden auch nach klassischer Akupunktierung der Ohrmuschel aufgelegt. Auf diese Weise läßt sich ein dauerhafter Effekt erzielen, wobei dieser der Wirkung von Dauernadeln bei der Ohrtherapie nahekommt. Der Vorteil besteht darin, daß in diesem Falle in den Punkten und Arealen biologisch wirkende *Bienenprodukte deponiert* werden.
Die lokale Wirkung der Bienenprodukte (Kontaktmedium und Tzübos) kann durch flankierende interne Einnahme verstärkt werden. Sie wirken auf das kranke Organ mit der Reflextherapie synergetisch: Sie tragen zur Normalisierung des vegetativen Nervensystems und der Regulationsmechanismen bei, sie beseitigen eventuelle Spasmen und lindern bei funktionellen Störungen den Schmerz (siehe 4.1.4).

Die Ohrtherapie kann parallel zur Körper- oder Fußzonenreflextherapie, zur Heilgymnastik, zur manuellen Therapie oder zu Extensionen u. a. angewandt werden.

Die wichtigsten Indikationen
▶ Linderung von Schmerzen und Bewältigung der funktionellen Gefäß- und nervalen Störungen
▶ Schmerzsyndrome infolge von Spondylarthrose, Zwischenrippenneuralgie, Ischias, Plexitis, Radikulitis, Arthrose und Traumata diverser Gelenke
▶ Bursitis, Tendovaginitis, Muskelkontraktur und Myalgie
▶ Funktionelle Störungen des Verdauungstraktes (Dyskinesie u. a.)
▶ Kopfschmerzen
▶ Manche Formen von Drüsenstörungen mit innerer Sekretion beispielsweise Menstruationsschmerz u. a.
▶ Streßzustände
▶ In der geriatrischen Praxis
▶ Erkrankungen der oberen und unteren Atemwege
▶ Allergien, usw.
(Siehe auch Teil II, 6.2 bis 6.13).

B. Kontraindikationen

◀ Erkrankungen, die sofortigen operativen Eingriff erfordern
◀ Degenerative Erkrankungen des Rückenmarkes
◀ Schwangerschaft
◀ Bösartige Neubildungen
◀ Unverträglichkeit oder Immunität gegenüber Bienengift, wenn dieses angewendet wird.

5.1.5 Kartographie der Punkte und Zonen der Ohrmuschel

Alle Teile und Grundsysteme des Körpers reflektieren in Punkte oder Zonen der Ohrmuschel. F. G. PORTNOV (1982) erforschte und erfaßte die Projektionen der Organe und Systeme in 8 Gruppen von Punkten (siehe Abb. 31).

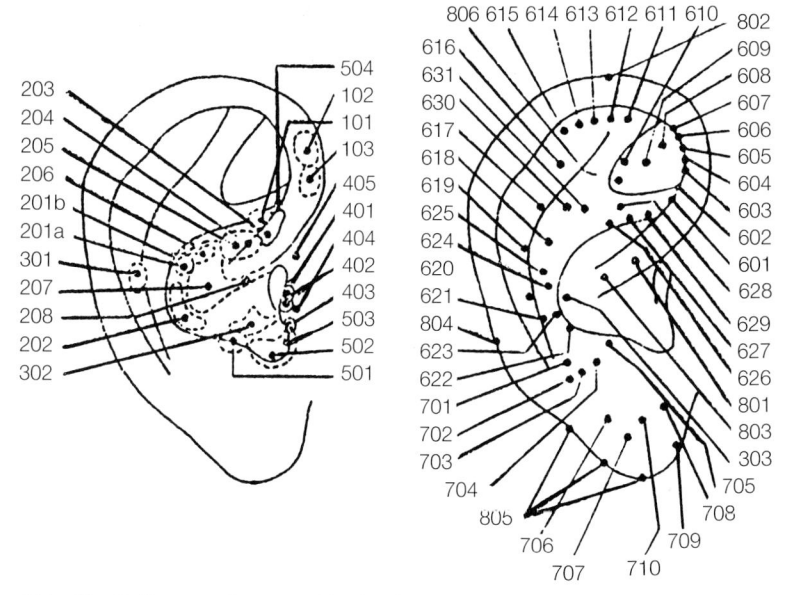

Abb. 31 Reflexzonenkartographie der Ohrmuschel nach F. PORTNOV.

1. **Uro-genital-System:** 101 – Harnblase, 102 – Nieren; 103 – äußere Geschlechtsorgane, Uretra;
2. **Magen-Darm-System:** 201 a. rechts – Gallenblase; 201 b. links – Pankreas; 202 – Dickdarm, Rektum; 203 – Leber; 204 – Blinddarm; 205 – Dünndarm; 206 – Zwölffingerdarm; 207 – Magen; 208 – Speiseröhre;
3. **Herz-Lungen-System:** 301 – Herz; 302 – Lungen; 303 – Punkt der »Wunder«;
4. **Hals-, Nasen- und Ohrenbereich:** 401 – Mund; 402 – Schlund; 403 – Nasenhöhle; 404 – Nase; 405 – Ohr;
5. **Neuroendokrines System:** 501 – Thalamus; 502 – Drüsen mit innerer Sekretion; 503 – Nebennieren; 504 – Sympathikus;
6. **Bewegungsapparat:** 601 – Ferse; 602 – Knöchel; 603 – 607 – von der V. bis zur I. Zehe; 608 – Unterschenkel; 609 – Knie; 610 – Oberschenkel; 611–615 – vom I.–V. Finger; 616 – Handfläche; 617 – Handwurzel; 618 – Brustbein; 619 – Ellenbogen; 620 – Schulter; 621 – Hals; 622 – Atlas (erster Halswirbel); 623 – III. Halswirbel; 624 – VII. Halswirbel; 625 – Schlüsselbein; 626 – XII. Brustwirbel; 627 – V. Lendenwirbel; 628 – Iliosakralgelenk; 629 – Kreuz- und Steißbein; 630 – Darmbeinregion; 631 – Hüftgelenk;
7. **Kopf:** 701 – Kiefergelenk; 702 – Unterkiefer; 703 – Oberkiefer; 704 – Sichtzone; 705 – Schädelgegend; 706 – Gehörzone; 707 – Geruchzone; 708 – Stirngegend; 709 – Hauptpunkt des Kopfschmerzes; 710 – Punkt der Augen;
8. **Andere Punkte:** 801 – Punkt des Zwerchfells, »0«-Punkt; 802 – Allergiepunkt; 803 – Punkt des Sonnengeflechts; 804 – Medullarpunkt; 805 – Punkt des Trigeminus; 806 – der Punkt »Schen-Men«.

5.2 Fußreflexzonenmassage und Bienenprodukte

Dieses Verfahren, auch gelegentlich bekannt als »Fußtherapie« oder »Pedopressur« nutzt die Reizung bestimmter Zonen (Areale) der Füße. Über die örtliche Stimulation erhalten wir restituierende Antwortreaktionen innerer Organe oder sonstiger Körperteile, die sich weit entfernt von den Füßen befinden.
Die Fußzonentherapie ist als alte Heilmethode des Fernen Ostens bekannt. Ihre wissenschaftliche Fundierung ist mit den Namen von J. FITZGERALD (1917), J. INGAM (1967); H. MARQUARDT (1976) u. a. verbunden.

5.2.1 Theoretische Grundlagen

5.2.1.1 Projektionen und Zusammenhänge

So wie bei der Ohrmuschel befinden sich auch an den Füßen Projektionen aller Organe und Körperteile und zwar so angeordnet wie im Körper selbst. So befindet sich beispielsweise in der Gegend der Zehen die Projektion des Kopfes, während die engste Stelle der Fußsohle der Lendengegend des Körpers entspricht. Sie ist als »Lendenlinie« bekannt. Von der »Lendenlinie« vorwärts in Richtung zu den Zehen befinden sich die Projektionen der Organe im Brustkorb sowie jene der oberen Extremitäten, während in entgegengesetzter Richtung zu der »Lendenlinie« sich die Projektionen der Organe in der Bauchhöhle und der unteren Extremitäten befinden.

> Die Organe der **rechten Körperhälfte** (*Leber, Gallenblase* usw.) werden im **rechten Fuß** projiziert und jene der **linken Körperhälfte** (*Herz, Milz* usw.) im **linken**. Die anderen Organe, die auf beide Körperhälften verteilt sind, finden sich in **beiden Füßen** projiziert. Je näher ein Organ an der senkrechten Fläche, die den Körper in zwei Teile trennt, liegt, desto näher zur Innenkante der Fußsohle befindet sich seine Projektion.

Beispiel: Die Projektion der Wirbelsäule, die sich in der Mitte des Körper befindet, erfaßt die Innenflächen beider Fußsohlen.
Bei der Erkrankung eines bestimmten Organs oder Körperteiles wird in der mit ihm korrespondierenden Projektion in den Füßen ein spontaner Schmerz beobachtet, der sich auch bei Druck auf die Projektionszone einstellt. Möglich ist auch die Bildung von körnigen Verdickungen an dieser Stelle der Füße. Auf diese Weise kann aufgrund der Schmerzhaftigkeit einer bestimmten Zone der Füße das zugehörige erkrankte Organ

bestimmt werden. Hier handelt es sich um die sogenannte »*Palpationsdiagnostik der Zonen*«. Die Effizienz der Behandlung hängt in weitem Maße von der richtigen Lokalisation der der Erkrankung entsprechenden Projektionszone ab.

5.2.1.2 Wirkungsmechanismen bei Einwirkung auf Reflexzonen

Die Einwirkung auf die biologisch aktiven Reflexzonen der Füße, d. h. auf die Projektionszonen der verschiedenen Organe und Teile des Körpers, erfolgt durch mechanischen Druck als pressierende Massage. Zur Steigerung des Effektes können auch chemische Mittel in Form eines Kontaktmediums (Salbe) angewandt werden. In diesem Falle wird eine Summierung der Wirkung beider Faktoren erzielt.

Als zweckmäßig erweisen sich in diesem Falle die biologisch wirksamen Bienenprodukte. Sie sind erwiesenermaßen unschädlich für den menschlichen Organismus und besitzen wertvolle biologische Eigenschaften, die sehr günstig auf die Reflexpunkte und Zonen wirken.

Intern eingenommen, unterstützen sie den Tonus des vegetativen Nervensystems und den Ablauf der physiologischen Prozesse im Organismus, stärken so den Allgemeinzustand und steigern die Widerstandskraft.

Lokal als Kontaktmedium bei Zonenpressur angewandt, sind sie imstande den peripheren Teil des Reflexbogens zu beeinflussen, d. h., sie schalten die Heilmechanismen ein. Die Fußzonenmassage mit einer Kontaktsalbe aus Bienenprodukten in Kombination mit ihrer internen Aufnahme fördert den Heilprozeß und steigert die therapeutischen Resultate.

Auf diese Weise wird ein qualitativ neues Heilverfahren mit erhöhter Effizienz eingeführt, ohne jede Gefahr von Nebenerscheinungen für den Patienten. Als Ergebnis dieser Summareinwirkung – von »außen her«, d. h. von den Fußreflexzonen, und von »innen« bei der internen Einnahme der Bienenprodukte, wird eine günstige Antwortreaktion sowohl allgemein im Organismus als auch im erkrankten Organ hervorgerufen. Damit können durch Fußzonenmassage auf reflektorischem Wege Spasmen unterdrückt und der Blutkreislauf verbessert werden. Sehr oft gehen Spasmen der Blutgefäße oder der glatten Muskulatur bestimmten Krankheiten voraus oder verursachen sie häufig. Die sogenannten *neurovegetativen Dystonien* stehen oft im Grunde vieler und verschiedener Krankheiten und bilden das funktionelle Stadium der organischen Erkrankungen. Gerade in diesem funktionellen Stadium erweist sich die Fußzonentherapie effizient, d. h. solange eben noch keine organischen Veränderungen eingetreten sind und der Krankheitsprozeß noch reversibel ist.

In fortgeschrittenen Fällen mit bereits ausgebildeten anatomischen Veränderungen kann die Fußzonenpressur nur gewisse Linderungen im Zustand des Kranken und eine Verlangsamung der Entwicklung des pathologischen Prozesses bewirken.
Außer zu einer konkreten Heilung kann die Fußzonenpressur auch einer allgemeinen Prophylaxe des Organismus ohne spezielle Akzentuierung auf eine bestimmte Krankheit dienen.

5.2.2 Technik und Methodik der Fußzonenmassage

5.2.2.1 Vorbereitende Gesamtmassage

Die Fußzonenpressur beginnt mit einer Gesamtmassage der Fußsohle und des Fußrückens sowie der Innen- und Außenseite des Fußgelenkes.

Die Kontaktsalbe
Die einzelnen Bestandteile:
- 30% Propolis
- 300 mg% Bienengift oder 50% natürlicher Bienenhonig
- Dem Honig und der Propolissalbe werden 5% Kochsalz zugegeben, dies erhöht die Wirkung beträchtlich.

Das im Bienengift enthaltene Ferment *Hyaluronidase* sichert das Eindringen der Heilkomponenten in die Tiefe bis zu den biologisch aktiven Projektionen der verschiedenen Organe.
Die Propolis ihrerseits besitzt eine *keratolytische* Wirkung, die gleichzeitig das Durchdringen der Haut und die Steigerung des Reizes fördert.
Vor Beginn der Gesamtmassage wird die Kontaktsalbe in dünner Schicht auf die Füße aufgetragen. Da die Haut die Kontaktsalbe aufsaugt, sollen später weitere Mengen von der Kontaktsalbe aufgetragen werden.

Vorbereitende Massage

> Die Vorbearbeitung jedes Fußes dauert 5–10 Minuten. Mit dem Daumen oder mit drei Fingern werden leichte Drehbewegungen bei gleichzeitigem Druck ausgeführt, gefolgt von leichten Schlägen mit der Handkante oder mit dem Handrücken. Die Zehen werden gekrümmt und danach in den Gelenken auseinandergezogen. In die Behandlung einbezogen werden auch die sogenannten »Wunderpunkte« zwischen den Zehen, die die Endpunkte der drei »JANs« und die Anfangspunkte der zwei »IN«-Meridiane bilden. Bearbeitet wird auch der Anfang des Meridians der Nieren (Punkt R1). Der

> Massagegriff darf nichts mit Druck oder Kraft zu tun haben. Es sind immer die beiden Hände beschäftigt: die eine als stützende, die andere als massierende Hand. Dabei sorgt die erste dafür, daß der Fuß in den Gelenken locker bleibt und der massierenden Hand entgegenkommt.

Die Gesamtmassage ist eine erforderliche Vorbereitung zur auf die Projektion der kranken Organe ausgerichteten Zonenpressur. Unter Berücksichtigung der dargestellten Schemata wird durch vorsichtigen, in die Tiefe gerichteten Druck des Daumens die schmerzhafte Stelle gesucht. Sobald der Daumen auf die Projektionszone der Erkrankung gerät, tritt in der Tiefe ein dumpfer Schmerz auf. Gewöhnlich treten diese Schmerzen nicht spontan auf, sondern nur bei ihrer Provozierung durch den ausgeübten »tastenden« Druck. In manchen Fällen wird bei der Bearbeitung der Reflexzonen ein Gefühl von Schwere, oder durchfließendem Strom u. a. empfunden, d. h. die in solchen Fällen »vorgesehenen charakteristischen Empfindungen« – ein Zeichen dafür, daß der Daumen das gesuchte Areal identifiziert hat.

5.2.2.2 Die Zonenpressur

Nach Auffindung der gesuchten Projektionszone beginnt ihre Bearbeitung.

> Zu diesem Zweck wird der Daumenwulst benutzt; der Daumen wird unter einem Winkel von 45° aufgesetzt, wobei ein unterbrochener Druck, d. h. mit aktiver und passiver Phase (Massageimpulse), ausgeübt wird. In der aktiven Phase dringt die Daumenkuppe sanft in das Fußgewebe und in der passiven Phase gleitet der Daumen durch Entspannung in seine Ausgangslage zurück. Gleichzeitig bewegen sich Daumen und massierende Hand ein bißchen vorwärts, ohne den Kontakt zum Fuß zu unterbrechen. Begonnen wird mit leichterem Druck, der allmählich eine erträgliche Stärke erreichen soll.

Massagedauer und Druckintensität
Die Einwirkungsdauer auf die entsprechende Zone sowie der dabei ausgeübte Druck hängen vom Wesen und Stadium der Erkrankung und vom individuellen Zustand des Patienten ab.
▶ Die Druckbelastung einer Zone dauert im Durchschnitt 5–6 Minuten.

Die »Fraktionierte Zonenpressur«
Allmählich klingt der Schmerz ab, das behandelte Areal wird weich und die Stelle rötet sich. Manche Organe und Erkrankungen erfordern eine etwas mildere Behandlung der Projektionszone. Dies macht eine Fraktionierung der Bearbeitung erforderlich, d. h., nach zwei Minuten Zonenpressur muß eine *Pause von zwei Minuten* eingeschaltet werden. Während dieser Zeit kann der Behandler andere Zonen der Füße bearbeiten. So eine fraktionierte Zonenpressur wird bei der Bearbeitung der Projektionszonen des **Herzens**, der **Schilddrüse**, der **Hypophyse** u. a. angewandt. Allmählich entwickelt sich im Laufe der Zeit ein Gefühl für die erforderliche Stärke und Dauer des Druckes in den einzelnen Zonen bei den verschiedenen Erkrankungen sowie für die Dauer der einzuschaltenden Pausen bei der fraktionierten Zonenpressur.

Die Anregung der Funktion einzelner Organe
Wenn eine Stimulierung der Funktion eines Organes erforderlich ist, ist eine *tiefe, energische Massage* der Projektionszone angezeigt, anderenfalls wird zur Beruhigung eines erregten Organs eine leichte, nicht reizende Massage empfohlen.
▶ Je akuter ein Prozeß ist, desto geringer muß der Druck sein und umgekehrt.

Bei Massage sehr schmerzender Zonen muß ein mäßig kräftiger, gleichbleibender Druck so lange ausgeübt werden, bis der Schmerz in der Zone ganz abklingt. Stärke und die Dauer des Druckes hängen aber auch von der Verträglichkeit und dem psychischen Zustand des Kranken ab.

Richtige Auswahl und Kombination von Reflexzonen
Eine effiziente Fußzonenpressur erfordert außer der Behandlung der genau lokalisierten Projektionszone auch die gleichzeitige Behandlung weiterer Zonen zwecks Beseitigung der eigentlichen Ursache der Erkrankung. Die Effizienz der Behandlung hängt außer von der guten und gewissenhaften Durchführung der Prozedur auch von der richtigen Wahl der Zonen ab, d. h. vom richtigen Rezept der Behandlung. Es muß bestimmt werden, welche der Zonen bzw. Organe in kausalem Zusammenhang mit der Erkrankung stehen, damit wir die entsprechenden Zonen gezielt behandeln können.

> Während einer Sitzung werden gewöhnlich 3–4 Fußzonen nach vorausgegangener Gesamtmassage behandelt. Am häufigsten werden die **Zone des Kopfes**, der **Hypophyse** und jener Gegend der **Wirbelsäule**, von wo aus das kranke Organ innerviert wird, in die Behandlung einbezogen. So wird beispielsweise bei Schmerzen in der Herzgegend außer der Projektionszone des Herzens auch die Halsgegend der Wirbelsäule behandelt.

Effizienzsteigernd: Einleitende und abschließende Wärmebehandlung
▶ Vor und nach Durchführung der Fußzonentherapie wird eine 10–15 Minuten dauernde Wärmebehandlung der Füße vorgenommen (Fußbad, Solluxbestrahlung, Thermophor, Paraffin u. a.).
Der Raum, in dem die Anwendung erfolgt, muß gut gelüftet und angenehm temperiert sein. Der Patient nimmt eine liegende oder halbliegende Stellung ein, wobei die Füße auf ein Kissen gelegt werden und zwar etwas höher als die Hände des Behandlers. Vor Beginn der Prozedur reibt der Behandler energisch seine Hände, um sie zu erwärmen und zu »energisieren«. Die Prozedur kann, wenn auch etwas schwieriger, vom Kranken selbst ausgeführt werden. Dabei müssen die Muskeln seiner Beine allerdings ganz locker sein.

Vorsicht:

◀ Die Behandlung darf nicht »brutal« sein, da sonst die Impulse, die von den Füßen ausstrahlen, blockiert werden und somit die ganze Behandlung erfolglos bleibt.

Vorzug manueller Behandlung gegenüber technischen Hilfsmitteln
Die manuelle Bearbeitung der Fußprojektionszonen ist der Benutzung spezieller Geräte oder sonstiger verfügbarer Gegenstände wie Radiergummis, kräftige Nudelhölzer, Maiskolben u. a. vorzuziehen. Die Volksmedizin empfiehlt das Aufspringen auf glatte Steine, das Rollen von Flaschen mit dem Fuß und die moderne Medizin die Verwendung von »Gummistachelschuhen«. Die »Gummistacheln« sollen zum Blutandrang in die Fußsohlen und zur Aktivierung der Reflexzonen und somit zu einer verbesserten Blutversorgung der verschiedenen Organe auf reflektorischem Weg beitragen.
Die Hand ist bei weitem perfekter als jeglicher Apparat. Sie stellt einen »lebenden« und sanften Kontakt zu den Füßen her, kontrolliert und dosiert bis zur Vollkommenheit den erforderlichen Druck und spürt die subkutanen Veränderungen in den Geweben.

Störfaktoren für den Erfolg der Fußreflexzonenmassage
Da die Nervenenden in den Fußsohlen jene Elemente sind, die das korrespondierende Organ in den Reflexbogen einschließen, müssen sie frei sein für die therapeutische Beeinflussung.

Dies macht die **Beseitigung der Hornhautbildungen** an den Fußsohlen erforderlich. Zu diesem Zweck wird nach einem warmen Fußbad eine Salbe zu 50% aus Propolis und zu 30% aus Salizylsäure auf die Hornhaut aufgetragen. Am nächsten Tag, nach einem neuerlichen Fußbad werden die Hornhautschichten abgeschabt. Diese Prozedur wird einige Male wiederholt. Es kann aber auch die Hilfe einer Pediküre in Anspruch genommen werden.

Oft kommt es bei abnormem Körpergewicht zum Einsinken des Fußgewölbes, was zur Störung der aus den Fußsohlenprojektionen ausgehenden Impulse führt. Die **Fußdeformationen** können angeboren oder durch verschiedene andere Ursachen verursacht sein. Der erschwerte Blutabfluß aus den unteren Extremitäten ist oft die Folge von Venenerweiterung, nicht richtigem Auftreten usw. Die Prophylaxe und die Heilung des eingesunkenen Fußgewölbes umfaßt unter anderem regelmäßige Massagen und sonstige orthopädische Maßnahmen.

Möglichkeiten therapeutischer Kombination
Die Fußzonenmassage wird selbständig angewandt, läßt sich jedoch mit Körper- oder Ohr-**Akupunktur** oder **Akupressur** kombinieren. Gleichzeitig kann man **Heilgymnastik, Heilbäder, Diät, Heilkräuter** oder medikamentöse Mittel anwenden. Bei kortikoider oder tiefer Röntgentherapie sind sie zu vermeiden.

Therapiedauer
Der Heilzyklus der Fußzonenmassage umfaßt 10–15 tägliche Prozeduren. Nötigenfalls werden die Prozeduren nach einer Pause von einem oder zwei Monaten wiederholt.

5.2.3 Indikationen und Kontraindikationen

5.2.3.1 Indikationen

A. Allgemeine Anwendungsvorschläge

Der Heileffekt der klassischen Fußzonentherapie wird sowohl durch äußerliche Anwendung einer Kontaktsalbe aus Bienenprodukten als auch durch ihre Einnahme flankierend gestärkt. Als sehr günstig erweist sich ihre allgemein stärkende und detoxinierende Wirkung. Dies gilt besonders für ältere Personen, Kinder oder durch Krankheit geschwächte Personen, deren Schutzmechanismen geschwächt oder dieser Aufgabe nicht gewachsen sind. Nicht ohne Grund umfaßt daher das Programm »Joga« eine tägliche Fußzonenmassage von einer halben

Stunde und die Einnahme von Honig. Bei unserer heutigen Ernährungsweise ist die regelmäßige Aufnahme von Bienenhonig in Kombination mit Weiselfuttersaft als nach Zusammensetzung und Wirkung auf den menschlichen Organismus sich ergänzende Produkte sehr empfehlenswert.

Die Fußzonenmassage und die Einnahme der Bienenprodukte werden prophylaktisch zur Steigerung der Widerstandskräfte des Organismus angewandt.

Allgemein gelten als Indikationen:
▶ Bronchitiden, Katarrhe der oberen Atemwege
▶ Zustände nach Hepatitis, Stasen und Dyskinesien der Gallengänge
▶ Erkrankungen der Nieren und des Magen-Darmtraktes (Kolitis, Magen- und Duodenalgeschwüre, Gastritis, Obstipation, Hämorrhoiden u. a.)
▶ Schmerzen infolge von Spondylarthrose und Arthrosen (degenerative Prozesse an der Wirbelsäule und anderer Gelenke)
▶ Erkrankungen der Prostata und Harnblase

B. Erkrankungen des Atmungssystems

Bei der Behandlung verschiedener Organe und Systeme wählen wir 3–4 Projektionszonen aus den nachfolgenden:
- Kopf mit der Hypophyse
- Schilddrüse
- Lungenregion und Luftröhre
- Nebennieren
- Brust und Halsregion der Wirbelsäule
- Herz und Sonnengeflecht
- Lymphknoten im oberen Abschnitt des Körpers.

C. Chronische Obstipation

Bei chronischer Obstipation können viele Zonen erfaßt werden, da viele Organe und Systeme in einer bestimmten Kausalbeziehung zu trägen oder spastischen Därmen stehen. Bei den ersteren muß der Druck tiefer und anhaltender sein, während bei den zweiten die Behandlung umgekehrt ist, d. h., der Druck ist schwächer und von kurzer Dauer. Zur Behandlung wählt man 3–4 Projektionszonen aus:
- Magen
- Leber
- alle drei Teile des Dickdarms
- Paraschilddrüse
- Pankreas
- Nebenniere
- Lumbalregion der Wirbelsäule
- Punkt zwischen der Basis des 2. und 3. Fingers (E44).

D. Leber- und Gallenerkrankungen

Auswahl aus 3–4 Projektionszonen:
- Leber und Gallenblase
- Dick- und Dünndarm
- Wirbelsäule der Thoraxregion
- Magen
- Sonnengeflecht

Der Schwerpunkt liegt in der *rechten Fußsohle*, zweifach vertretene Zonen werden jedoch auf beiden Füßen bearbeitet.

E. Schmerzen im Schulterbereich

Wahlweise 3–4 Zonen folgender Organe:
- Paraschilddrüse
- Nackenbereich
- Nieren
- Halsregion der Wirbelsäule
- Schulterregion

F. Schmerzen im Hüftgelenk

Je 2–3 Projektionszonen werden behandelt:
- Leber
- Hüftgelenkregion
- Lymphknoten in den unteren Extremitäten
- Dickdarm

G. Schmerzen in den Knien

Ausgewählt werden 3–4 aus folgenden Projektionszonen:
- Paraschilddrüse
- Nebenniere
- Lymphknoten der unteren Extremitäten
- Lumbalbereich der Wirbelsäule
- Knieregion

H. Kopfschmerzen

Bei Kopfschmerzen ist zuerst nach den Ursachen zu suchen. Nach diesem Diagnoseergebnis wählen wir die zutreffenden Projektionszonen. Diese können sein:
- Kopf
- Halsregion der Wirbelsäule
- Nebennieren
- Nasennebenhöhlen
- Leber
- Magen

Die Kausalbeziehungen zwischen der Grunderkrankung und den Kopfschmerzsymptomen sind stets zu beachten.

I. Ischialgie

Die Behandlung schließt als Projektionszonen ein:
- Hypophyse
- Umgebung des Innenknöchels am Fußgelenk
- Lumbalregion der Wirbelsäule
- Lymphknoten der unteren Extremitäten

5.2.3.2 Kontraindikationen

Bei der Fußreflexzonenmassage ergeben sich in der Praxis kaum Gegenanzeigen, ausgenommen schwere organische und Infektionskrankheiten sowie die Unverträglichkeit gegenüber Bienenprodukten.

5.2.4 Kartographie der Projektionszonen an den Füßen und zugehörige Organe – therapeutische Empfehlungen zur Kombination mit Bienenprodukten

Innerhalb der Fachliteratur besteht nicht immer Einigkeit über die exakte Lokalisation der einzelnen Fußprojektionszonen, die mit den Organen des menschlichen Körpers korrespondieren. In unserer Beschreibung folgen wir der mehrheitlichen Auffassung der diversen Autoren. (Siehe Abb. 32 a, b, c, d).

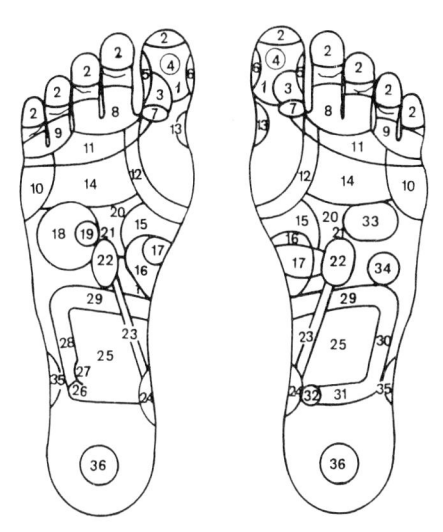

Abb. 32a Plantare Projektionszonen auf den Füßen.

① Kopf ② Nasennebenhöhlen und Zähne ③ Kleinhirn und Gehirnstamm ④ Hypophyse ⑤ Schläfe ⑥ Nase ⑦ Nacken ⑧ Auge ⑨ Ohr ⑩ Schulter – Arm ⑪ Kapuzenmuskel (Musculus trapezius) ⑫ Schilddrüse ⑬ Nebenschilddrüse ⑭ Lungen ⑮ Magen ⑯ Zwölffingerdarm ⑰ Bauchspeicheldrüse ⑱ Leber ⑲ Gallenblase ⑳ Sonnengeflecht ㉑ Niere und ㉒ Nebenniere ㉓ Ureter (Harnleiter) ㉔ Harnblase ㉕ Dünndarm ㉖ ㉗ Blinddarm und Klappe ㉘ aufsteigender Abschnitt des Dickdarms ㉙ Horizontalabschnitt des Dickdarms ㉚ absteigender Abschnitt des Dickdarms ㉛ Rektum (gerader Darm) ㉜ After ㉝ Herz ㉞ Milz ㉟ Knie ㊱ Hoden, Prostata, Knochensystem (unsicher!).
Die Punkte ⑱, ⑲, ㉖ und ㉗ befinden sich nur auf der rechten Fußsohle, während die Punkte ㉛, ㉜, ㉝ und ㉞ nur auf der linken Fußsohle liegen.

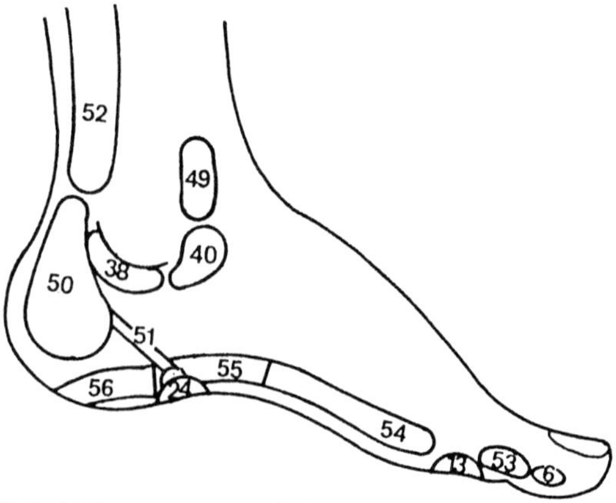

Abb. 32b Fuß-Projektionszonen – medial.

Zeichenerklärung:
⑥ Nase ⑬ Nebenschilddrüse ㉔ Harnblase (24a) Rektum, After, Prostata ㊳ Hüftgelenk ㊵ Lymphknoten im Unterteil des Bauches ㊾ Inguinalgegend, ㊿ Gebärmutter (51) Müllersche Gänge (52) Hämorrhoiden (53) Wirbelsäule in der Halsgegend (54) Wirbelsäule in der Brustgegend (55) Wirbelsäule in der Lendenregion (56) Wirbelsäule in der Sakralsteißgegend.

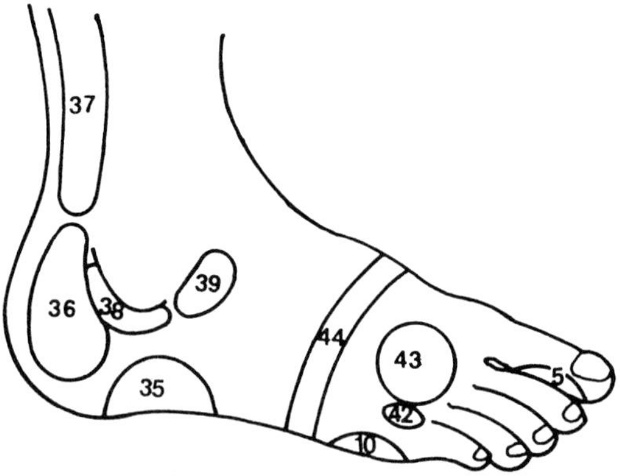

Abb. 32c Fuß-Projektionszonen – lateral.

Zeichenerklärung:
⑤ Schläfe ⑩ Schulter ㉟ Knie ㊱ Hoden, Eierstock ㊲ Menstruationsschmerzen ㊳ Hüftgelenk ㊴ Lymphknoten im oberen Teil des Körpers ㊷ Gleichgewichtsorgan (Labyrinth) ㊸ Brustkorb mit Brustdrüsen ㊹ Zwerchfell.

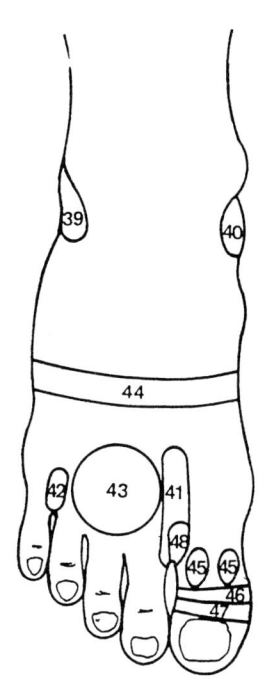

Abb. 32d Fuß-Projektionszonen – dorsal.

Zeichenerklärung:
㊴ Lymphknoten in der oberen Bauchregion ㊵ Lymphknoten in der unteren Bauchregion ㊶ Lymphbecken ㊷ Labyrinth, Mittelohr ㊸ Brustkorb, Brustdrüsen ㊹ Zwerchfell ㊺ Mandeln ㊻ Unterkiefer ㊼ Oberkiefer ㊽ Kehlkopf und Luftröhre.

5.2.4.1 Kopf und Hals

Die Projektion des Kopfes befindet sich im fleischigen Teil der großen Zehe, während die Projektion des Halses in ihrer Basis liegt. In der Mitte der *beiden* Großzehen stoßen wir auf die Projektion der Hypophyse, die ein wichtiges Organ des menschlichen Körpers ist (siehe Abb. 32a, Zonen ① ④). Außer als Erzeuger eigener Hormone koordiniert sie die Sekretion von Hormonen der anderen Drüsen und beeinflußt den arteriellen Blutdruck. Bei Blutstauung im Kopf vergrößert sie sich leicht. Dadurch kann sie sich nicht ausreichend in ihr Knochenbett einfügen und verursacht auf diese Weise Kopfschmerzen. Bei Erkrankung der Drüse und bei Diabetes wird ihre Projektion in den großen Zeh schmerzhaft.

Bei einer auf die Hypophyse ausgerichteten Zonenpressur mit einer Kontaktsalbe aus Propolis oder Bienenhonig muß die Projektion fraktioniert bearbeitet werden und zwar sehr vorsichtig und leicht im Laufe von ca. 5 Minuten.

Diese Anwendung fördert die Stimulation der Hypophyse und beseitigt dortige Staus. Dadurch läßt sich der gesamte Organismus günstig beeinflussen.
▶ Mit derselben Zielsetzung wird die Einnahme der Bienenprodukte Weiselfuttersaft, Pollen und Honig – in den üblichen Dosen – verordnet (siehe 3.2).

Behandlung von Erkältungen

Die Fußsohlentherapie findet bei Erkältungen sowohl bei Erwachsenen als auch bei Kindern, sogar bei Säuglingen eine weite Anwendung. Die Volksmedizin empfiehlt in diesen Fällen als Kontaktmedium Petroleum, Kochsalz und Schweineschmalz oder Schweineschmalz mit Chinin. Die moderne Apitherapie empfiehlt eine Kontaktsalbe, die *Propolis* enthält, während bei den Jüngsten als Kontaktmedium *Bienenhonig* dienen sollte. Die mechanische und chemische Wirkung wird durch Hinzufügen von etwas *Kochsalz* verstärkt.

Durchführung:

> Es wird eine energische Massage der Fußsohle und des Fußrückens ausgeführt. Erfaßt wird auch die *Achillessehne*. Akzentuiert wird auf die Reflexzonen der **Lungen**, der **Nase** und der **Nasennebenhöhlen**, die an erster Stelle bei Erkältung angegriffen werden (siehe Abb. 32a, Zonen ⑭, ②, ⑥). Nach ausgeführter Massage folgt ein **warmes Fußbad**, wobei dem Wasser etwas Kochsalz beigefügt wird; danach werden warme Socken angezogen.
> Von den Bienenprodukten ist **Bienenhonig** mit warmem Tee und Zitrone als schweißtreibendes Mittel einzunehmen. Lokal werden, besonders bei Grippeepidemien, **Nasentropfen** mit **Propolis** oder Partikel aus gezuckertem **Honig** in der Nase appliziert (siehe 3.1.2, 3.2.1).

5.2.4.2 Die Schilddrüse

Die Schilddrüse spielt eine wichtige Rolle für den Organismus. Erkrankt sie, kommt es zu einer Hyper-, Hypo- oder Disfunktion, d. h. zu einer gesteigerten, verminderten oder gestörten Funktion der Drüse. In Abhängigkeit davon sind auch die Krankheitserscheinungen verschieden. Gewöhnlich sind sie von einer gesteigerten Reizbarkeit, Unwohlsein und stetiger Müdigkeit begleitet. Die Projektion der Schilddrüse liegt tief im fleischigen Teil unterhalb *beider* großen Zehen (siehe Abb. 32a, Zone ⑫).

> Die Behandlung erfordert stärkeren Druck beim Suchen der Projektionszone sowie bei ihrer Bearbeitung mit einer Kontaktsalbe aus Propolis oder Bienenhonig. Die Zonenmassage wird *parallel* zu den anderen Heilmaßnahmen durchgeführt.

Die Zonenmassage trägt zur Normalisierung der Drüsenfunktion bei, insbesondere bei Kranken mit verminderter Funktion und damit verbundenem verzögertem Stoffwechsel.
▶ Die Bienenprodukte mit Nähr- und Heileigenschaften (Honig, Weiselfuttersaft und Pollen) werden in den üblichen Dosen eingenommen (siehe 3.2).
Manche Autoren empfehlen hierzu auch *Propoliswasserextrakt*, doch sind die Angaben hierüber ziemlich karg.

5.2.4.3 Das Pankreas (Bauchspeicheldrüse)

Das Pankreas ist ein kompliziertes und sehr wichtiges Organ des menschlichen Körpers. Es befindet sich hinter dem Magen in Höhe des 2. Lendenwirbels an der Rückfläche des Netzbeutels, d. h. seine Vorderfläche wird vom Bauchfell überkleidet. Der Gang, über den das von ihr erzeugte Sekret in den Zwölffingerdarm gelangt, öffnet sich gleichzeitig mit jenem der Gallenblase und dient zur Verdauung, d. h. zum Abbau der höhermolekularen Bestandteile der Nahrung. Gleichzeitig damit scheidet die Bauchspeicheldrüse das Hormon *Insulin* ins Blut ab, das zum Abbau der Kohlenhydrate dient und ihre richtige Verwertung bedingt. Bei Unterfunktion der Drüse, also verringerter Insulinmenge, können die Kohlenhydrate nicht abgebaut werden, der Blutzuckerspiegel steigt und es kommt zu Zuckerausscheidung im Harn. Dies ist das Bild eines fortgeschrittenen *Diabetes*.

Projektionszonen des Pankreas befinden sich an *beiden Fußsohlen* (siehe Abb. 32a, Zone ⑰). Prophylaktisch ist eine regelmäßige Zonenmassage zur Stimulierung der Drüsenfunktion empfehlenswert. Bei evidenten Symptomen der Erkrankung ist eine hartnäckige und anhaltende Bearbeitung der Projektionszonen besonders wichtig. Dies schließt selbstverständlich das Einhalten einer entsprechenden Diät oder die Anwendung von medikamentösen Mitteln nicht aus, deren Dosen allerdings in Abhängigkeit vom Stand der Erkrankung allmählich gesenkt werden können, bis schließlich der Patient nur auf Zonenmassage, Diät und Bienenprodukte angewiesen bleiben kann.

Die Bienenprodukte *Propolis* oder *Honig* bilden einen Bestandteil der Kontaktsalbe, während *Weiselfuttersaft* und *Pollen* intern in den üblichen Dosen im Rahmen einer Kur zum Einsatz kommen. Die Kuren werden zweimal jährlich jeweils in zwei Monaten durchgeführt und üben eine stimulierende Wirkung auf das Pankreas aus (siehe 3.2).

▶ Nach Auffassung moderner französischer Autoren kann auch *natürlicher Bienenhonig* in ganz geringen täglichen Dosen von **15, 20** oder **30 g** zu Heilzwecken eingenommen werden, parallel dazu wird aber die tägliche Brotration entsprechend verringert.

▶ Zur allgemeinen Erhöhung der Widerstandskräfte des Organismus können zweimal jährlich Kuren mit Einnahme von wäßrigem Extrakt von Propolis durchgeführt werden (siehe 3.1.2).

5.2.4.4 Das Herz

Es liegt im linken Teil des Brustraumes, deshalb befindet sich auch seine Projektion im *linken Fuß*, oberhalb seiner Lumballinie und 2–3 Querfinger unterhalb der Ansatzstellen der IV. und V. Zehe (siehe Abb. 32a,

Zone ㉝). Da das Herz tief im Brustraum liegt, ist beim Suchen von Schmerzen in seinem Projektionsareal stärkerer Druck erforderlich. Das Herz ist einer ständigen schweren Belastung unterworfen, besitzt allerdings große kompensierende Möglichkeiten, weshalb auch seine Erschöpfung lange Zeit verborgen bleiben kann. Bei erschwertem Blutdurchfluß durch seine Gefäße treten Schmerzen und ein Gefühl der Schwere in der Herzgegend auf, die als stenokardische Schmerzen bekannt sind. Unter bestimmten Bedingungen kann sich ein Blutgerinnsel in einem der Blutgefäße bilden, das zu einem Herzinfarkt führen kann. Das Herzklopfen ist häufig mit schlechter Verdauung verbunden. Die Gase, die sich in den Därmen bilden, üben auf das Zwerchfell Druck aus und üben somit auch Druck auf das Herz aus, das auf dem Zwerchfell aufliegt. Herzklopfen kann zudem bei nervösen Menschen auftreten sowie bei übermäßiger Nervenanspannung. Manchmal ist es aber auch Zeichen einer organischen Schädigung des Herzens.

> Die Zonenmassage der Herzprojektion wird in Intervallen durchgeführt, d. h., nach einer 2minütigen Bearbeitung der Projektionszone wird eine Pause von 2 Minuten eingeschaltet. Während dieser Zeit kann man eine andere Zone bearbeiten, z. B. die Projektionszone der Nieren oder eine Gesamtmassage der Füße vornehmen. Bei der Durchführung der Massage wird eine Kontaktsalbe aus *Propolis* oder *Bienenhonig* **lokal** angewandt. **Intern** werden in den üblichen Dosen *Weiselfuttersaft, Pollen* und *Nektarhonig* eingenommen (siehe 3.2).

Diese Anwendungen wirken günstig auf den Herzmuskel und beeinflussen die Spasmen der Herzgefäße positiv. Günstig beeinflußt wird auch die Herzneurose, besonders, wenn sie durch veränderten Tonus des vegetativen Nervensystems verursacht wird, auf das gerade der *Weiselfuttersaft* besonders günstig wirkt. Der *Bienenpollen* unterstützt die Elastizität der Herzgefäße und unterdrückt die sklerotischen Prozesse.
▶ Die Prophylaxe oder Therapie mit Weiselfuttersaft und Pollen werden in zweimaligen jährlichen Kuren von jeweils 2–3 Monaten durchgeführt, während der Honig als Ersatz des im Handel üblichen Zuckers regelmäßig eingenommen wird.

5.2.4.5 Die Lunge

Das Organ zur Sauerstoffversorgung des Menschen und der auf dem Lande lebenden Wirbeltiere. Die Lungen sind symmetrisch zweiseitig im Brustkorb gelagert. Ihre Projektionszonen liegen entsprechend auf *bei-*

den Fußsohlen unterhalb der Ansatzstellen der 2., 3. und 4. Zehe (siehe Abb. 32 a, Zone ⑭).
Zu den häufigsten Erkrankungen des Atemsystems gehören die Bronchitiden, das Bronchialasthma und die Entzündung der oberen Atemwege. Die Zonenpressur verbessert die Blutversorgung der Lungen und beeinfluß die Spasmen der Bronchien günstig, so daß das Atmen verbessert wird und damit der Gesamtzustand des Kranken. Die Projektionszonen der Luftröhre und der Bronchien befinden sich auf der Oberfläche der Füße zwischen der 1. und 2. Zehe (siehe Abb. 32 d, Zone ㊽).

Das hier liegende Areal wird durch Druck oder als **»Hautfalte«** behandelt, d. h., die Haut wird zusammengezwickt und nach oben gezupft. Die Areale zwischen der 2. und 3. und zwischen der 4. und 5. Zehe werden auf dieselbe Weise bei allergischer Rhinitis (Heuschnupfen), Sinusitis u. a., die häufig die Erkrankungen der Lungen begleiten, behandelt.

Lokal wird bei der Zonenpressur eine Kontaktsalbe aus *Propolis* oder *Bienenhonig* verwendet. Parallel dazu wird lange anhaltend natürlicher *Nektarhonig* in den üblichen Dosen eingenommen. Er wird für sich allein, in Kombination mit *Weiselfuttersaft* oder mit *Propolis* eingenommen.
▶ Der *Weiselfuttersaft* ist besonders angezeigt bei asthmatischer Bronchitis im Kindesalter. Der *Bienenhonig* und die *Propolis* werden auch für Inhalationen verwendet (siehe 3.1.2, 3.2.1, 3.2.3).

Achtung: Bei Asthmatikern sind allergische Reaktionen als Folge der Verwendung von Bienenprodukten möglich!

5.2.4.6 Die Leber

Die Leber ist die größte Drüse und »chemische Fabrik« des Körpers, ein lebenswichtiges Organ. Sie liegt im rechten Teil des Körpers unter dem Rippenbogen. Das äußere Sekret der Leber ist die Galle, deren Hauptaufgabe die Verarbeitung der Fette und deren Spaltung ist. Für den Menschen ist die Leber das Filterlaboratorium, mit dessen Hilfe die toxischen Stoffe vom menschlichen Organismus entfernt werden. Außerdem spielt sie die Rolle eines Lagers für die überschüssigen Mengen Glykose in Form von Glykogen.
Die Projektionszone der Leber liegt auf der Außenseite der *rechten Fußsohle*, oberhalb der Lumballinie (siehe Abb. 32a, Zone ⑱). Hier wird bei Erkrankung der Leber eine *starke Schmerzempfindlichkeit* festgestellt.

Manchmal wird dieses Areal der Fußsohle von der Projektion des horizontalen Teiles des Dickdarms überlagert, was oft zu Irrtümern führen kann. Doch liegt gewöhnlich der Dickdarm etwas tiefer. Gewöhnlich treten Störungen in der Funktion der Leber bei Menschen auf, die viel sitzen, zu viel Fette und Eier konsumieren oder durch Alkohol, Infektionen und sonstige Intoxikationen belastet sind.

> Häufig treten beim Massieren der Reflexzone der Leber verstärkte Beschwerden auf: Druck in der Gegend der Leber, Abgeschlagenheit, Veränderungen in den Exkrementen u. a. Diese Erscheinungen dürfen aber nicht zum Abbrechen der Anwendungen führen, sondern müssen als eine »positive Reaktion« der Leber bewertet werden. Bei der Zonenmassage wird eine Kontaktsalbe aus *Propolis* oder *Bienenhonig* lokal verwendet.

▶ Parallel dazu wird innerlich *Bienenhonig – Nektarhonig* oder *Honigtau* – eingenommen, der den gewöhnlichen industriellen Zucker vollständig ersetzen muß.
▶ Zweimal jährlich nehmen die Patienten zyklisch *Pollen* und *Weiselfuttersaft* ein. Nötigenfalls können die Zyklen wiederholt werden (siehe 3.2).

5.2.4.7 Die Gallenblase

Ein einzelnes dünnwandiges, eierförmiges Organ in Form eines Schleimhautsackes. Es liegt rechts von der Mittellinie des Körpers in einer Vertiefung der unteren Oberfläche der Leber. Seine Länge beträgt ca. 8 cm und seine Breite schwankt zwischen 2 und 3 cm. Das Fassungsvermögen beträgt 40–50 cm^3.

Die **Gallensteine** sind eine Konkrementbildung innerhalb der Gallenblase oder der Gallengänge. Bei den weißen Steinen handelt es sich fast ausschließlich um *Cholesterinkristalle,* während die braunen Steine aus *Bilirubinkalk, Kalziumkarbonat* und *-phosphat* bestehen, die vermischt sind mit ausgeschiedenen Schwermetallen. Oft verläuft die Erkrankung auch bei einer Blase voller Steine ohne Symptome, während in anderen Fällen starke Schmerzen, Krisen- oder Dauerzustände die Erkrankung begleiten. Verstopfungen des Ganges, über den die Galle in die Därme entleert wird, verursachen *Gelbsucht* (Ikterus). Dyskinesien der Gallengänge hemmen oft die Entleerung des Galleninhalts, was mit Schmerzen verbunden ist.

Die Projektionszonen der Leber und der Gallenblase liegen dicht beieinander, so wie die Leber und die Gallenblase sich im Körper in unmittelbarer Nähe befinden (siehe Abb. 32a, Zonen ⑱, ⑲).

Durch Zonenpressur ist die Beseitigung von Spasmen der Muskulatur der Gallenblase und der Gallenwege bis zum Zwölffingerdarm möglich, so daß die Ausscheidung der Steine auf natürlichem Wege erfolgen und somit die Funktion des Leber-Gallenblasensystems erleichtert werden kann.

▶ Lokal wird eine Kontaktsalbe aus *Propolis* oder *Bienenhonig* verwendet. Parallel dazu wird intern *Weiselfuttersaft* eingenommen. Bei Entzündungsprozessen wird *Propolis* als Wasserextrakt eingenommen. Die Behandlung wird in zwei-dreimonatigen Zyklen durchgeführt (siehe 3.1, 3.2).

5.2.4.8 Nieren und Nebennieren

Die Nieren sind zwei bohnenförmige, etwa 120 bis 200 g schwere Organe, die im Retroperitonealraum neben der Wirbelsäule liegen. Bei den *Nebennieren* handelt es sich um innersekretorische Drüsen, von denen je eine dem oberen Pol jeder Niere aufliegt. Jede von ihnen, d. h. Nieren und Nebennieren haben ihre Reflexzone in den Fußsohlen: die *linke Niere* und Nebenniere an der *linken Fußsohle* und die *rechten* – an der *rechten Fußsohle*. Ihre Projektionen liegen in der Gegend der Lumballinie und werden zum Teil von der Projektion des Querteiles des Dickdarms überlagert (siehe Abb. 32a, Zonen ㉑ und ㉒).

Die Nieren bilden den Harn und scheiden somit die Abfallprodukte des Stoffwechsels und die körperfremden Stoffe aus, während die Nebennieren eine wichtige Rolle für den Organismus spielen, indem sie lebenswichtige Hormone ins Blut abscheiden. Außerdem beeinflussen sie den arteriellen Blutdruck.

Die Fußzonenpressur beeinflußt den funktionellen Zustand der Nieren sowie ihre diuretische Funktion günstig und führt somit zu einer Besserung des Zustandes des Herzens. Die Anregung der Nebennieren durch Bearbeitung ihrer Projektionszonen an den Fußsohlen stimuliert die Tätigkeit des ganzen Organismus, seine geistigen und körperlichen Widerstandskräfte. Augenfällig ist die große Schmerzhaftigkeit der Projektionszonen der Nebennieren bei Bronchialasthma.

Lokal wird bei Durchführung der Zonenpressur Salbe aus Propolis oder Bienenhonig angewandt. Die lokale Behandlung wird von der innerlichen Einnahme von Honig und Weiselfuttersaft begleitet (siehe 3.2.1, 3.2.3). Nektarhonig oder Honigtau müssen vollständig den industriellen Zucker aus der alltäglichen Nahrung des Kranken verdrängen. Manche Autoren empfehlen bei Entzündungsprozessen des Nierenparenchyms die Einnahme von Propoliswasserextrakt (siehe 3.1.2).

5.2.4.9 Die Milz

Größtes, in besonderer Weise in den Blutkreislauf eingeschaltetes lymphatisches Organ, das in der linken Seite der Bauchhöhle in Höhe der 9.–11. Rippe liegt. Sein oberer Pol berührt das Zwerchfell. Die Projektion der Milz liegt entsprechend seiner Lage im Körper nur in der *linken Fußsohle*, etwas unterhalb der Projektion des Herzens (siehe Abb. 32a, Zone ㉞). Bei Druck kann sich diese Zone als schmerzhaft erweisen und zwar ohne jede Erkrankung der Milz, da sie von der Projektionszone des absteigenden Teiles des Dickdarms überlagert wird, der sehr häufig besonders bei älteren Personen von Entzündungsprozessen angegriffen ist. In solchen Fällen müssen auch andere Symptome für eine Erkrankung der Milz selbst gesucht werden (z. B. Anämie), wobei alle entsprechenden Labordaten zu berücksichtigen sind. Nicht ausgeschlossen ist die gleichzeitige Erkrankung von Milz und Dickdarm.

Die Milz ist am Abbau der abgestorbenen Blutzellen beteiligt, daher ist bei Blutarmut die Erhaltung ihres guten funktionellen Zustandes von besonderer Wichtigkeit.

Die Fußzonenmassage beeinflußt die Tätigkeit der Milz sehr günstig. Sie wird mit einer Kontaktsalbe aus Propolis oder natürlichem Bienenhonig durchgeführt. Parallel dazu werden Honig, Weiselfuttersaft und Pollen in den üblichen Dosen eingenommen (s. 3.2).

Außer ihrer regenerativen Wirkung üben diese Produkte auch einen unmittelbaren Einfluß auf die **Anämie** aus, die für alle Erkrankungen der Milz charakteristisch ist.

5.2.4.10 Der Dickdarm

Der dickere und kürzere, auf den Dünndarm folgende Darmabschnitt, der in der Bauchhöhle liegt. Er weist drei Teile auf: einen ansteigenden Abschnitt rechts von der Mittellinie des Körpers, einen absteigenden links von der Mittellinie, der im Rektum endet und einen horizontalen Teil, der im oberen Teil des Bauches verläuft und den ansteigenden und absteigenden Teil verbindet.

Der Blinddarm und der Appendix befinden sich am Anfang des aufsteigenden Teiles des Dickdarms. Manchmal ist der letztere ziemlich lang

und kann mit verschiedenen Organen in der Region der unteren rechten Hälfte der Bauchhöhle verwachsen sein, so daß er bei seiner Entzündung einen Entzündungsprozeß im Eierstock der Frauen oder Nierensteine induzieren kann.
Die Projektionen der drei Abschnitte des Dickdarms in den Fußsohlen entsprechen ihrer Lokalisation im Körper des Menschen: der aufsteigende Abschnitt wird unterhalb der Lumballinie auf der Außenseite der **rechten** Fußsohle projiziert, die Projektion des absteigenden Abschnittes zusammen mit der des Rektums und des Afters befindet sich auf der Außenseite der **linken** Fußsohle, während die Projektion des horizontalen Teiles in Höhe der Lumballinie *beider* Fußsohlen liegt (siehe Abb. 32a, Zonen ㉘, ㉙, ㉚). Bei Erkrankung verursacht der Druck auf diese Zonen Schmerzempfindungen.

> Lokal wird bei der Behandlung der Zonen die Kontaktsalbe aus Propolis oder Bienenhonig angewandt. Innerlich werden Honig und Pollen in den üblichen Dosen eingenommen (siehe 3.2.1, 3.2.2). Für manche Kolitis-Patienten ist der Honig unverträglich, deshalb muß in diesen Fällen seine Anwendung entfallen.

5.2.4.11 Der Dünndarm

Da beim Dünndarm auf einen Quadratzentimeter 2500 bis 3000 Zotten entfallen, ist die resorbierende Oberfläche sehr groß. Im Dünndarm wird vorzugsweise Wasser resorbiert, das durch die Darmwand in die Blut- und Lymphbahn tritt, aber auch umgekehrt aus dieser in das Dünndarmlumen gelangen kann. Resorbiert wird auch die Nahrung in zerlegtem Zustand.
Die Projektion des Dünndarms liegt in *beiden Fußsohlen*, oberhalb der Ferse von der rechten bis zur linken Sohlenkante (siehe Abb. 32a, Zone ㉕).

> Lokal und intern werden die gleichen Bienenprodukte wie bei der Behandlung des Dickdarms verwendet. Erforderlich ist das Einhalten einer bestimmten Diät bis zum Abklingen der Erkrankung.

5.2.4.12 Magen- und Zwölffingerdarm

Der Magen stellt eine sackartige Erweiterung des Verdauungsrohres dar und ist dem Zwölffingerdarm als Speisereservoir vorgeschaltet. Der Magen liegt zum Teil rechts und zum Teil links von der Mittellinie des

Körpers. Die Projektionen jenes Teiles des Magens und des Zwölffingerdarms, die in der rechten Körperhälfte liegen, befinden sich entsprechend an der *rechten* Fußsohle und der Teil in der linken Körperhälfte wird in der *linken* Fußsohle projiziert (siehe Abb. 32a, Zonen ⑮, ⑯). Die häufigsten Erkrankungen dieser Region sind Entzündungs- (Gastritis, Duodenitis u. a.) oder Geschwürprozesse. Sehr oft treten diese Erkrankungen infolge lang anhaltender Intoxikationsprozesse, falscher Ernährung, bei Streßzuständen, Stoffwechselstörungen, endokrinen Störungen oder aufgrund mikrobieller Einwirkungen usw. auf. Sie treten mit starken und hartnäckigen Schmerzen, Magendruck, Brennen, bitterem Geschmack u. a. in Erscheinung. Beobachtet werden charakteristische röntgenologische Veränderungen. Die Gastritis kann von einer verringerten, erhöhten oder überhaupt fehlenden Magensekretion begleitet sein, während bei Geschwüren immer starke Azidität auftritt. Beide Erkrankungen erfordern langwierige und komplexe Heilmaßnahmen.

Zonenmassage wird an beiden Fußsohlen ausgeführt. Dabei verwenden wir eine Kontaktsalbe aus Propolis oder Bienenhonig. Parallel dazu werden Pollen und Nektarhonig eingenommen. Bei erhöhter Azidität wird der Honig in warmem Wasser oder einem Kräutersud gelöst und ½ Stunde vor dem Essen eingenommen. Bei geringer oder fehlender Azidität wird der Honig in kaltem Wasser gelöst und unmittelbar vor dem Essen aufgenommen. Die Propolis wird bei Magengeschwür als Alkoholextrakt oder als Propolispaste auf Basis von Butter oder Olivenöl eingenommen. Der Heilzyklus ist von langer Dauer (40–45 Tage) (siehe 3.1.2, 3.2.1).

5.2.4.13 Das Sonnengeflecht

Sympathisches Nervengeflecht im oberen Bauchraum. Seine Projektion befindet sich *unterhalb des Quergewölbes* der Füße (siehe Abb. 32a, Zone ⑳). Daneben liegt die Projektion des ersten Punktes des Nierenmeridians (R1) und der Nebennieren (Zone ㉑).
▶ Beide Zonen werden gleichzeitig behandelt.
Die Projektionszone des Sonnengeflechtes ist als erste bei *vegetativen Dystonien* der Gallengänge, des Magens, der Därme, bei *Neurosen* und *Spasmen* der Blutgefäße, allgemein und speziell des Herzens, zu behandeln. Der generalisierte Spasmus der Blutgefäße, kennzeichnend für das Anfangsstadium des gesteigerten arteriellen Blutdruckes ist der anfänglich funktionelle Zustand, der durch regelmäßige und beharrliche Fußzonenmassagen behoben werden kann. In den späteren Stadien wird der

Prozeß irreversibel und in diesem Falle kann die Zonenmassage höchstens den Zustand des Kranken lindern.

Die Massage der Projektion des Sonnengeflechts wird im Laufe von 1–3 Minuten mit leichtem und fraktioniertem Druck ausgeführt. Die Bearbeitung erfolgt langsam, wobei auch die Projektionszone der Lendenwirbelsäule (siehe Abb. 32b, Zone ⑤⑤) in die Behandlung einbezogen wird, da diese am Auftreten der oben erwähnten Erkrankungen beteiligt ist.

5.2.4.14 Die Wirbelsäule

Die Projektion der Wirbelsäule erstreckt sich an der Innenkante beider Fußsohlen von der großen Zehe bis zur Ferse, wobei die einzelnen Teile der Wirbelsäule in Folge von oben nach unten reflektieren: Zunächst erstreckt sich die Projektion der Hals- und Brustgegend bis zur Überlumballinie. In der Mitte der Innenfußkante liegt die Projektion der Lumbalgegend der Wirbelsäule, während zur Ferse hin sich die Projektionszone der unteren Gegend der Wirbelsäule erstreckt (siehe Abb. 32b, Zonen ㉝, ㉞, ㉟, ㊱). Nach manchen Autoren reicht die Zone der Halswirbelsäule vom ersten Gelenk der Großzehe bis zum Zehengrundgelenk; von da ab erstreckt sich die Zone der Brustwirbelsäule den ersten Mittelfußknochen entlang bis zu einem deutlich spürbaren Knochenvorsprung (Kahnbein). Die Fortsetzung bildet die Zone der Lendenwirbelsäule, die etwa einen Fingerbreit unterhalb des Innenknöchels verläuft. Dahinter befindet sich, leicht nach oben weisend, die Zone des Kreuz- und Steißbeins. Die Projektionen der Muskeln aus der Region der Wirbelsäule befinden sich am Rande der Fußwölbung.

Ein großer Teil der älteren Generation leidet an *degenerativen Veränderungen der Wirbelsäule* (Spondylarthrose), wobei allerdings bei manchen Personen diese Deformationen ohne deutliche Symptome verlaufen, bei anderen wiederum sind sie mit starken Schmerzen verbunden. Die sogenannten Dorne treten am häufigsten in der Hals- und Lumbalgegend der Wirbelsäule auf und können oft zu folgenden Komplikationen führen:

Periarthritis und Bursitis calcarea des Schultergelenks

Hierbei handelt es sich um eine Entzündung, oft verbunden mit Ablagerungen von Kalziumsalzen in den Weichteilen des Gelenks, wobei starke Schmerzen und Bewegungslosigkeit des Gelenks auftreten.

Die Projektion des Schultergelenks in der Fußsohle befindet sich unterhalb der Wulst der 5. Zehe (siehe Abb. 32a, Zone ⑩).

Während der akuten Phase der Erkrankung ist die Massage des Gelenks selbst nicht angezeigt, die Zonenmassage der Projektionszone dagegen bleibt auch in den akuten Fällen hilfreich. Da die Bursitis zeitweise in Begleitung von erhöhtem Harnsäuregehalt im Blut auftritt, wird **parallel** zur Bearbeitung der Reflexzone des Gelenks die **Projektionszone der Nieren** behandelt (siehe Abb. 32a, Zone ㉒). Der Zusammenhang der Bursitis mit Arthroseveränderungen (Dorne) in der Halsgegend der Wirbelsäule macht eine auf dieser Projektion ausgerichtete Massage erforderlich (siehe Abb. 32b, Zone ㊽).

Bei Bursitis mit oder ohne Kalziumablagerungen in den weichen Geweben werden oft außer Schmerzen und beschränkter Beweglichkeit des Gelenks auch Steifigkeit und Muskelschwäche in der Hals- und Schulterblattgegend beobachtet, die sowohl bei Arthrose-Patienten in der Halsgegend als auch bei Neurosekranken häufig festzustellen sind.

Um Gespanntheit und Steifigkeit zu beheben, werden Muskeln und Sehnen der Wölbungen beider Fußsohlen, die sich bei älteren Personen im Prozeß der Absetzung befinden, energisch bearbeitet. Parallel dazu werden die Projektionszone des Trapezius und die Zone vor den äußeren Knöcheln massiert (siehe Abb. 32a+c, Zonen ⑪, ㊴). Die Massage wird von aktiven Bewegungen (Drehen, Beugen, Ausziehen der Gelenke der Zehen und der Sprunggelenke) begleitet.

Hals-Schulter-Plexitis und -radikulitis

Entzündungen der Nerven oder einer Nervenwurzel der oberen Extremitäten. Die Erkrankung ist von starken Schmerzen, die diffus oder bandförmig die obere Extremität ergreifen, Muskelschwäche u. a. begleitet. Oft tritt auch ein Gefühl des Einschlafens ein.
Beim Aufsuchen der Projektion der Erkrankung in der Zone der Schulter-Armgegend (siehe Abb. 32a, Zone ⑩) wird eine starke Schmerzhaftigkeit beobachtet.

Die Massage der Projektionsareale muß leicht und vorsichtig unter Einschaltung von Pausen ausgeführt werden. Nach 1–2 Minuten Massage legt man 1–2 Minuten Pause ein. Während dieser Pause wird die Projektionszone der Halsgegend der Wirbelsäule (siehe Abb. 32b, Zone ㊽) massiert.

Dieselbe Methodik wird auch bei Knochenbruch in diesem Körperbereich angewandt.

> Die Zonenmassage bei der kalzifizierenden Bursitis sowie bei der Hals-Schulterplexitis- und Radikulitis wird an *beiden Fußsohlen* unter Verwendung einer Kontaktsalbe aus Propolis oder Bienengift durchgeführt. Parallel dazu läßt man Propolis, Honig, Weiselfuttersaft und Pollen in den üblichen Dosen einnehmen (siehe 3.1, 3.2). Lokal wird auf den angegriffenen Bereich des Körpers (Hals, Schulterregion und Extremität) nachtsüber ein Wachs-Propolispflaster aufgelegt. Bei Bursitis soll das Pflaster gut erwärmt, bei Plexitis bzw. Radikulitis jedoch nur leicht angewärmt sein.

Lumbago (Hexenschuß) und Ischias (Ischialgia)

Gekennzeichnet durch Schmerzen in der Lenden-Kreuzgegend, die sich bei der Ischialgie auch nach unten im Bein entlang des Nervens ausbreiten. Diese Erkrankungen werden meist durch Spondylarthrose oder durch Veränderungen der Intervertebralscheiben in der Lumbal-Sakralgegend verursacht.
Bei der Lumbalgie befindet sich die Projektionszone entlang der *Innenkante der Füße* (siehe Abb. 32 b, Zone ㊺, ㊻). Bei dieser Erkrankung erweist sich diese Stelle bei Druck als sehr schmerzhaft und außerdem wird eine gewisse Körnigkeit beobachtet, die sich bei länger andauernder Massage vollkommen verziehen kann.

> Bei **Lumbago** wird die Projektionszone der *Lenden-Kreuzgegend* der Wirbelsäule massiert (siehe Abb. 32 b, Zone ㊺, ㊻), während bei der **Ischialgie** auch die Projektionszone des *Nervus ischiadicus* behandelt wird. Letztere befindet sich an der Innenseite des Sprunggelenks und der Achillessehne. Nach manchen Autoren soll sich die Projektion am Fersenende befinden. Beide Projektionszonen werden insgesamt 10–15 Minuten bearbeitet. Anschließend behandeln wir zur Steigerung des Effektes dieselben Areale am *anderen Fuß* 10 Minuten lang.
> Die Zonenmassage wird mit einer Kontaktsalbe aus Propolis oder Bienengift ausgeführt. Innerlich werden Pollen und Weiselfuttersaft in den üblichen Dosen eingenommen (siehe 3.2). Auf das Kreuz und auf die schmerzhaften Bereiche des Beines werden während der Nacht leicht erwärmte Pflaster aus Bienenwachs und Propolis aufgelegt. Mit der Kontaktsalbe aus Propolis oder aus Bienengift lassen sich auch das Kreuz und die betroffene Extremität einreiben.

5.2.4.15 Das Gehirn

Parese – Zustände nach Schlaganfällen

Bei Ruptur oder bei Verstopfung eines Blutgefäßes im Hirn erfolgt eine Lähmung derjenigen Extremitäten, die der geschädigten Seite gegenüberliegen. Die Intensität der Schädigung hängt von der Größe des betroffenen Blutgefäßes ab. Häufig ist der Schlaganfall eine Folge gesteigerten arteriellen Blutdruckes. Bei den Paresen liegt ein überkreuzter Zonenreflex vor.
▶ Darum wird bei Lähmung der linken Extremitäten die Zonenmassage an der rechten Fußsohle durchgeführt und umgekehrt.

Massage

In diesem Falle handelt es sich um ein Kopfleiden, so daß nach einer Gesamtfußsohlenzonenmassage des gesunden Beines im Laufe von 15 Minuten eine Massage am Wulst der großen Zehe ausgeführt wird, da, wo sich die Reflexzone des Kopfes befindet (siehe Abb. 32a, Zone ①). Es folgt eine 5–10minütige Massage der Fußsohle des betroffenen Beines. Selbstverständlich ist die Zonenmassage eine zusätzliche Maßnahme zur Grundtherapie und gehört in erster Linie zur Rehabilitation der Kranken.

Ergänzende Apitherapie

Als Kontaktmilieu bei der Zonenmassage dient eine Salbe aus Propolis oder Bienenhonig. Bienenprodukte mit Nähr- und Heileigenschaften (Nektarhonig, Honigtau, Pollen und Weiselfuttersaft) in den üblichen Dosen finden als flankierende Maßnahme der Zonentherapie zur allgemeinen Stärkung des Organismus Anwendung (siehe 3.2).
Ihre Anwendung erfolgt in 2–3maligen Jahreszyklen von jeweils 2monatiger Dauer parallel zu den übrigen Heilmaßnahmen. Zwecks Beeinflussung der betroffenen Nervenstrukturen und zur allgemeinen Stärkung des Organismus ist auch die Einnahme von wäßrigem Propolisextrakt in den üblichen Dosen angezeigt. Auf die betroffenen Gelenke werden leicht erwärmte Wachs-Propolispflaster aufgelegt (siehe 3.1.2).

5.2.4.16 Prostata und Rektum

Die *Prostata* oder *Vorsteherdrüse* ist ein etwa walnußgroßes, unpaares Organ, das den Anfangsteil der männlichen Harnröhre umgibt. Sie liegt dem geraden Darm (dem Rektum) auf, der den letzten Teil des Darmtraktes bildet. Bei Vergrößerung der Vorsteherdrüse, charakteristisch bei Männern im fortgeschrittenen Alter, lassen sich klinisch drei Stadien beobachten:

1.	Das Reizstadium mit Dysurie, Pollakisurie und Nykturie, Druckgefühl im Mastdarm und häufige nächtliche Erektionen.
2.	Stadium der unvollständigen Retention, Blaseninsuffizienz, verstärkter Dysurie. Funktionelle, dann organische Nierenschädigung. Es folgen eine verstärkte Dysurie, Pollakisurie und Polyurie.
3.	Stadium der Retention bzw. der akuten völligen Harnverhaltung.

Der gerade Darm (Rektum) und die Vorsteherdrüse leiden an Entzündungsprozessen, der sogenannten Prostatitis (oft bei jüngeren Männern).

Die Projektionszonen der Prostata und des Rektums auf den Fußsohlen haben fast ein und dieselbe Lokalisation, da sie sich auch anatomisch beinahe überlagern (siehe Abb. 32a, Zone ㉔, ㉛, ㉜). (Nach einigen Autoren befinden sich diese Zonen unterhalb des inneren Knöchels des Sprunggelenks und an der Innenseite der Achillessehne.) Bei Erkrankungen sowohl der Prostata als auch des Rektums werden diese Bereiche sehr empfindlich.

Massage

Die Zonenmassage der Reflexzone der Prostata könnte als »indirekte Massage« der Prostata selbst angesehen werden. Aus diesem Grunde läßt sie sich auch in der akuten Phase der Entzündung behandeln, zu einem Zeitpunkt also, zu dem die Massage der Drüse selbst kontraindiziert ist.

Apitherapie

> Als Kontaktmilieu bei der Durchführung der Pressur wird eine Salbe aus Propolis benutzt. Bei alten Menschen und erschöpften Personen hilft eine Kontaktsalbe, die natürlichen Bienenhonig enthält. Parallel dazu wird bei Vergrößerung der Prostata Pollen eingenommen, bei Entzündungsprozessen sowohl der Prostata als auch des Rektums Propolis in Form eines Wasser- oder Alkoholextrakts in den üblichen Dosen. Lokal werden Suppositoria, die Propolis und Wachs enthalten, ins Rektum eingeführt (siehe 3.1.2, 3.1.3).

5.2.4.17 Venen – Hämorrhoiden

Variköse Erweiterung der Venengeflechte des unteren Mastdarms, gewöhnlich von chronisch-entzündlichem Zellgewebe umgeben. Wir unterscheiden die äußeren Hämorrhoiden, knotenförmig außerhalb des Afters vorspringend und die inneren Hämorrhoiden, innerhalb des Afters gelegen. Sodann unterscheidet man zeitweise blutende Hämorrhoiden und solche mit Absonderung der entzündeten Mastdarmschleimhaut. Gewöhnlich treten die Hämorrhoiden als Folge gestörten Blutkreislaufes in dieser Gegend, sitzender Lebensweise, Obstipation oder Schwangerschaft u. a. bei schwachen Gefäßwänden, auf. Bei Ruptur der erweiterten Venen wird klares Blut in den Exkrementen beobachtet. Bei Entzündung der Hämorrhoidialknoten schwellen diese stark an und werden äußerst schmerzhaft. Bei Obstipation verschlimmert sich der Zustand der Hämorrhoiden.
Die Reflexzone der Hämorrhoiden in den Fußsohlen deckt sich mit jener des Afters (Abb. 32a, Zone ㉔, ㉜). Nach Auffassung mancher Autoren befindet sich die Projektion der Aftergegend zweiseitig unterhalb der Innenknöchel an beiden Sprunggelenken. Andere Autoren bestimmen sie an der Innenseite der Achillessehne (Abb. 32b, Zone ㊲).

Massage

> Es werden *beide Füße* bearbeitet, abgesehen vom Umstand, daß nur die eine Zone Schmerzhaftigkeit zeigen kann. Gewöhnlich sind die Reflexzonen schmerzhaft und steif, was deren vorherige Bearbeitung zur Entspannung erforderlich macht. Die gesamte Behandlungszeit für beide Füße beträgt 20–25 Minuten. Die Anwendung wird zweimal täglich durchgeführt.
> Bei der Massage wird eine Propoliskontaktsalbe benutzt.

Apitherapie

> Innerlich werden regelmäßig Bienenpollen und insbesondere Bienenhonig wegen seines Abführeffektes eingenommen. Die lokale Behandlung sieht Einreibung mit einer Propolis enthaltenden Salbe und die Einführung von Suppositoria mit einem 10–12%igen Gehalt an Propolis vor.

5.2.4.18 Die Harnblase

Das Harnreservoir stellt einen muskulösen, häutigen Sack dar, innen mit Schleimhaut überzogen, nur im oberen Teil mit dem Bauchfell verwachsen. Ihre Reflexzone in den Fußsohlen befindet sich unweit von der Projektionszone des Rektums (siehe Abb. 32a+b, Zone ㉔), während nach manchen Autoren letztere unterhalb des inneren Knöchels beider Sprunggelenke liegt.

Die Entzündung der Harnblase (Blasenkatarrh, Zystitis) neigt bei ungenügenden und nicht richtigen Heilmaßnahmen dazu, sich in einen chronischen Prozeß zu verwandeln. Die Ursache liegt meist in einer allgemeinen Resistenzminderung gegen verschiedene Erreger oder in lokalen Störungen der Schleimhaut. Symptome sind: Drang zu häufigem Harnlassen, schmerzhaftes Harnlassen, Ausscheidung von eitrigem Harn usw.

Massage

> Sowohl bei akuten als auch bei chronischen Entzündungsprozessen der Blase ist eine Zonenpressur angezeigt. Parallel zur Bearbeitung der Reflexzone der Harnblase werden auch die Projektionszonen der Nieren (Abb. 32a, Zone ㉒) gezielt gepresst, da der Entzündungsprozeß der Harnblase häufig auch auf die Nieren übergreifen kann. Dieselben Zonen werden auch bei nächtlichem Bettnässen (Enuresis nocturna) behandelt.

Apitherapie

> Bei Durchführung der Anwendung wird eine Kontaktsalbe aus Propolis verwendet. Propolis findet auch in Form eines wäßrigen Extraktes in den üblichen Dosen innerliche Anwendung. Von einem Facharzt können auch Spülungen der Harnblase mit Propoliswasserextrakt vorgenommen werden (siehe 3.1.2).

5.2.4.19 Innere Geschlechtsorgane – Gebärmutter, Eierstöcke, Eileiter

Die Gebärmutter (Uterus) ist der Fruchthalter des weiblichen Körpers. Sie befindet sich zentral im unteren Teil der Bauchhöhle hinter der Harnblase. Der Eierstock ist eine paarig angelegte weibliche Keimdrüse, aufgehängt zwischen Uterusfundus und der seitlichen Beckenwand.
Die Projektion der Gebärmutter befindet sich beiderseits der Knöchel an der Innenseite des Sprunggelenks, etwas über der Ferse, während die Projektion des Eierstockes gleichfalls beiderseits des Knöchels, aber an der Außenseite des Sprunggelenks liegt (siehe Abb. 32b, Zone ㊿, ㊱).
Zu den Störungen der weiblichen Geschlechtsorgane, die sich durch Zonenpressur der Fußsohlen und durch die innerliche Aufnahme von Bienenprodukten günstig beeinflussen lassen, gehören *Weißfluß, Geschwüre* des *Gebärmutterhalses, schmerzhafte* und *unregelmäßige Menstruation, klimakterische Störungen* u. a. Durch Zonenpressur wird auf reflektorischem Weg die Blutversorgung der inneren Geschlechtsorgane stimuliert und die Spasmen, die häufig diese Erkrankungen begleiten, werden beseitigt.

Massage

> Pressur wird hier sowohl auf die Projektionszone der Gebärmutter als auch auf jene ihrer Anhangsgebilde ausgeübt → Eierstock und Eileiter (Abb. 32b, Zone (51)). Die Massage *beider Fußsohlen* dauert insgesamt 20 Minuten. Bei der Anwendung benutzen wir eine Kontaktsalbe aus Propolis oder natürlichem Bienenhonig.

Apitherapie

> Parallel dazu werden Weiselfuttersaft und Pollen oral in den üblichen Dosen eingenommen.
> Bei Weißfluß und bei Geschwüren am Gebärmutterhals werden Honig oder Propolis in Form von Vaginaltampons, Einstreichungen, Spülungen appliziert oder Suppositoria eingeführt (siehe 3.1.2, 3.2.1).

5.2.4.20 Brustdrüsen (Milchdrüsen)

Die Projektionen der Brustdrüsen befinden sich auf dem Fußrücken im Bereich der Wurzel der Zehen III und IV, entsprechend der linken auf dem linken Fuß und der rechten auf dem rechten Fuß (siehe Abb. 32d, Zone ㊸). Bei Erkrankungen wie *Mastopathie, Mastitis* oder bei *zystischen Veränderungen* werden die Projektionszonen schmerzhaft.

Akupressur

Bei der Pressur werden die Projektionen der Brustdrüsen mit einer Kontaktsalbe, die Propolis enthält, bearbeitet. Hierbei ist der Ausschluß bösartiger Bildungen eine selbstverständliche Voraussetzung, ansonsten sind ein sofortiger chirurgischer Eingriff oder eine Notfall-Intervention erforderlich.

Apitherapie

Innerlich werden Weiselfuttersaft, Bienenhonig und wäßriges Propolisextrakt eingenommen. Auf die Brustdrüsen wird nachts ein Wachs-Propolispflaster aufgelegt (siehe 3.1.2, 3.2.1, 3.2.3).

II. Behandlungskonzepte ausgesuchter Krankheitsbilder

6. Akupunktur, Akupressur und Bienenprodukte bei der Behandlung häufiger Erkrankungen

6.1 Analgetischer Effekt der Akupunktur und Akupressur

Zur Zeit existieren einige Theorien zur Erklärung der analgetischen Wirkung bei der Akupressur und Akupunktur. Die weiteste Verbreitung erfuhr die Theorie von R. MELZAK und P. WALL (1965), wonach im Zentralen Nervensystem auf verschiedenen Ebenen drei »steuerbare Eingänge für die Schmerzimpulse« wirken: auf der Ebene des Rückenmarks, der Formatio reticularis des Gehirnstammes und der Formatio reticularis des Thalamus (Sehhügels).

Nach dieser Theorie schließen die sensorischen Nervenstränge Fasern verschiedener Dicke ein, die die Nervenerregung mit verschiedener Geschwindigkeit weiterleiten. Die dicken Stränge enthalten A-beta- und A-delta-Myelinfasern und leiten die Nervenerregung mit bedeutend größerer Geschwindigkeit (70 m/s) weiter als die dünnen C-myelinlosen Fasern (1 m/s). Die A-delta-Fasern übertragen den lokalisierten Schmerz, während die C-Fasern den nicht lokalisierten Schmerz weiterleiten. Im Unterschied zu ihnen übertragen die A-beta-Fasern keine Schmerzimpulse.

Über die hinteren Wurzeln gelangen die Schmerzimpulse ins Rückenmark, wo sie auf verschiedene primäre sensorische Zentren umgeschaltet werden. Die Nervenfasern enden nicht in einem einzigen Spinalsegment, sondern »ergießen sich« über die Marginalzone von LISSAUER, sodaß die Schmerzimpulse an mehrere Segmente weitergeleitet werden. Beispielsweise kann sich eine Faser über 12 Segmente an die Hals-Schulter oder Lumbalverdickung anschließen. Nach dieser polysynaptischen Neurotransmission erreichen die Schmerzimpulse die spinothalamischen Wege.

Im Rückenmark führen sowohl die A-delta- und C-Fasern als auch die A-beta-Fasern Kollaterale an ein und dieselben Neuronen. Diese Tatsache ist von entscheidender Bedeutung für den schmerzstillenden Effekt. Die Übertragung von schmerzlosen Impulsen mit größerer Geschwindigkeit über die A-beta-Fasern führt zur Aktivierung der Zone von LISSAUER und somit zur Blockierung der Schmerzerregung, die über die A-delta- und C-Nervenfasern übertragen wird. Auf diese Weise wird der erste filtrierende Eingang für den Schmerz im sogenannten »Spinaltor« geschlossen. Dieser Eingang ist einer höheren Stufe subordiniert, d. h., er wird von ihr kontrolliert, also von der Formatio reticularis des Gehirnstammes.

Den zweiten »steuerbaren Eingang für den Schmerz« bildet die Formatio reticularis des Gehirnstammes. Diese Zone ist mit vielen verschiedenen Organen und Systemen des Organismus verbunden; aus diesem Grund werden bei ihrer Stimulierung die Schmerzimpulse in weiten Bereichen unterdrückt.

Den dritten »steuerbaren Eingang für den Schmerz« bildet das sogenannte »Thalamustor«. Der Thalamus besitzt eine sensorische Integrationsfähigkeit, die zur Empfindung des Schmerzes führt. Er stellt ein Orientierungszentrum dar, in dem die räumlich-zeitliche Analyse der Schmerzempfindung stattfindet. Das Thalamustor ist der letzte Filterregulator der Schmerzimpulse, die die Hirnrinde erreichen, wobei die zu starken Impulse zurückgehalten werden, da sie zur Beschädigung der Gehirnrinde führen können.

Quelle der Schmerzempfindungen ist die Peripherie (Haut- und innere Organe). Von da laufen die Schmerzimpulse ein. An der Antwortreaktion beteiligen sich alle Partien des Nervensystems, angefangen von den Haut- und Visceralrezeptoren (Extero- und Interorezeptoren), den segmentären Partien des Rückenmarks und bis an die subkortikalen Partien des Gehirnes reichend. Die höheren Teile des Zentralen Nervensystems bewerkstelligen »die Kontrolle am Eingang« der darunter liegenden Teile, wobei der Eingang für die Zuführung der Schmerzimpulse geschlossen werden kann.

▷ Von größter Bedeutung für die Wahrnehmung des Schmerzes ist das »Thalamustor«.

Hier erfolgt die chemische Wirkung der meisten medikamentösen Mittel. Sowohl durch kortikale Mechanismen – beispielsweise Hypnose – als auch durch periphere Impulse, wie es bei der Reflextherapie der Fall ist, wird es möglich, verschiedene Bereiche der retikulären Formation des Thalamus zu blockieren und einen analgetischen Effekt zu verwirklichen. Die schwachen Reize, die von den biologisch wirksamen Punkten stammen, sind imstande, einen mächtigen Strom von schmerzlosen Impulsen über die A-beta-Fasern einzuschalten und so die Schmerzimpulse zu unterdrücken, die über C- und A-delta-Fasern übertragen werden, d. h. den Schmerz völlig zu unterdrücken oder wenigstens zu lindern. Damit die biologisch wirksamen Punkte in die analgetische Reflexkette einbezogen werden können, ist es erforderlich, sie durch eine rhythmische Elektrostimulierung als »ständig wirkenden Punkt« zu erhalten. Dadurch wird der Durchfluß der Schmerzimpulse durch die Gehirnstrukturen blockiert und alle drei »Eingänge des Schmerzes« werden gesperrt. Am häufigsten werden »entfernte« Punkte, die an distalen Dermatomen liegen sowie die Punkte der Ohrmuschel, die besonders eng mit der Retikularformation des Gehirnstammes verknüpft sind, benutzt.

Hierbei ist zu berücksichtigen, daß bei Einwirkung auf die biologisch wirksamen Punkte sowohl durch Akupunktur als auch durch Akupressur die stark wirksamen Stoffe *Endorphin* und *Enkephalin* von der Hypophyse und vom Mittelhirn abgeschieden werden. Deren Wirkung ähnelt jener des *Morphins*, wird aber vom *Naloxon* (Antagonist des Morphins) beseitigt (B. POMERANZ, 1977). Die Endorphine wirken 200mal stärker als das Morphin. Ihre Wirkung hört nach 90 Minuten auf. Sie blockieren die Schmerzimpulse, die vom Rückenmark zum Gehirn gelangen, ohne dabei die Gehirnrinde zu beeinflussen. Die Abscheidung von Endorphinen im Organismus erfolgt nicht bloß bei Nadelreiz auf bestimmte Punkte, sondern wird auch durch chemische, elektrische, physikalische, biologische und andere akupunkturelle Stimulatoren bewirkt. Im Unterschied zu der medikamentösen Schmerzausschaltung geschieht dies bei der Akupunktur und Akupressur ohne jedwede Toxizität und im Vergleich zur Hypnose fehlt jede Beeinflussung des Bewußtseins.
Nach S. KIM (1976) treten bei der Bearbeitung von biologisch wirksamen Punkten – sei es von entfernt liegenden oder von aurikularen, durch die am leichtesten eine Schmerzausschaltung zu erzielen ist – funktionelle und morphologische Änderungen in den Hautrezeptoren auf. Sie werden begleitet von komplizierten lokalen fermentativen und biologischen Prozessen, die die drei »steuerbaren Eingänge« beeinflussen und auf diese Weise den analgetischen Effekt verwirklichen.

Die Nadelstichanalgesie

Die Anwendung der Nadelstichanalgesie beginnt in China im Jahre 1958 als Schmerzabschaltung bei Operationen zur Entfernung von Mandeln sowie bei Inzisionen der Brustdrüse u. a. Allmählich vermehren sich die Indikationen und im Jahre 1976 wurden mehr als 2 Millionen leichte und schwere Operationen unter einer solchen Narkose durchgeführt, wobei nicht ein einziger Todesfall als Folge der Narkose verzeichnet wurde (bei Anwendung von üblichen narkotischen Mitteln wurde eine Todeszahl von 100 vermerkt). Zuletzt findet diese Narkoseart einen weiten Einzug in die europäischen Kliniken. Bei der Nadelanalgesie wird eine Schmerzausschaltung auch während und nach der operativen Behandlung erzielt. Hierbei werden die als Folge der Operation eintretenden posttraumatischen Entzündungsreaktionen auf ein Minimum reduziert und die Gefahr von Blutungen im Bereich der Nähte verringert. Die Operationswunde heilt in 4–5 Tagen, während dies bei den Kontrollfällen in 8–10 Tagen geschieht.
Die Nadelstichanalgesie erfolgt vornehmlich als Ohranästhesie, allerdings wird sie oft auch mit anderen Körperpunkten kombiniert. Die

Nadeln werden mit Hilfe von speziellen Apparaten in 4–5 streng bestimmten biologisch wirksamen Punkten eingestochen, die zusätzlich elektrisch oder manuell stimuliert werden. Ausdehnung und Tiefe der Analgesie hängen von der Wahl der Punkte ab, wobei ihre Auswirkung von den Parametern der Stimulierung und der Eindringenstiefe der Nadeln abhängt. Unter gleichen Bedingungen ist der Effekt der Analgesie bei den verschiedenen Geweben nicht gleich. Am refraktärsten sind die *Knochenhaut*, das *Bauchfell* und die *Haut*.

▶ Die latente Periode bis zum Eintritt der Unempfindlichkeit dauert 20 bis 30 Minuten, manchmal tritt sie aber auch momentan ein.

Einige der **wirksamsten Punkte** für die Erzielung der **Schmerzausschaltung** sind:
im **Bereich des Kopfes**: P5, E2, E3, E7, E8, E40, E43, MC5, TR17, TR23, V59, V60, VB2, VB38, VB43, F3;
im **Bereich des Brustkorbes**: TR1, TR17, GI4, GI14, GI18, E44, E36, RP3, RP6, VB37, VB41, MC6;
im **Bereich des Bauches**: RP6, RP9, E25, E36, E39, E40, MC5, F2, F3, F5, R11, GI4;
im **Bereich der Wirbelsäule** und der **unteren Extremitäten**: GI18, RP6, V22, V23, V24, E40, F3;
im **Bereich der Wirbelsäule** und der **oberen Extremitäten**: V10, V11, GI4, MC6.

6.2 Spondylarthrose

Ätiologie

Die Spondylarthrose (Dorne in der Wirbelsäule) und ihre neurologischen Komplikationen gehören zu den meistverbreiteten Erkrankungen in der medizinischen Praxis. Hierbei handelt es sich um degenerative Prozesse an der Wirbelsäule mit Befall der Zwischenwirbelgelenke und Zwischenwirbelscheiben, verursacht durch Alters-, endokrine oder traumatische Veränderungen u. a. Es ist bekannt, daß die Zwischenwirbelscheibe über keine eigenen Blutgefäße verfügt, aus welchem Grunde die Stoffwechselprozesse im Wege der Diffusion mit Hilfe der Interzellularsubstanz erfolgen. Mit fortschreitendem Alter verringert sich die Menge der Mukopolysaccharide infolge von mechanischen und anderen Faktoren. Parallel dazu verringert sich auch die Wassermenge. Im fibrösen Ring der Scheibe entstehen Spalten, die, bevor sie die Außenschicht erreichen, keine Symptome von sich geben. Beim Erreichen der Außenschicht üben sie Reiz auf die hier reichlich endenden Nervenfasern aus und das alles verursacht Schmerzen.

Beim weiteren Aufreißen des fibrösen Ringes der Zwischenwirbelscheibe entfließt sein pulpöser Kern und je nachdem, in welcher Richtung der Vorfall erfolgt, kann Druck auf das Rückenmark oder auf die aus ihm sprießenden Nervenwurzeln ausgeübt werden. Im letzten Falle spricht man von einem »*Dyskoradikularkonflikt*«, der die Wurzelsystematik bedingt. Von großer Bedeutung für die Gestaltung des Schmerzsyndroms sind die lokalen Entzündungs- und Reaktionsprozesse, die venöse Hyperämie (Blutstase) u. a. Bekanntlich befinden sich hier auch vegetative Fasern, die hochempfindlich gegenüber verschiedenen Reizen sind.

Die Suche nach neuen effizienteren Heilmethoden gegen die neurologischen Komplikationen bei der Spondylarthrose wurde wegen der unzureichenden Effizienz der bisher bekannten Methoden erforderlich. Diese führen in der Praxis oft zu unerwünschten Nebenreaktionen und Komplikationen, bedingt durch das Einführen ihm fremder Stoffe in den menschlichen Organismus. Auch die physiotherapeutischen Maßnahmen führen nicht immer zu den gewünschten Ergebnissen.

Therapie
Ein Grundprinzip der Behandlung der neurologischen Komplikationen bei der Spondylarthrose ist die Beseitigung der Schmerzen. Außerdem ist es erforderlich, durch Beseitigung des Reizes der vegetativen Fasern auch die Spasmen der Blutgefäße und Muskeln aufzuheben. Daher erweist sich außer der Beseitigung der Schmerzsyndrome auch eine Blockierung der vegetativen Fasern und Knoten als günstig.
Die **klassische Akupunktur** und **Akupressur** finden eine weite Anwendung bei der Heilung der neurologischen Komplikationen im Gefolge der Spondylarthrose. Diese Verfahren beheben einerseits die Schmerzen und beseitigen andererseits die Spasmen. Akupunktur und Akupressur in Kombination mit Bienenprodukten können mit Erfolg sowohl im chronischen als auch im akuten Stadium angewandt werden, aber auch bei allen Lokalisationen des Krankheitsprozesses und bei allen klinischen Formen. Die Einbeziehung von Bienenprodukten (lokal und innerlich) in die Behandlung erhöht den Prozentsatz der positiven Resultate und erweist sich infolgedessen als eine effektivere und zuverlässigere Methode. Als Naturprodukte wirken die Bienenprodukte viel günstiger auf den menschlichen Organismus als die »künstlichen« Medikamente, da der Mensch sich seit Jahrtausenden an diese Produkte angepaßt hat.
Am häufigsten werden **Bienengift** und **Propolis** angewandt. Ersteres wird durch Injektionen (Apipunktur) oder mit Hilfe des Stechapparates der Biene (Apispunktur) in den menschlichen Organismus eingeführt (siehe 4.2). Die Propolis wird als Kontaktsalbe bei Akupressur oder zur

Herstellung von Tzübos verwendet (siehe 4.3). Bei der lokalen Anwendung in der Wirbelsäulenregion, sowohl bei Akupunktur als auch bei Akupressur, geraten das Bienengift und die Propolis in unmittelbare Nähe wichtiger Bereiche, in denen die pathologischen Prozesse stattfinden. Dank der in ihnen enthaltenen Fermente (*Hyaluronidase* u. a.) dringen sie in die Tiefe, wo sie sich verbreiten und in größerem Umfang wirken. In diesem Falle könnte vergleichsweise von einer **Mesotherapie** die Rede sein. Hinzu kommt allerdings noch ihr stark ausgebildeter schmerzstillender und antientzündlicher Effekt. Zu diesem lokalen Effekt gesellt sich zudem die reflektorische Wirkung, realisiert über die biologisch wirksamen Punkte und Zonen, die wichtige physiologische Heilreaktionen einschließt (siehe 2.3.2).

Die oral eingenommenen Bienenprodukte mit Nahrungs- und Heileigenschaften flankieren die Akupunktur und Akupressur (siehe 3.2). Innerlich eingenommen, stimulieren sie die Regenerationsprozesse der beschädigten Gewebe im Organismus und beeinflußen die Entzündungsprozesse und die Schutzmechanismen des Organismus.

Bei der komplexen Behandlung der neurologischen Komplikationen bei Spondylarthrosis spielen die **Vitamine** der Gruppe »**B**« eine besondere Rolle, da sie zur Beseitigung der trophischen Veränderungen in den Wirbeln beitragen sowie zur Überwindung des bei diesen Erkrankungen üblichen Mangels an Vitamin »B« führen. Ein natürliches Konzentrat von Vitaminen dieser Gruppe bilden der **Weiselfuttersaft** und der **Bienenpollen**. Bei peroraler Einnahme des Weiselfuttersaftes wird auch das vegetative Nervensystem beeinflußt, da er die Krämpfe allgemein und insbesondere jene der Blutgefäße behebt.

Um der neurologischen Komplikationen bei Spondylarthrose Herr zu werden, ist eine komplexe Heilung erforderlich. Hier kommt eine **Extension der Wirbelsäule** in Betracht, wodurch die Zwischenwirbelscheibe entlastet wird und der Durchmesser des Zwischenwirbelraumes erweitert wird. Auf diese Weise werden die aus den zusammengepreßten oder entzündeten Geweben ausgehenden Reize verringert. In diesen Fällen ist es empfehlenswert, auf die entsprechende Gegend der Wirbelsäule ein leicht erwärmtes **Propolispflaster** aufzulegen.

6.2.1 Halsspondylarthrose mit zervikalischer und radikulärer Symptomatik – Neuralgie des Nackennervs

Ätiologie
Die Halsregion der Wirbelsäule bildet von anatomischem, physiologischem und patho-physiologischem Aspekt her eine Pufferzone zwischen Kopf und Rumpf. Diese Gegend ist häufigen Makro- und Mikrotrau-

mata sowie beruflichen Überlastungen ausgesetzt. Bei der vertikalen Aufrichtung des Menschen verteilt sich die statisch-dynamische Belastung nicht in gleichem Maße auf alle Teile der Wirbelsäule. Die statischen Belastungen der Halsgegend als Ganzes sind bedeutend geringer als jene in der Lendengegend, doch führt die größere Beweglichkeit der Halsgegend bei ihrer schwächeren Struktur zu relativ größerer Belastung als jene der Lendengegend. Die sich wiederholenden Mikrotraumata und die Zwangshaltung des Kopfes bedingen eine schnellere Abnutzung der Intervertebralscheiben. Eine andere Besonderheit der Halswirbelsäule bilden die unkovertebralen Gelenke, wo das eigentliche Ineinanderfügen der Wirbelkörper stattfindet, also nicht nur über die Bandscheibe, die als Dämpfer dient. Es liegt also eine günstige Voraussetzung zur Entwicklung von Arthrosen in diesen Gelenken vor. Letztere befinden sich in unmittelbarer Nähe der Nervenwurzeln und der Wirbelader (Arteria vertebralis), deren Lädierung eine wichtige Ursache für die neurologischen und Gefäßkomplikationen bildet.

Die erste funktionelle Phase der neurologischen Komplikationen bei der Halsspondylarthrose, dem sogenannten Zervikalsyndrom, äußert sich durch Schmerzen, die in der Hals-Arm-Schultergegend lokalisiert sind. Sie sind vegetativen Charakters (mit einem »brennenden Beischmerz«) und werden sogar tief in den Knochen empfunden; ihre Verbreitung erfolgt diffus, wobei sie manchmal in breiten Bereichen nach dem Typ eines Quadranten irradiieren. In solchen Fällen befallen sie den oberen Quadranten des Körpers.

Wenn eine Nervenwurzel z. B. C6 oder C8 angegriffen ist, erfassen die Schmerzen und die Steifigkeit der Muskeln den seitlichen Vorderteil des Halses, verbreiten sich nach unten in Richtung des Ober- und Unterarmes und erreichen die Finger 4 und 5. Dabei verbreiten sie sich bandförmig, indem sie dem entsprechenden Dermatom folgen und manchmal von Einschlafen der mit der befallenen Nervenwurzel verbundenen Finger begleitet werden. Kennzeichnend sind die Symptome der Ausdehnung und des Expressionsdruckes, d. h. bei seitlichem Drehen des Kopfes oder bei Niesen und Husten verstärken sich die Schmerzen.

Bei Halsspondylarthrose werden auch in der Herzgegend Schmerzen beobachtet, die entweder durch Reiz des vegetativen Sternknotens oder durch Reizung der Wurzeln C-5 und C-7 entstehen können.

Therapie

Grundprinzipien bei der Behandlung

Wahl der biologisch wirksamen Punkte und Satz von Punkten:

> **Akupunktur** mit **Präparaten aus Bienengift**, bzw. Bienenstiche oder Akupressur mit einer Kontaktsalbe und darauffolgender Auflage von Tzübos aus Bienenprodukten werden mit gleichzeitiger Einnahme von Weiselfuttersaft, Propolis oder Pollen verbunden. Die Behandlung läßt sich auch als klassische Akupunktur mit nachfolgendem Auflegen von Tzübos durchführen. Um eine Adaptation der Punkte sowohl an die Bienenprodukte als auch an die Einstiche oder an den mechanischen Druck zu vermeiden, behandelt man die Punkte abwechselnd, indem mal die einen, mal die anderen der angegebenen Punkte akupunktiert bzw. akupressiert werden.

Bei Beginn der Behandlung wird eine geringere Anzahl von Punkten bearbeitet, die dann im Laufe des Heilungsprozesses anwächst, um gegen Ende wieder abzunehmen.
Die Heilung richtet sich nach dem führenden Syndrom. Zunächst wird dieses Syndrom bewältigt, wonach die Bekämpfung eines schwächer ausgeprägten Syndroms weitergeht usw.
Das Konzept umfaßt Punkte zur allgemeinen Beeinflussung des Organismus (1–2), die beiderseitig behandelt werden, segmentäre Punkte (2–3) die sich in der Hals-Schulterblattgegend (lokal-segmentäre Punkte) und in der Irradiationszone (regionalsegmentäre Punkte) befinden. Es gibt außerdem entfernt liegende (1–2) und spezielle Punkte (1–2), die man überkreuz oder symmetrisch behandeln kann. Den oben erwähnten, gut identifizierten biologisch wirksamen Punkten können auch sogenannte *loci dolenti* (»Schmerzhafte Punkte«) (1–2) beigesellt werden, die der Patient angibt, ohne mit den von der Praxis festgestellten biologisch aktiven Punkten zusammenzufallen (siehe 2.7).

Kranke mit zervikalischer Symptomatik

Die Heilung beginnt mit den **allgemeinen Punkten**, die wir beidseitig behandeln. Bei normalem oder vermindertem Blutdruck werden gewöhnlich die Punkte **GI4, GI11** therapiert und bei erhöhtem Blutdruck → **MC6, TR5, E36**.
Danach werden in die Behandlung **segmentäre Punkte** miteinbezogen:
▶ Bei *Schmerzen mit diffusem Charakter* → **T14, T15, VB21, IG10, IG11, IG12, IG13, IG14, IG15, TR15, TR14**.

▶ bei *Schmerzen in der Hals-Nackengegend* → **T15, T16, VB20, V10, TR16, TR17.**
▶ Bei *Schmerzen, die an der Armvorderseite irradiieren* → **GI14, GI15.**
▶ Bei *Schmerzen, die an der Armrückseite irradiieren* → **IG10, IG14.**
Entfernt liegende Punkte → **TR3, TR6, IG2, IG3, V60, V61, F3.**

Kranke mit Wurzelsymptomatik (Radikulitis)
Es werden neben den **allgemeinen** und **lokalen segmentären** Punkten in der Hals-Schulterregion auch die **regional segmentären** Punkte behandelt.

▶ Bei *Lädierung der C6-Nervenwurzel*: Punkte entlang des Meridians des Dickdarms → **GI4, GI10, GI11, GI14,** und Punkte vom Meridian der drei Teile des Körpers → **TR4, TR5, TR8, TR10.**
▶ Wenn die *C7-Nervenwurzel* angegriffen ist, werden Punkte auf dem Herzmeridian benutzt → **C3, C4, C5, C6, C7** sowie auf dem Meridian des Dünndarms → **IG3, IG4, IG5, IG8.**
Entfernt liegende Punkte → **TR3, TR6, IG2, IG3, V60, V61, F3.**
Am gesunden Arm wird ein symmetrischer Punkt distal im entsprechenden Dermatom, z. B. **TR8, MC5, GI4,** oder an den unteren Extremitäten z. B. **E44, V60, V62, F2** bearbeitet.
Als **spezielle Punkte** werden bei Spondylarthrose mit zervikalischer und Wurzelsymptomatik die Punkte **V10** und **VB20** beiderseitig in die Behandlung einbezogen.
Bei *Schmerzen in der Herzgegend* infolge einer Halsspondylarthrose ist eine Konsultation mit einem Kardiologen erforderlich, damit eine eventuelle Erkrankung des Herzens ausgeschlossen bleibt, erst danach beginnt die eigentliche Heilbehandlung.
Zu den Punkten der Hals-Schulterregion kommen noch die Punkte **C7, C5, MC6** und die **vegetativen Punkte V10, VB20, VB21** hinzu.
Erfaßt werden auch **segmentäre Punkte**, die sich am *Rücken* befinden, die sogenannten »Zustimmungspunkte des Herzens« → **V13, V14, V15,** sowie segmentäre Punkte der vorderen Seite des Körpers → **R24, R25, R26.** An der gesunden *Hand* wird ein symmetrischer **entfernter Punkt,** z. B. **TR3, TR6, IG2, IG3,** bearbeitet.

Ohrtherapie

Kann für sich allein oder in Kombination mit Körperakupunktur oder Akupressur angewandt werden. Bei klassischer Akupunktur oder Ohrakupressur mit einer Kontaktsalbe aus Bienengift oder Propolis lassen sich auch »Mikrotzübos« aus denselben Produkten sowie Pollenkörner verwenden (siehe 4.3.2, 5.1.3).

Die zu behandelnden Punkte werden entsprechend der Symptomatik gewählt und zwar:
- der Punkt der Halsgegend der Wirbelsäule (623)
- der Punkt der Schultergegend (620)
- die allgemeinen Punkte: Schen Men (806) sowie
- der Nullpunkt (801)
▶ Bei *Herzbeschwerden* wird der Punkt des Herzens (301) und der Punkt des Sympathicus (504) behandelt (siehe 5.1).

Fußzonenmassage

Zielstrebig wird die Halsgegend der *Wirbelsäule* (53), die *Herzgegend* (33), die Zone der *Nebenniere* (21) und der *Nieren* (22) behandelt, flankiert von einer allgemeinen Massage des ganzen Fußes. Es wird eine Kontaktsalbe aus *Bienengift* oder *Propolis* angewandt. (Siehe 5.2).

Therapieplan:

Der Heilzyklus besteht aus 5–10 Apipunkturanwendungen mit Präparaten aus Bienengift oder unter direkter Zuhilfenahme des Stechapparates der Biene (Apispunktur), die in Abständen von 24 bis 72 Stunden durchgeführt werden. Die Akupressur mit einer Salbe aus Bienengift oder Propolis, mit darauffolgender Auflage von Tzübos besteht aus 10–12 Prozeduren, die in Abständen von 24 bis 48 Stunden durchzuführen sind. Die Behandlung kann als Akupunktur beginnen, um anschließend auf Akupressur mit Bienenprodukten überzugehen. Nötigenfalls können zwei, drei Zyklen mit Pausen von 14 bis 21 Tagen durchgeführt werden.

Neuralgie des Nackennervs (Nervus occipitalis)

Ätiologie
Die Neuralgie des Nackennervs begleitet gewöhnlich die Halsspondylarthrose und äußert sich mit Schmerzen in der hinteren Gegend des Kopfes. Oft wird sie von einer Erkältung oder einer Virusinfektion verursacht. Bei Beanspruchung der Arterie, die in der Nähe verläuft, können die Kopfschmerzen von Benommenheit, Schwindel, Sehstörungen, Brechreiz, Schmerzen in der Herzgegend usw. begleitet sein.

Therapie

Grundprinzipien bei der Behandlung

Wahl der biologisch wirksamen Punkte und Satz von Punkten:

Die Reflextherapie wird in Form von **Akupunktur** mit Präparaten aus Bienengift bzw. Bienenstichen, **klassischer Akupunktur** oder **Akupressur** mit einer Kontaktsalbe aus Propolis bzw. Bienengift und darauf folgender Auflage von Tzübos angewandt (siehe 4.2, 4.3). Parallel dazu werden Bienenprodukte mit Nähr- und Heileigenschaften (Bienenhonig, Pollen und Weiselfuttersaft) sowie Wasserextrakt aus Propolis eingenommen. Es ist empfehlenswert, abends leicht angewärmte Pflaster aus Bienenwachs und Propolis auf den Hals aufzulegen (siehe 3.2, 3.1.2).

Bearbeitet werden allgemein wirkende Punkte (1–2), segmentäre Punkte in der Hals-Schulterregion (1–3), lokale Schmerzpunkte (1–2) und entfernt liegende Punkte (1–2).

Allgemeine Punkte → **G14, GI11, E36, MC6, TR5**
Segmentäre Punkte → **V10, VB20, VB21, TR15**.
Über den Punkt VB21 werden die Krämpfe der Halsmuskulatur und der Muskulatur des Kopfes entspannt. Dieser Punkt ist sehr schmerzhaft und darf bei der Behandlung nicht traumatisiert werden.
Lokale Schmerzpunkte → werden vom Patienten angegeben.
Entfernte Punkte → **IG3, R2, E41**.
Ohrtherapie, Fußzonenmassage und *Therapieplan* wie vorher.

6.2.2 Halsspondylarthrose mit distrophischer und diszirkulatorischer Systematik

6.2.2.1 Periarthritis des Schultergelenks

Ätiologie
Ihrer Häufigkeit nach nehmen die Periarthritiden des Schultergelenks eine wichtige Stellung in der Pathologie der Schulter ein. Nach einigen Autoren beruhen 83% der Fälle auf Spondylarthrose in der Gegend C5–C7, während andere der Ansicht sind, daß die Halsspondylarthrose alle Periarthritiden begleitet.
Mit der Menschwerdung der Affen und der aufrechten Haltung des Körpers wird das Schultergelenk ein »hängendes Glied«, das schweren funktionellen und körperlichen Belastungen und daher häufigen Trau-

mata ausgesetzt ist. Dies bedingt eben das Auftreten pathologischer Impulsationen in dieser Gegend. Von großer Bedeutung für die Eröffnung der pathologischen Reflexkette sind die Blockierung der vegetativen Ganglien in der Halsgegend und das Aussetzen des Muskelkrampfes in der Peripherie (Schultergelenke).

Die Erkrankung kennzeichnet sich durch distrophische Prozesse in den Geweben, die das Gelenk umgeben und die durch neurozirkulatorische Störungen und anschließende Entzündungsprozesse verursacht werden. Häufig findet an diesen Stellen eine Anhäufung von Kalziumsalzen statt, die zu einer Kalzifikation führt. Das Leiden äußert sich durch starke Schmerzen und Unbeweglichkeit des Gelenks. Mit der Zeit kann es zur Ankylose des Gelenkes kommen. Bei Röntgenaufnahmen lassen sich Schatten in den weichen Geweben bemerken.

Die Bienenprodukte – Bienengift und Propolis – die in die biologisch wirksamen Punkte eingeführt werden, sind imstande, auf reflektorischem Weg die pathologische Kette zu unterbrechen und auf diese Weise die Muskel- und Gefäßkrämpfe in der Peripherie (dem Gelenk) auszuschalten. Andererseits sind sie in der Lage, durch ihre schmerzausschaltende Wirkung bei lokaler Anwendung die Schmerzafferentation zu beheben, was seinerseits gleichfalls den Beginn des Genesungsprozesses bedeutet.

Therapie

Grundprinzipien bei der Behandlung

Wahl der biologisch wirksamen Punkte und Satz von Punkten:

Das **Bienengift** wird entweder durch Akupunktur in Form von standardisierten Präparaten (Apipunktur) oder durch Apispunktur in Form von Stichen (Apispunktur) zugeführt (siehe 4.2). Bei Akupressur wird eine Kontaktsalbe aus Bienengift oder Propolis verwendet. Nach der Akupressur oder einer klassischen Akupunktur erfolgt das Auflegen von Tzübos und die Tzübopressur wird nach den üblichen Methoden durchgeführt (siehe 4.3). Es ist empfehlenswert, nachts auf die Armgelenke Pflaster aus Bienenwachs und Propolis (15%) aufzulegen (siehe 3.1.2, 3.1.3). Innerlich werden Bienenprodukte mit Nähr- und Heileigenschaften eingenommen. Die Apireflextherapie kann mit Heilgymnastik u. a. kombiniert werden.
Die Heilung beginnt und endet mit einer geringeren Zahl behandelter Punkte. Im Laufe des Heilprozesses werden neue Punkte in die Behandlung einbezogen und die behandelten kontinuierlich ausgeschlossen. Der Wechsel der Punkte erfolgt in Abständen von 24–48 Stunden.

Die Behandlung beginnt mit dem führenden Symptom (dem Schmerz) und nach dessen Behebung werden die anderen Symptome in Angriff genommen.

Das Konzept umfaßt allgemeine (1–2), segmentäre – lokale und regionale – (2–3), schmerzhafte (1–2) und entfernte (1–2) Punkte.
Allgemeine Punkte → **GI4, GI11, MC6, TR5, E36**.
Bei *normalem* oder *niedrigem Blutdruck* werden die Punkte **GI4** und **GI11** benutzt, während bei *erhöhtem Blutdruck* die Punkte **MC6** und **TR5** behandelt werden. Die Punkte werden beidseitig bearbeitet.
Lokal-segmentäre Punkte:
Im *Hals-Brustbereich* der *Wirbelsäule* → **T12, T13, T14, V11, V12, V13** u. a.
In der *Nacken-Arm-Schulterblattgegend* → **VB20, TR16, TR17, V10, GI17, VB21, IG11, IG12** u. a.
Regional-segmentäre Punkte → **GI15, GI16, TR14, TR15, IG9, IG10, P1, P2** u. a.
Schmerzpunkte, die vom Patienten angegeben werden und die in der entsprechenden Region mit den biologisch wirksamen Punkten zusammenfallen können – oder auch nicht. Die letzteren sind entsprechend dem Grundsatz des »kleinen Stiches« zu behandeln (siehe 2.7). Es können auch die symmetrischen Schmerzpunkte an der gesunden Schulter bearbeitet werden.
Entfernt liegende Punkte → **VB39, VB41, E37** an der *gesunden Seite* und **IG2, IG3, IG4, V60, V61** und **P5** an der *kranken Seite*.

Ohrtherapie

Zur Behandlung werden die Projektionspunkte der *Schulter* (620) und irgendein Punkt in der *Halsgegend der Wirbelsäule* (621–624) hinzugezogen. Miteinbezogen wird auch ein allgemeiner Punkt – *Schen-Men* (806) oder der *Nullpunkt* (801) (siehe 5.1). Angewandt werden klassische Akupunktur oder Akupressur mit einer Kontaktsalbe, worauf Mikrotzübos aufgelegt werden können. Danach kann man eine Tzübopressur durchführen.

Fußzonenmassage

Nach Durchführung einer Gesamtmassage der Füße mit einer Kontaktsalbe aus Propolis werden zielgerichtet die Projektionszonen der *Schulter-Armgegend* (10), der *Nieren* (22), der *Nebennieren* (21) und des *Kopfes* (1) behandelt (siehe 5.2).

Therapieplan:

> Der Heilzyklus umfaßt 5–10 Anwendungen von Apipunktur (mit Präparaten aus Bienengift) oder direkter Benutzung des Stechapparates der Bienen (Apispunktur), die in Intervallen von 24–72 Stunden durchgeführt werden. Akupressur mit Bienenprodukten oder klassische Akupunktur, gefolgt von Auflegen von Tzübos und Tzübopressur, umfaßt 10–12 Prozeduren in Abständen von 24–48 Stunden. Die Behandlung kann mit Akupunktur beginnen, die dann zur Akupressur übergeht. Falls nötig, können 2–3 Behandlungszyklen mit Pausen zwischen den einzelnen Zyklen von 14–21 Tagen vorgesehen werden.

6.2.2.2 Epikondylitis des Oberarmknochens

Ätiologie
Der Entstehungsmechanismus des Leidens ist der gleiche wie bei den Periarthritiden des Schultergelenks. Beide Formen beruhen auf einer Halsspondylarthrose sowie auf Überlastung der Armmuskeln, die am Ellbogen befestigt sind. Kennzeichnend für die Erkrankung sind begrenzte Schmerzen und eine Behinderung der Bewegungen.
Die **Prinzipien der Behandlung**, die Wahl der Punkte und die verwendeten allgemeinen und segmentären Punkte bei der Heilung der Epikondylitis sind die gleichen wie bei der Periarthritis des Schultergelenks.

> Ein Unterschied bei der Behandlung besteht nur in der Wahl der entsprechenden lokalen Schmerzpunkte. Es wird Apipunktur oder Apispunktur angewandt. Nach einer klassischen Akupunktur oder Akupressur mit einer Kontaktsalbe aus Propolis oder Bienengift folgt das Auflegen der Tzübos und eine Tzübopressur (siehe 4.2, 4.3). Angebracht ist auch die Verwendung von Wachs-Propolispflastern, die nachts auf die Ellenbogen- und Halsgegend aufgelegt werden.

Das Konzept umfaßt Punkte zur allgemeinen Beeinflussung des Organismus (1–2), segmentäre Punkte (1–2), schmerzhafte Punkte (1–2) und entfernt liegende Punkte (1–2). Es werden folgende Punkte verwendet:
Allgemeine Punkte → GI4, E36, MC6, TR5.
Segmentäre Punkte → T12, T14, T16, V10, V11, V13, GI17, IG11, VB12, VB20, VB21.
Entfernt liegende Punkte → VB38, VB41, VB42, V60, V62, IG3.
Schmerzhafte Punkte: Sie werden vom Patienten angedeutet. Der genau

lokalisierte Schmerz in der Gegend des medialen und lateralen Epikondylus im Ellbogengelenk gestattet eine Nadelung direkt in den schmerzhaften Punkt »loco dolendo«. Eingeschlossen wird auch die Methode des »kleinen Stiches« (siehe 2.7).
Bei **Lateralepikondylitis** fällt der Schmerz in der Region des äußeren Knöchelchens mit dem Punkt **GI11** zusammen. Anschließend wird an diesem Punkt entlang des Meridians des Dickdarms der Punkt **GI12**, der oberhalb der schmerzhaften Stelle liegt, behandelt sowie der Punkt **GI10** – unterhalb davon.
Bei **Medialepikondylitis**, charakteristisch durch begrenzten Schmerz in der Gegend des inneren Knöchelchens des Ellenbogengelenks, wird der Punkt **IG8** verwendet, der völlig mit der schmerzhaften Gegend zusammenfällt. Zusätzlich behandelt man die Punkte **IG9** und **IG7** oberhalb und unterhalb der entsprechenden Stelle.

Ohrtherapie

Bei der Behandlung werden die Projektionspunkte des *Ellenbogengelenks* (619) und der *Halsgegend der Wirbelsäule* (622, 623, 624) verwendet. Angewandt wird die klassische Akupunktur oder Akupressur mit einer Kontaktsalbe aus Bienengift oder Propolis und anschließend werden Tzübos aufgelegt und Tzübopressur durchgeführt (siehe 5.1, 4.3).

Fußzonenmassage

Nach einer Gesamtmassage der Füße unter Benutzung einer Salbe aus Propolis wird die *Schulter-Armzone* (10) und die *Halsgegend der Wirbelsäule* (53) behandelt. Hinzukommen noch die Projektionszonen der *Nebennieren* (21) und des *Kopfes* (1) (siehe 5.2).

Therapieplan:

Der Heilzyklus umfaßt 5–10 Anwendungen von Akupunktur mit Präparaten aus Bienengift oder unter direkter Benutzung des Bienenstechapparates (Apispunktur). Das Verfahren wird in Intervallen von 24–72 Stunden durchgeführt. Die Akupressur mit einer Kontaktsalbe aus Bienenprodukten oder die klassische Akupunktur mit nachfolgender Auflage von Tzübos und Tzübopressur umfaßt 10–12 Anwendungen in Abständen von 24–48 Stunden. Die Behandlung kann mit Akupunktur beginnen und dann zur Akupressur mit Bienenprodukten übergehen. Nötigenfalls können 2–3 Zyklen mit Unterbrechungen von 14–21 Tagen durchgeführt werden.

6.2.2.3 Diszirkulationskomplikationen bei Halsspondylarthrose

Ätiologie
Das Syndrom der Vertebralarterie (Kompressionsreflektorisches Syndrom der Wirbelschlagader, Hinterhalssympathikus-Syndrom Barre-Liéou, Menière-ähnlicher Symptomenkomplex) tritt als Folge der Einbeziehung des vegetativen Ganglienapparates, der sich in der Halsregion der Wirbelsäule befindet, in den pathologischen Prozeß. Von großer Bedeutung für das Auftreten der Erkrankung ist der Zustand des vegetativen Nervensystems. Die Wirbelschlagader, die in einem Knochenkanal verläuft, wird durch die in ihrer Nähe stattfindenden degenerativen Veränderungen erregt. Anfangs handelt es sich um funktionelle Veränderungen der Gefäße (Krämpfe), doch können in der Folge auch ständige Veränderungen im Lumen der Vertebralarterie auftreten.

Das Syndrom der Vertebralarterie äußert sich durch Kopfschmerzen, die sich von der Nacken-Halsgegend in Richtung des Scheitels und der Gegend hinter den Augäpfeln ausbreiten. Die Kopfschmerzen treten in Begleitung einer Benommenheit, Schwindel und Gehörstörungen auf. Letztere sind durch funktionelle oder organische Veränderungen im Innenohr bedingt, die als Folge der Gefäßstörungen in der Vertebralarterie, die auch das innere Ohr nährt, auftreten. Nicht selten werden auch Sehstörungen beobachtet. Die Erkrankung äußert sich sowohl als ständiger Zustand als auch durch zeitweilige Anfälle.

Therapie
Von den Bienenprodukten übt das *Bienengift* eine deutliche Wirkung auf die vegetativen Knoten aus und der *Weiselfuttersaft* eine ähnliche auf die Tätigkeit des vegetativen Nervensystems, die eigentlich im Grunde des Leidens liegen. Die *Propolis* besitzt eine analgetische Wirkung und beeinflußt die Regeneration der Nerven- und Knochengewebe, während der *Pollen* bedeutende Mengen des Vitamins »B« enthält. Die Anwendung dieser Produkte ist sehr angezeigt bei der Bewältigung der Erkrankung. An sich ist die Reflextherapie auch bei der Heilung von diszirkulatorischen Beschwerden bei Halsspondylarthrose angezeigt. Die Kombination beider Methoden – Apitherapie und Reflextherapie – führt zu besseren Ergebnissen.

Grundprinzipien bei der Behandlung

Wahl der biologisch wirksamen Punkte und Satz von Punkten:

Bei gleichzeitiger Einnahme von Bienenprodukten (Pollen, Weiselfuttersaft und Propolis) wird die Akupunktur mit Präparaten aus Bienengift oder unter direkter Zuhilfenahme des Stechapparates der Biene (Apispunktur) durchgeführt (siehe 4.2). Es ist möglich, klassische Akupunktur oder Akupressur mit einer Kontaktsalbe anzuwenden, die mit der Auflage von Tzübos aus Bienenprodukten und der Durchführung von Tzübopressur ergänzt werden (siehe 4.3). Um jegliche Adaptation der verwendeten Punkte an die Maßnahmen oder an die verschiedenen Bienenprodukte zu vermeiden, soll man die Punkte abwechselnd behandeln.

Bei der Heilung wird eine **Syndromfolge** eingehalten; begonnen wird mit dem am stärksten ausgedrückten Syndrom, das gewöhnlich durch Kopfschmerzen manifestiert ist. Allmählich, falls notwendig, werden auch Punkte in die Behandlung miteinbezogen, die mit Gehör- und Sehstörungen in Verbindung stehen.

Das Verfahren umfaßt allgemeine Punkte (1–2), segmentäre Punkte in der Halszone (1–3), symptomatische Punkte (2–3), die in Bezug zu den Krankheitserscheinungen stehen (Kopfschmerzen, Seh-und Gehörstörungen u. a.), sowie entfernt liegende Punkte (1–2). Dazu kommen noch schmerzhafte Punkte, die vom Kranken angegeben werden (1–2).
Die Behandlung beginnt mit den zur Verfügung stehenden **allgemeinen Punkten** → **GI4, GI11, E36, P7, TR5,** die beiderseitig bearbeitet werden.
Die **segmentären Punkte** werden parallel dazu in die Behandlung eingeschlossen → **T14, T15, V11, V41, VB12, VB20, VB21, IG15, TR15, T20, T24.**
Die **symptomatischen Punkte** werden anschließend verwendet.
ⓐ *Bei Gehörstörungen* werden Punkte aus der Region des Ohres verwendet → **VB2, VB3, VB7, TR17, TR18, TR19, TR20, TR21, TR22, IG19.**
ⓑ *Bei Sehstörungen* werden Punkte aus der Augengegend erfaßt → **V1, V2, VB1, TR23.** In der Gegend des oberen und unteren Randes der Augenhöhle befinden sich 13 Außermeridianpunkte, die aufeinanderfolgend pressiert werden können (siehe Abb. 22).
Vorsicht: In den nahe des Augapfels liegenden Punkten sind keine Injektionen oder Einstiche mit Bienengift zulässig.
ⓒ *Bei Kopfschmerzen* werden die Punkte **H1** (In-Tan). **H2** (Tai-Jan), **VB14, TR23, TR22, E8, VB4, VB6, VB7, VB8, V2** u. a. behandelt.
Zu den **speziellen Punkten** gehören jene Punkte, die den Kreislauf regulieren → **MC6, C7, F2, F3.**
Entfernt liegende Punkte → **IG3, RP6, F2 (F3), GI4, GI5,** die üblicherweise beiderseitig behandelt werden.
Schmerzhafte Punkte: Es werden auch vom Patienten angezeigte schmerzhafte Punkte behandelt.

| Ohrtherapie |

Kann eigenständig gewählt werden, doch findet sie gewöhnlich in Kombination mit Körperakupunktur oder Körperakupressur Anwendung. Verwendet werden die Punkte *Schen-Men* (806), des *inneren Ohres* (405), der *Halsgegend der Wirbelsäule* (622, 623, 624), der Punkt des *Sympathikus* (504). Auf 1–2 dieser Punkte wird ein Tzübo im Laufe von 24–72 Stunden aufgelegt (siehe 5.1).

| Fußzonenmassage |

Bei der Massage wird eine Kontaktsalbe benutzt, die Propolis enthält. Die Massage wird auf die Projektionszone des *Ohres* (9), des *Kopfes* (1), der *Hypophyse* (4), der *Nebenniere* (21), der *Halswirbelsäule* (53) ausgerichtet (siehe 5.2.4).

Therapieplan:

Der Heilzyklus umfaßt 5–10 Anwendungen der Akupunktur mit Präparaten, die Bienengift enthalten, oder es wird direkt der Stechapparat der Biene benutzt (Apispunktur). Die Manipulationen werden in Intervallen von 24 bis 72 Stunden ausgeführt. Die klassische Akupunktur oder Akupressur mit einer Kontaktsalbe aus Bienenprodukten mit darauffolgender Auflage von Tzübos und Tzübopressur umfaßt 10–12 Anwendungen, in Abständen von 24 bis 48 Stunden. Die Behandlung kann als Apis- oder Apipunktur beginnen, um danach auf Akupressur mit Bienenprodukten überzugehen. Nötigenfalls können 2–3 Zyklen mit eingelegten Pausen zwischen den einzelnen Zyklen von 14 bis 21 Tagen durchgeführt werden.

6.2.3 Brustspondylarthrose, Zwischenrippenneuralgie

Ätiologie
Als Grundursache für das Auftreten der Zwischenrippenneuralgie gelten die Veränderungen in der Brustregion der Wirbelsäule – die Spondylarthrose, Skoliose und Kyphoskoliose (verschiedene Deformationen der Wirbelsäule), Tumore, Wirbeltuberkulose u. a. Bei der Virusinfektion eines Zwischenrippennervs erscheint ein charakteristischer Ausschlag, begleitet von starken Schmerzen entlang des Nervs. Hierbei handelt es sich um eine relativ häufige Erkrankung – die sogenannte **Gürtelrose (Herpes zoster)**. Die Zwischenrippenneuralgie äußert sich durch starke,

andauernde Schmerzen oder durch einzelne Schmerzanfälle, die in streng bestimmten Bereichen auftreten. Die Schmerzen sind einseitig, umfassen den Körper gürtelartig und reichen manchmal bis zum Brustbein. Bei Druck, aber zuweilen auch spontan, stellen sich Schmerzen an verschiedenen Stellen ein- und desselben Zwischenrippenraumes ein. Am häufigsten werden die 10., 11. und 12. Nebenbrustwurzel befallen. Der Beginn der Erkrankung äußert sich gewöhnlich akut und mit zunehmenden oder zeitlich abklingenden Schmerzen.

Die Schmerzen in einem Zwischenrippenraum können auch bei Erkrankungen eines anderen inneren Organs – Lungen, Gallenblase, Leber u. a. resonieren.

Therapie

Grundprinzipien bei der Behandlung

Wahl der biologisch wirksamen Punkte und Satz von Punkten:

Bei gleichzeitiger Einnahme von Bienenprodukten wie Honig, Weiselfuttersaft und Pollen wird Akupunktur mit Präparaten aus Bienengift (Apipunktur) oder mit dem Stechapparat der Biene (Apispunktur) durchgeführt (siehe 4.2). Es lassen sich auch eine klassische Akupunktur mit darauffolgender Auflage von Tzübos auf einen Teil der verwendeten Punkte oder eine Akupressur mit Kontaktsalbe und Tzübo aus Bienenprodukten anwenden (siehe 4.3). Zur Vermeidung einer Adaptation der Punkte gegenüber den mechanischen Reizen (Einstich, Bienenstich oder Druck) oder den Bienenprodukten, werden die Punkte abwechselnd behandelt.

Um ein richtiges Heilverfahren anwenden zu können, muß man an erster Stelle den Prozeß in der Gegend der Wirbelsäule und im Zwischenrippenraum, in dem sich der Nerv befindet, lokalisieren. Zu diesem Zweck werden die Zwischenrippenräume, ausgehend von der Wirbelsäule bis zum Brustbein, gut abgetastet, um die schmerzlichen Stellen zu ermitteln.

Das Konzept umfaßt:
Punkte, die eine Allgemeinwirkung verursachen (1–2), lokal-segmentäre Punkte in der Brustgegend der Wirbelsäule (1–2); regional-segmentäre Punkte in den Zwischenrippenräumen soweit der Schmerz reicht (1–2) und entfernt liegende Punkte (1–2). In die Bearbeitung der oben erwähnten, gut identifizierten biologisch aktiven Punkte, werden auch die vom Kranken angegebenen schmerzhaften Punkte eingeschlossen.

Die Behandlung beginnt mit einem **entfernten Punkt**. Wenn die Zwischenrippenneuralgie in der *unteren* Gegend der *Wirbelsäule* lokalisiert ist (D6–D12), werden die entfernten Punkte nach dem Meridian der Harnblase (**V40, V60, V62, V67**), aber auch nach dem Meridian der Gallenblase (**VB40, VB41**), des Magens (**E41, E42, E44**), der Leber (**F2**), der Milz und des Pankreas (**RP6**) gewählt.
Wenn allerdings die Erkrankung im *oberen Teil* lokalisiert ist (D3–D6), werden die Punkte **MC7, GI4, IG3** und **IG4** behandelt.
Gleichzeitig damit werden auch die **allgemeinwirkenden Punkte** → **GI4, GI11, E36, MC6, TR5,** die wir symmetrisch zweiseitig bearbeiten, in die Behandlung eingeschlossen.
▶ Am darauffolgenden Tag wird im entsprechenden Zwischenrippenraum vom Anfang bis zum Ende der beschädigte Nerv genau geortet.

Es werden **lokal- und regional-segmentäre Punkte** bearbeitet. Der *Anfangspunkt* fällt gewöhnlich mit den Punkten entlang der I. Linie des Meridians der Harnblase von **V12** bis **V20** oder der II. Linie – von **V41** bis **V49** zusammen. Der anfängliche schmerzhafte Punkt braucht nicht unbedingt mit einem biologisch aktiven Punkt zusammenzufallen, um behandelt zu werden. Zur Steigerung des Effektes wird auch der symmetrische Punkt auf der gesunden Seite bearbeitet. Es folgt die Behandlung des entferntesten Punktes, d. h. bis dorthin, wohin der Schmerz reicht. Der Schmerz kann sich nach vorn bis zur Mittellinie des Brustkorbes ausdehnen, er kann aber auch nur die Achselgrubenlinie oder die Linie des Schulterblattes erreichen.
Davon abhängig werden entlang des vorderen Meridians die Punkte **J12** bis **J20**, des Nierenmeridians **R17** bis **R27**, des Meridians des Magens **E13** bis **E20**, der Leber **F13, F14** und der Milz-Pankreas von **RP16** bis **RP21** behandelt.
Außerdem werden **spezielle Punkte** bearbeitet, die einen Bezug zur *Haut* haben → **P7, V40, V54, GI4, R2, R6**.
▶ Bei Ausschlägen der sogenannten Gürtelrose (Herpes zoster) in den Zwischenrippenräumen, werden die befallenen Stellen mit einer Propolissalbe (20%) eingerieben.

Ohrtherapie

Wird parallel zur korporalen Reflextherapie durchgeführt. Es wird eine klassische Akupunktur oder Akupressur mit einer Kontaktsalbe aus Propolis oder Bienengift mit darauf folgender Auflage von Tzübos und einer Tzübopressur durchgeführt (siehe 4.3). Bearbeitet werden die Projektionszonen der *Brustgegend der Wirbelsäule* (626), der Punkt *Schen-Men* (806) und der *Nullpunkt* (801) (siehe 5.1).

| Fußzonenmassage |

Benutzt wird eine Kontaktsalbe, die Bienengift oder Propolis enthält. Nach einer Gesamtmassage der Füße werden die Zone der *Brustgegend der Wirbelsäule* (54), die Zone des *Brustkorbes* (43), der *Nieren* (22) und des *Dickdarmes* (28, 29, 30) behandelt (siehe 5.2).

Therapieplan:

> Der Heilzyklus umfaßt 5–10 Akupunktursitzungen mit Präparaten aus Bienengift oder es wird der Stechapparat der Biene benutzt (Apispunktur). Die Prozeduren werden in Intervallen von 24 bis 72 Stunden durchgeführt. Akupressur mit Bienenprodukten oder klassische Akupunktur und darauf folgende Auflage von Tzübos aus Bienenprodukten umfassen 10 bis 12 Anwendungen, die in Abständen von 24 bis 48 Stunden auszuführen sind. Die Behandlung kann als Akupunktur beginnen, um dann auf Akupressur überzugehen. Notfalls, besonders bei einer widerspenstigen Gürtelrose (Herpes zoster), können 2–3 Zyklen mit Pausen dazwischen von 14 bis 21 Tagen eingelegt werden.

6.2.4 Lumbosakrale Spondylarthrose mit algischer und radikulärer Symptomatik

Ätiologie
Die bedeutenden Belastungen des lumbalen Teiles der Wirbelsäule, die Möglichkeit anhaltender Mikro- und Makrotraumata bei gleichzeitigem langsameren Stoffwechsel in den Zwischenwirbelscheiben sind die Hauptursache für ihre Degeneration (Osteochondrose, Diskopathie) und für die Bildung von Spondylarthrose (Dornen). Bei den hier reichlich entwickelten Nervenstrukturen treten neuroreflektorische Schmerzsyndrome in Form von akutem Lumbago (Lumbalgia) auf, während bei Nervenwurzelschädigung die Schmerzen sich in Richtung der unteren Extremitäten fortpflanzen (Radikulitis). Ihre Lokalisation ist verschieden und abhängig vom Niveau der Läsion der Scheibe. Gewöhnlich werden auch die vegetativen Fasern miteinbezogen, die Beschwerden in den Organen der Bauchhöhle verursachen, und die Schmerzen in der Extremität bekommen ein »brennendes Nebengefühl«.
Das Auftreten von Lumbago und Radikulitis ist sehr häufig von infektiösen-, Erkältungs- und Intoxikationsfaktoren bedingt. Von grundlegender Bedeutung sind allerdings die degenerativen Prozesse in der Scheibe,

die zuweilen bereits im fünfunddreißigsten bis zum vierzigsten Lebensjahr beginnen. Die Schmerzen, die Steifheit im Krcuz und behinderte Bewegungen verursachen, bürden bei Lumbago eine besondere Zwangshaltung des Körpers auf. Charakteristisch für die Erkrankung sind die Muskel- und Gefäßkrämpfe, auf die die neuroreflektorischen Schmerzsyndrome zurückzuführen sind. Letztere treten gewöhnlich akut oder subakut auf.
Bei lumbosakralen **Schmerzsyndromen mit Wurzelsymptomatik** werden gewöhnlich die IV. oder V. Lumbal- und die I. Sakralwurzel angegriffen (L4, L5, S1), wobei in Abhängigkeit von der angegriffenen Wurzel sich eine ganz verschiedene und typische Systematik äußert:
Wenn die **Wurzel L4** angegriffen ist, äußern sich die Schmerzen und die Unempfindlichkeit bandförmig an der vorderen Oberfläche des Oberschenkels und pflanzen sich in Richtung des Inneren des Unterschenkels, zum Fußinneren und zur ersten Zehe fort.
Bei Läsion der **Wurzel L5** pflanzt sich der Schmerz und die Unempfindlichkeit bandförmig vom Kreuz nach unten über die hintere Seite des Oberschenkels, die vordere Außenfläche des Unterschenkels zu den Zehen II, III und IV fort. Die Bewegungsstörungen äußern sich in einer Schwäche der dorsalen Flexion des Fußes, d. h., der Kranke kann nicht auf die Fersen treten.
Bei Läsion der **ersten Sakralwurzel** (S1) sind die Schmerzen und die Unempfindlichkeit gleichfalls bandförmig, sie äußern sich aber diesmal an der Rückseite des Unterschenkels und erreichen die fünfte Zehe. Die Bewegungsstörungen äußern sich durch Schwäche in den Wadenmuskeln, behinderte Beugung des Fußes d. h., der Kranke kann nicht auf Zehen gehen. Es verringert sich der Achillessehnenreflex oder er geht überhaupt verloren.

Therapie
Die Behandlung der neuroreflektorischen Erscheinungen bei Lumbo-Sakral-Spondylarthrose sowohl durch klassische Akupunktur als auch mit Hilfe der klassischen Apitherapie ist angezeigt und durch die Erfahrung der Jahrhunderte bestätigt. Bei Kombination beider Methoden erhöht sich ihre Effizienz bedeutend.
Die Einnahme von Bienenprodukten mit Nähr- und Heilwirkung (Weiselfuttersaft und Pollen) oder Wasserextrakt von Propolis – diese sind sowohl für den allgemeinen Schutz und die Stärkung des Organismus als auch für die Regenerierung der Nervengewebe von Bedeutung – empfiehlt sich für alle Stadien der Erkrankung. Günstig wirken auch Propolis-Wachspflaster, die auf die Lenden-Kreuzgegend gelegt werden und dort eine lokal schmerzstillende und regenerative Wirkung ausüben. Der Effekt der Heilung ist am größten während des neuroreflektorischen

Stadiums der Erkrankung, d. h. in der Phase, in der noch keine organischen Veränderungen eingetreten sind.
▷ Bei Abklingen des akuten Stadiums sollten Heilgymnastik, Heilmassage, Bäder- oder Wassertherapie in die Behandlung eingefügt werden.

> Grundprinzipien bei der Behandlung

Wahl der biologisch wirksamen Punkte und Satz von Punkten:

> Bei der Behandlung wird Akupunktur mit Präparaten aus Bienengift oder Apispunktur angewandt (siehe 4.2). Bei Akupressur nimmt man Kontaktsalben und Tzübos, die Bienengift oder Propolis enthalten (siehe 4.3). Es läßt sich auch eine klassische Akupunktur anwenden, wobei nach Entfernen der Nadeln auf einen Teil der Punkte Tzübos aus Bienenprodukten aufgelegt werden sollten.
> Zur Vermeidung einer Adaptation der Punkte sowohl an die Bienenprodukte als auch an das Einstechen oder an Bienenstiche bzw. an die Druckausübung, sind die Punkte abwechselnd zu behandeln. Zu Anfang wird eine geringere Zahl von Punkten behandelt, deren Zahl nachträglich erhöht wird. Die Therapie beginnt mit dem führenden oder am stärksten ausgeprägten Syndrom, danach wird auf die anderen Beschwerden übergegangen.

Behandelt werden Punkte zur allgemeinen Beeinflussung des Organismus (1–2), Segmentärpunkte aus der Lumbo-Sakralgegend (1–2), Regionalpunkte, d. h. Punkte der Irradiation des Symptoms (1–2), entfernte Punkte (1–2) und schmerzhafte Punkte (1–2), die uns der Patient angibt und die nach dem Prinzip des »Spurensuchens« zu behandeln sind (die Punkte folgen den Schmerzen). Bei dieser Manipulation wird auch die Methode des »kleinen Stiches« angewandt (siehe 2.7).
Die Behandlung beginnt mit den *allgemeinen Punkten*, die beiderseitig bearbeitet werden. Bei *normalem* oder *niedrigem* arteriellem Druck werden **GI4, GI11, E36** behandelt und bei *erhöhtem* Druck die Punkte **MC6, TR5, E36**.
Anschließend werden **segmentäre Punkte** in die Behandlung einbezogen, die sich am Ausgang der Wurzel aus der Wirbelsäule befinden (Linie I des Meridians der Harnblase) → **V22, V23, V24, V25, V26, V27, V28, V29, V30**.
Wenn die Schmerzen etwas mehr seitlich gelagert sind, wird die Linie II desselben Meridians verwendet: **V51, V52, V53, V54**. Einbezogen werden auch Punkte des hinteren Mittelmeridians: **T3, T4, T5**.

Bei Irradiation der Schmerzen oder bei Erstarren usw. in den unteren Extremitäten werden **regionale Punkte** mitverwendet und zwar aus der Gegend der angegriffenen Wurzeln.
▶ Wenn die **Wurzel L4** angegriffen ist, werden die Punkte **E31, E32, E33, E36, E41** und **E44** behandelt.
▶ Wenn die **Wurzel L5** angegriffen ist, werden die Punkte **VB29, VB30, VB34, VB36, E36, E42, E44** ausgewählt.
▶ Bei Läsion der **Wurzel S1** werden die Punkte **V36, V37, V40, V57, V60, V65, V67, VB30** verwendet.

Entfernte Punkte auf den unteren Extremitäten **V60, V62, E44, F2**. Einbezogen wird auch der entfernteste Punkt der Schmerzempfindung.
▶ Es kann die *Methode der »Überdeckung«* oder *Blockierung des Schmerzes* durch Einbeziehung von bedeutend höher liegenden Punkten angewandt werden. Z. B. bei »hoher Blockierung« werden die Punkte **T14, V11, V41** behandelt, es kann aber auch eine »tiefe Blockierung« vorgenommen werden, bei der Punkt **V67** verwendet wird. In manchen Fällen ist eine gleichzeitige »hohe und tiefe« Blokkierung angezeigt.

Ohrtherapie

Zur Heilung der lumbosakralen Schmerzsyndrome kann die klassische Akupunktur mit darauffolgender Auflage von Tzübos angewandt werden. Es läßt sich aber auch mit einer Kontaktsalbe aus Bienengift oder Propolis akupressieren, wobei wir Tzübos aus denselben Bienenprodukten auflegen (siehe 4.3). Die zu bearbeitenden Zonen fallen mit der Seite der Erkrankung zusammen. Verwendet werden die Punkte der lumbosakralen Region der *Wirbelsäule* (627, 628, 629), der *Nullpunkt* (801) und der Punkt *Schen-Men* (806) (siehe 5.1).

Fußzonenmassage

Nach Gesamtmassage der Füße mit einer Salbe, die Propolis oder Bienengift enthält, wird die Projektionszone der *lumbo-sakralen* Gegend der *Wirbelsäule* (55 und 56), des *Dickdarmes* in allen seinen Teilen (28, 29, 30) und der *Nieren* (22) behandelt (siehe 5.2).

Therapieplan:

Bei Akupunktur mit Präparaten aus Bienengift oder Apispunktur (= Anwendung des Stechapparates der Biene) umfaßt der Heilzyklus 5–10 Anwendungen, die in Intervallen von 24 bis 72 Stunden durchgeführt werden. Nach einer klassischen Akupunktur oder Akupressur mit der Kontaktsalbe aus Bienenprodukten werden Tzübos aufgelegt und wir führen eine Tzübopressur nach den üblichen Methoden durch. Die Behandlung kann mit Akupunktur beginnen, um zur Akupressur mit Bienenprodukten überzugehen. Notfalls können 2–3 Zyklen mit Pausen von 14 bis 21 Tagen eingelegt werden.

6.2.5 Lumbosakrale Spondylarthrose mit dystrophischer und diszirkulärer Symptomatik

6.2.5.1 Dystrophische Veränderungen

Sie treten als Osteofibrosen, Periarthrosen, Arthrosen u. a. in Erscheinung. So führt beispielsweise die Läsion der Wurzel L4 zu Periarthrose im Kniegelenk, der Wurzel L5 – im Sprunggelenk und der Wurzel S1 – in der Achillessehne, die oft mit Verkalkung verbunden sind. Manchmal fehlen Beschwerden in der Wirbelsäule, aber umsomehr stören die dystrophischen Veränderungen in den Gelenken.
Die **Reflextherapie** und die **Apitherapie** finden Anwendung bei der Behandlung von Gelenkveränderungen bei der lumbosakralen Spondylarthrose. Die Kombination beider Heilmethoden führt zu besseren Ergebnissen.

Grundprinzipien bei der Behandlung

Wahl der biologisch wirksamen Punkte und Satz von Punkten:

Bei gleichzeitiger Einnahme von Bienenprodukten (Weiselfuttersaft, Pollen und Wasserextrakt von Propolis) wird Akupunktur mit Präparaten aus Bienengift oder Apispunktur (Bienenstich) angewandt (siehe 4.2). Es kann auch eine klassische Akupunktur mit darauffolgender Auflage von Tzübos aus Bienenprodukten vorgenommen werden. Auch bei Akupressur mit einer Kontaktsalbe aus Bienengift oder Propolis folgt das Auflegen von Tzübos und Tzübopressur (siehe 4.3). Zur Vermeidung einer Adaptation der Punkte gegenüber den Bienenprodukten oder dem mechanischen Erreger (Stiche, Druck) werden die Punkte *abwechselnd* behandelt.

Das Konzept umfaßt Punkte zur allgemeinen Beeinflussung (1–2), segmentäre (1–3), entfernt liegende (1–2) und lokale Punkte (1–3).
Punkte zur allgemeinen Beeinflussung des Organismus:

Die Behandlung beginnt mit diesen Punkten, deren Bearbeitung während des ganzen Heilungsprozesses nicht unterbrochen wird und die beiderseitig behandelt werden. Es handelt sich um die Punkte: **GI4, GI11, E36, MC6, TR5, RP6**.

Segmentäre Punkte in der Gegend des hinteren mittleren Meridians: **T3, T4, T5** und Punkte, die entlang der Linie I und II des Meridians der Harnblase gelagert sind: von **V19** bis **V30**, von **V31** bis **V34** und von **V51** bis **V54**, je nach der Lokalisation des Prozesses.

Entfernte Punkte, die sowohl an der kranken als auch an der gesunden Seite liegen → **VB37, VB38, VB39, VB40, V60, V62, V63, V64, E41, E42, E44, F4, F3, RP5, RP4, R2, R3, R4**.

Lokale Punkte, die um das entsprechende Gelenk gelagert sind (oberhalb, unterhalb und im Bereich des Gelenkes). Manche Punkte werden nach dem Prinzip des »kleinen Stiches« bearbeitet (siehe 2.7).

Lokale Punkte am Kniegelenk
Am ersten Tag nimmt man **E35** bzw. **VB33** in der Gegend der vorderen bzw. äußeren Fläche des Knies in Behandlung, danach empfiehlt sich der Punkt **E34** oberhalb des Gelenks und **E36** bzw. **VB34** unterhalb desselben. Am folgenden Tag folgen Punkte an der hinteren Kniefläche in Höhe des Gelenks → **F8 (R10)**, anschließend die Punkte oberhalb des Gelenks → **F9 (RP10)** und unterhalb des Gelenks **F7 (RP9)**. Zu diesen Punkten werden noch entsprechende segmentäre sowie entfernte und allgemeine Punkte hinzugefügt.

Lokale Punkte am Sprunggelenk
Die Verwendung der biologisch aktiven Punkte erfolgt rund um das Gelenk. Auf der *Außenfläche* werden die Punkte **E41, VB40, V60, V62** bearbeitet. An der *Innenfläche* des Gelenkes – die Punkte **F4, RP5, R6, R5, R4**.
Bei **Ankylose** (Versteifung) werden hauptsächlich die Punkte, die sich auf den Sehnen befinden, verwendet. Ergänzend wählt man entsprechende segmentäre sowie entfernte Punkte und Punkte zur allgemeinen Beeinflussung des Organismus.

Behandlung des Hüftgelenkes
Die Behandlung erfolgt nach den oben dargestellten Prinzipien: lokale, segmentäre, allgemein wirkende und entfernte Punkte. Als **lokale Punkte** werden **VB30, VB29, V36, V54** und **segmentäre** – **V24, V25, T4, T5** verwendet. Die **entfernten** Punkte sind **VB40, VB44, V60, V62**.
▶ Der allgemeine Punkt **GI4** wird während der ganzen Behandlung beiderseitig bearbeitet.

Behandlung des Kreuz-Darmbeingelenkes
Angewandt werden die gleichen Prinzipien wie oben. Es empfehlen sich lokale Punkte, die mit den lokalsegmentären Punkten zusammenfallen: **V27, V28, V29, V30.** Parallel dazu, zur »Überdeckung«, werden kontralaterale Punkte der oberen Extremitäten behandelt und zwar **P7, GI4, IG3, IG2** oder der unteren – **V60, V62, R7, R3.**

Ohrtherapie

Zur Behandlung der neurodystrophischen Veränderungen bei Lumbosakralspondylarthrose läßt sich eine klassische Akupunktur oder Akupressur mit einer Kontaktsalbe mit darauffolgendem Auflegen von Tzübos aus Bienenprodukten anwenden (siehe 4.3). Es werden folgende Punkte der Ohrmuschel ausgewählt: Für das *Kniegelenk* – 609, für das *Sprunggelenk* – 602, für das *Hüftgelenk* – 631 und für das *Kreuz-Darmbeingelenk* und Umfeld – 628 und 630. Zu den entsprechenden Punkten werden außerdem die Projektionen der Lumbosakralgegend der *Wirbelsäule* (627, 628, 629) behandelt sowie die Punkte *Schen-Men* (806) und der *Nullpunkt* (801) (siehe 5.1).

Fußzonenmassage

Zur Behandlung der neurodystrophischen Veränderungen bei Lumbosakralspondylarthrose werden nach Durchführung einer allgemeinen Massage der Füße, mit einer Salbe aus Propolis oder Bienengift, zielgerichtet folgende Projektionen behandelt: des *Knies* (35), des *Hüftgelenks* (38), der Lumbosakralgegend der *Wirbelsäule* (55, 56), der *Nieren*, der *Nebennieren* (22, 21) und des *Kopfes* (1) (siehe 5.2).

Therapieplan:

Der Heilzyklus bei den dystrophischen Komplikationen der Lumbosakralspondylarthrose muß länger dauern. Er umfaßt 10–15 Anwendungen, die systematisch durchgeführt werden und mehrere Serien einschließen.

6.2.5.2 Diszirkuläre Störungen

Die vegetativen diszirkulären Störungen bei lumbaler Spondylarthrose werden durch Einschluß des vegetativen Ganglienapparates in den pathologischen Prozeß verursacht. Die Beschwerden treten gewöhnlich in breiten, quadrantischen Zonen auf. Es zeigen sich Schmerzen im Hüftgelenk, in der Leisten- und in der Sakroiliakalgegend sowie in der ganzen unteren Bauchhälfte. Die Erkrankung wird durch Erregung der lumbalen Sympathikusknoten verursacht, aus welchem Grunde eine Behandlung durch **Akupunktur mit Bienengift** angezeigt ist, wodurch die Erregung in den vegetativen Knoten blockiert wird. Parallel dazu wird Weiselfuttersaft eingenommen, der eine betont starke Wirkung auf das vegetative Nervensystem ausübt.

| Grundprinzipien bei der Behandlung |

Wahl der biologisch wirksamen Punkte und Satz von Punkten: Es sind dieselben wie bei den distrophischen Veränderungen. Das Konzept umfaßt: allgemein wirkende Punkte (1–2), lokal-segmentäre Punkte in der lumbo-sakralen Gegend (1–2), regionale (1–2), spezielle (1–2) und entfernte (1–2) Punkte.

Die Behandlung beginnt mit den **allgemeinen Punkten: GI4, GI11, E36, P7, MC6, TR5.**

Danach werden die **lokal-segmentären Punkte** auf dem hinteren Mittelmeridian in die Behandlung einbezogen: **T4, T5** und Punkte der Linie I und II des Meridians der Harnblase **V23, V24, V25, V52, V54.**

Sorgfältig werden die **regionalen Punkte,** d. h. spontan schmerzhaften Punkte **J3, R12, RP13**, die sogenannten »Heroldspunkte« oder »*Alarmpunkte*« bearbeitet.

Bei Schmerzen in den inneren Organen – Gebärmutter, Harn- und Gallenblase u. a. (Reperkussionssyndromen), ist es angezeigt, **spezielle Punkte** auf den der Erkrankung entsprechenden Meridianen zu erfassen. So werden bspw. bei Störungen der Gebärmutter (Unregelmäßigkeit und Menstruationsschmerzen) sowie der Därme (Schmerzen, Krämpfe, Atonie u. a.) Punkte in der unteren Bauchgegend verwendet: **J3, J4, R12, R13, E28, E29** und auf dem Meridian des Dick- und Dünndarmes: **GI4, GI11, IG3, IG4.** Dazu werden **RP6** und **VB34** einbeschlossen.

Von den **entfernten Punkten** werden folgende verwendet: **V60, V61, V65, E44, VB41.**

Zur Intensivierung des Effektes wird gewöhnlich beiderseitig gearbeitet.

| Ohrtherapie |

Bei der Behandlung wird die klassische Akupunktur oder Akupressur mit einer Kontaktsalbe mit daraufolgender Auflage von Tzübos aus Bienenprodukten gewählt. Es wird auf die Projektion der lumbosakralen Punkte der *Wirbelsäule* (627) sowie bei Störungen in den *Genitalien* (103), bei *Gallendyskinesien* (201a), bei Dyskinesien im *Dickdarm* (202), im *Dünndarm* (205) u. a. gearbeitet. Zu diesen Punkten kommen noch folgende allgemein wirkende Punkte: *Schen-Men* (806) und der *Nullpunkt* (801) (siehe 5.1).

| Fußzonenmassage |

Nach einer allgemeinen Massage der Füße mit einer Kontaktsalbe aus Propolis wird zielgerichtet die Lumbosakralgegend der *Wirbelsäule* (55) erfaßt; hinzukommen in Abhängigkeit vom Ort der Reperkussionsschmerzen und -störungen verschiedene Zonen wie jene der *Gebärmutter* (50), des *Anhangsgebildes* (36, 37), des *Dick-* (28, 29, 30) und *Dünndarmes* (25), der *Harnblase* (24), der *Gallenblase* (19), der *Leber* (18) und der *Nieren* (22) (siehe 5.2).

Therapieplan:

| Der Heilzyklus umfaßt 8–12 Anwendungen. Nach einer Pause von 14 bis 21 Tagen wird eine neue komplexe Serie durchgeführt. |

6.3 Erkrankungen des Gelenkapparates (Arthrosen und Arthritiden)

6.3.1 Degenerative Gelenkerkrankungen

Die sogenannten Arthrosen (Dorne) sind eine weit verbreitete Erkrankung. Es ist nicht uninteressant zu wissen, daß 76,3% unserer Bevölkerung an dieser Erkrankung leiden. Als Ursache werden Degenerationen des Gelenkknorpels angenommen, die infolge seiner Abnutzung auftreten. Als Resultat dieser Erscheinung werden die Gelenkflächen stärker belastet, so daß sich ihre Ränder erweitern. Außer der erhöhten Belastung sind auch bestimmte Traumata, vererbte, endokrine oder statische Störungen, Infektionen, Übergewicht u. a. an der Erkrankung schuld. Je nachdem wo sie sich befinden, verursachen manchmal selbst große Dorne überhaupt keine Symptome, während kleine von stürmischen klinischen Erscheinungen begleitet sein können. Der Schmerz, der das Leiden begleitet, wird vom Druck, der auf die nahe verlaufenden Nerven ausgeübt wird, verursacht. Das entsprechende Gelenk schwillt an, seine Bewegungen werden mehr oder weniger behindert. Es zeigen sich röntgenologisch sehr charakteristische Veränderungen.

6.3.2 Entzündliche Gelenkerkrankungen

Die sogenannten Arthritiden (rheumatoide und rheumatische Polyarthritis) beruhen auf allergischer Grundlage, die mit einer Streptokokkeninfektion, die sich am häufigsten in der Gegend der Mandeln entwik-

kelt, in Zusammenhang steht. Der Infektionsprozeß schafft infolge seines Wesens und rückfälligen Charakters Bedingungen für eine Veränderung der Reaktivität des Organismus. Von Bedeutung für das Auftreten der Erkrankung sind sowohl autoimmune Prozesse als auch exogene Faktoren (Erkältungen und Feuchtigkeit, Streß, Vererbung u. a.).
Die Arthritiden treten rezidiv in Erscheinung, wobei die rheumatoide Arthritis vorwiegend in den Gelenken lokalisiert ist, die rheumatische dagegen im Herz. Das Krankheitsbild der rheumatoiden Arthritis äußert sich durch morgendliche Schmerzen und Steifigkeit in den Gelenken und eine bedeutende Behinderung ihrer Funktionen. Bei Röntgenographie und nach den Blutbefunden werden bedeutende Veränderungen beobachtet. Als Folge kann eine schwere Invalidisierung des Kranken eintreten. Bei der rheumatischen Polyarthritis sind die Veränderungen in den Gelenken unbedeutend, allerdings auf Kosten von Herzschädigungen.

Therapie
Von größter Bedeutung für die Heilung sowohl der degenerativen als auch der entzündlichen Gelenkerkrankungen ist das *Bienengift*. Seine Effektivität findet nicht bloß in der jahrtausendealten Erfahrung der Volksmedizin, sondern auch in den klinischen und experimentellen Befunden der Gegenwart volle Bestätigung. Es besitzt eine steroide und zugleich eine mächtige nichtsteroide (direkte) antientzündliche Wirkung, welche von großer Bedeutung bei der Behandlung der Arthritiden ist. Allerdings sind zum Erzielen dieses Antientzündungseffektes Injektionen mit Bienengift bloß in den biologisch wirksamen Punkten nicht ausreichend. Erforderlich sind Injektionen auch außerhalb dieser Punkte.
Das Bienengift besitzt die Eigenschaft, die Mikrozirkulationsprozesse in den Gelenken zu fördern. In therapeutischen Dosen verursacht es keine Nebenerscheinungen, im Gegenteil – es wirkt auf erhöhten arteriellen Druck günstig. Ferner besitzt es antiarrhythmische und herzstimulierende Eigenschaften. In Mikrodosen eines Bienenstiches ist es gut auf den Punkten erträglich und wirkt sich günstig auf die durch die Punkte hergestellte reflektorische Reaktion aus.
Bei Arthrosen wirkt das **Bienengift** positiv (prophylaktisch und therapeutisch) auf den degenerativen Prozeß, insbesondere, wenn es in Nähe der Gelenke selbst eingetragen wird. Die **Reflextherapie** selbst findet gleichfalls Anwendung bei der Behandlung der Gelenkerkrankungen. Ihre Kombination mit der **Apitherapie** führt zu besseren Ergebnissen.

> Grundprinzipien bei der Behandlung

Wahl der biologisch wirksamen Punkte und Satz von Punkten:

> Bei der Akupunktur wird das Bienengift in Mikrodosen in die biologisch aktiven Punkte injiziert. Benutzt werden standardisierte Präparate oder der Stechapparat der Biene selbst (siehe 4.2). Bei Akupressur wird eine Kontaktsalbe benutzt, die Bienengift oder Propolis enthält. Zur Anfertigung von Tzübos werden die gleichen Bienenprodukte verwendet (siehe 4.3). Denkbar ist auch, die Behandlung als klassische Akupunktur mit anschließender Auflage von Tzübos durchzuführen.
>
> Begonnen wird mit einer geringeren Zahl von Punkten, die im Laufe der Behandlung anwächst, um vor Beendigung der Anwendungen wieder abzunehmen. In die Behandlung einbezogen werden Punkte vom angegebenen Punktekonzept, wonach die bereits verwendeten durch neue zu ersetzen sind.

Das Punktekonzept umfaßt sowohl bei Arthritiden als auch bei Arthrosen allgemeinwirkende Punkte (1–2), segmentäre (1–2), lokale (2–3) und entfernte (1–2) Punkte.

Allgemein wirkende Punkte → **GI4, GI10, GI11, P7, RP6, E36, MC6, TR5.**

Segmentäre Punkte: Bei Schmerzen in den unteren Extremitäten die Punkte aus der Lumbo-Sakralgegend (von **V22** bis **V28, T4**) und bei Schmerzen in den oberen Extremitäten → Punkte in der Gegend der Hals-Oberbrustgegend (von **V13** bis **V17, T11**).

Entfernte Punkte: Bei Schmerzen in den *oberen Extremitäten* die Punkte der unteren Extremitäten → **VB39, VB44, V60, V62, V64, F3** u. a. und umgekehrt bei Schmerzen in den *unteren Extremitäten* werden Punkte der oberen Extremitäten **GI4, IG3, TR3** u. a. behandelt.

Die traditionelle chinesische Medizin schenkt bei Behandlung von Gelenkerkrankungen den Punkten **TR5, GI4, GI10, GI11** bei Schmerzen in den *oberen* Extremitäten und den Punkten **VB29, VB30, VB34, VB41, VB43** bei Schmerzen in den *unteren* Extremitäten große Beachtung.

Lokale Punkte, die in der Gegend des angegriffenen Gelenkes liegen, sollen möglichst allseits bearbeitet werden. Zusätzlich empfehlen sich Punkte, die auf dem Meridian liegen, in dessen Region sich der Schmerz am stärksten kundtut. Bei starken Schmerzen wird auch der sogenannte »kleine Stich« angewandt (siehe 2.7).

Wenn bloß ein einziges Gelenk angegriffen ist, werden die lokalen Punkte um das entsprechende Gelenk herum abwechselnd verwendet, wobei wir allmählich die einen Punkte durch neue, in den Konzepten angeführte Punkte austauschen. Sind mehrere Gelenke angegriffen, behandeln wir alle in dieser Reihenfolge.

Die lokalen Punkte, die von der Lokalität der Gelenkschmerzen bestimmt werden, finden eine breite Anwendung. Im Anschluß an die Behandlung ist es angezeigt, auf das angegriffene Gelenk während der Nacht Pflaster aus Bienenwachs-Propolis aufzulegen.

Lokale Punkte bei den einzelnen Gelenken

Knie: **E33, E34, E35, VB33, VB34, RP9, RP10, F8, R10, V40, V55** und noch 4 Außermeridianpunkte, sogenannte »Knieaugen«.
Hüftgelenk: **VB29, VB30, V36, V54, E31.**
Sprunggelenk: **VB39, VB40, R6, F4, E41.**
Fußgelenke: **VB41, VB42, VB43, VB44, F3, E42, E43, E44, E45, V62, V63, V64, V65, V66, V67.**
Schultergelenk: **GI15, IG9, IG10, IG13, TR13, TR14.**
Ellenbogengelenk: **GI11, IG8, C3, MC3, P5, TR10.**
Handwurzelgelenk: **GI4, GI5, IG4, IG5, TR4, P9, MC7, C5, C6, C7.**
Handflächengelenke: **TR2, TR3, MC8, IG2, IG3.**
Fingergelenke: Jeweils drei Punkte jedes Gelenkes auffinden: bei gebeugten Fingern – an der Spitze und beiderseitig an der Beugestelle des Gelenks.

Ohrtherapie

Nach klassischer Akupunktur oder Akupressur mit einer Salbe aus Bienenprodukten und nachfolgendem Auflegen von Tzübos wird Tzübopressur durchgeführt. Es werden Punkte der Ohrmuschel gewählt, die den betroffenen *Gelenken* entsprechen: (602, 603–607, 609, 611–615, 616, 617, 619, 620, 630, 631) u. a. Behandelt wird außerdem der Punkt *Schen-Men* (806) und der Punkt der *Drüsen mit innerer Sekretion* (502), sowie die Punkte der *Nebennieren* und der *Nieren* (102, 503) – besonders bei rheumatoider Arthritis (siehe 5.1).

Fußzonenmassage

Man arbeitet gewöhnlich mit Kontaktsalbe, die Bienengift oder Propolis enthält. Zuerst werden die Füße flächig bearbeitet, danach die Zonen der *Hypophyse* (4), der *Nebenniere* und der *Nieren* (21, 22), der betroffenen *Gelenke* und *WS* (10, 35, 38, 53, 54, 55, 56), des *oberen Lymphzonengebietes* (39) bei erkrankten Gelenken im oberen Teil des Körpers und des *unteren Lymphzonengebietes* (40) bei betroffenen Gelenken im unteren Teil des Körpers (siehe 5.2).

Therapieplan:

> Der Heilzyklus hängt vom Wesen des Gelenkleidens ab. Die Arthrosen bedürfen eines kürzeren Heilzyklus = 10–12 Anwendungen. Die Arthritiden erfordern eine längere Behandlungsdauer (15–20 Anwendungen), wobei der Zyklus einige Male wiederholt wird. Apipunktur und Apispunktur führen wir in Intervallen von 24 bis 72 Stunden durch, während Akupressur mit Kontaktsalbe aus Bienengift oder Propolis in Abständen von 24 bis 48 Stunden angewandt wird.

6.4 Funktionelle Erkrankungen des zentralen Nervensystems

6.4.1 Neurosen

Ätiologie
Die an Neurosen leidenden Personen bilden den größten Prozentsatz der in den neurologischen Anstalten untersuchten Personen und eine wesentliche Anzahl in jeder Ambulanz.
Im Grunde der Erkrankung liegt eine Störung der Nervenprozesse im Hirn. Als kausale Faktoren der Neurosen werden psychogene Momente, die in Verbindung mit negativen Emotionen stehen, einer psychischen und physischen Überforderung, schwere Lebensbedingungen u. a. angenommen. Es folgen verschiedene Krankheitserscheinungen in den inneren Organen: in der Magen- und Gallensekretion, im Blutdruck, in der Harnausscheidung u. a.
Das klinische Bild bei Neurosen charakterisiert sich durch größere Ermüdbarkeit, Gedächtnisschwäche, Lustlosigkeit an der Arbeit, üble Laune bis zu einer völligen Depression. Hinzu kommt eine gesteigerte Erregbarkeit, Reizbarkeit und Schlaflosigkeit. Die Patienten schlafen schwer ein, der Schlaf selbst ist nicht tief, von geringer Zeitdauer und unruhig. Beim Aufwachen fühlt sich der Kranke nicht ausgeruht. Das Fehlen eines gesunden und vollwertigen Schlafes zerrüttet ihn noch mehr. Die Ermüdbarkeit und die Reizbarkeit nehmen zu, was seinerseits wiederum zu Schlaflosigkeit führt, so daß ein geschlossener Kreis entsteht.
Zu den somatischen Erscheinungen, die mit dem vegetativen Nervensystem in Zusammenhang stehen, gehören an erster Stelle die Kopfschmerzen; sie sind verschieden lokalisiert und weisen einen verschiedenen Charakter auf. Oft führen sie zu Appetitlosigkeit, Schmerzen im

Magen oder in der Herzgegend, begleitet von Herzklopfen, epigastrischem Zittern, Blutdruckschwankungen u. a. Charaktcristisch sind auch starkes Schwitzen, sexuelle Störungen, Hautschrift usw.

Therapie
Bei der Heilung muß an erster Stelle der Versuch gemacht werden, die Ursachen des Leidens zu beseitigen.
Bei Neurosekranken sind **Bienenprodukte** – Honig, Weiselfuttersaft und Bienenpollen zur innerlichen Anwendung besonders angezeigt (siehe 3.2, 4.1.4). Bereits in ältesten Zeiten fand der Honig als Beruhigungs- und Schlafmittel Anwendung. In der modernen Medizin herrscht die Ansicht vor, daß der Bienenhonig als Regler des Nervensystems gut wirkt. Geeignete Sorten sind der *Lavendel-, Weide-* und *Heidehonig*. Der Weiselfuttersaft und der Pollen werden hauptsächlich ihrer allgemein stärkenden Wirkung wegen sowie wegen ihres Einflusses insbesondere auf das vegetative Nervensystem eingenommen. Der Bienenpollen ist in jedem Alter angezeigt, doch ist er besonders wirksam bei alten Menschen, die unter atherosklerotischen Veränderungen und Alterungserscheinungen wie Gedächtnisschwäche, Vergrößerung der Vorsteherdrüse, allgemeine Schwäche u. a. leiden.
Die *kombinierte Anwendung* der *Reflextherapie* und der *Apitherapie* führt zu günstigeren Resultaten und zu einer höheren Effektivität der Heilmaßnahmen als bei einer gesonderten Anwendung beider Heilmethoden. Besonders günstig beeinflußt werden die **Neurosen mit vegetativen Störungen** und zwar in jedem Stadium, abgesehen von der Dauer des Leidens. Die Apireflextherapie wird von den Methoden der *Heilgymnastik* und leicht erträglichen Medikamenten mit Erfolg ergänzt. Medikamente sollen im Laufe der Zeit überhaupt abgesetzt werden, so daß der Kranke einzig auf die Einnahme der Bienenprodukte angewiesen bleibt.
Eine Vorbedingung für eine effektive Heilung ist die Fähigkeit des Kranken, sich entspannen zu können. Dies sollte er als alltägliche Lebensgewohnheit annehmen.

Grundprinzipien bei der Behandlung

Wahl der biologisch wirksamen Punkte und Satz von Punkten:
Die medikamentöse Therapie der neurotischen Erkrankungen führt nicht immer zu günstigen therapeutischen Ergebnissen und belastet außerdem den Patienten mit chemischen Stoffen.

> Die klassische Akupunktur mit darauffolgendem Auflegen von Tzübos (nach Entfernen der Nadeln) sowie Akupressieren mit einer Kontaktsalbe und anschließender Auflage von Tzübos aus Bienenprodukten erwiesen sich als sehr perspektivreich. Sie wirken sanft und anhaltend. Der Gebrauch von Nadeln bei neurotischen Patienten ist nicht immer angebracht, nicht nur wegen der Angst des Kranken vor den Nadeln, sondern auch wegen seiner erhöhten Empfindlichkeit. Die Akupressur kann dagegen zu jeder Zeit, an jedem Ort und von jedem angewandt werden, ohne unangenehme Folgen zu verursachen.

Verwendet werden Punkte zur allgemeinen Beeinflussung des Organismus (1–2) um die Prozesse im zentralen Nervensystem zu normalisieren. Hinzu kommen Punkte mit segmentärer Bedeutung (1–3), besonders bei neurovegetativen und neurosomatischen Syndromen. Außerdem werden symptomatische Punkte (2–3) verwendet.

▶ Wichtig sind die Punkte entlang des hinteren und vorderen mittleren Meridians, die reflektorisch auf die Retikulärformation des Gehirnstammes wirken.

▶ Mit Besserung des Zustandes des Kranken werden die Sitzungen verkürzt und die Intervalle verlängert.

▶ Die Behandlung beginnt und endet mit der Bearbeitung einer geringeren Zahl von Punkten. Günstig wirken sich 1–2 unterhaltende Anwendungen in Zeitabständen von 7 bis 14 Tagen aus.

Bei den Anwendungen ist der funktionelle Zustand des Kranken zu berücksichtigen: Übermäßige Erregung erfordert hemmende Methoden der Reflextherapie. Bei Schlaffheit, Apathie, Benommenheit u. a. empfehlen sich stimulierende Methoden (siehe 2.5).

> Im Laufe der Behandlung werden die Punkte entsprechend ihrer Wirkung gewechselt, um deren Adaptation sowohl an die Nadelstiche bzw. den Druck, als auch an die Bienenprodukte, vorzubeugen. Tzübos werden auf 4 bis 6 Punkte aufgelegt und anschließend 2–3mal täglich pressiert.
> Die Punkte werden beidseitig bearbeitet (links-rechts). Die Behandlung ist symptom-syndromologisch, d. h. die einzelnen Symptome werden allmählich aufeinanderfolgend beherrscht. Begonnen wird mit dem hervorstechendsten Symptom, z. B. dem Kopfschmerz. Bei seiner Beherrschung bessern sich gewöhnlich auch die übrigen Krankheitsäußerungen von selbst, widrigenfalls müssen sie gleichfalls behandelt werden.

6.4.1.1 Kopfschmerzen

Ätiologie

Der Kopfschmerz ist oft ein ständiger Weggefährte des modernen Menschen. Als Kopfschmerzen werden auch die Neuralgien oder die sogenannten »rheumatischen« Kopfschmerzen bezeichnet, die häufig bei Erkältung und Wetterumschlag auftreten. Außer Neurosen können auch schwere organische Erkrankungen (Tumore, Vergiftungen, Intoxikationen u. a.) dem Kopfschmerz zugrunde liegen; Kopfschmerzen dieser Art lassen sich weder durch Reflextherapie noch durch Apitherapie heilen.

Die Behandlung von Kopfschmerzen infolge von Gehirnerschütterungen, hohem Blutdruck, Komplikationen bei Atherosklerose der Gehirngefäße darf nur unter Aufsicht des behandelnden Arztes durchgeführt werden. Für eine erfolgreiche Behandlung ist eine richtige Diagnose erforderlich, damit sich zunächst die organischen Ursachen für die Kopfschmerzen ausschalten lassen.

An die pharmazeutischen Mittel, zumeist Gegenstand chemischer Produktion, gewöhnt sich der Mensch sehr schnell, was die Einnahme immer größerer Dosen erforderlich macht. Dies führt zu einer nachteiligen Belastung des Organismus mit chemischen Stoffen mit unangenehmen Folgen. Die Apireflextherapie erspart in großem Maße die Anwendung verschiedener chemischer Mittel.

Therapie

| Grundprinzipien bei der Behandlung |

Wahl der biologisch wirksamen Punkte und Satz von Punkten:

> Die durch neurotische Störungen verursachten Kopfschmerzen werden von der klassischen Akupunktur oder Akupressur mit einer Kontaktsalbe aus Bienenprodukten und anschließendem Auflegen von Tzübos in Kombination mit ihrer innerlichen Anwendung günstig beeinflußt. Bei der Akupressur wird eine Schicht von einer Honig oder Propolis enthaltenden Salbe aufgetragen. Die aufgelegten Tzübos aus diesen Bienenprodukten läßt man 2–3 Tage lang auf den entsprechenden Stellen fixiert und stimuliert sie 3–4mal täglich. Danach werden sie ausgewechselt. Auf die freien Teile des Gesichtes kann der Patient »nächtliche Tzübos« auflegen (siehe 4.3.3).

Verwendet werden allgemeine Punkte (1–2), segmentäre Punkte aus der Hals-Oberbrust-Zone (1–3), schmerzhafte Punkte (2–3) in der entsprechenden Region des Kopfes und entfernt liegende Punkte (1–2) auf den oberen und unteren Extremitäten.

Allgemeine Punkte: GI4, GI11, T19, E36, MC6, TR5; die ersteren 4 Punkte werden bei *normalem Blutdruck* verwendet, **MC6** bei *erhöhtem* und **TR5** bei *Distonie* des Blutdruckes.
Segmentäre Punkte: T14, T15, T16, VB12, VB20, VB21, V10, V11, TR15, TR16, IG14, IG15, IG16.
Entfernte Punkte: MC6, MC7, R8, TR4, F3, V60.
Lokale und schmerzhafte Punkte: Diese sind gründlichst aufzusuchen (siehe Abb. 22 und Abb. 23). Zum Teil können sie mit biologisch wirksamen Punkten zusammenfallen, was aber nicht unbedingt der Fall sein muß. Gewöhnlich werden sie vom Patienten selbst angegeben.
Bei Schmerzen im Vorderteil des Kopfes: → Punkte **H1** (In-Tan), **T24, VB14, V2, V3** und **V4**.
Bei Schmerzen im Scheitel geht man in Form eines Vierecks vor (»die Weisheit der vier Götter«). Mittelpunkt ist **T20** und die Eckpunkte **T19, T21** und *zwei Außermeridianpunkte* seitlich in zwei Finger Entfernung vom Punkt T20.
Bei Kopfschmerzen in der Gegend der Schläfen werden die Punkte **H2** (Tan Jan), **E8, VB4, VB5, VB6, VB7, TR22, TR23** behandelt.
Bei Schmerzen im Hinterkopf: **V10, VB12, VB20, TR16, T15**.

Ohrtherapie

Die Ohrtherapie wird bei Kopfschmerzen in Form einer klassischen Akupunktur oder Akupressur mit einer Kontaktsalbe aus Propolis oder Bienenhonig und anschließendem Auflegen einiger Mikrotzübos durchgeführt (siehe 4.3). Es werden die Zonen der Wirbelsäule in der *Halsgegend* (622, 623, 624), der *Nullpunkt* (801) und die »*Kopfpunkte*« (708, 709) bearbeitet (siehe 5.1).

Fußzonenmassage

Bei den vielartigen Kopfschmerzen empfiehlt sich eine allgemeine Massage der ganzen Füße mit einer Kontaktsalbe aus Propolis oder Bienenhonig zum allgemeinen Erfassen aller Organe und Systeme und somit zur Beeinflussung des gesamten Organismus.
Es werden die Zonen der *Leber* (18), der *Nieren* und *Nebennieren* (21, 22), deren Erkrankung oft von neurotischen Kopfschmerzen begleitet ist, erfaßt. Bearbeitet werden auch die Projektionen des *Magens* (15) und der *Gallenblase* (19). Da die Arthrose in der Halsgegend oft von Kopfschmerzen begleitet ist, wird auch die *Halsgegend der Wirbelsäule* (53) behandelt (siehe 5.2).

6.4.1.2 Schlaflosigkeit

Ein weiteres Krankheitsmerkmal bei Neurosen ist der gestörte Schlaf. Je schwerer die Neurose, desto schwerer ist auch die Schlaflosigkeit, die ihrerseits wiederum zur Vertiefung der Neurose führt. Deshalb ist die Heilung der Neurose eine Vorbedingung für die Heilung der Schlaflosigkeit und umgekehrt.

Damit ein erwachsener Mensch seine Kräfte wiederherstellen und die Müdigkeit des Tages überwinden kann, braucht er 6–8 Stunden Schlaf. Eine große Zahl von Menschen schläft schwer ein, andere haben einen unruhigen und oft unterbrochenen Schlaf und wiederum andere wachen sehr früh auf. Oft wirken sich die Erlebnisse des Tages auf den Schlaf aus. Von nicht geringer Bedeutung ist auch die Übermüdung, die Störung des Rhythmus »Schlaf-Wachsein« besonders bei nächtlichen Schichtarbeitern, das überreichliche Abendessen und Trinken, das späte Schlafengehen, zu warme oder zu kalte Schlafräume u. a.

Vor Durchführung der Prozedur ist eine völlige körperliche und psychische Entspannung (Relaxation) erforderlich. Akupressur sowie die Einnahme von Bienenprodukten gehen dem Einschlafen voraus. Bei Patienten, die an Schlafmittel gewöhnt sind, ist eine allmähliche Entwöhnung erforderlich.

Es werden folgende Punkte verwendet:
E36, TR5, V62, F2, F3 sowie **C5, C7, P9, RP6, H1** (In-Tan), **V43**, außerdem die Punkte in der Nacken-Oberbrustgegend **VB21, V10, V11, T14, T13, TR14, TR15, V13–V17**.

6.4.1.3 Erregung und Schwäche

Im allgemeinen Plan der Neurosebehandlung werden noch einige der folgenden Punkte verwendet: **T4, T14, T20, T24, V11, V12, V60, P3, GI4, GI11, E36**.

6.4.1.4 Benommenheit

Im allgemeinen Plan der Neurosebehandlung werden noch einige der folgenden Punkte verwendet: **VB20, V10, P7, TR5, E36, C7, J22, GI11**.

6.4.1.5 Magen-Darmstörungen

Die Störungen machen sich als Schmerzen oder als ein Schweregefühl im Magen und in den Därmen bemerkbar. Oft imitieren sie eine Magenschleimhautentzündung, Dickdarmentzündung und sogar ein Geschwür. Zu den Punkten, die bei Neurosen verwendet werden, kommen einige der folgenden: **E25, E36, E44, TR5, MC6, T8, J12, J15, GI4, GI10, GI11, RP4, RP6** hinzu.

6.4.1.6 Syndrom funktioneller Herz- und Gefäßbeschwerden

Äußert sich als Schmerzen und als Druck in der Herzgegend, mit Herzklopfen u. a. In diesem Fall werden auch noch einige der folgenden Punkte verwendet: **J22, J20, J17, GI11, E36, RP6, V43, V42, C7, VB20, T16, T20, IG3**.

Ohrtherapie

Parallel zur korporalen Reflextherapie wird eine klassische Ohrakupunktur oder Ohrakupressur mit einer Salbe aus Bienenprodukten durchgeführt. Es folgt darauf das Auflegen von Tzübos und Tzübopressur (siehe 5.2). Je nach der Lokalisation der Krankheitserscheinungen werden verschiedene Punkte verwendet:
Schen-Men (806), der Punkt des *Herzens* (301), der Punkt der *Kopfschmerzen* (709), des *Magens* (207), des *Zwölffingerdarms* (206), der *Speiseröhre* (208), der *Därme* (202, 205), der *Gallenblase* (201) u. a. (siehe 5.1).

Fußzonenmassage

Die Fußzonenpressur wird zusätzlich zur Grundtherapie angewandt. Nach einer allgemeinen Massage beider Füße werden gezielt die Projektionszonen des *Herzens* (33), des *Sonnengeflechts* (20) und anderer Zonen erfaßt, die den Beschwerden des Kranken [*Magen* (15), *Därme* (28, 29, 30) u. a.] entsprechen. Verwendet wird eine Kontaktsalbe aus Propolis oder Bienenhonig (siehe 5.2).

Therapieplan:

Der Heilzyklus bei Neurosen wird ganz individuell bestimmt und hängt von der Dynamik des klinischen Bildes und der therapeutischen Ergebnisse ab. Gewöhnlich umfaßt ein Zyklus 10 bis 12 Anwendungen. Die Bienenprodukte – Honig, Weiselfuttersaft und Pollen werden 2–3 Monate lang innerlich angewandt. In Laufe von 1–2 Monaten wird eine unterstützende Behandlung, die aus 4–8 Anwendungen besteht, durchgeführt.

6.4.2 Hysterische Neurose

Die hysterische Neurose weist eine sehr vielfältige Symptomatik auf. Sie äußert sich gewöhnlich bei leicht zu beeinflussenden Personen, speziell bspw. bei solchen, die sich durch Autosuggestion auszeichnen, bei emotional labilen Personen in Form von hysterischen Anfällen oder durch anhaltende neurologisch-psychisch belastete Zustände.
Die hysterischen Anfälle ähneln oft den epileptischen, da auch sie durch Monosymptome wie Stummheit, Blindheit, Taubheit oder durch Paresen in Erscheinung treten können.

> Hysterische Anfälle wird man durch jähe, schnelle Stiche, starken Druck oder Kniffe beherrschen. Verwendet werden die **Außermeridianpunkte für »Nothilfe«** (Schi-Tzüan), die sich an den Fingerspitzen befinden. Ferner können auch einige der folgenden Punkte verwendet werden: **R1, T25, T26, J24** oder die Punkte **J22, T14, GI4**. Nach Beendigung der Prozedur und nach Abklingen des Anfalles werden Tzübos aus Propolis auf die Punkte **R1, J22** und **T14** aufgelegt.

> Die *hysterische Neurose* wird mit Hilfe einer klassischen Akupunktur oder Akupressur mit einer Kontaktsalbe aus Bienenprodukten mit nachfolgender Auflage von Tzübos systematisch behandelt (siehe 4.3). Parallel dazu wird die Einnahme von Honig, Weiselfuttersaft und Pollen empfohlen. Diese Kombination führt zu besseren Ergebnissen.

Es werden **Punkte zur allgemeinen Beeinflussung** des Organismus (**GI4, GI11, MC6, TR5**) und *symptomatische Punkte*, d. h. solche, die sich in der Nähe des sich äußernden Symptoms befinden, verwendet:
Bei Stummheit → Punkte um den Mund → **E4, T27, J24**.
Bei Lidspaltspasmen → Punkte um die Augen → **V1, V2, TR23, VB1, E1** und einige Außermeridianpunkte (siehe Abb. 22).
Bei hysterischem Schlucken werden neben den allgemeinen Punkten auch die Punkte **J15, F13, V10, R21** behandelt.
Bei hysterischem Erbrechen lassen sich die Punkte **J12, MC6, MC7, RP4, VB20** anwenden.
Die Behandlungen werden gewöhnlich von einem Arzt ausgeführt, der bei dem Kranken große Autorität genießt, da solche Patienten leicht beeinflußbar sind.

Die Ohrtherapie und die Zonenpressur der Füße

Zur systematischen Behandlung der hysterischen Neurose empfiehlt sich die allgemeine Massage der Ohrmuschel bzw. der Füße und die gezielte Massage der Reflexzonen von Augen, Nase, Mund usw. (siehe 5.1, 5.2) unter Zugabe von Bienenprodukten.

6.4.3 Zwangsneurose

Diese Neuroseart wird am häufigsten bei tiefsinnigen Personen auf der Grundlage von argwöhnischen Charakterzügen beobachtet. Die Zwangszustände sind psychogen begründet, weshalb auch bei ihrer Heilung eine Psychotherapie zugrundegelegt werden muß.
Die Bienenprodukte mit nahrhaftem Wert (Honig, Weiselfuttersaft und Pollen) nimmt der Patient einzeln oder in Kombination ein. Sie dienen als flankierende Maßnahme zur Grundtherapie, die in Form einer klassischen Akupunktur oder als Akupressur mit einer Kontaktsalbe aus Bienenprodukten mit anschließendem Auflegen von Tzübos angewandt wird (siehe 4.3). Die Behandlung ähnelt ansonsten jener der übrigen Neurosen (siehe 6.4.1). Verwendet werden folgende **spezielle Punkte: VB20, RP6, T14, T20, E36, V23, R2, IG1.**
▶ *Ohrtherapie, Fußzonenmassage und Heilzyklus:* Siehe 6.4.1.

6.4.4 Stottern

An Stottern leiden nach Angaben verschiedener Autoren 2% aller Kinder, hauptsächlich im Alter zwischen 2 und 8 Jahren. Hierbei handelt es sich um eine Neurose der Sprachkoordination.
Zum allgemeinen Erstarken des Kindesorganismus werden **Bienenprodukte** mit **Nähr- und Heileigenschaften** empfohlen (Bienenhonig und Weiselfuttersaft). Dosierung etwa ein Viertel oder die Hälfte der Dosis des Erwachsenen. Angezeigt ist auch die Einnahme von **Propolis-Honigpasten** in Anbetracht des Einflusses der Propolis auf das Nervensystem (siehe 3.2). Bei der Heilung ist die parallele Hilfe eines Logopäden unvermeidbar. Es werden Tonbandaufzeichnungen der eigenen Stimme des Kindes abgehört, abends empfehlen wir beruhigende Bäder, ansonsten klimatotherapeutische Einwirkung. Akupunktur wird nicht leicht von kleinen Kindern ertragen, da sie vor den Nadeln Furcht empfinden.
▶ Angebrachter ist Akupressur mit einer Kontaktsalbe aus Propolis oder Honig und darauf folgender Auflage von Tzübos und Tzübopressur.

Verwendet werden **Punkte zur beruhigenden Beeinflussung: E36, GI4, GI11**.
Hinzugezogen werden auch **spezifische Punkte: TR5, V43, P7, C5, V15**. Letztere drei gelten bei Überwindung der Angst des Kindes vor dem Stottern als angezeigt.
Segmentäre Punkte: Zur Beeinflussung der Atmungsmuskulatur, die am Stottern beteiligt ist, werden die Punkte **V13, J15, J17, J22, T15, T16, E12, VB20** verwendet. Zur Linderung der Reizbarkeit der Muskeln, die an der Artikulation beteiligt sind, kommen die Punkte **E4, E5, E6, J24, T26** und **T28** in Betracht.
Lokale Punkte: Verwendet werden die Punkte: **J22, J23, TR17** und **GI18**.
▶ *Ohrtherapie, Fußzonenmassage* und *Heilzyklus* siehe 6.4.1.

6.4.5 Bettnässen (Enuresis nocturna)

Das unwillkürliche Bettnässen ist eine Folge der Diskoordination zwischen den kortikal-subkortikalen Strukturen und den Zentren der Harnentleerung im Rückenmark.
▶ Bis zum 3.–4. Lebensjahr des Kindes wird mit der Behandlung abgewartet, da die Nervenzentren immer noch nicht ausreichend gekräftigt sind. Bis zum 5.–6. Lebensjahr werden einfache Mittel angewandt – beschränkte Einnahme von Salz und Flüssigkeiten nachmittags und abends. Wenn diese Maßnahmen erfolglos bleiben, wird zur Reflextherapie übergegangen.

Grundprinzipien bei der Behandlung

Wahl der biologisch wirksamen Punkte und Satz von Punkten:

Begonnen wird mit für die Kinder erträglicheren Methoden: Akupressur mit einer Kontaktsalbe aus Propolis oder Honig, Auflegen von Tzübos und Tzübopressur (siehe 4.3), Auflegen von Wachs-Propolispflastern während der Nacht auf Kreuz und Unterbauch des Kindes. Bei Mißerfolg wird klassische Akupunktur mit darauf folgendem Auflegen von Tzübos mit Bienengift und nachträglicher Tzübopressur versucht. In hartnäckigeren Fällen empfiehlt sich Akupunktur mit Präparaten aus Bienengift oder direkte Bienenstiche (Apispunktur) (siehe 4.2).

Die Behandlung wird in Form eines Spieles durchgeführt. Es werden wenige Punkte behandelt (3–5), die aber gut identifiziert sein müssen.

Das Konzept enthält allgemeine Punkte (1–2), segmentäre (1–2) und entfernte Punkte (1–2).
Allgemeine Punkte: GI4, E36.
Segmentäre Punkte: Hauptpunkt ist **J4**. Eine schwächere Wirkung haben die Punkte **J3** und **J6**. Auf der Rückenseite werden die Punkte **V23, V25, V28, T4** behandelt.
Entfernte Punkte: V57, V62, RP6, RP9, RP11, F2, R2, R7.
Bei nächtlicher Inkontinenz von **Frauen** wird, außer der Verwendung der allgemeinen und segmentären Punkte, auch die Bearbeitung von Punkten empfohlen, die längs des Meridians der Nieren und der Milz liegen: **R2, R6, RP2, RP3, RP4, RP5, RP6** und bei **Männern** → von Punkten entlang des Meridians des Magens und der Leber **F2, F3, F4, E41, E42, E43, E44.**

Ohrtherapie

Die Ohrtherapie in Form einer Akupressur ist in Kombination mit der Körperakupressur oder Akupunktur angezeigt. Bei der Akupressur der Ohrmuschel wird eine Kontaktsalbe aus Propolis oder Honig verwendet. Es folgt das Auflegen von Mikrotzübos. Verwendet werden Punkte der Lumbalgegend der *Wirbelsäule* (627), der *Subkortikalgegend* (501), *Schen-Men* (806), der *Nieren* (102) (siehe 5.1).

Fußzonenmassage

Die Fußzonentherapie ist sowohl bei Kindern als auch bei Erwachsenen angezeigt. Bei der Durchführung wird eine Kontaktsalbe aus Propolis oder Bienenhonig benutzt. Nach der allgemeinen Massage der Füße werden gezielt die Projektionszonen der Kreuz-Lendengegend der *Wirbelsäule* (55, 56), der *Nieren* (22), der *Harnleiter* (23) und der *Harnblase* (24) bearbeitet (siehe 5.2).

Therapieplan:

Der Heilzyklus umfaßt 10 bis 12 Anwendungen, die in Intervallen von 2 Tagen durchgeführt werden. Der Zyklus läßt sich nach einer Pause von 14 bis 21 Tagen wiederholen. Bei Akupunktur mit Präparaten, die Bienengift enthalten oder bei Bienenstichen, umfaßt der Heilzyklus 5–6 Anwendungen, die in Intervallen von 48 bis 72 Stunden durchgeführt werden.

6.4.6 Sexualneurosen

Die geschlechtliche Funktion des Menschen ist eine komplizierte Korrelation zwischen physiologischen, psychologischen und sozialen Faktoren. Sie wird vom zentralen Nervensystem, vom Rückenmark und von den endokrinen Drüsen kontrolliert.

Der Weiselfuttersaft und der Bienenpollen weisen eine gewisse *hormonähnliche Wirkung* auf und beeinflussen die Tätigkeit des Geschlechtssystems. Aus diesem Grunde ist ihre Einnahme bei Sexualneurosen angezeigt. Gewöhnlich werden diese Produkte zusammen mit Bienenhonig eingenommen, der seinerseits beruhigend auf das Nervensystem wirkt (siehe 3.2). An sich ist die Reflextherapie auch bei der Heilung der Sexualneurosen angezeigt. Die Kombination beider Methoden führt zu besseren Ergebnissen.

Grundprinzipien bei der Behandlung

Wahl der biologisch wirksamen Punkte und Satz von Punkten:

Parallel zur Einnahme von Weiselfuttersaft, Pollen und Honig wird eine klassische Akupunktur mit anschließender Auflage von Tzübos aus Propolis oder Honig nach Herausziehen der Nadeln angewandt. Möglich ist auch die Durchführung von Akupressur unter Verwendung einer Kontaktsalbe und Auflage von Tzübos aus denselben Bienenprodukten (siehe 4.3).
Zur Vermeidung einer Adaptierung der Punkte sowohl an die Nadelung bzw. an den mechanischen Druck als auch an die Bienenprodukte, werden die Punkte wechselweise bearbeitet. In Abhängigkeit von der Form der Sexualneurose – **Hypersthenie** (gesteigerte Erregbarkeit und Ejakulation beim Mann) und **Hyposthenie** (Verminderte Erregbarkeit und Ejakulation und geschlechtliche Kälte bei der Frau) – wird entweder eine hemmende oder eine stimulierende Behandlungsmethode angewandt (siehe 2.5).

Gleichzeitig werden Körper- und Aurikularpunkte verwendet. Begonnen wird (1–3 Sitzungen) mit der Behandlung von 1–2 allgemeinen Punkten, wonach segmentäre Punkte (2–3) aus der Lendenkreuzgegend, dem unteren Teil des Bauches und der Innenfläche der Oberschenkel in die Behandlung einbezogen werden. Es folgen entfernte Punkte (1–2) und symptomatische Punkte (1–2) zur Beherrschung von Schlaflosigkeit, Reizbarkeit, Kopfschmerzen usw. Es kommen folgende Punkte in Betracht:
Allgemeine Punkte → **GI4, GI11, E36, MC6, C7.**

Segmentäre Punkte:
In der Bauchgegend → **J6, J4, J3, J2, E29, E30, R11, R12, R13,** *auf der hinteren Körperseite* → **V22, V23, V24, V26, V27, V28, V29, V30, V31, V32, V33, V34, T3, T4,** *auf der Innenfläche der Oberschenkel* → **F9, F11, RP10, RP11** und *auf der Außenseite der Oberschenkel* → **VB31, VB33.**
Entfernte Punkte → **R4, R6, RP3, RP4, F2, F5.**
Symptomatische Punkte: Punkte oder Gruppen von Punkten, die eine spezifische Wirkung auf bestimmte Symptome ausüben (siehe 6.4.1).

Ohrtherapie

Hierbei wird die klassische Akupunktur angewandt oder es wird mit einer Kontaktsalbe aus Propolis akupressiert, gefolgt von der Auflage von Tzübos und einer Tzübopressur (siehe 4.3). Nach einer Gesamtmassage der Ohrmuschel werden der *Subkortikalpunkt* (501), der Punkt der *Drüsen* mit *innerer Sekretion* (502), der *äußeren Geschlechtsorgane* (103), *Schen-Men* (806), der *Sexualpunkt,* der sich auf der Innenseite und zwischen den Punkten 102–103 befindet.

▶ Auf 1–2 Punkte kann ein Mikrotzübo oder ein Pollensamen im Laufe von 1–3 Tagen aufgelegt werden (siehe 5.1).

Fußzonenmassage

Sie wird mit einer Kontaktsalbe aus Propolis durchgeführt. Es wird auf die Projektionszonen der *Gebärmutter* (50), der *Hoden* oder des *Eierstockes* (36), der *Schilddrüse* (12), der *Nieren* (22), der *Hypophyse* (4) eingewirkt (siehe 5.2).

Therapieplan:

Der Heilzyklus ist kürzer als die üblichen (6–8) Anwendungen, jedoch werden diese 4–5mal in Intervallen von 10 Tagen wiederholt. Insgesamt dauert die Heilung 2–2½ Monate. Die Anwendungen werden 2mal jährlich wiederholt. Notfalls werden auch isolierte Zyklen durchgeführt.

6.4.7 Psychische und physische Erschöpfung

Ätiologie
Der moderne Mensch leidet oft an körperlicher Erschöpfung, an ständigen Streßzuständen und nervlicher Überspannung. Außerdem umgeben ihn fast allerorts für seine Gesundheit schädliche Substanzen, die er mit der Luft einatmet und mit der Nahrung und dem Wasser aufnimmt. An

erster Stelle handelt es sich hierbei um die sogenannten *Ekotoxine*. Hierzu gehören wohl an führender Stelle der Kunstdünger, die Herbizide und Pestizide, an denen der Boden leider ziemlich reich ist, sowie die Gase, mit denen Schlote und Fahrzeuge die Luft verseuchen. Außerdem zahlt die Menschheit Tribut an Schwächen und schädliche Angewohnheiten wie Rauchen und Alkohol, berufliche Schäden und chemische Substanzen, die der Mensch als Medikamente einnimmt u. a. Auf diese Weise wird der menschliche Organismus zusätzlich und ständig belastet. Hier müssen auch die *Endotoxine* erwähnt werden, d. h. die schädlichen Stoffe, die der Organismus selbst erzeugt.

Allgemeine Prophylaxe
Nach heutigen Auffassungen muß zum Schutz des Menschen gegen die schädlichen Einwirkungen der Umwelt in erster Linie die allgemeine Verunreinigung bekämpft werden. Nicht minder wichtig sind auch die vorbeugenden Maßnahmen gegen die schädliche Wirkung auf den menschlichen Organismus, d. h. die Adaptierung des Menschen an die ungünstige ökologische Situation. Die Prophylaxe sieht als vorrangig die Ernährung mit reinen Naturprodukten, die Eiweißstoffe, Fette und Kohlenhydrate in entsprechendem Verhältnis enthalten und reich an Mikroelementen und Vitaminen natürlicher Herkunft sind, ohne jede thermische oder sonstige Verarbeitung. Nach Ansicht der Wissenschaft sind solche Nahrungsmittel imstande, den menschlichen Organismus vor dem toxischen Einfluß der schädlichen Faktoren äußerer und innerer Herkunft zu schützen. Bei einem ausreichenden und regelmäßigen Niveau solcher Nahrungsmittel im Organismus werden bei der Biotransformation der schädlichen Stoffe diese in wasserlösliche Verbindungen umgewandelt, die über die Nieren nach außen befördert werden. Ein wahrer Speicher solcher Nährsubstanzen sind der **Bienenhonig**, der **Weiselfuttersaft**, der **Pollen** sowie die **Propolis**.
Außerdem steht der Mensch ständig unter dem Einfluß von alltäglichen Konfliktsituationen und Streßzuständen, die verschiedene Erkrankungen verursachen können. Die eingelegten Ruhepausen und der Schlaf sind nicht immer imstande, das überreizte Nervensystem im Gleichgewicht zu halten und die erschöpften Nervenzellen zu erneuern. Es beginnt ein vorzeitiger Verschleiß und Altern des Organismus. Vor diesem Hintergrund ist der Organismus verschiedenen Erkrankungen leicht zugänglich.

Therapie
Mit Hilfe der **Reflextherapie** lassen sich auf reflektorischem Weg die Schutzmechanismen des Organismus aktivieren und zwar ohne Benutzung jedweder Medikamente. Dieser Umstand ist wichtig, denn die

übermäßige Einnahme von chemischen Substanzen ist für den menschlichen Organismus atypisch und führt zu Nebenerscheinungen und Unverträglichkeit – ein wichtiges Problem für die moderne Medizin. Die Bienenprodukte (innerlich eingenommen) sind natürliche Produkte, an die sich der menschliche Organismus im Laufe seiner Jahrtausende dauernden Evolution angepaßt hat. Der **Honig** trägt zur Wiederherstellung des Organismus bei, indem er die Energieverluste ausgleicht, während der **Weiselfuttersaft** das *vegetative Nervensystem* beeinflußt. Beide Bienenprodukte wirken detoxierend auf den Organismus. Der **Pollen** und der **Honig** beeinflussen die Wiederherstellung des Gewebes der *Leber* und üben auf diese Weise einen indirekten detoxierenden Einfluß aus. Die **Propolis** zeigt eine spezifische regenerative Wirkung auf das *Nervengewebe* und beeinflußt außerdem das *Immunsystem* des Organismus (siehe 3.2, 3.1.2). Die oral, parallel zur Reflextherapie, eingenommenen Bienenprodukte steigern die Wirkung der Reflextherapie auf den menschlichen Organismus. Die lokale Anwendung der Bienenprodukte als Kontaktsalbe oder Tzübos wirkt sich günstig auf die biologisch aktiven Punkte aus. Ihr Zusammenwirken bedingt bessere Ergebnisse bei der Heilung.

Bei Durchführung der Apireflextherapie empfiehlt sich auch die Methode der Relaxation (Entspannung). Dabei soll der Patient dazu gebracht werden (auch im wachen Zustand) sich im Laufe von 10–15 Minuten einer völligen psychischen Entspannung überlassen zu können. Dies kann durch Selbsttraining erreicht werden. Eine so eingelegte mehrmalige Ruhepause tagsüber beeinflußt das Nervensystem günstig und entspricht einigen Stunden Schlaf. Bei der Relaxation ist es wichtig, daß der Patient sich daran gewöhnt, sich eine zeitlang von der Umwelt loszureißen, die Muskeln zu entspannen und ruhig ein- und auszuatmen, sich von Gedanken und innerer Spannung loszulösen. Erforderlich ist in dieser Hinsicht ein gewisses Training, wobei der Mensch sich so weit vervollkommnen kann, daß er in die Lage gerät, zu jeder Zeit bloß in 5 Minuten eine völlige Entspannung zu erreichen, worauf er von neuem munter und arbeitsfähig wird.

| Grundprinzipien bei der Behandlung |

Wahl der biologisch wirksamen Punkte und Satz von Punkten:

Parallel zur klassischen Akupunktur oder Akupressur mit einer Kontaktsalbe und anschließender Auflage von Tzübos aus Propolis oder Honig wählen wir die Tzübopressur. Ergänzend: Orale Einnahme von Bienenprodukten (siehe 4.3).
Wichtig ist die Berücksichtigung des funktionellen Zustandes des

Kranken: bei Reizbarkeit wird die hemmende Methode angewandt, bei gedämpftem Biotonus findet die stimulierende Methode Anwendung (siehe 2.5). Die Heilung beginnt und endet mit einer geringeren Punkteanzahl. Im Laufe der Behandlung werden die Punkte wechselweise verwendet, damit deren eventuelle Adaptation an die Nadelung bzw. den mechanischen Druck oder an die Bienenprodukte vermieden wird. Die Punkte werden beiderseits (links-rechts) bearbeitet.

Vorgesehen sind Punkte zur allgemeinen Beeinflussung (1–2), segmentäre (1–3) und spezielle Punkte (1–2). Die Behandlung beginnt mit den allgemeinen und segmentären Punkten in der Hals- und Oberbrustgegend. Anschließend werden auch die speziellen Punkte mitbehandelt. Im Laufe der Behandlung wird allmählich die Zahl der Punkte erhöht, um sie gegen Ende der Behandlung wieder zu verringern.
Allgemeine Punkte: GI4, GI11, MC6, TR5, E36 u. a.
Bei *normalem* Blutdruck werden die Punkte **GI4, GI11** verwendet; bei *erhöhtem* Blutdruck → **MC6** und bei *Dystonie* → **TR5, E36**.
Segmentäre Punkte:
Diese Punkte stehen mit den Atmungs- und Blutkreislaufzentren sowie mit anderen Bereichen des vegetativen Nervensystems in Verbindung und sind für die körperliche Resistenz von großer Bedeutung. Bearbeitet werden die Punkte: **T14, T15, T16, V10, V11, VB20, VB21, TR15, IG12, IG14, IG15, IG16.**
Spezielle Punkte:
J6, von den Chinesen als »*Meer der Energie*« bekannt und **J7** – bekannt als »*Kreuzpunkt der Energien*« werden bei Akupressur gleichzeitig bearbeitet. Sie stimulieren zudem die Funktion der Geschlechtsdrüsen. Behandelt werden auch die Punkte **J13, J14**, die den *Magen* und die *Lungen* beeinflussen und auf Spannungs- und Angstgefühl mäßigend einwirken. Der ausgeübte Druck muß oberflächlich, behutsam und von kurzer Dauer sein. Diese Punkte sind für das Auflegen von Tzübos sehr geeignet.
▶ Der Punkt **T20** und der Außermeridianpunkt **H1** (In-Tan) wirken auf die Gehirntätigkeit und gegen *Kopfschmerzen*. Auf den Punkt **H1** (In-Tan) kann während der Nacht ein Tzübo aus Propolis oder Honig aufgelegt werden.

Ohrtherapie

Die Ohrtherapie wird als klassische Akupunktur oder Akupressur mit einer Kontaktsalbe aus Propolis und nachfolgendem Auflegen von Mikrotzübos durchgeführt (siehe 4.3). Es werden die Punkte zur allgemeinen Beeinflussung des Organismus – *Schen-Men* (806), der *subkortikalen* Region (501), der *Leber* (203) u. a. bearbeitet (siehe 5.1).

Fußzonenmassage

Bei einem allgemeinen Spannungszustand des Körpers wird auch eine Verspannung in den Füßen sowie eine Steifheit im Hals und in der Schultergegend beobachtet. Zunächst wird eine Gesamtmassage der Füße vorgenommen, danach folgt eine Pressur der Projektion des *Kopfes* (1) und der *Hypophyse* (4), die mit der Adaptierungsfähigkeit des Organismus verknüpft ist. Es wird auf die Zone der *Leber* (18) und der *Nieren* (22) akzentuiert, die von Bedeutung für die Desintoxikation des Organismus sind. Ferner wird der Punkt **R1** behandelt, der zwischen beiden Wülsten der Fußsohle liegt, wodurch das Harnlassen erleichtert und der Gefäßkrampf beseitigt wird – Zustände, die den Verschleiß und die Spannungszustände des Organismus begleiten. Auf der oberen Seite des Fußes werden die Zonen zwischen der 1. und 2., 2. und 3., 4. und 5. Zehenwurzel bearbeitet. Hier befinden sich wichtige Punkte der Meridiane der *Leber*, der *Gallenblase* und des *Magens* (siehe 5.2). Als Kontaktsalbe bei der Durchführung der Prozedur werden Propolis oder Bienenhonig verwendet.

Therapieplan:

Bei der Behandlung werden 12 bis 15 Sitzungen durchgeführt, die periodisch 2mal jährlich oder jeden zweiten Monat im Laufe von 5–10 Tagen stattfinden.

6.5 Erkrankungen des Atmungssystems

6.5.1 Asthma bronchiale

Ätiologie
Das Asthma bronchiale ist ein allergisches Leiden, das in Zusammenhang mit Störungen im vegetativen und zentralen Nervensystem steht. Die Erkrankung beginnt als funktionelles Leiden, das allmählich in ein organisches übergeht. Es charakterisiert sich durch plötzliches Auftreten von Atemnot. Die Anfälle treten meist in den ganz frühen Morgenstunden auf und halten minutenlang an, manchmal stundenlang und in besonders schweren Fällen ganze Tage. Die Spasmen der Bronchien und Bronchiolen sind von Schwellungen ihrer Schleimhaut begleitet. Das

neurovegetative System befindet sich in einem Erregungszustand, so daß seine Reaktivität von ausschlaggebender Bedeutung für das Auftreten und den Verlauf der Erkrankung ist. Allmählich endet der Anfall unter Husten und Auswurf eines zähen schleimigen Sputums. Bei manchen Kranken fehlen die typischen Erstickungsanfälle, doch stehen sie unter ständiger Atemnot.

Die an Asthma bronchiale leidenden Personen entwickeln eine erhöhte Empfindlichkeit gegenüber bestimmten Eiweißstoffen (Allergene), die auch bakteriellen Ursprung haben können. Die Infektion hat gewöhnlich ihren Herd in den Mandeln oder Zähnen, möglicherweise auch anderswo. Dies erfordert eine antibakterielle Therapie und notfalls die Beseitigung des Herdes auf operativem Weg.

Von großer Bedeutung für die Behandlung des Asthma bronchiale ist die Prophylaxe der Entzündungsprozesse in den Lungen, Mandeln, Nebenhöhlen der Nase, die gewöhnlich in bestimmten Jahreszeiten (Frühjahr und Herbst) und unter bestimmten Bedingungen (Feuchtigkeit, Zug oder Erkältung) aufflackern.

Apitherapie
Mit den üblichen Heilmitteln werden nicht immer günstige therapeutische Ergebnisse erzielt. Bei einem Allergen, dessen Kontakt mit dem Kranken jedoch nicht vermieden werden kann, ist eine Desensibilisierung erforderlich. Die kortikosteroide Therapie als desensibilisierende und entzündungswidrige Therapie ist effizient und findet eine weite Anwendung, doch führt sie oft zu Komplikationen. Denselben Wirkungsmechanismus weist auch das **Bienengift** auf, doch führt seine Anwendung nicht zu den unangenehmen und schweren Folgen wie die kortikosteroide Therapie. Ferner wirkt es spasmolytisch und steigert den broncholytischen Effekt der auswurffördernden Mittel.

Vor Beginn der Behandlung ist die Durchführung eines präzisen Tests gegenüber Überempfindlichkeit erforderlich (siehe 4.2), obwohl kein größerer Prozentsatz allergischer Reaktionen bei den Kranken an Asthma bronchiale als bei anderen Erkrankungen, wie z. B. bei der Arthritis rheumatoides festgestellt werden konnte.

Parallel zur Akupunktur klassischer Art oder der Therapie mit Bienengift wird die Einnahme von **Weiselfuttersaft** wegen seiner regulierenden Wirkung auf das vegetative Nervensystem, das von entscheidender Rolle für das Auftreten der Erkrankung sowie der Anfälle ist, empfohlen. Der regulierende Effekt des Weiselfuttersaftes beeinflußt die veränderte Reaktivität des Kranken günstig. Von Bedeutung ist auch seine unspezifische Wirkung auf den Organismus, die zu einer Verbesserung des allgemeinen Zustandes des Kranken führt (siehe 3.2.3).

Manche Asthmatiker vertragen den **Bienenhonig** sehr gut, andere wiederum reagieren ihm gegenüber allergisch. Folglich ist zunächst die Verträglichkeit des Organismus auf Bienenhonig sowie sein Einfluß auf die bakterielle Flora der oberen und unteren Atemwege zu testen (siehe 3.2.1).

Die Einnahme von **Propolis** steigert den Immunschutz des Organismus und trägt zur Beseitigung der Entzündungsprozesse in der Lunge und in den oberen Atmungswegen bei. Bei Nebenhöhlenentzündung oder bei Nasenkatarrh wird die Peinerropolis auch lokal in Form von Nasentropfen, angewandt, oder sie kann durch Elektrophorese eingeführt werden (siehe 3.1.2). Bienenhonig und Propolis nimmt man auch zu Inhalationen (siehe 3.1.2, 3.2.1).

> Die Behandlung der Asthma bronchiale-Patienten mit Bienenprodukten muß vom Arzt durchgeführt werden, da immerhin eine Gefahr vor Unverträglichkeit gegenüber Bienenprodukten bestehen kann.

Der Effekt der Behandlung hängt von der Dauer der Erkrankung und von den eingetretenen destruktiven Veränderungen in den Lungen ab. Akupunktur und Akupressur in ihrer klassischen Art finden eine weite Anwendung beim Asthma bronchiale. Ihre Kombination mit der Apitherapie, innerlich und lokal auf die biologisch wirksamen Punkte angewandt, führt zu besseren Ergebnissen.

> Grundprinzipien bei der Behandlung

Wahl der biologisch wirksamen Punkte und Satz von Punkten:

> Die **Reflextherapie** bei Asthma bronchiale wird gleichzeitig mit der Einnahme von Bienenprodukten (Honig, Weiselfuttersaft und Propolis) unter der Voraussetzung, daß sie der Kranke verträgt, durchgeführt. Auf die ausgewählten biologisch wirksamen Punkte wird Akupunktur mit Mikrodosen von Präparaten aus Bienengift angewandt. Möglich ist auch das Auflegen von Tzübos aus Bienengift oder Propolis nach Durchführung einer klassischen Akupunktur. Die Akupressur wird mit einer Kontaktsalbe aus Bienengift oder Propolis ausgeführt, gefolgt vom Auflegen von Tzübos aus den gleichen Bienenprodukten (siehe 4.2, 4.3).
> Vor allem ist es sehr wichtig, die Empfindlichkeit des Kranken gegenüber den Bienenprodukten, insbesondere auf Bienengift zu testen. Der Zustand des Kranken muß während der Behandlung vom Arzt kontrolliert werden. Beim Auflegen von Tzübos müssen wir auch die Reaktion des Patienten gegenüber dem Leukoplast beobachten.

Die Behandlung beginnt mit der Verwendung einer geringeren Anzahl von Punkten, deren Zahl allmählich zunimmt, um bei Beendigung der Behandlung wieder auf die Ausgangszahl zurückzukehren. Die verwendeten Punkte müssen wechselweise behandelt werden, um ihrer Adaptierung sowohl an die Bienenprodukte als auch an die Nadelungen bzw. den Druck vorzubeugen.

> Bei **Akupunktur** mit Bienengift werden pro Sitzung insgesamt 6–8 Punkte verwendet, die beiderseitig zu bearbeiten sind. Bei Akupressur kann die Anzahl der verwendeten Punkte größer sein, doch werden Tzübos auf 4–5 Punkte aufgelegt. Die Akupunktur mit Bienengift wird in Intervallen von 2–3 Tagen durchgeführt. Die aufgelegten Tzübos bei Akupressur werden nach 24 Stunden ausgewechselt. Bei guter Verträglichkeit können sie auch länger aufgelegt bleiben (bis zu 48 Stunden). Für die Kontaktsalbe und die Tzübos werden Bienengift, Propolis und Bienenhonig verwendet, unter der Voraussetzung, daß der Organismus diese verträgt.

Verwendet werden Punkte zur allgemeinen Beeinflussung des Organismus (1–2), Punkte zur segmentären Beeinflussung (1–3) und spezielle (spezifische) Punkte (1–2).
Punkte zur allgemeinen Beeinflussung:
E36, GI4, GI9, GI10, GI11, MC6, TR5, RP6. Bei *normalem* arteriellem Druck werden die Punkte **GI4, GI9, GI10, GI11** verwendet, bei *hohem* Blutdruck **MC6** und bei *Dystonie* **TR5** und **E36**.
Segmentäre Punkte:
Lokal-segmentäre in der Hals- und Oberbrustgegend → **V10, V11, V13, V15, V16, VB12, VB20, VB21, T14, T15**; *regional-segmentäre Punkte*, die in den Dermatomen C5 und C6 liegen → **GI11, TR5, P5, P6, P7**.
Als segmentäre Punkte werden auch die Punkte auf dem Oberteil des Brustkorbes **P1, P2, J15, J17, J21, J22, E13, R27** verwendet.
Spezielle (spezifische) Punkte:
zur leichteren Sputumabsonderung: **E14, E40**
zur Senkung der Allergieanfälligkeit: **E13, V13, V40, V43**
bei Leberstörungen: **F8, F13, V18, V19**
bei Verdauungsstörungen: **J12, J15, E25, V21, V25**
bei vegetativen Störungen: **V10, VB20, VB21, E36, F3, RP3**
bei frontaler Sinusitis: **VB14, V1, V2, H1** (In-Tan), **T23, T24, T25, T26**
bei maxillarer Sinusitis: **E1, E2, E3**
bei Anfällen → **GI2, GI4, J21, J22**

Ohrtherapie

Die Ohrtherapie wird als klassische Akupunktur mit späterem Auflegen von Tzübos oder als Akupressur mit einer Kontaktsalbe und Tzübos aus Bienengift oder Propolis durchgeführt (siehe 4.3). Benutzt werden die Projektionszonen der *Lungen* (302), des *Halsbereiches* (402), der *Nase* (403, 404), der *Nebennieren* (503) sowie die Punkte von NOGIER gegen *Allergie* (802), *Schen-Men* (806), des *Sympathikus* (504) und der *Nullpunkt* »0« (801) (siehe 5.1).

Fußzonenmassage

Nach einer Gesamtmassage der Füße wird die Projektionszone der *Lungen* (14), der *Nieren* (22), der *Nebennieren* (21), der *Hypophyse* (4), des *Herzens* (33), des *Zwerchfells* (44), des *Brustkorbes* (43), der *Lymphzonen* im Oberteil des Körpers (39) bearbeitet. Bei Sinusitis werden auch die Projektionszonen des *Kopfes* und der *Nasennebenhöhlen* (1, 2) in die Behandlung einbezogen (siehe 5.2).
Zur Kontaktsalbe werden Propolis oder Bienengift verwendet.

Therapieplan:

Zur Heilung wird vom behandelnden Arzt ein Zyklus von 12 bis 15 Sitzungen eingelegt, der nach 14 bis 21 Tagen wiederholt werden kann.

6.5.2 Akute und chronische Bronchitis

Hier handelt es sich um eine Entzündung der Bronchialschleimhaut. Charakteristisch für die Krankheit sind Husten, reichliche Bronchialsekrete, gestörtes Atmen usw. Die chronische Bronchitis tritt als Folge einer ungeheilten oder nicht vollständig geheilten akuten Bronchitis, häufiger Infektionen der oberen Atemwege, die sich nach unten ausdehnen, des Einatmens schädlicher Aerosole oder Staub auf. Die Bronchitiden können aber auch allergischen Ursprungs sein.

Apitherapie
Die Bienenprodukte werden sehr erfolgreich bei der Heilung akuter und chronischer Bronchitiden angewandt. Sie fördern den Blutkreislauf in den Lungen, beseitigen den Spasmus der Bronchien und erleichtern den Auswurf von Sputum. Außerdem üben sie eine günstige Wirkung auf den Entzündungsprozeß selbst aus.

Die spezifische Wirkung des **Nektarhonigs** auf die Lungenerkrankungen ist seit altersher bekannt. Er wird in den üblichen Dosen in warmem Wasser oder Heilkräuterabsud gelöst, eingenommen. Bei chronischer Bronchitis ist die Einnahme der stärker wirkenden **Propolis** angezeigt, die antibiotisch auf die Verursacher der Erkrankung wirkt und gleichzeitig eine lokale regenerative und allgemein stärkende Wirkung ausübt. Mit Honig und Propolis können auch Inhalationen unter häuslichen und polyklinischen Bedingungen durchgeführt werden. Das **Bienenwachs** wird in Pflastern nachts auf die Brust aufgelegt, was zuweilen auch bei widerspenstigen Fällen zu guten Ergebnissen führt (siehe 3.2.1, 3.1.2).

| Grundprinzipien bei der Behandlung |

Wahl der biologisch wirksamen Punkte und Satz von Punkten:

> Die Behandlung erfolgt als klassische Akupunktur und anschließender Auflage von Tzübos aus Propolis oder Honig oder als Akupressur mit einer Kontaktsalbe und Tzübos aus den gleichen Produkten. Flankierend werden Honig, Weiselfuttersaft und Propolis eingenommen.
> Die Behandlung beginnt mit einer geringeren Anzahl von Punkten, wobei die Punkte der verschiedenen Gruppen abwechselnd zur Anwendung kommen. Danach erhöht man ihre Zahl allmählich, um gegen Ende der Behandlung auf die Ausgangsanzahl zurückzukehren. Begonnen wird mit dem deutlichsten Krankheitssymptom (dem Husten), wonach auf die anderen schwächer geäußerten Symptome übergegangen wird. Die Punkte werden beiderseits behandelt.

In die Behandlung einbezogen werden: allgemein wirkende Punkte (1–2), segmentäre Punkte (1–3), entfernte Punkte (1–2), symptomatische Punkte – entsprechend dem vorwiegenden Symptom (1–3).
Allgemeine Punkte: GI4, RP6, E36, MC6, TR5.
Segmentäre Punkte werden auf dem »verantwortlichen« Meridian, d. h. dem *Meridian der Lungen* → **P1, P2, P7, P9** und die *Zustimmungspunkte* (»des Mitgefühls«), die sich auf dem Meridian der Harnblase befinden, gewählt → **V13, V14, V15, V16, V17, V43, V44, V45** sowie auf dem *hinteren mittleren Meridian* → **T11, T12.**
Entfernte Punkte auf den oberen und unteren Extremitäten, die zur Steigerung des Effektes verwendet werden: **GI4, IG3, TR5, V60, V62.**
Symptomatische Punkte:
bei starkem Husten → **J20, J22, J23, J17**
bei Schnupfen als Begleiterscheinung → **H1** (In-Tan), **GI20, GI19**

bei übermäßigen Sekretionen → **E14, E15, E40, F13, V38, R25, R26, R27**
bei gleichzeitig erhöhtem Blutdruck → **GI4, GI11, MC6, V60, P5, R1, V13, T11, E9, E10**
bei Husten mit spastischem Charakter: **J15, J17, J21, F1, F2, F3**
bei Lungenstase: **C9, P9, F8, R2, R3, V13, V14, V15.**

Ohrtherapie

In hartnäckigen Fällen als klassische Akupunktur mit anschließendem Auflegen von Tzübos aus Honig oder Propolis oder als Akupressur mit einer Kontaktsalbe und Auflage von Tzübos durchzuführen (siehe 4.3).

Auf der Ohrmuschel werden folgende Punkte bearbeitet: *Schen-Men* (806), der Punkt der *Lungen* (302), der *Nebennieren* (503), des *Halses* und der *Nase* (402, 403, 404), des *Sympathikus* (504) (siehe 5.1).

Fußzonenmassage

Nach einer Gesamtmassage der Füße wird eine auf die Zone der *Lungen* (14), der *Nebennieren* (21), der *Hypophyse* (4) ausgerichtete Massage vorgenommen. Für die Kontaktsalbe wird Propolis verwendet, während bei kleinen Kindern und stark erschöpften Personen Honig angezeigt ist (siehe 5.2).

Therapieplan:

Bei chronischen Bronchitiden umfassen die Heilmaßnahmen 2–3 aufeinander folgende Heilzyklen von 10–12 Behandlungen, die in Intervallen von 14 bis 21 Tagen durchgeführt werden. Bei den akuten ist gewöhnlich ein Zyklus von 5 bis 10 Anwendungen ausreichend, doch werden die Bienenprodukte innerlich längere Zeit eingenommen (1–2 Monate).

6.5.3 Erkältung

Die Erkrankungen der oberen Atemwege sind gewöhnlich die Folge einer Erkältung, die eine günstige Basis für die Entwicklung verschiedener Mikroorganismen und Grippeviren im Nasenrachenraum darstellt. Charakteristisch sind Husten und Schnupfen. Der Mensch erkältet sich gewöhnlich infolge einer übermäßigen Abkühlung des Körpers bei tiefen Außentemperaturen, feuchtem und windigem Wetter oder bei Zug. In solchen Fällen äußern sich auch die Gelenkschmerzen, die auch als »rheumatische Schmerzen« bekannt sind.

Von ausschlaggebender Bedeutung für das Auftreten einer Erkältung ist der Grad der Widerstandskraft des Organismus, d. h. die Fähigkeit des Organismus, sich an die ungünstigen Umgebungsbedingungen zu adaptieren. Die rechtzeitige Anwendung der **Apitherapie** und der **Reflextherapie** haben die Unterbrechung der weiteren Entwicklung des Erkältungsprozesses zum Zweck und somit die Beseitigung der für die Mikroorganismen günstigen Voraussetzungen.

Grundprinzipien bei der Behandlung

Wahl der biologisch wirksamen Punkte und Satz von Punkten

> Auf der Basis der Einnahme von Honig wird die Behandlung in Form einer klassischen Akupunktur oder als Akupressur mit einer Kontaktsalbe mit anschließendem Auflegen von Tzübos aus Bienenprodukten durchgeführt (siehe 4.3).

In die Behandlung werden allgemein wirkende Punkte (1–2), segmentäre (1–3), lokale (1–2), entfernte (1–2) und symptomatische Punkte (1–3) einbezogen:
Allgemein wirkende Punkte: GI4, GI11, E36, MC6.
Segmentäre Punkte:
auf der Rückseite des Brustkorbes: **V10, TR15, T13, T14, VB21, IG14**
auf der vorderen Seite des Brustkorbes: **R27, E13, P2**
auf dem Hals – seitlich: **VB20, TR17, TR16**
Lokale Punkte: H1 (In-Tan), **GI19, GI20, V2, IG18**
Entfernte Punkte: P7, P11, R2, R5, VB37, VB38, VB39
Symptomatische Punkte:
Bei Kopfschmerzen hängt die Wahl der Punkte von der Lokalisation der Schmerzen ab:
bei Lokalisation in der *Stirngegend* → **V2, VB14, V1, H1** (In-Tan)
bei Nackenschmerzen: **VB20, V10, TR15, TR16, T13, T15**
bei Schmerzen in den Schläfen: **H2** (Tai-Jan), **TR22, TR23, VB1, VB4, VB6, VB7**
bei gedämpftem Gehör: **VB2, VB3, TR21, IG19.**

Ohrtherapie

Zur Körperreflextherapie werden auch Ohrakupunktur oder Ohrakupressur mit einer Kontaktsalbe und darauffolgendem Auflegen von Tzübos aus Bienenprodukten in die Behandlung einbezogen. Nach einer Gesamtmassage der Ohrmuschel mit der Kontaktsalbe aus Bienenhonig oder Propolis werden die Punkte *Schen-Men* (806), der *Nebennieren* (503), der *Innen-* und *Außennase* (403 und 404), des *Halsbereiches* (402) behandelt (siehe 5.1).

Fußzonenmassage

Bei Erkältung ist seit ältesten Zeiten in der Volksmedizin die Einnahme von heißem Lindenblütentee mit Honig und Zitrone bekannt. Außerdem empfiehlt die Volksmedizin eine energische Massage (Einreiben) der Füße und der Unterschenkel bis zu den Knien mit Schweineschmalz, Salz und Petroleum. In der heutigen Zonentherapie wird das Einreiben der Füße mit einer Kontaktsalbe aus Propolis oder bei Säuglingen mit Honig empfohlen. Es ist üblich, zum Erreichen eines stärkeren mechanischen Reizes der Salbe ein wenig Kochsalz beizufügen. Die Massage muß energisch durchgeführt werden. Hierbei sind die Zehenwurzeln und der Innenrand der Füße besonders zu berücksichtigen. Es werden die Zonen *Nase* (6), *Nacken* (7), *M. trapezius* (11), *Lungen* (14), ferner die Projektionszone der *Wirbelsäule* (53, 54, 55), die bei Erkältung besonders schmerzhaft und erstarrt ist, besonders in der *Halsgegend* (53), bearbeitet (siehe 5.2).

Therapieplan:

Bei rechtzeitigem Beginn der Behandlung kann die Erkältung bereits nach 1–2 Anwendungen unterbrochen werden.

6.6 Erkrankungen des Ohres, der Nase und des Halses

6.6.1 Rhinitis vasomotorica und Sinusitis vasomotorica

Ätiologie
Die heute als Rhinopathien und Sinusopathien bekannten Erkrankungen (Rhinitis vasomotorica und Sinusitis vasomotorica) sind keine Entzündungsprozesse. Es handelt sich bei ihnen um eine veränderte immunobiologische Reaktivität des Organismus gegenüber einem bestimmten Allergen. Die Rhinosinusopathien gelten heute auch als lokale vegetative Neurosen (Vegetoneurosen, Vegetodystonien), die imstande sind, Veränderungen des Lumens der Blutgefäße der Nasenschleimhaut zu verursachen. Um in solchen Fällen die Erkrankung als reine lokale vegetative Neurose annehmen zu können, muß durch eine präzise allergologische Untersuchung das Fehlen einer Allergie überhaupt festge-

stellt werden. Häufig entwickelt sich die vegetative Neurose auf allergischem Boden und umgekehrt.
Bei einem bekannten Allergen müßte dieses, wenn möglich, aus dem umgebenden Milieu entfernt werden. Dies ist natürlich mit großen Schwierigkeiten verbunden, insbesondere, wenn es sich um eine Polyallergie handelt. Der Ausschluß aller möglichen Allergene ist unmöglich. Bei einem bekannten Allergen und der Unmöglichkeit, es zu beseitigen, muß eine spezifische Desensibilisierung vorgenommen werden. Zur medikamentösen Behandlung gehören *Antihistaminika* und *Kortikopräparate*.
Eine Begleiterscheinung der neurovegetativen Rhino- und Sinusopathien sind Kopfschmerzen und ein Schweregefühl in der Gesichts- und Stirngegend. Der Spasmus der Blutgefäße der Nasen- und der Nebenhöhlenschleimhaut ist von einer abundanten wäßrigen Sekretion und häufigem Niesen begleitet. Die Rhinosinusopathien beeinträchtigen einerseits den Allgemeinzustand des Kranken und dadurch auch seine Arbeitsfähigkeit.

Therapie
Die **klassische Reflextherapie** wird zur Behandlung der vasomotorischen Rhinitiden und Sinusitiden erfolgreich benutzt. Die **Apireflextherapie** führt zu noch besseren Heilergebnissen. Sie wird als Akupunktur mit Bienengift oder Akupressur mit einer Kontaktsalbe aus Bienenprodukten und daraufffolgendem Auflegen von Tzübos durchgeführt (siehe 4.2 und 4.3). Möglich ist auch das Auflegen von Tzübos nach erfolgter klassischer Akupunktur.
Grund zur Anwendung des Bienengiftes in den biologisch wirksamen Punkten von segmentärer Bedeutung ist seine betont günstige Wirkung auf das vegetative Nervensystem und speziell auf die vegetativen Ganglien. Angezeigt ist die innerliche Verabreichung von Weiselfuttersaft, der auch regulierend auf das vegetative Nervensystem wirkt und einen stimulierenden Einfluß auf den Allgemeinzustand des Organismus des Menschen ausübt (siehe 3.2.3).

Grundprinzipien bei der Behandlung

Wahl der biologisch wirksamen Punkte und Satz von Punkten:

Die Grundprinzipien bei der Behandlung sind die gleichen wie bei Asthma bronchiale. Zunächst muß die Empfindlichkeit des Kranken auf Bienenprodukte geprüft werden. Bei der lokalen Behandlung der biologisch aktiven Punkte im Gesicht wird kein Bienengift eingespritzt, da die Gefahr der Entwicklung eines Ödems besteht. Sie

werden mit klassischer Akupunktur oder Akupressur und darauf folgendem Auflegen von Tzübos mit Propolis oder Honig, falls sie für den Kranken verträglich sind, behandelt.
Eine spezielle Variante der Akupressur bietet das Einreiben der Nase mit einer Propolissalbe von außen und von innen (der Schleimhaut). Voraussetzung ist allerdings die Verträglichkeit des Patienten gegenüber Bienenprodukten. Es folgt eine Linearmassage der sich hier befindenden Außermeridianpunkte.

Von den zur Verfügung stehenden biologisch wirksamen Punkten werden jeweils 1–2 allgemein wirkende Punkte, 1–2 segmentäre, 1–3 lokale und 1–2 spezielle Punkte gewählt. Alle Punkte werden symmetrisch beiderseitig bearbeitet. Begonnen wird mit den allgemein wirkenden Punkten, und allmählich werden die anderen Punkte in die Behandlung einbezogen. Während der Heilung bearbeiten wir die Punkte abwechselnd, damit deren Adaptierung an die Nadelung bzw. an den Druck sowie an die Bienenprodukte vorgebeugt wird.

Allgemein wirkende Punkte: GI4, GI11, E36, TR5, MC7
Segmentäre Punkte: VB20, T14, P7, IG2, TR16, TR17
Lokale Punkte: GI19, GI20, T24, T25, H1 (In-Tan), **E2, E7, VB1, V1, V2**
Spezielle Punkte: die die Empfindlichkeit des Organismus dem Allergen gegenüber reduzieren → **F3, J12, T16, P7, V10, V11, V12, V43.**

Ohrtherapie

Die Ohrtherapie wird als klassische Akupunktur oder als Akupressur mit darauffolgendem Auflegen von Tzübos aus Bienenprodukten durchgeführt (siehe 4.3).
Verwendet werden folgende Punkte: der sich auf Allergien beziehende Punkt von NOGIER (802), *Schen-Men* (806), der *Nebenniere* (503), der *Nase* (707, 403, 404), der Hauptpunkt der *Kopfschmerzen* (709) (siehe 5.1).

Fußzonenmassage

Nach einer Gesamtmassage der Füße werden die Zonen der *Sinus (2)*, *der Nase* (6), des *Kopfes* (1), der *Hypophyse* (4), der *Lungen* (14) bearbeitet. Als Kontaktsalbe dient Propolis (siehe 5.2).

Therapieplan:

Der Heilzyklus umfaßt 10 bis 15 Anwendungen, die gewöhnlich alle 1–2 Tage durchgeführt werden. Nach Pausen von 14 bis 21 Tagen kann man die Zyklen einige Male wiederholen.

6.6.2 Sinusitis

Ätiologie
Entzündungsprozesse der Nasennebenhöhlen, die als Folge von Infektionen (Grippe, Katarrhe der oberen Atemwege, Zahnkaries u. a.) auftreten. Sie erscheinen mit Schmerzen und mit Schweregefühl in der Gegend der entsprechenden Nasennebenhöhle, mit einem allgemeinen Unwohlsein, Verstopfung der Nase und mit eitrigen Sekretionen. Manchmal sind sie von erhöhter Körpertemperatur begleitet. Röntgenologisch lassen sich charakteristische Merkmale feststellen.

Apitherapie
Zur Steigerung des immunologischen Schutzes des Organismus ist die Einnahme von Bienenhonig und Propolis in den üblichen Dosen empfehlenswert, während verzuckerter Honig und Nasentropfen aus Propolis in die Nasenlöcher eingeführt werden. Unter häuslichen oder poliklinischen Bedingungen sind Inhalationen mit Honig oder Propolis angezeigt. Nachtsüber werden warme Plättchen aus Bienenwachs auf die Sinushöhlen aufgelegt (siehe 3.1.2, 3.2.1).
Sowohl die Apitherapie als auch die Reflextherapie sind bei der Heilung der Sinusitis angezeigt. Ihre kombinierte Anwendung führt zu besseren Heilergebnissen innerhalb eines kürzeren Zeitraums.
▶ Bei eitrigen chronischen Sinusitiden wird die Apireflextherapie komplex mit anderen Maßnahmen angewandt: antibiotische Behandlung, Punktionen in den Höhlen u. a. Bei den eitrigen Prozessen muß die Akupressur der lokalen Punkte sehr leicht und vorsichtig durchgeführt werden.

Grundprinzipien bei der Behandlung

Wahl der biologisch wirksamen Punkte und Satz von Punkten:

> Die Reflextherapie wird gleichzeitig mit der Einnahme von Bienenprodukten als klassische Akupunktur oder als Akupressur mit einer Kontaktsalbe und darauffolgendem Auflegen von Tzübos durchgeführt (siehe 4.3). Auf die Punkte im Gesicht werden »nächtliche Tzübos« im Laufe von 6–12 Stunden aufgelegt.

Man wählt 1–2 allgemein wirkende Punkte, 1–2 segmentäre Punkte und 1–3 lokal wirkende Punkte.
Allgemein wirkende Punkte: GI4, GI11, IG3, TR3, TR4, TR5, E36
Segmentäre Punkte: V10, TR15, VB20, VB21, IG12, IG15, T14

Lokale Punkte:
bei frontaler Sinusitis: **H1** (In-Tan), **VB14, V1, V2, T23, T24, T25**
bei Sinusitis maxillaris: **E1, E2, E3, IG18, GI20**

Ohrtherapie

Die Ohrtherapie wird als klassische Akupunktur oder als Akupressur mit einer Kontaktsalbe aus Propolis mit darauffolgendem Auflegen von Tzübos durchgeführt (siehe 4.3). Verwendet werden die Punkte der *Innen-* und *Außennase* (403, 404), der *Nebennieren* (503), *Schen-Men* (806) (siehe 5.1).

Fußzonenmassage

Zunächst erfolgt eine Gesamtmassage mit einer Kontaktsalbe aus Propolis. Danach massiert der Behandler speziell die Projektionen des *Kopfes* (1), der *Nasennebenhöhlen* (2), der *Hypophyse* (4), der *Nebennieren* und *Nieren* (21, 22) (siehe 5.2).

Therapieplan:

> Der Heilzyklus wird vom Krankheitsstadium und von den Besonderheiten des Patienten bestimmt. Durchgeführt werden üblicherweise 10–12 Anwendungen. Notfalls wird die Behandlung nach einer Pause von 7–14 Tagen wiederholt.

6.6.3 Angina, Pharyngitis und Laryngitis

Angina, Pharyngitis und Laryngitis sind Entzündungsprozesse der Gaumenmandeln, der Rachenschleimhaut und des Kehlkopfs. Verursacht werden sie von Mikroben oder Viren, andauernder Einwirkung von Staub, Tabakrauch oder sonstigen schädlichen Einflüssen. Die ersten zwei Erkrankungen treten durch spontane Schmerzen sowie durch Schmerzen beim Schlucken, durch Rötungen u. a. in Erscheinung, während bei der Laryngitis das Hauptmerkmal die Veränderung der Stimme bis zu ihrem völligen Verlust ist, da es sich dabei speziell um Entzündungen der Stimmbänder handelt.

Therapie
Die Bienenprodukte Honig und Propolis finden in Form von Inhalationen, Einreibungen, Lutschen, Gurgeln u. a. lokale Anwendung. Zur allgemeinen Kräftigung des Organismus werden innerlich **Propolis, Honig** und **Weiselfuttersaft** angewandt (siehe 3.1.2, 3.2.1, 3.2.3).

Bei *Laryngitis* findet die lokale Behandlung durch Inhalationen mit Honig und Propolis unter häuslichen oder poliklinischen Bedingungen statt. Die Reflextherapie ist auch angezeigt. Die kombinierte Anwendung der Apitherapie und der Reflextherapie führt zu besseren Heilergebnissen und verkürzt die Behandlungszeit.

Grundprinzipien bei der Behandlung

Wahl der biologisch wirksamen Punkte und Satz von Punkten:

Es wird eine klassische Akupunktur oder Akupressur mit einer Kontaktsalbe aus Propolis oder Honig und darauffolgendem Auflegen von Tzübos angewandt. Die Tzübos werden aus Propolis oder Honig auf der Basis von Bienenwachs hergestellt (siehe 4.3).

Verwendet werden 1–2 allgemein wirkende Punkte, 1–3 segmentäre Punkte, 1–2 lokale Punkte, 1–2 entfernte Punkte und 1–3 symptomatische Punkte.
Allgemeine Punkte → **GI4, GI11, MC6, TR5, E36** werden zwecks allgemeiner Kräftigung des Organismus verwendet.
Segmentäre Punkte → **VB20, VB21, V10, V11, TR15, TR16, TR17, T14, T15** befinden sich in der Hals-Oberbrustgegend.
Lokale Punkte → **J22, J23, E9, E10, IG16, IG17, GI18** befinden sich am Hals in der Gegend des Kehlkopfs.
Entfernte Punkte an den oberen und unteren Extremitäten → **P7, V60, R2, R6**.
Symptomatische Punkte → **V11, V12, V13** werden bei *erhöhter Körpertemperatur* verwendet. Bei Kopfschmerzen und Schlaflosigkeit siehe 6.4.1ff.

Ohrtherapie

Gleichzeitig mit der Bearbeitung der Körperpunkte können auch an der Ohrmuschel eine klassische Akupunktur oder Akupressur mit Kontaktsalbe aus Bienenprodukten und darauffolgendem Auflegen von Tzübos vorgenommen werden. Hierzu empfehlen sich folgende Punkte: des *Mundes* und der *Halsregion* (401, 402), der *Lungen* (302), der *Drüsen mit innerer Sekretion* (502), *Schen-Men* (806) u. a. (siehe 5.1).

Fußzonenmassage

Wird als Gesamtmassage der Füße und danach als eine auf die Projektionszonen der *Nase* (6), der *Lungen* (14), der *Nieren* und *Nebennieren* (21, 22) ausgerichtete Massage durchgeführt. Dabei wird eine Kontaktsalbe aus Propolis verwendet (siehe 5.2).

Therapieplan:

> Der Heilzyklus bei Erkrankungen der oberen Atemwege hängt vom Wesen und Stadium der Erkrankung sowie von den individuellen Besonderheiten des Patienten ab und umfaßt 10–15 Anwendungen. Die chronischen Prozesse erfordern mehrmalige Zyklen in Intervallen von jeweils 14–21 Tagen.

6.6.4 Grippe

Die Grippe ist eine Virus-Erkrankung. Das Eingangstor der Grippe-Viren ist der Nasenrachenraum, von wo sie in den Organismus eindringen. Sie macht sich durch folgende Äußerungen bemerkbar: nach Inkubation von 1–4 Tagen tritt plötzlich unter Frösteln, seltener mit Schüttelfrost Fieber auf, mitunter mit Nasenbluten. Der Kopf ist benommen, Glieder- und Kopfschmerzen sind regelmäßig. Es treten Magen-Darmstörungen u. a. auf.

Apitherapie
Lokale Behandlung: Einreiben der Nase (von außen und innen) mit einer Propolissalbe, die eine bestimmte Wirkung auf die Viren ausübt. Oral werden Weiselfuttersaft, Honig und Propolis eingenommen. Als Prophylaxe sind diese Produkte äußerst günstig. Sie üben einen stärkenden Einfluß auf den Immunschutz des Organismus aus (siehe 3.2.1, 3.2.3, 3.1.2).
Sowohl die Apitherapie als auch die Reflextherapie müssen sofort bei den ersten Anzeichen der Grippe, d. h. vor dem Eindringen der Infektion in den Organismus angewandt werden. Die prophylaktische Anwendung, falls möglich, ist noch günstiger.

| Grundprinzipien bei der Behandlung |

Wahl der biologisch wirksamen Punkte und Satz von Punkten:

> Die Heilung wird bei Einnahme von Bienenhonig, Weiselfuttersaft und Propolis als klassische Akupunktur mit darauffolgendem Auflegen von Tzübos oder als Akupressur mit einer Kontaktsalbe aus Propolis bzw. natürlichem Bienenhonig und Auflegen von Tzübos aus Bienenprodukten angestrebt (siehe 4.3).

Von den zur Verfügung stehenden Punkten werden 1–2 allgemeine Punkte, 1–3 segmentäre Punkte und 1–3 lokale Punkte ausgewählt, die wir symmetrisch beiderseitig bearbeiten. Während der Behandlung bezieht man neue Punkte aus dem zur Verfügung stehenden Punktekatalog ein, damit einer Adaptierung an den Nadelstich, den Druck oder an die Bienenprodukte vorgebeugt werden kann.

Allgemeine Punkte → **GI4, GI11, E36, MC6, TR5**
Segmentäre Punkte in der Hals-Oberbrustgegend → **VB20, V10, V43, T13, T15, TR15, TR16, TR17, VB21, IG15**
Lokale Punkte → **GI19, GI20, T24, V1, V2, H1** (In-Tan), **VB14** u. a.
Hinzugefügt werden können auch Außermeridianpunkte, die sich seitlich von der Mittellinie der Nase befinden (auf dem Knochenvorsprung).
▶ Beim Vorhandensein einer allergischen Komponente wird auch der Punkt **IG18** einbezogen.

Ohrtherapie

Bei der Ohrtherapie handelt es sich um eine klassische Akupunktur oder Akupressur mit einer Kontaktsalbe aus Bienenprodukten und anschließendem Auflegen von Tzübos (siehe 4.3). Es werden der Punkt *Schen-Men* (806) sowie die Punkte der *Nebennieren* (503), der *Innen-* und *Außennase* (403, 404), der *Lungen* (302) bearbeitet (siehe 5.1).

Fußzonenmassage

Bei Grippe wird die Fußzonentherapie grundsätzlich wie bei Erkältung durchgeführt (siehe 6.5.3).

Therapieplan:

Bei rechtzeitigem Beginn der Behandlung kann der Verlauf der Erkrankung bereits nach 1–2 Anwendungen unterbrochen werden.

6.6.5 Neuritis des Hörnervs

Die Schädigungen des Hörnervs werden in den meisten Fällen von Mittelohr- oder Innenohrerkrankungen verursacht, nicht selten aber treten sie auch als Folge von schweren Infektionen und Intoxikationen auf. Nicht unbeachtet bleiben dürfen auch medikamentöse Schädigungen, am häufigsten nach einer Streptomyzinbehandlung.
Bei der Ohrneuritis handelt es sich um reine oder gemischte Formen. Letztere werden von Mittelohrsklerosen, katarrhalischen und adhäsiven Ohrenentzündungen begleitet, wobei es zu einer Überlagerung der Symptome beider Erkrankungen kommt. Klinisch äußert sich die Neuri-

tis des Hörnervs durch eine progressive Abnahme des Hörvermögens und durch Ohrgeräusche.

Therapie
Bei der Behandlung der Neuritis des Hörnervs finden Anticholinesterasepräparate, blutgefäßerweiternde Mittel sowie Biostimulatoren Anwendung, mit dem Zweck, den Blutkreislauf im geschädigten Nerv zu verbessern. In dieser Hinsicht ist die Anwendung von Bienengift bestens angezeigt. Hierbei werden pharmazeutische Präparate oder direkte Bienenstiche angewandt (siehe 4.2). Weitgehend findet auch die Einnahme von Weiselfuttersaft, seiner starken Wirkung auf das Nervensystem wegen, Anwendung. Als Ergebnis der Heilmaßnahmen gegen die fortschreitende Entwicklung des Leidens kann eine objektive Verbesserung des Hörvermögens, Abklingen der Ohrgeräusche und eine Verbesserung des gesamten Zustandes und damit des Arbeitsvermögens des Kranken beobachtet werden.

Bei der Heilung der Neuritis des Gehörnervs findet im Komplex der Behandlungsmaßnahmen auch die klassische Reflextherapie ihren Platz. Die Kombination beider Methoden – der Apitherapie und der Reflextherapie führt zu zuverlässigeren therapeutischen Ergebnissen.

| Grundprinzipien bei der Behandlung |

Wahl der biologisch wirksamen Punkte und Satz von Punkten:

Bei der Bearbeitung der Punkte werden Mikrodosen von standardisierten Präparaten oder Teile vom Bienengift eines Stiches injiziert. Zu diesem Zweck nehmen wir Punkte, die sich in der Nähe des Ohres befinden sowie segmentäre Punkte. In die Behandlung kann auch die klassische Akupunktur oder Akupressur mit einer Kontaktsalbe aus Bienenprodukten und darauf folgendem Auflegen von Tzübos einbezogen werden (siehe 4,2, 4.3).
Die Behandlung beginnt mit einer geringeren Anzahl von Punkten, die allmählich vermehrt werden, um gegen Ende der Behandlung wieder abzunehmen.

Es werden 1–2 allgemein wirkende Punkte, 1–3 segmentäre Punkte, 1–2 lokale und 1–2 entfernte Punkte verwendet.
Allgemeine Punkte: GI4, GI11, MC6, TR5, E36, RP6
Segmentäre Punkte in der Hals-Oberbrustzone: **VB12, VB20, VB21, T14, V10, V11, TR15**
Lokale Punkte in der Ohrgegend: **TR17, TR18, TR19, TR20, TR21, TR22, VB2, IG19**

Entfernte Punkte: Am effektivsten sind die Punkte, die auf den Meridianen der drei Körperteile (**TR5, TR3**) und der Gallenblase (**VB39, VB43**) liegen. Seltener werden Punkte von den Meridianen des Dick- und Dünndarmes (**GI10, GI11, IG3, IG4**) verwendet.

Ohrtherapie

Klassische Akupunktur oder Akupressur mit einer Kontaktsalbe aus Propolis oder Bienengift, anschließend werden Mikrotzübos aufgelegt (siehe 4.3). Wir behandeln die Punkte des *Ohres* (405), der *Nieren* (102), den Punkt des *Sympathikus* (504), *Schen-Men* (806) (siehe 5.1).

Fußzonenmassage

Zunächst wird eine Gesamtmassage durchgeführt, danach eine spezielle auf die Projektionen des *Kopfes* (1), des *Ohres* (9), der *Nieren* und *Nebennieren* (22 und 21), der *Lymphzone* im Oberteil des Körpers (39). Benutzt wird eine Kontaktsalbe aus Propolis oder Bienengift (siehe 5.2).

Therapieplan:

Die Anwendungen werden jeden zweiten oder dritten Tag durchgeführt. Der Heilzyklus umfaßt 12–14 Prozeduren. Erzielen wir dabei kein überzeugendes Ergebnis, behandeln wir in weiteren Serien in Intervallen von 10–14 Tagen.

6.6.6 Ohrgeräusche

Die Ohrgeräusche gehören zu den häufigsten Begleiterscheinungen bei Schädigung des Hörnervs, bei Gefäßveränderungen als Folge atherosklerotischer Prozesse im Hirn oder als Folge einer vegetativen Dystonie. Bei Dystonie kann das Geräusch mit dem Puls zusammenfallen. Die Bienenprodukte – Weiselfuttersaft, Pollen und Propolis –, innerlich eingenommen, beeinflussen den Spasmus der Blutgefäße im Hirn sowie die atherosklerotischen Prozesse günstig. Sie kräftigen die Gefäßwände und machen sie elastischer. Sie wirken physiologisch, allerdings tritt die Wirkung erst allmählich ein. Die Volksmedizin empfiehlt eine Tamponierung des äußeren Gehörganges mit einem in 30%igen Alkoholextrakt aus Propolis eingetauchten Wattebausch.
Die Reflextherapie findet bei der Behandlung des Ohrgeräusches positive Anwendung. Die Kombination beider Methoden – Apitherapie und Reflextherapie führt zu günstigen therapeutischen Resultaten.

> Grundprinzipien bei der Behandlung

Wahl der biologisch wirksamen Punkte und Satz von Punkten:

> Es wird außer Akupunktur mit Präparaten aus Bienengift und Apispunktur (siehe 4.2) auch Akupressur mit einer Kontaktsalbe aus Bienengift und darauffolgendem Auflegen von Tzübo's (siehe 4.3) angewandt. Zudem läßt sich die klassische Akupunktur hinzunehmen. Nach dem Herausziehen der Nadeln legt man dann auf einen Teil der Punkte Tzübos aus Bienenprodukten.

Für eine allgemeine Verbesserung des Blutkreislaufes werden die Punkte **MC7, MC6, C7, RP6, P9, F2, F3** gewählt.
Falls die Geräusche mit einem Prozeß im Ohr (oder Ohren) verbunden sind, werden die Punkte verwendet, die sich im Umkreis der Ohren befinden → **TR17, TR18, TR19, TR20, TR21, TR22, VB2, IG19**.
Einbezogen werden auch die Punkte zur allgemeinen Beeinflussung des Organismus → **GI4, E36**, Punkte zur Ferneinwirkung → **TR5, VB38, VB40** sowie solche, die die vegetativen Zentren im Gehirn beeinflussen → **VB21, VB20, T19, TR15, V10**.

> Ohrtherapie und Fußzonenmassage

Ähnlich durchzuführen wie bei Neuritis des Gehörnervs (siehe 6.6.5).

Therapieplan:

> Der Heilzyklus umfaßt 10–15 Anwendungen. Bei, wenn auch minimalem günstigem Effekt, wird nach 14–21 Tagen eine zweite Serie eingeleitet.

6.7 Herz- und Kreislauferkrankungen

6.7.1 Arterielle Hypertonie

Ätiologie
Die arterielle Blutdrucksteigerung ist häufig von einer systematischen Nervenüberspannung oder negativen Emotionen auf der Basis einer bestimmten Prädisposition bedingt. Infolgedessen tritt ein generalisierter Spasmus der Arteriolen ein, der anfangs funktionellen Charakter hat, wonach aber im Laufe der Zeit und mit der Entwicklung der Erkrankung

die strukturellen Gefäßveränderungen irreversibel werden. Der arterielle Blutdruck kann auch ein Symptom einer Nierenerkrankung sein. Die Krankheitserscheinungen beim arteriellen Blutdruck sind Kopfschmerzen, vornehmlich in der Okzipitalgegend, Benommenheit, Herzklopfen, »Nasenverstopfung«, Ohrengeräusche u. a. Viele Personen, die an arteriellem Blutdruck leiden, haben keine Beschwerden. Da im Anfangsstadium der Blutdruck unstabil ist, ist es erforderlich, den Druck regelmäßig zu verfolgen, um eine Hypertonie ausschließen zu können.

Basistherapie
Die Behandlung der Hypertonie ist umso effektiver, je früher sie beginnt, d. h. in ihrem funktionellen Stadium. Sie muß systematisch und anhaltend durchgeführt werden, wobei ein Versuch unternommen wird, die Ursachen, die wahrscheinlich zur Erkrankung geführt haben, auszuschalten. Angezeigt sind regelmäßige Aufenthalte in Kurorten mit entsprechenden klimatischen Bedingungen, Heilgymnastik, Ernährungstherapie u. a. Fettes und Salz sind zu vermeiden, die Einnahme von Flüssigkeiten ist möglichst einzuschränken.

Apitherapie
Die Bienenprodukte mit Nähr- und Heileigenschaften – Honig, Weiselfuttersaft und Pollen – besitzen keine deutlich ausgeprägte blutdrucksenkende Wirkung. Während der Anfangsphase allerdings ist ihre Anwendung nicht auszuschließen, vor allem ihrer beruhigenden Wirkung wegen. Das Bienengift besitzt jedoch einen deutlich blutdrucksenkenden Effekt, schwächer ist er bei der Propolis ausgeprägt. Beide Produkte sind jedoch zu berücksichtigen, wenn Anlaß zu ihrer Anwendung bei Begleiterkrankungen besteht. Andererseits üben Akupunktur und Akupressur gleichfalls einen günstigen Einfluß auf den gesteigerten Blutdruck, besonders in der funktionellen Phase aus. Die Kombination beider Methoden steigert die Möglichkeiten, günstigere Ergebnisse zu erhalten.

Grundprinzipien bei der Behandlung

Wahl der biologisch wirksamen Punkte und Satz von Punkten:

Es wird eine klassische Akupunktur oder Akupressur mit einer Kontaktsalbe aus Propolis bzw. Honig und darauffolgendem Auflegen von Tzübos und Tzübopressur durchgeführt. Es werden gleichzeitig Bienenprodukte (Weiselfuttersaft, Honig, Pollen und Propolis) eingenommen (siehe 4.3). Die Tzübos kann man nachtsüber auflegen (6–12 Stunden). Außer diesen sogenannten »ruhigen Tzübos«, die sich nicht aktivieren, lassen sich auch »aktivierte Tzübos« verwen-

den, die für 2–3 Tage fixiert und drei-viermal täglich stimuliert werden. Angewandt wird die sedative Methode bei der Behandlung der Punkte (siehe 2.5.1).
Manche Hypertoniker vertragen die Nadeleinstiche nicht gut. In diesen Fällen empfiehlt sich die Anwendung der Akupressur mit Bienenprodukten, eine Methode, die der Kranke erlernen und selbst unter häuslichen Bedingungen vornehmen könnte. Akupunktur mit Präparaten aus Bienengift oder fraktionierte Bienenstiche sind bei Kranken mit einer Grunderkrankung, die Bienengift erfordert (Arthritis), angezeigt. Das Bienengift wird in die segmentären Punkte, die sich in der Region zwischen den Schulterblättern, in der Okzipital- oder Lumbalgegend befinden, eingebracht. Während des dritten Stadiums der Hypertonie kann das Gift auch in die Gegend des Scheitels eingeführt werden. Die Behandlung wird von einem Arzt vorgenommen.
Die Heilung der Hypertonie muß man systematisch und anhaltend angehen. Das Verwenden einer großen Anzahl von Punkten ist nicht erforderlich. Besser eine geringere Anzahl aber eine anhaltende Bearbeitung. Die Behandlung beginnt mit 2–4 Punkten; allmählich wird ihre Anzahl bis 5–6 Punkte erhöht. Angegeben wird ein großer Punktsatz, damit wir während der Behandlung die Punkte öfters wechseln können.

In einer Sitzung werden Punkte von verschiedenen Gruppen verwendet: 1–2 Punkte zur allgemeinen Beeinflussung des Organismus, 1–2 segmentäre Punkte, 1–2 entfernte Punkte der oberen und unteren Extremitäten und 1–2 symptomatische Punkte, die nach den Beschwerden des Kranken gewählt werden.
Allgemeine Punkte: GI4, GI11, E36, T20.
Segmentäre Punkte: der Hals-Oberbrustgegend → **VB20, VB21, V10, V11, TR15, T14, T15, IG12, IG15**; Punkte des Vorderteiles des Brustkorbes → **J12, J14, J15, F14**; Punkte des Rückenteiles des Brustkorbes und des Kreuzes → **V21, V22, V23, V25, T4, T5.**
Entfernte Punkte: der *oberen* Extremitäten → **C5, C7, MC6, MC7, TR5**; der *unteren* Extremitäten → **E44, VB30, VB39 F2, F3, RP6, R1, R2, R9, V60, V62.**
▶ Bei der Behandlung ist zu berücksichtigen, daß der Punkt **C7** zur Senkung des diastolischen (minimalen) Blutdrucks beiträgt, während **MC7** den sistolischen (maximalen) Druck senkt; **RP6** wirkt auf beide.
Die symptomatischen Punkte werden nach dem vorherrschenden Symptom gewählt:
bei Kopfschmerzen → entsprechend der Lokalisation (siehe 6.4.1.1)
bei Benommenheit → **VB20, V10, P7, TR5, E36, C7, J22, GI11**

bei Steifheit in der Nackengegend → außer den Punkten der Halsgegend auch der Punkt **VB34**
bei »Verstopfung« der Nase → **V1, V2, H1** (In-Tan)
bei Ohrgeräusch → **TR21, TR22, TR18, TR17, IG19**.

Ohrtherapie

Ist in Form der klassischen Akupunktur mit anschließender Auflage von Tzübos auf einen Teil der verwendeten Punkte nach Herausziehen der Nadeln angezeigt. Bewährt hat sich auch Akupressur mit einer Kontaktsalbe aus Propolis und späterem Auflegen von Tzübos (siehe 4.3). Die Ohrtherapie kann als Monotherapie durchgeführt werden, doch wird sie gewöhnlich mit der Körperreflextherapie verknüpft.
Nach einer Massage der Ohrmuschel mit der Kontaktsalbe sind folgende Punkte zu bearbeiten: der Punkt »der Wunder« (303), der *Nullpunkt* »0« (801), »*Schen-Men*« (806), des *Herzens* (301), der Hauptpunkt der *Kopfschmerzen* (709) und der *Stirn* (708) (siehe 5.1).

Fußzonenmassage

Die Behandlung wird mit einer Kontaktsalbe aus Propolis, Bienengift oder Honig vorgenommen. Nach einer Gesamtmassage der Füße wird auf die Zonen des *Herzens* (33), der *Nieren* (22), der *Wirbelsäule* in der Zervikalgegend (53), des *Kopfes* (1), der *Schulterregion* (10), der *Leber* (18) und des ersten Punktes des Meridians der Niere **R1** eine ausgerichtete Massage durchgeführt (siehe 5.2).

Therapieplan:

> Der Heilzyklus umfaßt 12–14 Anwendungen. Nach einer Pause von 14–21 Tagen legt man am besten eine neue Serie ein, wonach im Laufe von einigen Monaten einmal wöchentlich eine unterhaltende Prozedur vorzumerken ist. Während der Behandlung wird der Versuch unternommen, die Medikamente zur Blutdrucksenkung auszuschalten. Dieser Schritt erfolgt allmählich und unter ärztlicher Kontrolle. Bei erfolglosem Versuch läßt sich wenigstens eine Herabsetzung der Dosen erreichen.

6.7.2 Arterielle Hypotonie

Die Menschen, die an Hypotonie leiden, fühlen sich schlaff, ermüden leicht und sind von Kollaps bedroht.
Alle Bienenprodukte mit Heil- und Nähreigenschaften sind geeignet, in

die alltägliche Nahrung der Hypotoniker als vollwertige natürliche Produkte eingeschlossen zu werden. Der **Bienenhonig** enthält Glukose, Fruktose und andere einfache Saccharide, die schnell ins Blut eindringen und sich in eine direkte Energiequelle für Muskeln, Herz und das Nervensystem verwandeln, wodurch sie auf die psychische und körperliche Aktivität, bzw. auf die Arbeitsfähigkeit günstig einwirken. Der **Weiselfuttersaft** besitzt eine allgemein stimulierende sowie eine regulierende Wirkung auf das vegetative Nervensystem. Der Pollen ist ein Konzentrat aus natürlichen Vitaminen und anderen natürlichen, biologisch wirksamen Stoffen, die die Gefäßwände günstig beeinflussen.

Die Reflextherapie ihrerseits trägt zu einer Normalisierung der vegetativen Störungen bei. Die Kombination von Apitherapie und Reflextherapie führt zu besseren Heilergebnissen als ihre gesonderte Anwendung.

| Grundprinzipien bei der Behandlung |

Wahl der biologisch wirksamen Punkte und Satz von Punkten:

> Bei gleichzeitiger Einnahme von Bienenprodukten mit Heil- und Nähreigenschaften kann die Behandlung als klassische Akupunktur oder als Akupressur mit einer Propolis oder Honig enthaltenden Kontaktsalbe mit darauffolgendem Auflegen von Tzübos durchgeführt werden. Verwendet wird die stimulierende Methode der Einwirkung (siehe 2.5.2). Die Akupressur mit Bienenprodukten ist eine geeignete Methode zur häuslichen Selbstbehandlung (siehe 4.3.2).
> Die Behandlung beginnt mit einer geringeren Anzahl von Punkten, die im Laufe der Behandlung auf 5–6 erhöht wird, um gegen Ende der Prozedur wieder abzunehmen.

Während einer Sitzung werden 1–2 Punkte zur allgemeinen und segmentären Beeinflussung des Organismus, 2–4 entfernte und symptomatische (entsprechend den konkreten Beschwerden des Patienten) Punkte verwendet.
Allgemeine und **segmentäre Punkte: E36, G14, J7, V23, IG14**
Entfernte und **symptomatische Punkte: C9, MC9, P9, P7, R7, R8, RP6, F8, T21, T23.**

| Ohrtherapie |

Die Ohrtherapie wird in den gesamten Heilplan einbezogen. Angewandt wird klassische Akupunktur mit nachfolgendem Auflegen von Tzübos oder Akupressur mit einer Kontaktsalbe aus Propolis oder Honig, wonach Tzübos aufgelegt werden (siehe 4.3). Zum Einsatz kommen die

Punkte *Schen-Men* (806), der *Nullpunkt* (801), der Punkt des *Sympathikus* (504), die Punkte der *Wirbelsäule* (627–629) (siehe 5.1).

Fußzonenmassage

Sie wird mit einer Kontaktsalbe aus Propolis durchgeführt. Nach einer Gesamtmassage der Füße folgt eine auf die Projektionen der Gürtelgegend der *Wirbelsäule* (55) und der *Nebennieren* (21) ausgerichtete Massage. Außerdem werden Zonen entsprechend den Beschwerden des Kranken zur Behandlung ausgewählt: bei *Kopfschmerzen* (1), bei *epigastralem Zittern* (20) u. a. (siehe 5.2).

Therapieplan:

Der Heilzyklus umfaßt 12–14 Anwendungen. Bei günstigen Ergebnissen wird ein weiterer Zyklus von kürzerer Dauer eingelegt. Auch eine unterhaltende Behandlung, und zwar jeweils während einer Woche im Monat wird bis zur Stabilisierung des Blutdruckes vorgesehen. Die Bienenprodukte werden 2–2½ Monate eingenommen.

6.7.3 Stenokardie, Myokardsklerose, Herzneurose

Die Stenokardie (Angina pectoris)
Schmerzen in der Herzgegend und manchmal gürtelförmige Schmerzen um die Brust werden am häufigsten durch ungenügende Blutversorgung des Herzmuskels verursacht. Die eigentlichen Ursachen können atherosklerotische Veränderungen oder Spasmen in den Blutgefäßen, die das Herz versorgen, sein. Die Stenokardie beruht nicht immer auf einer Erkrankung des Herzens, sondern oft anderer Organe, z. B. der Brustorgane, der Halswirbelsäule oder des Schultergelenks. In diesem Fall weist das Elektrokardiogramm keine Veränderungen auf, wobei die Schmerzen nicht von körperlichen und psychischen Belastungen beeinflußt werden. Sie klingen aber nach Einnahme von Nitroglyzerin oder anderen blutgefäßerweiternden Mitteln nicht ab. Zunächst ist allerdings eine präzise Diagnostik erforderlich, die eine Erkrankung des Herzens ausschließt.
Die Reflextherapie wird von der Einnahme von **Bienenhonig** und **Weiselfuttersaft** begleitet, die den Herzmuskel stärken und einen normalisierenden Effekt auf das vegetative Nervensystem ausüben sowie gleichzeitig zur Beseitigung des Spasmus der Blutgefäße beitragen. Die Kombination von Reflextherapie und Apitherapie führt zu besseren Ergebnissen.

Die Behandlung wird als klassische Akupunktur und darauf folgendem Auflegen von Tzübos auf einen Teil der Punkte nach Entfernen der Nadeln durchgeführt. Es läßt sich außerdem auch mit einer Kontaktsalbe aus Propolis und nachfolgendem Auflegen von Tzübos akupressieren (siehe 4.3).
Bei stenokardischen Schmerzen auf der Basis einer Halsspondylarthose wird vorab die Heilung der Arthrose empfohlen (siehe 6.2.1). Parallel dazu werden Punkte vom Meridian des Herzens (**C**) zur Behandlung gewählt.

Myokardsklerose
Ist charakteristisch für ältere Personen, die atherosklerotische Veränderungen in den Herzgefäßen haben. Erfolgreich ist eine langanhaltende Einnahme von Bienenhonig, Pollen und Weiselfuttersaft und parallel dazu eine klassische Akupunktur oder Akupressur mit nachfolgendem Auflegen von Tzübos. Es werden biologisch wirksame Punkte vornehmlich auf dem Meridian des Perikards (**MC**) gewählt.

Herzneurose
Äußert sich in erster Linie durch Herzklopfen, Arrhythmie u. a. Hier sind grundsätzlich Maßnahmen zur Heilung der Neurose zu treffen (siehe 6.4.1). Dazu werden Punkte von den Meridianen des Herzens und des Perikards (**C** und **MC**) verwendet.

Grundprinzipien bei der Behandlung

Wahl der biologisch wirksamen Punkte und Satz von Punkten:

Zum Ausschluß einer Adaptierung der bearbeiteten Punkte sowohl an den mechanischen Druck als auch an das Bienenprodukt sind die Punkte wechselweise zu bearbeiten.
Die Behandlung beginnt mit einer geringeren Anzahl von Punkten, wobei während der Behandlung ihre Zahl zunimmt, um gegen Ende der Anwendungen auf die anfängliche Zahl reduziert zu werden.

Dabei werden 1–2 Punkte zur allgemeinen Beeinflussung des Organismus, 2–3 segmentäre und 1–3 entfernte Punkte verwendet.
Allgemeine Punkte: GI4, GI11, TR5, E36, MC6.
Segmentäre Punkte: in der seitlich-hinteren Hals-Nackengegend → **T15, T14, VB20, VB21, V10, IG17, TR16, TR17**; in der vorderen und hinteren Brustgegend → **T13, T12, V12, V13, V14, V15, V42, V43, V44, IG14, IG15, J15, J17**; regionäre auf den Extremitäten → **GI4, GI11, MC5, MC6, P4, C3, TR5.**

Entfernte Punkte: Auf den oberen Extremitäten, entlang des Meridians des Herzens: **C4, C5, C6, C7** und auf den unteren Extremitäten → **V60, F2.**
Bei Anfällen mit starken Herzschmerzen werden bis zur Ankunft eines Arztes auf der linken Seite die Punkte **GI11, G14, MC6, VB21** behandelt.

Ohrtherapie

Wird kombiniert mit einer Körper-Reflextherapie als Akupressur mit einer Kontaktsalbe aus Propolis oder Honig und nachfolgendem Auflegen von Tzübos durchgeführt. Bei Ohrakupunktur ist das Auflegen von Tzübos aus Bienenprodukten auf die Punkte nach Entfernen der Nadeln gleichfalls möglich (siehe 4.3).
Es werden die Punkte *Schen-Men* (806), des *Herzens* (301), des *Sympathikus* (504), der *Subkortikalpunkt* (501) und die Punkte der Halsgegend der *Wirbelsäule* (622–624) verwendet (siehe 5.1).

Fußzonenmassage

Die Fußzonentherapie wird mit einer Kontaktsalbe aus Propolis oder Bienenhonig durchgeführt. Nach einer allgemeinen Massage der ganzen Füße wird eine auf die Zone des *Herzens* (33), sowie der *Nieren* (22) und der *Leber* (18) ausgerichtete Massage vorgenommen (siehe 5.2).

Therapieplan:

Der Heilzyklus hängt vom Wesen und von der Form des Leidens ab und umfaßt 10–12 Anwendungen. Eine Wiederholung des Zyklus erfolgt in 14 bis 21 Tagen. Innerlich müssen die Bienenprodukte kontinuierlich eingenommen (2–3 Monate) werden.

6.8 Magen- und Darmerkrankungen

6.8.1 Magen- und Duodenalgeschwüre

Die Ursachen des Leidens sind meist nicht sicher nachweisbar. Verantwortlich gemacht werden nervöse Einflüsse, unregelmäßige Nahrungsaufnahme, Nikotinmißbrauch, vererbte Prädisposition, psychische Stresse oder häufige psychische Traumata, begleitende Erkrankungen wie Zirrhose u. a. Als Symptome imponieren heftige Magenschmerzen in Abhängigkeit von Mahlzeiten, Erbrechen, Aufstoßen u. a., die gewöhnlich jahreszeitlich bedingt auftreten (Frühjahr, Herbst). Röntgenologisch werden Vertiefungen (Ulzera) verschiedener Größe und Form beobachtet.

Apitherapie
Ein 30%iger Alkoholextrakt von **Propolis,** intern eingenommen, ist sehr populär in der Volksmedizin, denn dadurch wird die Trophik der Magenschleimhaut lokal verbessert und außerdem wird eine schmerzstillende, kapillarkräftigende, regenerative Wirkung erzielt. Ferner übt die Propolis eine direkte antibiotische Wirkung aus. Indem sich die Propolis fest an das Geschwür anschmiegt, bildet sie einen dünnen Film, der einen wahren »biologischen Verband« darstellt. Es wird auch empfohlen, die Propolis in Form einer Paste (15%) auf der Basis von Bienenhonig, oder Butter und Olivenöl (siehe 3.1.2) einzunehmen. Angezeigt ist ferner die Einnahme von Bienenprodukten mit Nähr- und Heileigenschaften – Honig, Weiselfuttersaft und Pollen (siehe 3.2).
▶ Bei Magen- und Darmgeschwüren wird die klassische Akupunktur angewandt. Ihre Kombination mit der Apitherapie führt zu besseren Ergebnissen und verkürzt die Behandlungsdauer.

Grundprinzipien bei der Behandlung

Wahl der biologisch wirksamen Punkte und Satz von Punkten:

Die Heilung wird mit klassischer Akupunktur oder Akupressur mit einer Kontaktsalbe aus Bienenprodukten und nachfolgendem Auflegen von Tzübos erzielt (siehe 4.3). Die Behandlung beginnt und endet mit einer gewissen Punktzahl, wobei im Verlauf der Behandlung die Punkte wechselweise bearbeitet werden, damit deren Möglichkeit einer Adaptation an die Nadelung, den Druck oder an die Bienenprodukte ausgeschaltet wird. Die aufgelegten Tzübos soll man alle 1–2 Tage auswechseln und 3–4mal täglich stimulieren.
Die Behandlung beginnt mit den allgemeinen und entfernten Punkten, danach werden die segmentären Punkte, d. h. die »Alarm«- und die »Zustimmungs«-Punkte sowie die Punkte des Meridians des Magens (E), später der wichtigen Reflexzone der Hals-Schultergegend in die Behandlung einbezogen.
Die entfernten Punkte der oberen und unteren Extremitäten sind von großer funktioneller Bedeutung. Hierbei gilt der Grundsatz der alten chinesischen Medizin, daß bei Beschwerden im Oberteil des Körpers Punkte der unteren Extremitäten verwendet werden sollen und umgekehrt. So z. B. werden Punkte vom Oberteil des Brustkorbes mit

Punkten von den Distalteilen der unteren Extremitäten kombiniert. Dabei wenden wir die sedative Methode an (siehe 2.5).
Zur Anwendung kommt auch das Prinzip der Symptome und Syndrome, d. h. eine kontinuierliche und zielstrebige »Verfolgung« des Symptoms bzw. des Syndroms durch Einbeziehung zweckentsprechender biologisch wirksamer Punkte.

Die Punkte werden symmetrisch, beidseitig (links-rechts) behandelt.
Bei der Behandlung werden 1–2 Punkte zur allgemeinen Beeinflussung des Organismus, 1–2 segmentäre, 1–2 entfernte, 1–3 symptomatische und 1–2 Punkte vom entsprechenden Meridian verwendet.
Allgemeine Punkte: GI4, GI11, E36, T20, MC6, TR5. Bei *normalem* arteriellen Blutdruck werden die Punkte **GI4, GI11,** bei *gesteigertem* → **MC6** und bei *Dystonie* → **E36, TR5** genommen.
Segmentäre Punkte: von den »Zustimmungspunkten« ist **V21** der Hauptpunkt; behandelt werden aber auch die Punkte **V17, V18, V19, V20, V22**. Einbezogen werden Punkte der vorderen Brustwand und auch die »Alarmpunkte« (Signalpunkte) → **J8, J9, J10, J11, J12, J13, J14** sowie die Punkte der vegetativen Halszone → **VB20, VB21, V10, V11, T14**.
Entfernte Punkte: der oberen Extremität → **MC6, TR6, P5, C5, C7**; der unteren Extremität → **VB39, V38, V66, R7, RP4, RP6, F3**.
Symptomatische Punkte:
bei Sodbrennen: **VB20, V11, V25, V17, F3, E44**
bei Pylorospasmus: **J12, J13, GI4, E36**
bei Erbrechen: **J12, F3, E25, V20**.
Punkte vom Magenmeridian: E25, E26, E44, E2, E13, E36.

Ohrtherapie

Wird als klassische Akupunktur oder Akupressur mit einer Kontaktsalbe aus Propolis oder aus Bienenhonig ausgeführt, wonach auf einen Teil der verwendeten Punkte Tzübos aufgelegt werden (siehe 4.3). Die Projektionspunkte des *Magens* (207), des *Zwölffingerdarmes* (206), der Punkt des *Sympathikus* (504), *Schen-Men* (806), des *Sonnengeflechts* (803) sind zu bearbeiten. Mikrotzübos werden auf einen oder zwei Punkte des einen oder beider Ohren aufgelegt (siehe 5.1).

Fußzonenmassage

Nach einer Gesamtmassage der Füße mit einer Kontaktsalbe aus Propolis wird eine auf die Projektionszone des *Magens* und des *Zwölffingerdarms* (15, 16) sowie des *Sonnengeflechts* (20) ausgerichtete Massage durchgeführt (siehe 5.2).

Therapieplan:

> Umfaßt 12 bis 15 Anwendungen und dauert bei aufgelegten Tzübos insgesamt 25–30 Tage. Die Einnahme von Propolis wird für 45–50 Tage verordnet.

6.8.2 Chronische Gastritis

Die Chronische Gastritis (die Magenschleimhautentzündung) kann akut oder chronisch auftreten. Symptome: spontane Schmerzen und bei Druck, verminderter Appetit und Völlegefühl, Erbrechen, belegte Zunge, Schwindel u. a. Die Magensekretion ist vermehrt oder vermindert. Der Stuhlgang ist unregelmäßig. Es kann auch eine Konstipation vorliegen.

Die Reflextherapie in Form der klassischen Akupunktur mit nachfolgendem Auflegen von Tzübos aus Bienenprodukten oder einer Akupressur mit einer Kontaktsalbe und Tzübos wird parallel zur Einnahme von Pollen, Honig und Propolis eingesetzt. Die Bienenprodukte wirken entzündungswidrig, schmerzlindernd und normalisierend auf die sekretorischen und motorischen Funktionen des Magens; sie aktivieren auch den lokalen Blut- und Lymphkreislauf, bei gleichzeitiger allgemeiner Stärkung des Organismus (siehe 3.1.2, 3.2.1, 3.2.2). Als lokales Kontaktmedium bei der Akupressur wird eine Salbe aus Propolis oder natürlichem Honig verwendet (siehe 4.3).

| Grundprinzipien bei der Behandlung |

Wahl der biologisch wirksamen Punkte und Satz von Punkten:

> Bei der chronischen Gastritis sind die Grundprinzipien der Behandlung die gleichen wie bei Magengeschwüren. Zu berücksichtigen ist aber die Azidität des Magensaftes: Bei Hyperazidität werden sedative Methoden angewandt, und der Honig wird in warmem Wasser oder in einem Heilkräuterdekokt gelöst und 1–2 Stunden vor dem Essen eingenommen, während bei niedriger Azidität tonisierende Methoden Anwendung finden. Hierbei löst man den Honig in kaltem Wasser oder Dekokt auf und nimmt ihn unmittelbar vor dem Essen ein (siehe 2.5, 3.2.1).
>
> Bei Spasmen in der Speiseröhre werden dieselben Punkte und Methoden verwendet wie bei der Gastritis mit Hyperazidität.
>
> Von Bedeutung ist das Einhalten einer Diät und eines hygienisch-motorischen Regimes während der Heilung.

In die Behandlung werden 1–2 allgemeine Punkte, 1–2 segmentäre, 1–2 symptomatische und 1–2 Punkte vom »verantwortlichen Meridian« (des Magens) einbezogen.
▸ Unter allen Umständen wird der Punkt **GI4**, wie der »Meisterpunkt«, der die motorische und sekretorische Funktion des Magens günstig beeinflußt, bearbeitet.

Allgemeine Punkte: GI4, GI11, MC6, TR5, E36
Segmentäre Punkte auf der vorderen Bauchseite → **J10, J11, J12, J13, J16, J17, E21, E25**; auf der Rückenseite des Körpers → **V17, V18, V20, V21, V22**; Punkte in der vegetativen Halszone → **VB20, V10**.
Symptomatische Punkte:
bei erhöhter Azidität → **MC6, E36, V10, VB20, TR5**
bei Kranken mit geringem Körpergewicht → **V62, IG3**
bei Magenkrämpfen → **F1, F3, E21, E36, E44, RP8, J11–J19**.
Punkte auf dem zuständigen Meridian: E25, E36, E44.

Ohrtherapie

Wird als klassische Akupunktur oder Akupressur mit einer Kontaktsalbe aus Propolis oder Honig und nachfolgendem Auflegen von Tzübos durchgeführt (siehe 4.3). Es werden der Punkt des *Sympathikus* (504), der *Leber* (203), der *Drüsen mit innerer Sekretion* (502) und des *Magens* (207) bearbeitet. Manche Autoren sind gegen die Verwendung der Projektion des Magens selbst (siehe 5.1).

Fußzonenmassage

Nach einer Gesamtmassage der Füße wird eine auf die Projektionszone des *Magens* (15) und des *Sonnengeflechtes* (20) ausgerichtete Massage durchgeführt. Benutzt wird eine Kontaktsalbe, die Propolis oder Honig enthält (siehe 5.2).

Therapieplan:

> Der Heilzyklus der chronischen Gastritiden umfaßt 12–15 Anwendungen. Die Bienenprodukte werden im Laufe von 2–3 Monaten eingenommen.

6.8.3 Subakute und chronische Kolitis

Ätiologie
Mit Durchfällen einhergehende Dickdarmentzündung, wobei oft gleichzeitig auch der Dünndarm befallen ist. Ihr zugrunde liegen verschiedene Ursachen: Infektionen, Darmparasiten, exogene und endogene Intoxikationen, Störungen im Nahrungsregime, Veränderungen in der Darmflora, Störungen im Nervensystem, immunoallergische Mechanismen u. a. Die erhöhte Virulenz der sich in den Därmen normal aufhaltenden Mikroorganismen, die gewöhnlich nach längerem Gebrauch von Antibiotika auftritt, kann gleichfalls eine Entzündung der Darmschleimhaut verursachen. Bekannt ist auch der Zusammenhang zwischen dem Kältefaktor (Erkältung der Füße) und der Kolitis.
Charakteristische Symptome der Erkrankung sind Schmerzen in der Bauchgegend, Appetitlosigkeit, Aufblähungen der Bauchgegend. Die erschwerte Nahrungsresorption bedingt Fermentationen und führt zu Meteorismus mit bedeutenden Gasansammlungen. Ein wichtiges Symptom bilden die unbegründeten Durchfälle, gefolgt von Stuhlverstopfungen, begleitet manchmal von Schleimabsonderungen und seltener von Blut in den Exkrementen.

Apitherapie
Propolis und Pollen werden innerlich eingenommen. In erster Linie beeinflussen sie den gesamten Organismus positiv, ferner tonisieren sie das vegetative Nervensystem, normalisieren seine Funktionen und wirken antibiotisch, schmerzstillend, entzündungshemmend und bakteriostatisch. Sie werden gesondert oder zusammen in den üblichen Dosen eingenommen (siehe 3.1.2, 3.2.2).
Bei Heilung der akuten und chronischen Kolitis ist die Reflextherapie angezeigt. Die kombinierte Anwendung von Reflextherapie und Apitherapie führt zu besseren Ergebnissen.

Grundprinzipien bei der Behandlung

Wahl der biologisch wirksamen Punkte und Satz von Punkten:

Bei Kolitiden finden die klassische Akupunktur oder Akupressur mit einer Kontaktsalbe mit nachfolgendem Auflegen von Tzübos aus Bienenprodukten eine erfolgreiche Anwendung, besonders bei spastischen Formen.
Die Grundprinzipien der Therapie sind die gleichen wie bei der Behandlung der anderen Magen-Darmerkrankungen. Erforderlich

ist allerdings eine präzise Diagnose, da bei spastischer Kolitis sedative, hemmende Methoden und bei ihrer atonischen Form tonisierende Methoden eingesetzt werden (siehe 2.5).

In die Behandlung werden 1–2 allgemeine, 1–3 segmentäre, 1–2 entfernte und 1–2 symptomatische Punkte einbezogen.
Allgemeine Punkte: GI4, GI11, E36, MC6, TR5.
Segmentäre Punkte auf der Rückenseite des Körpers: **V17, V18, V19, V20, V25, V27, V29, V50**; auf der Vorderseite des Körpers: **J4, J6, J11, J13, J15, E21, E25, E26, RP15, RP16, F13.**
Entfernte Punkte: auf den *oberen* Extremitäten → **IG3, MC6, MC7, TR5**; auf den *unteren* Extremitäten → **E37, E40, E41, E44, E45, VB34, VB44, RP1, RP2, RP4, RP6, F1, F2, F8.**
Symptomatische Punkte:
bei Darmkrämpfen (Paroxysmalschmerzen): **E36, GI11, J5, RP15, V25.**
bei Meteorismus (Gasansammlungen): **E25, E45, T6, V21, E21, E23, E25, E36, V40, RP5.**

Ohrtherapie

Bei hartnäckigen Fällen wird klassische Akupunktur mit nachfolgendem Auflegen von Tzübos oder Akupressur mit einer Kontaktsalbe aus Propolis oder Honig und Tzübos angewandt (siehe 4.3). Ausgewählt werden die Punkte des *Dickdarms* (202), der *Leber* (203) sowie die Punkte *Schen-Men* (806) und der *Nullpunkt* (801). Bei spastischer Form der Kolitis wird auch der Punkt des *Sympathikus* (504) in die Behandlung einbezogen (siehe 5.1).

Fußzonenmassage

Der Behandler arbeitet mit einer Kontaktsalbe aus Propolis oder verwendet dabei reinen Bienenhonig. Nach einer Gesamtmassage folgt eine auf die Zonen des *Dickdarms* (28, 29, 30), der *Leber* (18) und des *Sonnengeflechts* (20) ausgerichtete Massage (siehe 5.2).

Therapieplan:

Umfaßt 10–12 Anwendungen. Die Bienenprodukte werden im Laufe von 2–2½ Monaten eingenommen.

6.8.4 Obstipation und Hämorrhoiden

Verstopfung

Erschwerte Kotentleerung, die häufig durch Erschlaffung oder Spasmen der Darmmuskulatur bedingt ist. Ferner sind Entzündungen der Darmschleimhaut verantwortlich sowie der Charakter und die Art der eingenommenen Nahrung, sitzende Lebensweise u. a. Der Kranke leidet an Schlaffheit, Kopfschmerzen, Benommenheit, verringerter Arbeitsfähigkeit, schlechtem Appetit, Schlaflosigkeit u. a. Wir unterscheiden die sogenannte »atonische« und die »spastische« Form der Obstipation mit charakteristischen röntgenologischen Eigentümlichkeiten.
Bei atonischer Obstipation muß grobe Kost, bestehend hauptsächlich aus schwer verdaulicher Zellulose, z. B. Roggenbrot, sowie Früchten und Gemüse, aufgenommen werden. Bei spastischer Obstipation dagegen muß die Nahrung feiner sein, vorläufig verarbeitet und möglichst passiert. Bei beiden Arten der Obstipation sind körperliche Übungen angezeigt.

Apitherapie
Bei Obstipation tragen die Bienenprodukte Honig, Propolis und Pollen, innerlich aufgenommen, zur Erleichterung der Darmentleerung bei und stimulieren den Organismus bzw. die Därme und das vegetative Nervensystem. Sie beeinflussen auch die Darmflora positiv. Dies betrifft insbesondere den Bienenpollen, der in besonders hartnäckigen Fällen der Obstipation, ohne oder mit Disbakteriose, empfehlenswert ist (siehe 3.1.2, 3.2.1, 3.2.2).

Hämorrhoiden

Variköse Erweiterung der Venengeflechte des unteren Mastdarmes, gewöhnlich von chronisch entzündlichem Zellgewebe umgeben. Die äußeren Hämorrhoiden sind knotenförmig, außerhalb des Afters vorspringend. Die inneren Hämorrhoiden sind innerhalb des Afters gelegen. Sie treten infolge einer chronischen Obstipation oder einer sitzenden Lebensweise sowie bei wiederholter Schwangerschaft oder erschwerter Entbindung, bei angeborener Schwäche der Venenwände, Stockung des lokalen Blutkreislaufes im Mastdarm u. a. auf. Bei Kotentleerung können die Hämorrhoiden anschwellen und platzen, wobei in den Exkrementen Blut zu beobachten ist. Die Erkrankung äußert sich durch Juckreiz und Schmerzen in der Analgegend. Bei einer Entzündung erhöht sich die Körpertemperatur und es findet eine Verschlechterung des Allgemeinbefindens des Kranken statt.

Apitherapie
Bei Hämorrhoiden wird die *Propolis* lokal und innerlich angewandt. In Form von Stuhlzäpfchen oder als Salbe in den Anus eingeführt, übt sie eine lokale schmerzstillende, antibiotische, regenerative und entzündungswidrige Wirkung aus. Bei der oralen Einnahme wird auf ihre allgemeine Wirkung – die Stimulierung der reparativen Prozesse und den Immunschutz des Organismus – Wert gelegt. Während der Heilung müssen die Regeln der Diät und Hygiene streng eingehalten werden.
Die Heilung muß mit einem Versuch unternommen werden, die Ursachen der Erkrankung zu beseitigen.

Grundprinzipien bei der Behandlung

Wahl der biologisch wirksamen Punkte und Satz von Punkten:

Klassische Akupunktur oder Akupressur mit einer Kontaktsalbe aus Bienenprodukten und Tzübos sind zur Heilung von Obstipation und Hämorrhoiden angezeigt.
Die spastische Obstipation wird erfolgreicher beeinflußt als die atonische. Bei der spastischen Obstipation wird die Hemmungs- und bei der atonischen die stimulierende Methode zur Einwirkung auf die Punkte angewandt (siehe 2.5). Die Grundprinzipien sind die gleichen wie bei den übrigen Magen- und Darmerkrankungen.

In die Behandlung werden 1–2 allgemeine, 2–3 segmentäre, lokale sowie regionale, 1–2 entfernte und 1–2 spezielle Punkte einbezogen.
Allgemeine Punkte: GI4, GI11, MC6, TR5, E36. Bei *normalem* Blutdruck werden **GI4** und **GI11** verwendet, bei *gesteigertem* Blutdruck → **MC6** und bei *Dystonie* → **E36** und **TR5**.
Segmentäre Punkte: auf der Rückenseite des Körpers → **T1, T2, T4, V23, V24, V25, V26, V27, V35, V36**; auf der Vorderseite des Körpers → **J5, E25, RP12, RP15, R15**.
Entfernte Punkte: auf den unteren Extremitäten → **RP1, RP3, V57, V60, R1, R2, E40, E41, E42**; auf den oberen Extremitäten → **IG3, MC4, MC5, P7**.
Spezielle Punkte: T20 – besitzt eine allgemein regulierende Wirkung auf die Organe des kleinen Beckens. Die Punkte auf dem MC-Meridian → **MC4, MC5** u. a., die die allgemeine Zirkulation bzw. diese des Mastdarms beeinflussen. **F2** und **F3** sind wichtige spasmenverhindernde Punkte, die bei spastischer Obstipation unbedingt bearbeitet werden müssen.

| Ohrtherapie |

In besonders hartnäckigen Fällen wird klassische Akupunktur oder Akupressur mit einer Kontaktsalbe aus Propolis und nachfolgendem Auflegen von Tzübos aus Bienenprodukten in die Behandlung einbezogen (siehe 4.3). Dabei verwendet man die Punkte des *Dick-* und *Mastdarms* (202), der *Leber* (203) sowie die allgemein wirkenden Punkte *Schen-Men* (806) und den *Nullpunkt* (801). Bei spastischer Form der Obstipation wird auch der Punkt des *Sympathikus* (504) eingesetzt (siehe 5.1).

| Fußzonenmassage |

Die Fußzonentherapie wird mit einer Kontaktsalbe aus Propolis oder Honig in Form einer gesamten Massage der Füße und einer auf die Projektionszonen des *Dick-* und *Mastdarmes* (28, 29, 30, 31, 32, 52), der *Leber* (18) und der *Nieren* (22) konzentrierten Massage durchgeführt. Die Bearbeitung der Nierenzone wird zur Ausleitung toxischer Stoffe aus dem Organismus vorgenommen (siehe 5.2).

Therapieplan:

> Der Heilzyklus der chronischen Obstipation und der Hämorrhoiden umfaßt 10–15 Sitzungen und kann nach 14–21 Tagen wiederholt werden. Die Bienenprodukte sind über 2–2½ Monate einzunehmen. Die systematischen Heilmaßnahmen können selbst in schweren Fällen zu guten Ergebnissen führen.

6.9 Leber- und Gallenblasenerkrankungen

6.9.1 Hepatitis und Gallenkoliken

Chronische Hepatitis

Leberentzündung entsteht durch Virusinfektion (z. B. Hepatitis epidemica) oder auf der Basis von Gallenwegsentzündungen infolge von Alkoholismus oder langanhaltender Entzündungsprozesse des Magen-Darmtraktes, einer Venenstase bei Herzinsuffizienz u. a. Der Beginn der Erkrankung äußert sich durch Fieber, Abgeschlagenheit, Schmerzen in der rechten Unterrippengegend, dyspeptische Beschwerden, Hautjukken usw. Das Blutbild zeigt charakteristische Veränderungen der biochemischen Indikatoren.

Gallenblasen-Dyskinesien

Hier liegt eine Fehlfunktion der Gallenwege vor, die Koliken auslöst, ohne daß in allen Fällen entzündliche Veränderungen oder Steine vorlägen. Es handelt sich um Spasmen und Störungen in der Motorik der Muskulatur der Gallenblase, die sich klinisch als Gallenkoliken äußern. Die erwähnten Erkrankungen führen oft zur Bildung von Steinen in der Gallenblase. Von entscheidender Bedeutung für das Entstehen der Erkrankung ist der Zustand des Nervensystems, Prädisposition, die Ernährung u. a. Die Erkrankung äußert sich durch heftige oder dumpfe Schmerzen in der rechten Unterrippengegend, dyspeptische Beschwerden u. a. Röntgenologisch werden charakteristische Veränderungen im Gallenblasenschatten festgestellt.

Die Apitherapie (Bienenhonig, Pollen, Wasserextrakt von Propolis, Weiselfuttersaft) wird in die Grundtherapie und Diät des Hepatitis-Patienten und bei Gallenblasendyskinesien einbezogen. Der Honig wird in die alltägliche Nahrung des Kranken eingeschlossen. Die Propolis ihrerseits wirkt bei innerlicher Einnahme schmerzstillend, antiseptisch und entzündungswidrig und beeinflußt gleichzeitig die Immun- und Reparationsprozesse im Organismus. Zur Beeinflussung des vegetativen Nervensystems bei Dyskinesien der Gallenblase kommt auch der Weiselfuttersaft in Betracht (siehe 3.1.2, 3.2).

Die Reflextherapie beeinflußt die physiologischen Prozesse im Organismus und beseitigt den Muskelspasmus der Gallenblase und Gallenwege, so daß es zu einer Verbesserung des Abflusses der Galle kommt. Die Kombination der Reflextherapie mit der Apitherapie verstärkt die therapeutischen Ergebnisse und steigert die Effizienz der Heilmaßnahmen.

Grundprinzipien bei der Behandlung

Wahl der biologisch wirksamen Punkte und Satz von Punkten:

Die Behandlung wird als klassische Akupunktur oder Akupressur mit einer Kontaktsalbe aus Bienenprodukten und nachfolgendem Auflegen von Tzübos durchgeführt (siehe 4.3). Außer den 1–2 allgemein wirkenden Punkten werden auch 1–3 Punkte mit segmentärer Wirkung, 1–2 entfernte Punkte und 2–3 Punkte des »verantwortlichen« Meridians der Leber (F) und der Gallenblase (VB) gewählt. Da die Leber- und Gallenblasenerkrankungen häufig gemeinsam auftreten, wählen wir Punkte beider »verantwortlicher« Meridiane. Einbezogen werden auch symptomatische Punkte (2–3) entsprechend den Beschwerden des Patienten.

Allgemeine Punkte: GI4, GI11, E36, TR5.
Segmentäre Punkte: in der Hals-Oberbrustgegend → VB20, VB21, V10, T14, TR16; auf der Vorderseite des Brustkorbes → J12, J13; auf der Rückenseite des Körpers → IG14, IG15, V18, V19, V20, V21, V22, V23, V24, V25, V43, T12, T14, T9.
Entfernte Punkte: auf den oberen Extremitäten → C5, GI4, GI3, IG4; auf den unteren Extremitäten → F3, F8, R7.
Punkte auf den »verantwortlichen« Meridianen: VB25, VB34, VB38, VB40, F13, F14.
Symptomatische Punkte entsprechend den Beschwerden: bei Kopfschmerz siehe 6.4.1, bei Magen- und Darmstörungen siehe 6.8, bei Juckreiz siehe 6.12.

Ohrtherapie

Klassische Akupunktur mit nachfolgendem Auflegen von Tzübos oder Akupressur mit einer Kontaktsalbe und Tzübos aus Bienenprodukten. Es werden die Punkte der *Gallenblase* (201), des *Sympathikus* (504), der *Leber* (203), *Schen-Men* (806) und des *Zwölffingerdarmes* (206) verwendet (siehe 5.1).

Fußzonenmassage

Wird mit einer Kontaktsalbe aus Propolis durchgeführt. Nach einer allgemeinen Gesamtmassage der Füße behandeln wir die Zonen der *Leber* (18), der *Gallenblase* (19), des *Sonnengeflechts* (20) und der *Nieren* (22) (siehe 5.2).

Therapieplan:

Der Heilzyklus umfaßt 12–15 Sitzungen, die nach einer Pause von 1–2 Monaten zu wiederholen sind. Die Bienenprodukte nehmen die Patienten kontinuierlich ein (etwa 2–3 Monate). Durchgeführt werden jährlich 2–3 Serien.

6.10 Gynäkologische Erkrankungen

6.10.1 Fluor und Gebärmutterhalsgeschwür

Der Gehalt einer normalen Scheide sichert sowohl die nötige Feuchtigkeit als auch den biologischen Schutz gegen krankheitserregende Mikroorganismen. Bei Entzündungsprozessen der Scheide, der Gebärmutter, des Gebärmutterhalses und der Gebärmuttergänge steigt der Feuchtigkeitsgehalt der Scheide schroff an und es bildet sich Weißfluß. Am häufigsten wird die Erkrankung durch den Verursacher des Trippers und der Pilze *Trichomonas vaginalis* und *Candida albicans* hervorgerufen. Am größten ist der prozentuale Anteil des durch Pilze verursachten Weißflusses. Letztere sind sehr resistent. Die Infektion erfolgt gewöhnlich durch Geschlechtsverkehr, was allerdings nicht immer der Fall sein muß. Im fortgeschrittenen Alter wird Weißfluß durch atrophische Prozesse der Schleimhaut der Scheide verursacht, während bei Kindern die Erkrankung durch das Vorhandensein von Darmparasiten hervorgerufen werden kann. Die Erkrankung ist gekennzeichnet durch ständiges Absondern von Sekreten mit einem unangenehmen Geruch und von häufigem Juckreiz. Ein lang anhaltender Weißfluß kann ein Geschwür am Gebärmutterhals verursachen, das wiederum günstige Bedingungen für Entzündungen und bösartige Prozesse in dieser Gegend schafft. Daher ist die rechtzeitige und ernsthafte Heilung des Weißflusses unbedingt erforderlich.

Akupunktur und Akupressur beeinflussen die reparativen Prozesse und steigern die Immunkräfte sowohl des Organismus als Ganzes als auch lokal in der Gegend der Genitalien. Ihrerseits beeinflussen die Bienenprodukte den Weißfluß und das Geschwür des Gebärmutterhalses günstig. Honig und Propolisextrakte werden lokal in Form von Tampons in die Scheide eingeführt, außerdem werden damit Ausspülungen und Einreibungen vorgenommen sowie Suppositoria deponiert. Die lokalen Prozeduren werden mit innerlicher Einnahme von Honig, Weiselfuttersaft, Pollen und Wasserextrakt von Propolis kombiniert (siehe 3.1.2, 3.2). Apireflextherapie führt zu besseren Heilergebnissen innerhalb eines kürzeren Zeitraums.

Grundprinzipien bei der Behandlung

Wahl der biologisch wirksamen Punkte und Satz von Punkten:

Anwendung findet die klassische Akupunktur oder Akupressur mit einer Kontaktsalbe aus Bienenprodukten und anschließender Auflage von Tzübos (siehe 4.3).

Behandelt werden 1–2 Punkte zur allgemeinen Beeinflussung des Organismus, 2–3 lokal- und regional-segmentäre Punkte und 1–2 spezielle Punkte.
Allgemeine Punkte → **GI4, GI11, E36, MC6**.
Segmentäre Punkte: zu den lokal-segmentären gehören: **V31, V32, V33, V34, T2**; zu den regionalen gehören die Punkte des unteren Bauchbereiches: **E28, E29, E30, R11, R12, R13, J3, J4, J5** sowie Punkte der unteren

Extremitäten, die eine gemeinsame Innervation mit dem Gebärmutterhals → **V40, V57, VB30, R10** besitzen.
Spezielle Punkte → **RP6, R10.**

Ohrtherapie, Fußzonenmassage und Heilzyklus: Siehe 6.10.2.

6.10.2 Klimakterische Störungen

Nach Aussetzen der Menstruation in den Wechseljahren der Frau treten Störungen wie Hitzewallungen, Angstgefühle, Depressionen, Taubheitsgefühl, Herzklopfen, Kribbeln an den Fingerspitzen usw. auf.

Apitherapie
Zur Linderung der Befindensstörungen werden Weiselfuttersaft und Bienenpollen eingenommen, die eine gewisse hormonale Wirkung auf den Organismus ausüben (siehe 3.2.2, 3.2.3). Klassische Akupunktur oder Akupressur mit einer Kontaktsalbe aus Bienenprodukten und nachfolgendes Auflegen von Tzübos sind effektive Mittel zur Bewältigung der klimakterischen Störungen. Die Punkte fallen überwiegend mit jenen der funktionellen Erkrankungen des Nervensystems zusammen (siehe 4.3, 6.4.1).
Zu verwendende **Grundpunkte** sind: **MC6, MC7, C5, C7, RP6, GI11, E30, E36, J6, TR6, V15, V18, R6** sowie der allgemein wirkende Punkt **GI4**.
▶ Nach J. Bischko ist **V31** der »Meisterpunkt« für die Wechseljahre.

| Ohrtherapie |

Die Ohrtherapie wird bei den gynäkologischen Erkrankungen in Form von klassischer Akupunktur oder als Akupressur mit einer Kontaktsalbe und nachfolgendem Auflegen von Tzübos aus Bienenprodukten in den Komplex der allgemeinen Therapie einbezogen. Verwendet werden der Punkt *Schen-Men* (806), der Punkt des *Sympathikus* (504), der Punkt der *Drüsen mit innerer Sekretion* (502), des *Herzens* (301) und der *Nieren* (102) (siehe 5.1).

| Fußzonenmassage |

Wird mit einer Kontaktsalbe aus Propolis in den Heilkomplex als eine Gesamtmassage der Füße und anschließend als eine auf die Projektion der *Gebärmutter* (50), des *Eierstockes* (36), des *Kopfes* (1) und des *Herzens* (33) ausgerichtete Massage einbezogen (siehe 5.2).

Therapieplan:

> Der Heilzyklus umfaßt 10–12 Anwendungen. Die Bienenprodukte sind 2–2½ Monate lang einzunehmen. Vereinbart werden jährlich 2–3 Serien.

6.11 Erkrankungen der Mundhöhle

6.11.1 Gingivitis, Stomatitis, Parodontose und Zahnschmerz

Ätiologie
Zu den Schleimhautentzündungen der Mundhöhle gehören Gingivitis und Stomatitis und zu den Erkrankungen des Zahnbettes die Parodontose (atrophischer Zahnbettschwund).
Die Erkrankungen der Mundhöhle werden oft in der stomatologischen Praxis beobachtet. Ihr Auftreten wird mit lokalen Prozessen – dem Vorhandensein von Zahnstein, nicht herausgezogenen Zahnwurzeln, zahlreichen kariösen Zähnen, diversen Infektionen, Intoxikationen und Erkrankungen auf allergischer Grundlage, angeborener Prädisposition u. a. verknüpft. Häufig wird ihr Auftreten durch verschiedene Krankheiten funktionellen oder organischen Charakters des Organismus verursacht. Daher ist bei ihrer Behandlung nicht bloß die Beeinflussung der lokalen pathologischen Veränderungen – der Zähne –, sondern auch die Beeinflussung der anderen pathologischen Prozesse im Organismus und sein allgemeiner Zustand zu berücksichtigen. Das alles erfordert eine Steigerung der Resistenzkräfte des Organismus und die Beeinflussung des allergischen Terrains.

Apitherapie
Dank ihrer verschiedenartigen Zusammensetzung (Vitamine, Enzyme, antibiotische Substanzen und andere biologisch wirksame Komponenten) und ihrer regenerativen, kapillarstärkenden, entzündungswidrigen, immunologischen und detoxierenden Eigenschaften sind die Bienenprodukte – Honig, Weiselfuttersaft, Pollen und Propolis – innerlich eingenommen bei Erkrankungen der Mundhöhle, in erster Linie bei *Parodontose* sehr angezeigt (siehe 3.1.2, 3.2).
Die lokale Anwendung der Propolis bei *Gingivitis* und *Stomatitis* umfaßt Einreibungen mit einer 5%igen alkoholwäßrigen oder alkohololigen Emulsion (1:1, 1:2) oder mit einer 20%igen Extraktionssalbe sowie die Anwendung eines 10%igen Sprays. Es ist möglich, Bienenwachs und Propolis enthaltende Kaugummis zu kauen. In schweren Fällen von

aphthoser Stomatitis wird eine Touchierung der Aphthen mit einem 100%igen Extrakt aus Propolis empfohlen.

Bei der Behandlung der Parodontose wird nach der Kürettage der Zahnfleischtaschen eine Drainage mit einer alkoholöligen oder einer alkoholwäßrigen Emulsion aus Propolis durchgeführt. Empfehlenswert sind Massagen des Zahnfleisches mit Propolissalben, ausgiebiges Spülen der Mundhöhle mit Propoliswasser usw.

Die Akupunktur und die Akupressur tragen ihrerseits auf reflektorischem Weg zu einer Stärkung des Organismus und zur Normalisierung einer Reihe von physiologischen Funktionen, die im Grunde der stomatologischen Erkrankungen liegen, bei. Außerdem beeinflussen sie auch jene inneren Erkrankungen, die einen günstigen Boden für die Entwicklung der Erkrankungen der Schleimhaut der Mundhöhle und des Zahnbettes bilden. Auch nicht wegzudenken ist der schmerzstillende Effekt der Reflextherapie.

Die kombinierte Anwendung der Apitherapie und der Reflextherapie bei der Heilung der stomatologischen Erkrankungen führt dank des Synergismus ihrer Wirkung zu besseren Heilergebnissen als ihre getrennte Anwendung.

| Grundprinzipien bei der Behandlung |

Wahl der biologisch wirksamen Punkte und Satz von Punkten:

Die Einnahme von Bienenprodukten wird zur klassischen Akupunktur oder Akupressur mit einer Kontaktsalbe aus Propolis und nachfolgendem Auflegen von Tzübos aus Bienenprodukten angewandt (siehe 4.3).

Die **allgemein wirkenden Punkte GI4, E36** üben eine ausgeprägte schmerzlindernde, tonisierende und regulierende Wirkung auf die gestörten Funktionen der verschiedenen Organe und Systeme des Organismus aus, wobei auch die Mundhöhle nicht unbeeinflußt bleibt. Der vordere Mittelmeridian **(J)** normalisiert die Funktion des vegetativen Nervensystems, das eine bedeutende Rolle bei der Entwicklung verschiedener Erkrankungen des Organismus spielt, entsprechend auch jener der Mundhöhle.

Die Heilung beginnt mit einer geringeren Anzahl von Punkten. Im Laufe der Behandlung nimmt ihre Zahl zu, um gegen Ende der Anwendungen wieder auf ihre Ausgangszahl zu sinken. Um einer Adaptierung der Punkte sowohl an den mechanischen Druck als auch an die Bienenprodukte vorzubeugen, werden die Punkte wechselweise bearbeitet.

Es werden 1–2 allgemeine, anschließend 1–2 lokale, 1–2 segmentäre und 1–2 entfernte Punkte in die Behandlung einbezogen.
▶ Die ersten 5–6 Sitzungen werden täglich durchgeführt; danach folgen Prozeduren in Intervallen von 1–2 Tagen.
▶ *Bei Gingivitis*
Allgemeine Punkte: GI4, GI11, E36, MC6, TR5
Lokale Punkte: E7, VB1, VB2, VB3, TR20, TR21, T26
Segmentäre Punkte: IG9, IG17, VB12, T14
Entfernte Punkte: P11, P7, IG5, IG8, TR2, TR3, E42, E44, E45, F2
▶ *Bei Stomatitis*
Allgemeine Punkte: GI4, GI11, E36, MC6, TR5
Lokale Punkte: E3, TR20, TR21, TR23, T28
Segmentäre Punkte: J23, IG16, V13, TR17
Entfernte Punkte: P11, GI2, GI3, IG4, IG5, R3, R6, MC8, F2
▶ *Bei Parodontose*
Allgemeine Punkte: GI4, GI11, E36, MC6, TR5
Lokale Punkte: VB2, VB3, IG18, E6, E7
Segmentäre Punkte: V11, V19, VB20, VB21, IG17, T14, T15
Entfernte Punkte: P11, MC8, VB40, V60, R6, E44
▶ *Bei Odontalgie (Zahnschmerz)*
Allgemeine Punkte: GI4, GI11, E36, MC6
Lokale Punkte: → für Oberkiefer → **E2, E3, E4, E7, IG18, VB3**
  → für Unterkiefer → **E5, E6, J24**
Segmentäre Punkte: TR17, VB11, VB20, V10
Entfernte Punkte: C5, C6, C7, TR5, RP2, IG3, IG4, GI1, GI4, F2, F3.

Ohrtherapie

Wird in Form der klassischen Akupunktur oder als Akupressur mit einer Kontaktsalbe aus Propolis mit nachfolgendem Auflegen von Tzübos durchgeführt (siehe 4.3). Verwendet werden die Punkte des oberen (703) und unteren (702) *Kiefers*, der *Mundhöhle* (402) und des *Mundes* (401). Als Hilfspunkte können wir auch die Punkte der *Nieren* (102), der *Nebennieren* (503), der *Leber* (203), des *Magens* (207), des *Dickdarms* (202), *Schen-Men* (806) u. a. berücksichtigen. Bei der aphthosen und ulzerosen Stomatitis wird der *Allergiepunkt* (802) bearbeitet (siehe 5.1).

Fußzonenmassage

Man verwendet eine Kontaktsalbe aus Propolis. Nach einer Gesamtmassage der Füße wird eine auf die Projektionszonen der *Zähne* (2), des *Kopfes* mit der *Hypophyse* (1, 4), der *Leber* (18), der *Nebennieren* (22) und des *Dickdarms* (28, 29, 30) akzentuierte Massage vorgenommen (siehe 5.2).

Therapieplan:

> Der Heilzyklus hängt vom Wesen der Erkrankung ab. Bei Parodontose und aphthoser Stomatitis umfaßt er 10–15 Anwendungen. In 10–14 Tagen werden die Prozeduren regelmäßig wiederholt. Ihre Anzahl sollte 8 bis 10 betragen. Nach einem Monat kann man eine kleinere Serie von 6–8 Anwendungen einlegen. Die Bienenprodukte werden 2–2½ Monate lang eingenommen.

6.12 Erkrankungen der Haut

Die Haut muß als ein weites Rezeptorenfeld des peripheren Hautanalysators, d. h. als peripheres Ende der komplizierten Haut-Viszeralbögen, die eigentlich der Reflextherapie zugrunde liegen, angesehen werden.
Der Zusammenhang zwischen den inneren Krankheiten und der Haut wird bereits des öfteren klinisch belegt. So wie die Hautkrankheiten, die Störungen der Funktion innerer Organe hervorrufen können, so können auch umgekehrt – die Erkrankungen innerer Organe zu pathologischen Veränderungen der Haut führen. Beispielsweise kann ein langanhaltendes Hautleiden funktionelle Störungen im zentralen Nervensystem verursachen. Am häufigsten allerdings liegt im Grunde der Hauterkrankungen ein Komplex verschiedener Ursachen.

6.12.1 Ekzem

Eine häufig auftretende Hauterkrankung, die infolge einer veränderten Reaktivität des Organismus auf der Basis gestörten Stoffwechsels, Intoxikationen, endokriner Störungen, Erkrankungen des Magen-Darmtraktes, lokaler Einwirkung chemischer Substanzen usw. auftreten kann. Hautausschlag mit Knötchen-, Bläschen-, Pustel- oder Schuppen- und nachfolgender Borkenbildung, oft nässend.
Nach ihrem Verlauf werden die Ekzeme in akute, subakute und chronische eingeteilt und klinisch – in wahre, dyshidrotische, seborrhoische, traumatische, mikrobielle und berufsbedingte.

6.12.2 Neurodermitis

Hautkrankheit auf neuroallergischer Grundlage. Nicht bedeutungslos sind auch Intoxikationen, veränderte Reaktivität des Organismus, erbliche, endokrine u. a. Faktoren für das Auftreten der Krankheit. Die häufigste Ursache ist die polyvalente Autosensibilisierung. Der Verlauf der Krankheit ist chronisch; manchmal tritt sie sogar im Kindesalter auf. Der starke und anhaltende Juckreiz führt zu Störungen des gesamten Nervensystems. Die Neurodermitis kann sich begrenzt oder diffus äußern.

Begrenzte Neurodermitis
Diese Form ist gekennzeichnet durch Infiltrationsbereiche auf grober und trockener Haut, begleitet von lokalem Juckreiz. Am häufigsten beobachtet auf der seitlichen und hinteren Halsgegend, der Ellenbogen- und Hinterkniefalte, in der Region der äußeren Geschlechtsorgane und des Anus.

Diffuse Neurodermitis
Erfaßt ausgedehnte Bereiche des Körpers oder sogar seine ganze Oberfläche.

6.12.3 Allgemeines Hautjucken

Begleiterscheinung zahlreicher Hautkrankheiten oder als Folge nervaler Störungen, Erkrankungen der Leber und Nieren, gestörten Stoffwechsels und endokriner Erkrankungen (Zuckerkrankheit), Herdinfektion usw.

6.12.4 Alopecia

Angeborener oder erworbener Haarmangel krankhafter Ursache. Oft liegen im Grunde der Erkrankung starke und anhaltende Streßzustände, schwere Infektionen, insbesondere in der Kopfgegend, Intoxikationen, Störungen der endokrinen Drüsen u. a. Häufig sind aber die Ursachen der Erkrankung nicht festzustellen.
Alopecia areata – kreisförmiger Haarausfall, peripher fortschreitend, oft zusammenfließend bis zur völligen Kahlheit. Befallen werden auch Augenbrauen, Barthaare und Körperbehaarung. Der Ausfall aller Haare wird Alopecia totalis genannt.

Apitherapie
Innerlich eingenommen beeinflussen die Bienenprodukte mit Nähr- und Heileigenschaften dank ihrer Zusammensetzung und Eigenschaften den Immunschutz des Organismus günstig und stimulieren die körperliche und nervale Ausdauer. Ferner beeinflussen sie auch die Reaktivität des Organismus positiv, wodurch sie die allergische Prädisposition zu senken vermögen. Insbesondere heilend ist der Einfluß des **Weiselfuttersaftes** auf den vegetativen Teil des Nervensystems. **Propolis**, intern oder lokal angewandt, übt eine günstige Wirkung zur Beseitigung der Entzündungs- und Infektionsprozesse aus. Sie besitzt einen ausgeprägten juckreizmildernden und regenerativen Effekt, insbesondere in bezug auf die Haut. Findet eine weite lokale Anwendung in Form von Salben.
▶ Bei Haarausfall: tägliche Einreibungen mit einer 50%igen Propolissalbe, unter Zugabe von 5% Salizylsäure. Der eingeriebene Bereich wird mit Wachspapier abgedeckt.

Bei den Ekzemen, bei Hautjucken und Dermatitis werden leichte Einreibungen mit einer 20%igen Propolis-Extraktionssalbe vorgenommen (siehe 3.2.1).
Akupunktur und Akupressur tragen gleichfalls zur allgemeinen Stärkung des Organismus, zur Verringerung der Prädisposition zu Allergien und zur Stimulierung der physiologischen Prozesse im Organismus bei. Sie beeinflussen ferner das eine oder andere Krankheitssymptom, z. B. Juckreiz, Schlaflosigkeit u. a. Die Kombination beider Methoden Reflextherapie und Apitherapie führt zu besseren Ergebnissen.

Grundprinzipien bei der Behandlung

Wahl der biologisch wirksamen Punkte und Satz von Punkten:

Klassische Akupunktur oder Akupressur mit einer Kontaktsalbe aus Bienenprodukten mit nachfolgendem Auflegen von Tzübos. Um eine Adaptation der Punkte sowohl an die mechanische Einwirkung als auch an die Bienenprodukte zu vermeiden, werden die Punkte wechselweise verwendet. An Stellen von Hautläsionen sind Akupunktur bzw. Akupressur sowie das Auflegen von Tzübos nicht angezeigt.
Die Heilung von Ekzemen, Neurodermitis, Hautjucken und Alopecia beginnt mit einem Versuch, zunächst die Ursachen der Erkrankung zu beseitigen (Obstipation, Helminthes, Trichomonas, Störungen der Leber-Gallenblase-, Magen-Darm-, Pankreasfunktionen u. a. Anfangs können medikamentöse Maßnahmen angewandt werden, allerdings mit der Tendenz, diese allmählich einzustellen. Empfehlenswert sind eine entsprechende Diät, Heilgymnastik, Klima- und Sonnenlichtheilung.

Während des akuten Stadiums sind die Punkte **F2, F3, F8** und die paravertebralen Punkte **V17, V18, V52** in die Behandlung einzubeziehen. Verwendet werden unbedingt auch 1–2 Punkte auf dem Meridian der Leber **(F2, F3)** und der Gallenblase **(VB38)**. Die segmentären Punkte wählt man entsprechend der Lokalisierung des Herdes aus. Bei Nachlassen des Juckreizes wird die lokale Behandlung mit Propolis eingestellt.

Die Heilung beginnt mit 1–2 allgemein wirkenden Punkten, danach gehen wir zu den segmentären (1–3), lokalen (2–3) und entfernten (1–2) Punkten über. Lokal wird auch rund um die betroffene Stelle akupunktiert.

Allgemeine Punkte: GI4, GI11, E36, RP6; V40, V58, denen höchster Wert zukommt und die während der gesamten Dauer der Heilung zu bearbeiten sind.

Lokale Punkte werden um den Bereich des Herdes gewählt und auf dem Meridian, auf dem sich letzterer befindet.

Segmentäre Punkte: Ihre Lokalisation entspricht dem Segment der Wirbelsäule, das mit dem Herd verbunden ist, d. h. der Lokalisation des Herdes (siehe Abb. 6, 6a und Tab. 3). Bei **Läsion** verwenden wir folgende lokalen und segmentären Punkte:

der Beine → **RP9, RP10, VB34, VB31, V54, V60, V62**
des Bauches → **J4, J7, R14, E20, TR5, V21, V23, V62, E44**
der Brust → **J17, J21, P1, T9, T11, V17, V46**
des Rückens und des Kreuzes → **T14, T12, T4, T3, V11, V25**
der Arme → **GI10, GI11, MC3, MC6, MC7, P7, TR5**
des Halses → **J22, T14, GI17, GI18, TR16**
des Gesichtes → **VB14, E2, GI19, TR17, E5**
der Ohrengegend → **IG19, TR20, TR17**
des behaarten Teils des Kopfes → **T18, VB8, VB18**.

Entfernte Punkte wie **F2, F3, VB38, TR5, GI2, GI3, GI4**, die an den Enden der oberen und unteren Extremitäten liegen.

Bei Juckreiz am ganzen Körper werden die Punkte **P7, GI4, GI11, V40, V13, VB41, TR5, C5** gewählt.

Bei Alopezie → **RP6, RP9, VB39, GI4, GI11, T14, V11, V23, V25, V43, C1, C3** und lokale Punkte um den Herd der Erkrankung.

Ohrtherapie

Bei der klassischen Akupunktur oder bei der Akupressur mit einer Kontaktsalbe und nachfolgendem Auflegen von Tzübos werden die Punkte der *Lungen* (302), der *Nebennieren* (503), der *Nieren* (102), des *Dickdarms* (202), *Schen-Men* (806), der *Allergie* (802), der *Drüsen mit innerer Sekretion* (502) und die Projektionszonen, die in Zusammenhang mit den betroffenen Bereichen des Körpers stehen, verwendet (siehe 5.1).

| Fußzonenmassage |

Die Fußzonentherapie wird mit einer Kontaktsalbe aus Propolis durchgeführt. Nach einer Gesamtmassage der Füße werden die Projektionszonen der *Lungen* (14), des *Dickdarms* (28, 29, 30), der *Nieren* und *Nebennieren* (22, 21) und die Projektionszonen, die den betroffenen Bereichen entsprechen, behandelt (siehe 5.2).

Therapieplan:

Der Heilzyklus umfaßt 12–15 Anwendungen. Nach einer Pause von 14 bis 21 Tagen wird der Zyklus wiederholt. Zu prophylaktischen Zwecken werden solche Zyklen im Frühjahr und im Herbst eingelegt, in Perioden, in denen die Erkrankung gewöhnlich rezidiviert. Die Bienenprodukte sind 2–3 Monate lang einzunehmen.

6.13 Sonstige Erkrankungen

6.13.1 Diabetes

Der Diabetes mellitus (Zuckerkrankheit) wird mit einer absoluten oder relativen Insuffizienz des Inselapparates des Pankreas verbunden. Die Anlage für Zuckerkrankheit kann auch vererbt sein. Die Häufigkeit nimmt mit steigendem Lebensalter zu, bei Frauen bevorzugt. Subjektive Hauptbeschwerden: Durst, Polyurie (gesteigerte Harnabscheidung), Polyphagie (Freßsucht), Schwäche. Objektive Hauptbeschwerden: Hyperglykämie (erhöhter Zuckergehalt im Blut) und als deren Folge Glykosurie (Abscheiden von Zucker im Harn) und gewöhnlich Gewichtsverlust.

Apitherapie
Den an Zuckerkrankheit leidenden Personen wird die Einnahme von Weiselfuttersaft und Pollen empfohlen. Sie sind konzentrierte Quellen für natürliche Vitamine. Der Honig wird unter ständiger Laborkontrolle des Blutes in sehr geringen Dosen (25–30 g täglich) eingenommen. Die kombinierte Wirkung der Vitamine des Weiselfuttersaftes und des Pollens sowie der Levulose des Honigs, die bei manchen Honigarten bis zu 40% erreicht, und der im Honig vorkommenden Mikroelemente (Beryllium, Kalzium, Mangan, Strontium und Barium) beeinflussen den Kohlenstoffwechsel von Diabetikern günstig (siehe 3.2.1).

Die Erfahrung der Heilkundigen östlicher Völker und die Beobachtungen der heutigen Ärzte bezeugen den günstigen Einfluß der Reflextherapie bei *leichten Fällen* von Zuckerkrankheit. Die Kombination beider Methoden, Apitherapie und Reflextherapie, führt zu besseren Heilergebnissen. Die Heilung muß unter Kontrolle des behandelnden Arztes durchgeführt werden.

Grundprinzipien bei der Behandlung

Wahl der biologisch wirksamen Punkte und Satz von Punkten:

Es werden klassische Akupunktur oder Akupressur mit einer Kontaktsalbe aus Propolis mit nachfolgendem Auflegen von Tzübos angewandt (siehe 4.3). Um einer Adaptation der Punkte an die mechanische Einwirkung sowie an die Bienenprodukte vorzubeugen, sind die Punkte wechselweise zu bearbeiten.

Aus dem angebotenen Punktesatz werden 1–2 allgemein wirkende Punkte, 1–2 segmentäre, 1–2 spezielle (mit spezifischer Wirkung) und 1–2 entfernte Punkte behandelt.
Allgemeine Punkte → **GI4, GI11, E36, MC6, TR5**
Segmentäre Punkte → **V17, V20, V23, V26, V28, V43**
Spezielle Punkte → **VB29, F13, T6, J24, T25, T26**
Entfernte Punkte → **RP6, RP5, R5, C6**

Ohrtherapie

In die Heilmaßnahmen wird klassische Akupunktur mit nachfolgendem Auflegen von Tzübos auf die Punkte, nach Herausziehen der Nadeln, einbezogen. Eventuell kann auch eine Akupressur der Punkte mit einer Kontaktsalbe aus Propolis und Auflage von Tzübos durchgeführt werden. Mit der Kontaktsalbe wird die ganze Ohrmuschel bearbeitet, wonach die Behandlung der Zonen der *Drüsen mit innerer Sekretion* (502), des *Pankreas* (201b), der *Leber* (203), *Schen-Men* (806) folgt (siehe 5.1).

Fußzonenmassage

Die ganzen Füße werden zunächst mit einer Propolissalbe massiert, wonach die Zone der *Pankreasdrüse* (17), der *Nieren* (22) und der *Leber* (18) akzentuiert behandelt werden (siehe 5.2).

Therapieplan:

Umfaßt 10–15 Anwendungen, die nach 2–3 Monaten wiederholt werden. Die Bienenprodukte sind 1½–2 Monate einzunehmen.

6.13.2 Fettsucht

In der heutigen Zeit leiden 35% der Menschen an abnormem Körpergewicht, wobei für 25% von ihnen eine Kur angezeigt ist.

Ätiologie
Man muß Fettleibigkeit von Fettsucht unterscheiden. Fettleibigkeit bezeichnet den *Zustand*, während man unter Fettsucht die *Neigung* zum Fettansatz versteht. Die Ursache hierfür mag zu große Nahrungsaufnahme sein oder verminderte Abgabe von Energie. Bei manchen Personen wird die Erkrankung auch durch Störungen des Stoffwechsels verursacht. Aus diesem Grunde muß vor Bestimmung der Kur die Krankheitsursache ermittelt werden. Die Fettleibigkeit führt oft zu anderen Erkrankungen: gesteigertem Blutdruck, Diabetes, Steine in der Gallenblase, Herz- und endokrine Störungen usw.
Bei einer Fettleibigkeit infolge Überernährung sind körperliche Bewegungen angezeigt (körperliche Tätigkeit, Sport, Wandern). Hierbei ist selbstverständlich kalorienarme Nahrung angezeigt wie Gemüse, Obst, Milch u. a. Die Mengen der aufgenommenen Nahrung sind außerdem zu verringern. Diät und Bewegungsregime müssen Monate oder sogar Jahre eingehalten werden, bis eine Stabilität des Körpergewichtes eintritt.

Apitherapie und Diätetik
Die Bienenprodukte mit Nährwert – *Honig*, *Pollen* und *Weiselfuttersaft* – werden in die Diät einbezogen.
▶ Empfohlen werden 50–60 g Honig und 50–60 g Pollen täglich.
Der Honig wird in einem halben Glas Wasser gelöst, unter Zugabe einer halben ausgequetschten Zitrone eingenommen. Hinzugefügt werden können auch 300 mg Weiselfuttersaft einmal täglich eingenommen, vorzugsweise morgens.
Manche Autoren empfehlen folgende »**Honigabmagerungsdiät**«:

Morgens:	2 gekochte Eier, Vitamine
10 Uhr:	1 Löffel Honig, Vitamine
12 Uhr:	Fisch oder Fleisch, ohne Beilage
15 Uhr:	1 Löffel Honig, Vitamine
20 Uhr:	gekochtes Gemüse

Bei manchen Kranken mit abnormem Körpergewicht, begleitet von Neurose, ist das Appetitzentrum im Gehirn ständig erregt. Solche Kranke sind ein dankbares Objekt für Akupunktur oder Akupressur mit einer Kontaktsalbe aus Propolis oder Honig mit nachfolgendem Auflegen von Tzübos (siehe 4.3). Zu diesem Zweck werden beiderseitig die Punkte **GI11, E36, V10, VB20**, die das erregte Nervensystem unterdrücken, bearbeitet. In die Behandlung werden auch **GI14** und **J6** einbezogen. Letzterer ist als »das Meer der Energie« bekannt. Dieser Punkt unterstützt die Normalisierung der Stoffwechselprozesse. Die Behandlung erstreckt sich auch auf Gymnastik der Bauchwand, wobei der Punkt **RP15** komprimiert wird. Auf diesen Punkt muß unbedingt ein Tzübo aufgelegt werden.

Ohrtherapie

Der Heilprozeß umfaßt eine klassische Akupunktur oder Akupressur mit einer Kontaktsalbe aus Bienenprodukten und nachfolgendem Auflegen von Tzübos (siehe 4.3). Verwendet werden die Punkte des *Mundes* (401), des *Pharynx* (402), des *Magens* (207), der *Leber* (203), bei Obstipation – des *Dickdarms* (202).

▶ Möglich ist eine alleinige Anwendung der Ohrtherapie, dann dauert die Heilung aber 60–70 Tage (siehe 5.1).

Fußzonenmassage

Zunächst werden mit einer Kontaktsalbe aus Propolis oder Honig beide Füße bearbeitet, danach folgt eine auf die Projektionszonen der *Lungen* (14), des *Magens* (15), der *Leber* (18), des *Dickdarms* (28, 29, 30) ausgerichtete Massage (siehe 5.2).

Therapieplan:

Der Heilzyklus ist anhaltend (30–40 Tage) und wird mit Pausen von 15–20 Tage wiederholt, bis sich das Körpergewicht vollkommen normalisiert.

6.13.3 Zustand nach Hirnschlag (Insult)

Ausfall der Bewegungstätigkeit besonders der Extremitäten (Hemiparese) und Muskelstarre sind eine charakteristische Besonderheit des Zustandes nach einem Hirnschlag. Hinzu kommen noch verschiedene vegetative und emotionale Störungen.

Bei der Heilung muß in erster Linie der Wiederherstellung der Bewegungsfähigkeit der geschädigten Extremitäten Beachtung geschenkt werden, sowie der ihr folgenden Komplikationen wie Atrophien, Kontrakturen u. a. Von großer Bedeutung für das Endergebnis sind die richtigen, rechtzeitigen und genügend anhaltenden Rehabilitationsmaßnahmen.

Apitherapie
Die innerliche Einnahme von Bienenprodukten – Honig, Pollen und Weiselfuttersaft – nach einem überstandenen Hirnschlag ist sehr angezeigt. Sie beeinflussen das Nervensystem günstig und bereichern den Organismus an natürlichen Vitaminen, Mikroelementen, Biostimulatoren u. a. Ferner tragen sie zur Senkung des Cholesterinspiegels im Blut bei, wirken gegen die Gerinnungsprozesse im Blut und verbessern die Elastizität der Gefäßwände. In den meisten Fällen sind die Insulte mit verringerter Elastizität der Gefäßwände im Gehirn verbunden. Wasserextrakt von Propolis, innerlich eingenommen, beeinflußt die reparativen Prozesse in den Nervengeweben und vermehrt die Resistenzkräfte des Organismus.
An sich ist die Reflextherapie bei der Heilung von Postinsultzuständen gleichfalls angezeigt. Eine Kombination zwischen Reflextherapie und Apitherapie ist möglich und führt zu besseren therapeutischen Ergebnissen.

Grundprinzipien bei der Behandlung

Wahl der biologisch wirksamen Punkte und Satz von Punkten:

> Die Apireflextherapie wird in Form der klassischen Akupunktur oder Akupressur mit einer Kontaktsalbe mit nachfolgendem Auflegen von Tzübos durchgeführt (siehe 4.3).
> Die Bearbeitung der Punkte **E36** und **GI4** bei Kranken mit spastischer Hemiparesen beeinflußt die supraspinalen Strukturen. Die Bearbeitung von Punkten in den distalen Bereichen der oberen Extremitäten beeinflußt die spinalen Motoneuronen, während die Bearbeitung von Punkten der paretischen Extremitäten auf spinale und supraspinale Bereiche wirkt.
> Die Behandlung ist streng individuell. Während einer Sitzung werden 5–6 Punkte verwendet. Auf 3–4 von ihnen werden anschließend weiche Tzübos aufgelegt und es wird nach der Hemmungsmethode eingewirkt. Auf den gesunden Extremitäten werden symmetrische Punkte bearbeitet, auf 2–3 davon legt man harte oder halbharte Tzübos auf und läßt sie nach der Stimulierungsmethode einwirken

(siehe 2.5.1). Einbezogen in die Behandlung werden an paretischen Extremitäten die am weitesten vom Rumpf liegenden Punkte. Die Behandlung beginnt mit einer geringeren Anzahl von Punkten, die wir im weiteren Verlauf vermehren, um sie gegen Ende der Behandlung wieder auf die Anfangsanzahl zu reduzieren.

Verwendet werden 1–2 allgemein wirkende Punkte, 1–3 segmentäre und regionale Punkte (auf den geschädigten Extremitäten), 1–2 entfernte Punkte und 1–3 symptomatische Punkte.
Allgemeine Punkte: GI4, GI11, E36, T20.
Segmentäre Punkte: In allen Fällen wählt man Punkte der Hals-Nackengegend zwecks Verbesserung der Prozesse im Hirn. Bei Schädigung der unteren Extremitäten werden auch Punkte der Lumbo-Sakralgegend in die Behandlung einbezogen → **VB20, VB21, V10, V11, V13, V41, V42, T12, T14, IG14, TR15** sowie **V22, V23, V24, V25, V26, V27, V28, T4.**
Regionale Punkte: die *oberen* Extremitäten betreffend → **GI10, GI11, GI14, GI15, TR3, TR10, MC5, MC6, MC8, IG3, IG4**; die *unteren* Extremitäten betreffend → **E31, E32, E33, E34, E35, E36, E41, VB30, VB31, VB39.**
Entfernte Punkte → **F2, F3, IG3, IG4, R7, TR3, TR4, GI4.**
Symptomatische Punkte: Falls sich irgend ein Symptom äußert, das beseitigt werden muß, wählen wir verschiedene Punkte, z. B. bei *Kopfschmerzen* (siehe 6.4.1 a), bei *Herzklopfen* (siehe 6.7.3), bei *Husten* (siehe 6.5.2), bei *Benommenheit* **(GI14, VB20, E36, E40, J4, V23, V20)** usw.

Ohrtherapie

Wird in Form der klassischen Akupunktur oder Akupressur mit einer Kontaktsalbe aus Propolis oder Honig und Auflage von Tzübos durchgeführt (siehe 4.3). Es werden Punkte bearbeitet, die den paretischen Gegenden des Körpers entsprechen: der *unteren Extremitäten* und des *Hüftgelenks* – (602–610 und 631), der *oberen Extremitäten* – (611–617 und 619, 620). Ferner werden der sogenannte »herrliche« Punkt (303), der Punkt *Schen-Men* (806) und der Punkt der *subkortikalen Gegend* (501) bearbeitet (siehe 5.1).

Fußzonenmassage

Die Behandlung wird mit einer Kontaktsalbe aus Propolis oder natürlichem Honig durchgeführt. Nach einer Massage der ganzen Füße wird die Projektionszone der *Nieren* (22), der *Lungen* (14), des *Herzens* (33), der *Leber* (18), der *oberen* (10) und *unteren* (35) *Extremitäten* ausgerichtet bearbeitet. Behandelt werden beide Füße, da aber der Zonenreflex bei Insult gekreuzt ist, wird vor allem der Fuß des gesunden Beines gründlich behandelt (siehe 5.2).

Therapieplan:

> Der Heilzyklus umfaßt 12–15 Sitzungen mit einer Gesamtdauer von 30–40 Tagen. Nach 2–3 Monaten wird die Behandlung wiederholt. Die Bienenprodukte sind 2–3 Monate lang einzunehmen. Während der ganzen Zeit der Behandlung werden die Rehabilitationsmaßnahmen aufrecht erhalten.

III.
Hilfe zur Selbsthilfe

7. Akupressur mit Bienenprodukten (Apipressur) gegen Schmerzen und Befindlichkeitsstörungen

7.1 Grundprinzipien

7.1.1 Möglichkeiten und Grenzen

Die fernöstliche Heilmethode über die biologisch wirksamen Punkte, bekannt auch als Punkttherapie in ihren beiden Disziplinen – Akupressur und Akupunktur – stellt eine harmlose, effiziente und natürliche Heilmethode dar. Es muß berücksichtigt werden, daß diese Methode nicht allmächtig ist, keine »Panazee«, kein Allheilmittel gegen alle Krankheiten und Leiden darstellt, sondern nur einen Modus, durch den der Kranke sich allein oder mit fremdem Beistand helfen kann. Vorteilhaft für diese Methode sind die leichte Handhabung der Verfahrenstechnik, die überschaubaren Wirkungsbereiche sowie ihre physiologische Wirkung auf den menschlichen Organismus (Punkte und Zonen).
Die *Apiakupressur*, d. h. Akupressur mit lokaler Anwendung und innerlicher Aufnahme von Bienenprodukten, läßt sich auch komplex mit den übrigen Arzneien und Heilmitteln anwenden. Sie ist eine Ergänzung zur modernen Medizin, kann sie jedoch nicht ersetzen, d. h., sie schaltet den Arzt keinesfalls aus. Bei ernsthaften Erkrankungen darf sie, ebenso wie andere Selbstbehandlungsverfahren, nicht angewandt werden. Der Umstand, daß die Akupressur so leicht anwendbar ist, bringt die Gefahr, daß der Kranke versuchen könnte, selbst eine »Diagnose seiner Erkrankung« aufzustellen und eine Akupressur anzuwenden, ohne sich vorher mit seinem Arzt beraten zu haben. Es existieren viele heilbare Krankheiten, die sich im Laufe der Zeit in unheilbare verwandeln könnten, wenn allzulange mit der richtigen Therapie gezögert wird und so ein fortgeschrittenes Stadium der Krankheit eintritt. Unter diesen Vorbehalten könnte eine Selbstbehandlung angewandt werden:

- nach sicherer Diagnose des Arztes, wonach keine Bedenken gegen eine Akupressur bestehen;
- als Ergänzung zur Basistherapie;
- bei häufigeren Alltagsbeschwerden wie Kopfschmerzen, Verdauungsstörungen, neurotischen Beschwerden, verschiedenen Schmerzen.

Die Kombination von Akupressur äußerlich mit Kontaktsalbe und mit Einnahme von Bienenprodukten steigert die Besserungsdaten und verkürzt die Frist der Heilung. Allerdings muß hier beachtet werden, daß werden, daß eine kleine Anzahl von Menschen allergisch gegenüber Bienenprodukten ist.

Die Kartographie sowie die Techniken zum Auffinden der biologisch wirksamen Punkte und das Vorgehen bei den Anwendungen wurden bereits ausführlich dargestellt (siehe 2.6, 2.8, 4.3, Abbildungen 5 und 28).

Als weitere Orientierungshilfe folgt Abbildung 33.

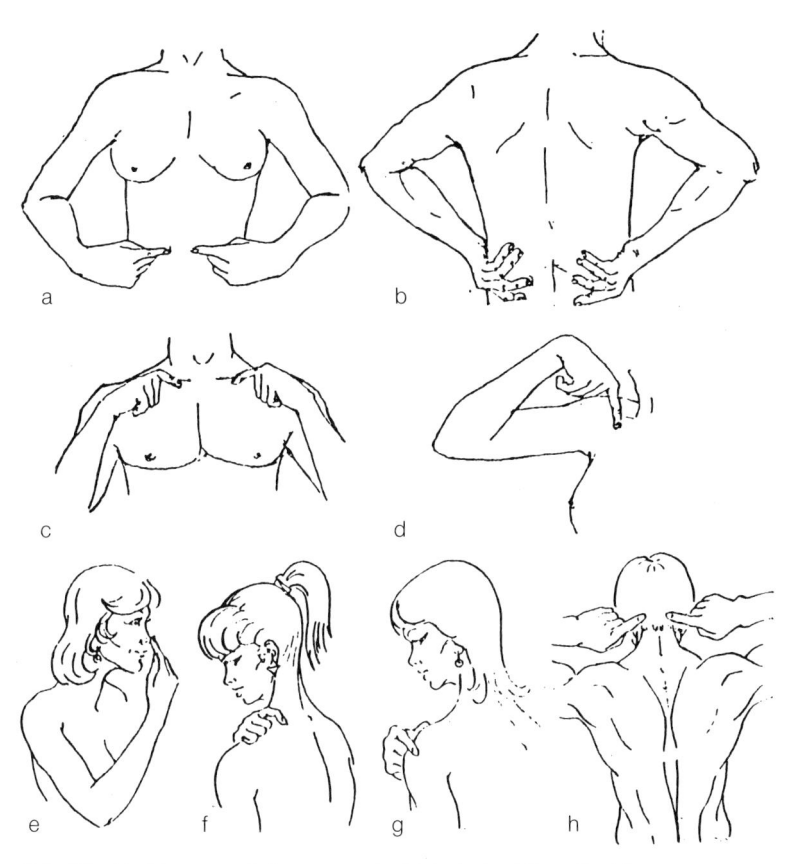

Abb. 33 Verfahren zur Autopressur der biologisch aktiven Punkte:
a = R17, b = V22, c = R27, d = P2, e = T26, f = TR15, g = TR14, h = V10.

7.1.2 Grundregeln für die Selbstmedikation

7.1.2.1 Die Intensität des ausgeübten Druckes

Die Stärke des Druckes hängt von der Schmerzsensibilität des gewählten Punktes ab, ein Überschreiten der »Schmerzgrenze« ist nicht zulässig.
▶ Je akuter der Krankheitszustand, desto schwächer der Druck auf den in der Tiefe liegenden Punkt – und umgekehrt.
▶ Je älter (chronischer) der Prozeß, desto energischer muß die Akupressur ausgeübt werden.

7.1.2.2 Die Zeitdauer der Apipressur

Die Anwendungsdauer richtet sich nach der Dauer des Krankheitsprozesses und nach der Schmerzintensität am entsprechenden Punkt.
▶ Bei starkem und akutem Schmerz wird ein leichter Druck etwa von 10–60 Sekunden ausgeübt, der sich 1–2mal täglich wiederholen läßt.
▶ Bei älterem, chronischem Schmerz üben wir einen stärkeren Druck für die Dauer von 1–3 Minuten aus, der 3–4mal täglich wiederholt wird.

7.1.2.3 Die Geschwindigkeit der Kreisbewegungen

Auch diese hängt von der Dauer des Krankheitszustandes ab.
▶ Je akuter der Prozeß, desto schneller die Bewegungen und desto geringer der Druck.
▶ Bei einem älteren, chronischen Prozeß sind die kreisförmigen Bewegungen langsamer, der Druck muß mehr in die Tiefe gerichtet sein und intensiver.
▶ Durchschnittlich beträgt die Geschwindigkeit etwa zwei Drehungen in der Sekunde.
▶ Symmetrische Punkte, die sich anatomisch auf beiden Seiten des Körpers befinden, sind gleichzeitig oder abwechselnd mit gleicher Intensität zu pressen.
▶ Zwei oder drei nahe aneinander liegende Punkte werden gleichzeitig mit zwei oder drei benachbarten Fingern behandelt.

7.1.2.4 Anzahl der Stimulationen durch Tzübopressur

Die Zahl der täglichen Anwendungen von Tzübos richtet sich nach dem Krankheitsverlauf.
▶ In akuten Fällen erfolgt die Stimulierung 1–2mal täglich, in chronischen Fällen 3–4mal.

▶ Parallel dazu werden einzunehmende Bienenprodukte verabreicht. (Dosierung, Darreichung etc. siehe 3.1.2 und 3.2).

7.1.2.5 Methodik und Technik der Anwendung

Siehe 4.3.2 und 4.3.3.

Nach Durchführung der Akupressur mit einer Kontaktsalbe aus Bienenprodukten (Propolis, Bienengift, Honig) wird auf die Punkte ein Tzübo (Sphäre) – gewöhnlich aus Wachs-Propolis – aufgelegt (siehe 4.3). Das Tzübo wird für 24 bis 72 Stunden auf die angezeigten Punkte mit Leukoplast aufgeklebt mit dem Zweck, die Dauer und Intensität der Behandlung auszudehnen. Die weitere Bearbeitung erfolgt über das Tzübo (siehe 4.3.3).

Im Text sind weiterhin zwei Gruppen von Punkten angeführt: die eine durch kleine, ausgefüllte Kreise und eine ununterbrochene Linie bis zum Index des Punktes und die zweite durch leere kleine Kreise und eine punktierte Linie. Sie werden aufeinanderfolgend bearbeitet und zwar abwechselnd in 24 bis 48 oder manchmal bis zu 72 Stunden Abstand.

Zulässig ist eine Akupressur aller angeführten Punkte (10–12), d. h. die beiderseitige Bearbeitung beider Punkte-Gruppen, wobei Tzübos nur auf die eine Gruppe aufgelegt werden. Zulässig ist die Bearbeitung von nur einer Gruppe von Punkten, aber nach Wegnahme der Tzübos, d. h., nach 24 bis 72 Stunden müssen die Punkte desadaptiert werden, indem sie von der Einwirkung im Laufe von 12 bis 24 Stunden befreit werden.

Ein spezialisierter Fachmann ist in der Lage, die Punkte rasch zu lokalisieren und eine klassische Akupunktur durchzuführen. Danach (nach dem Nadelausziehen) werden Tzübos aufgelegt. In der Folge ist der Patient imstande, selbst unter häuslichen Bedingungen regelmäßig die Tzübopressur vorzunehmen.

▶ Die Akupunktur wird in diesem Fall alle 48 bis 72 Stunden durchgeführt.

7.1.2.6 Der Heilzyklus

Die Therapiedauer läßt sich nur fallweise festlegen. Sie hängt vom Wesen der Erkrankung, ihrem Stadium und vom Zustand des Patienten ab.

▶ Als Durchschnitt gelten 5–10–15 Anwendungen.
Bei aufgelegten Tzübos dauert die Kur 10–20–30 Tage.
▶ Bei chronischen Erkrankungen läßt sich der Zyklus nach 14–21 Tagen wiederholen, wobei zusätzlich ein dritter Zyklus zur Konsolidierung der Ergebnisse hinzugefügt werden kann.

7.1.3 Indikationen

Mit Hilfe der Akupressur und der Bienenprodukte (Apipressur) wird eine Schmerzausschaltung erzielt; funktionelle Störungen und die Folgen von Übermüdung und Spannung sowie manche alltägliche Beschwerden werden beseitigt oder vermindert. Die Genesungsfristen lassen sich verkürzen.

> Zur Durchführung der Akupressur ist es nicht erforderlich, das gesamte und komplizierte System von Punkten und Meridianen zu studieren. Es genügt die Kenntnis jener Punkte, deren Bearbeitung bei der entsprechenden Erkrankung erforderlich ist, so daß jeder Kranke sich selbst mit seinen Fingern und den entsprechenden Bienenprodukten helfen kann.

In der ab S. 333 folgenden praktischen Anleitung sind die günstigsten Punkte zur Erzielung einer optimalen Wirkung zusammengefaßt, die auf jahrhundertealter Erfahrung der chinesischen Medizin sowie auf eigenen Beobachtungen beruhen. Wir sind natürlich fern vom Gedanken, daß mit den angeführten Rezept-Schemata alle Möglichkeiten zur Meisterung der verschiedenen Krankheitserscheinungen erschöpft werden können. Ebenso selbstverständlich ist es, daß die Apipressur nicht imstande ist, die erforderliche Grundtherapie wie Operationen, Korrektionen u. a. zu ersetzen. Als schmerzlinderndes Mittel ohne weitere therapeutische Effekte kann sie selbstverständlich auch bei der Heilung schwererer Erkrankungen angewandt werden.

7.1.4 Kontraindikationen

Gegenanzeigen für die Durchführung einer Akupressur in Kombination mit Bienenprodukten sind zwar selten, aber dennoch sorgfältig zu beachten:

- ◄ Schwere organische Herz- und Gefäßstörungen
- ◄ Schwangerschaft
- ◄ Schwere Erschöpfungszustände
- ◄ Fieber und ungeklärte Zustände von Unwohlsein
- ◄ Exazerbation chronischer Erkrankungen der Leber, der Nieren und des Pankreas
- ◄ Infarkt des Herzmuskels
- ◄ Blutende Geschwüre des Magens und des Zwölffingerdarms
- ◄ Aktiver Rheumatismus
- ◄ Bösartige Neubildungen
- ◄ Angeborene Mißbildungen des Nervensystems
- ◄ Unverträglichkeit von Bienenprodukten

7.2 Heilschemata und Rezepturen

7.2.1 Acne juvenilis

Häufig treten in der Periode der Pubertät infolge von endokrinen Störungen Fettstoffwechsel- oder Verdauungsstörungen u. a. in Form von derben Knötchen im Gesicht und in der oberen Brustgegend auf, die nachträglich eitern. Sie hinterlassen unangenehme Spuren. Es werden folgende Punkte abwechselnd bearbeitet:

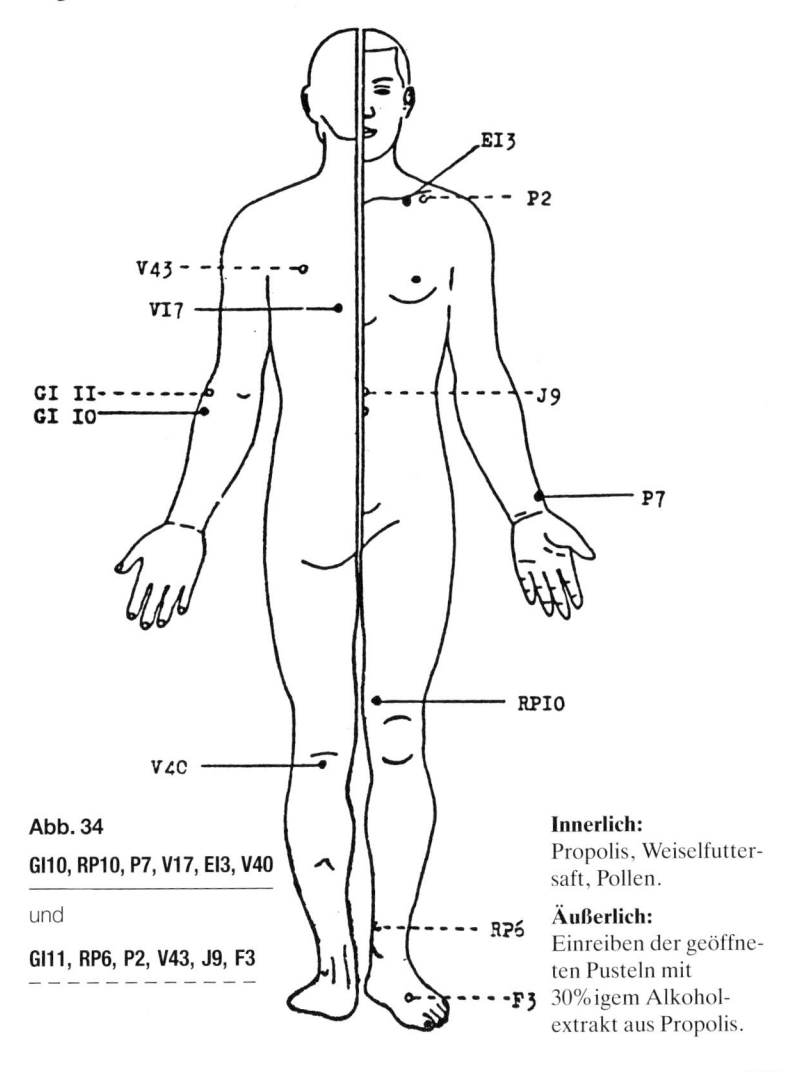

Abb. 34

GI10, RP10, P7, V17, EI3, V40

und

GI11, RP6, P2, V43, J9, F3

Innerlich:
Propolis, Weiselfuttersaft, Pollen.

Äußerlich:
Einreiben der geöffneten Pusteln mit 30%igem Alkoholextrakt aus Propolis.

333

7.2.2 Allergien

Abnorme Reaktionen des Organismus gegenüber bestimmten Stoffen (Allergene). Häufigste Äußerung durch Haut-, Atmungs-, Nieren-, Gelenk-, Magen-Darm- und sonstige Erscheinungen. Es werden abwechselnd folgende Punkte bearbeitet:

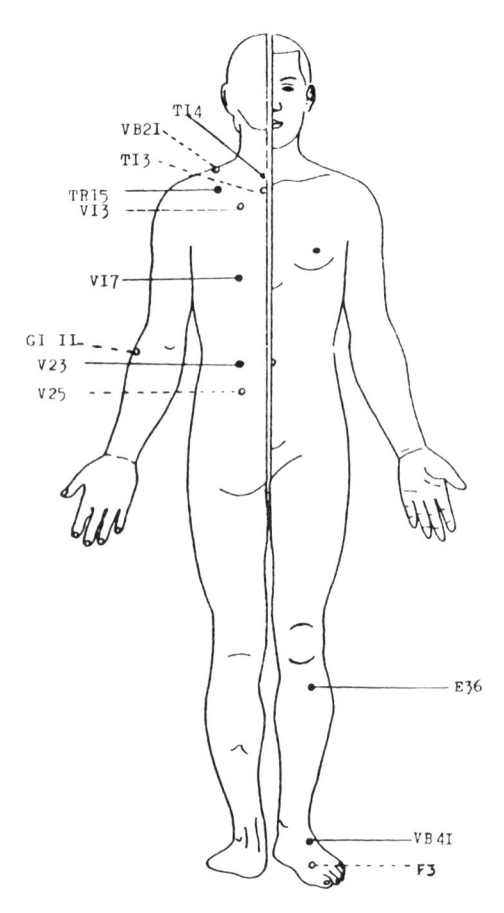

Abb. 35

T14, TR15, V17, VB41, V23, E36 und VB21, V13, F3, V25, GI11, T13

Bei *Verdauungsstörungen* außerdem **J12**, **(J16)**, bei *Lungenbeschwerden* – **P7**, **(J17, R27, P2, J22)** und bei *Heuschnupfen* – **GI18 (GI20)**. Täglich **GI4**.

Innerlich: Weiselfuttersaft.

7.2.3 Angstzustände

Beobachtet werden solche Zustände sowohl bei Kindern als auch bei Erwachsenen. Sie erreichen manchmal den Grad von Angstneurosen. In der Praxis werden Tages- und Nachtberuhigungsmittel angewandt, die einerseits den Organismus belasten und andererseits nicht immer zum gewünschten Ergebnis führen. In leichteren Fällen sind durch Akupressur und Bienenprodukte gute Resultate zu erzielen. Es werden folgende Punkte akupressiert:

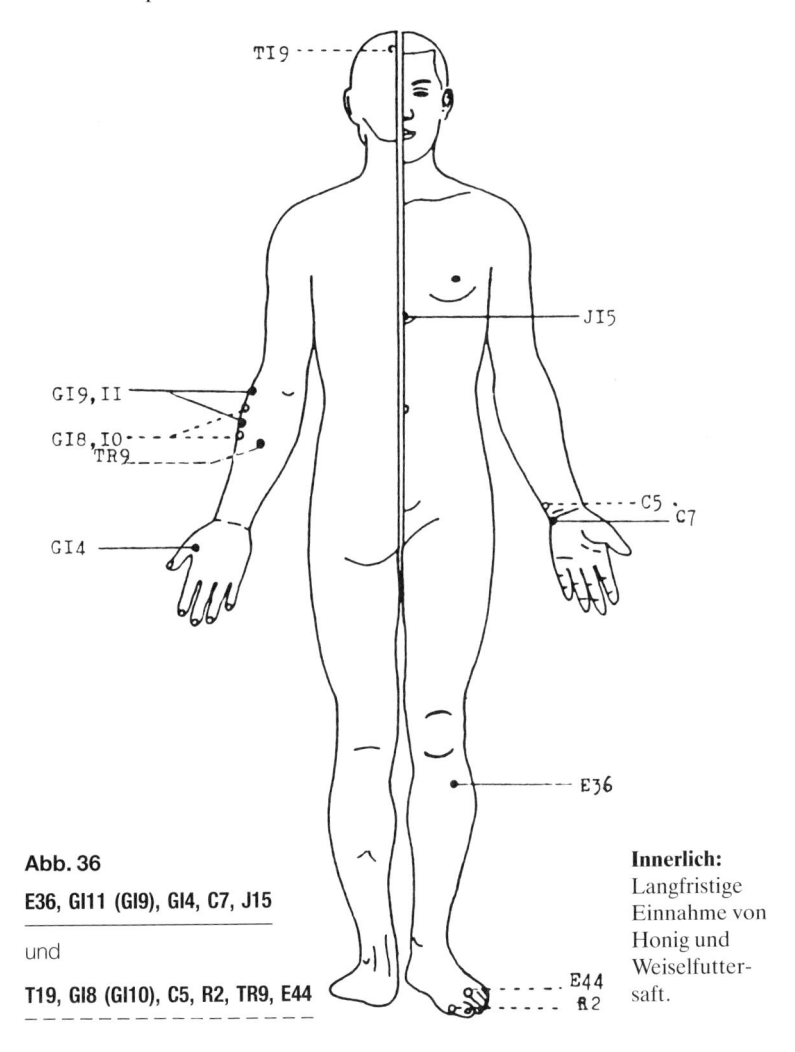

Abb. 36

E36, GI11 (GI9), GI4, C7, J15

und

T19, GI8 (GI10), C5, R2, TR9, E44

Innerlich: Langfristige Einnahme von Honig und Weiselfuttersaft.

7.2.4 Atherosklerotische Beschwerden

Der moderne Mensch ist ständig Streßzuständen, einer übermäßigen Ernährung, Nikotin- und Alkoholmißbrauch, ungenügender Bewegung u. a. ausgesetzt. Dies bewirkt atherosklerotische Veränderungen in den Hirn-, Herz- und anderen Gefäßen. Dies führt zur Reduzierung des Erinnerungsvermögens und der Arbeitsfähigkeit. Es werden folgende Punkte abwechselnd bearbeitet:

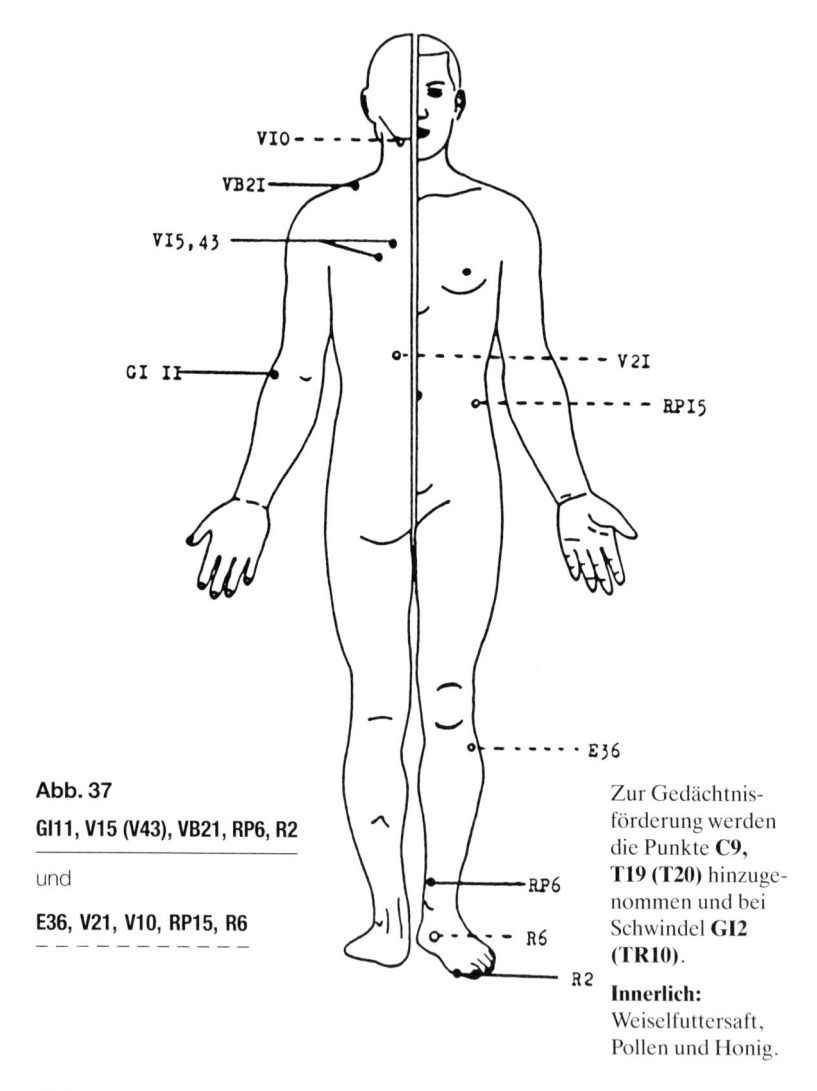

Abb. 37

GI11, V15 (V43), VB21, RP6, R2

und

E36, V21, V10, RP15, R6

Zur Gedächtnisförderung werden die Punkte **C9, T19 (T20)** hinzugenommen und bei Schwindel **GI2 (TR10)**.

Innerlich: Weiselfuttersaft, Pollen und Honig.

7.2.5 Durchblutungsstörungen der Beine und Füße

Diese Störungen werden am häufigsten bei Rauchern beobachtet. Charakteristische Merkmale: kalte Füße, häufige Änderung ihrer Färbung, Schmerzen, die durch Krämpfe in den Blutgefäßen verursacht werden. Es folgen später irreversible atherosklerotische Veränderungen. In den frühen Stadien ist Akupressur angezeigt. In den späteren Stadien nur nach Ermessen des Arztes und zwar als Element der Grundtherapie. Es werden abwechselnd folgende Punkte akupressiert:

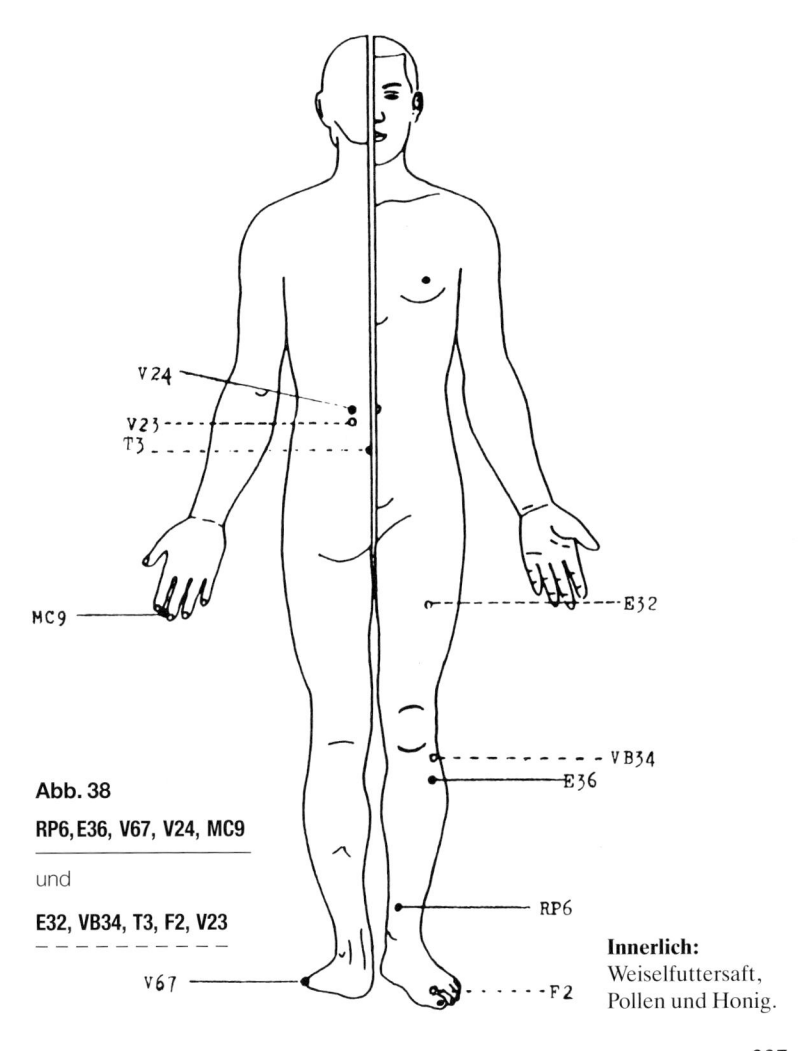

Abb. 38
RP6, E36, V67, V24, MC9

und

E32, VB34, T3, F2, V23

Innerlich:
Weiselfuttersaft,
Pollen und Honig.

7.2.6 Durchblutungsstörungen der Arme und Hände

Im jugendlichen Alter bedingt durch Krämpfe in den Blutgefäßen, im fortgeschrittenen Alter – verursacht durch Verengung infolge von atherosklerotischen Prozessen. Charakteristisch sind kalte Finger und Handflächen, wobei die Kälte zuweilen bis zu den Ellenbogen reicht. Im Anfangsstadium lassen sich die Krämpfe durch Akupressur und Bienenprodukte bekämpfen. In fortgeschrittenen Fällen gehören sie zur komplexen Therapie. Abwechselnd werden folgende Punkte akupressiert:

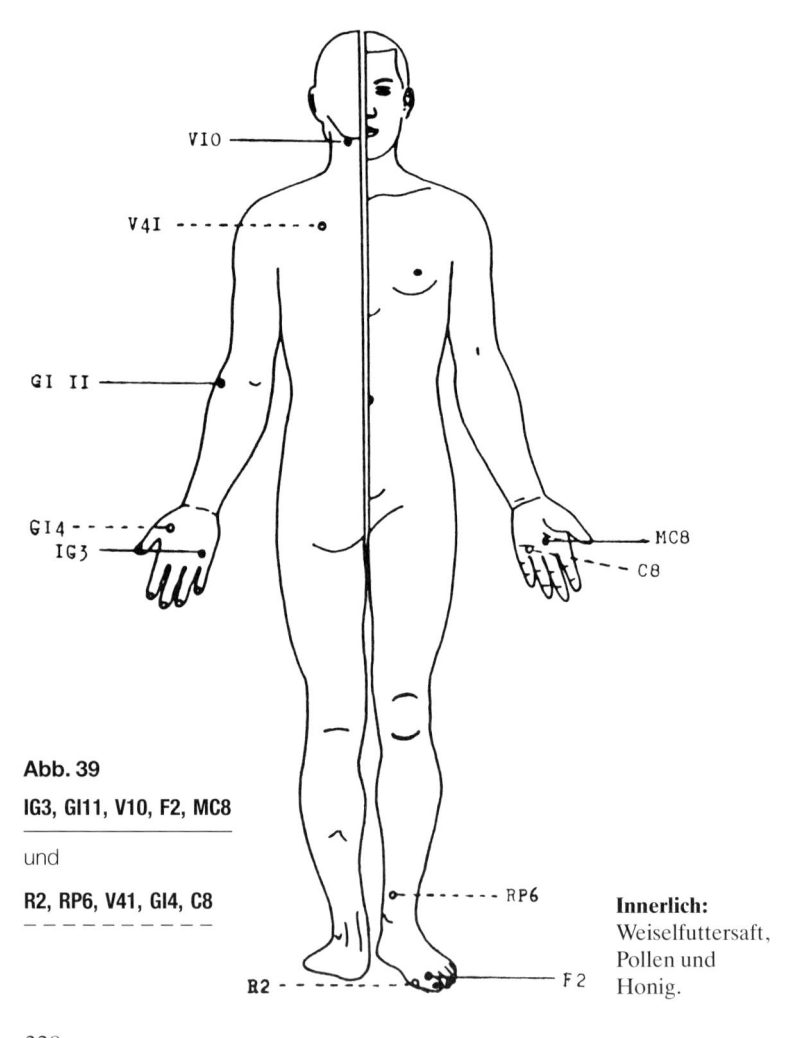

Abb. 39

IG3, GI11, V10, F2, MC8

und

R2, RP6, V41, GI4, C8

Innerlich: Weiselfuttersaft, Pollen und Honig.

7.2.7 Durchblutungsstörungen des Gehirns

Anfänglich treten folgende Erscheinungen auf: Gedächtnisschwund, Konzentrationsschwierigkeiten, im späteren Stadium – Betäubung, Ohrrauschen u. a.

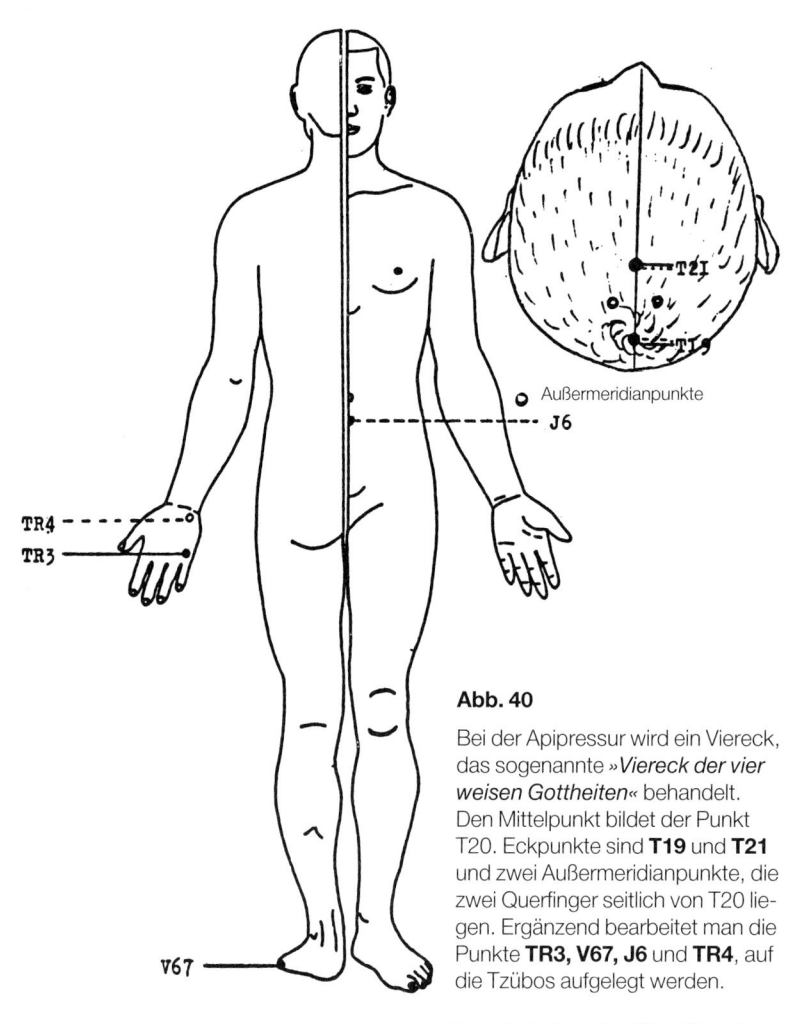

Abb. 40
Bei der Apipressur wird ein Viereck, das sogenannte »*Viereck der vier weisen Gottheiten*« behandelt. Den Mittelpunkt bildet der Punkt T20. Eckpunkte sind **T19** und **T21** und zwei Außermeridianpunkte, die zwei Querfinger seitlich von T20 liegen. Ergänzend bearbeitet man die Punkte **TR3, V67, J6** und **TR4**, auf die Tzübos aufgelegt werden.

Innerlich: Regelmäßige Einnahme von Weiselfuttersaft, Pollen, Propolis und Honig.

7.2.8 Herzstärkung

Die Schwäche des Herzmuskels ist charakteristisch für ältere Menschen, da die langjährige Tätigkeit zu seiner Erschöpfung führt. Der Mensch ermüdet schneller, gerät bei raschen Bewegungen oder beim Treppensteigen oder Erwandern einer Anhöhe außer Atem. Nachts ist häufigeres Harnlassen erforderlich. Im Laufe der Zeit werden Flüssigkeiten zurückgehalten. Die medikamentöse Behandlung wird durch Akupressur ergänzt. Erforderlich ist abwechselnde Apipressur folgender Punkte:

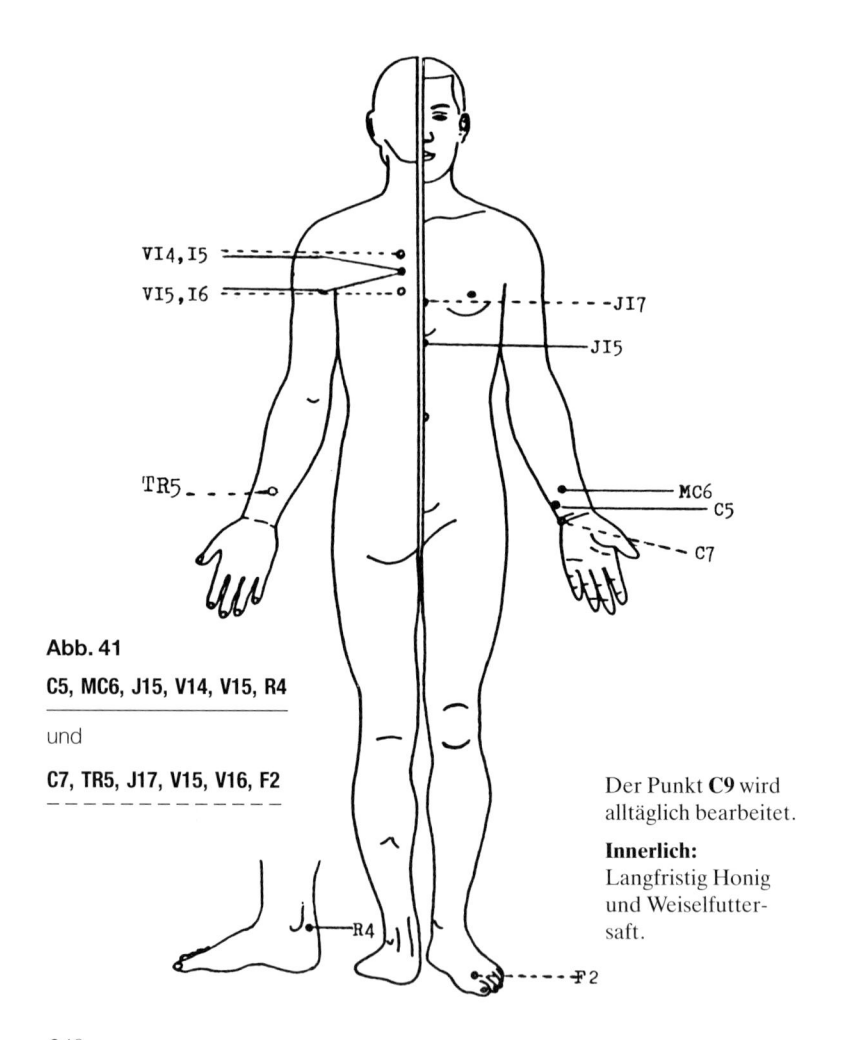

Abb. 41

C5, MC6, J15, V14, V15, R4

und

C7, TR5, J17, V15, V16, F2

Der Punkt **C9** wird alltäglich bearbeitet.

Innerlich:
Langfristig Honig und Weiselfuttersaft.

7.2.9 Herzklopfen

Normalerweise vernimmt der Mensch nicht die Schläge seines Herzens. Bei Erkrankungen treten Anfälle von Herzklopfen, die von Unruhe, Angstgefühl, Schwindel und Schweißausbruch begleitet werden, auf: Ursache können Nervosität, eine überstandene Grippe, Übermüdung u. a. sein. Von einem Spezialisten muß festgestellt werden, ob diese Erscheinung an einem Herzleiden oder einer gestörten Funktion der Schilddrüse liegt, die nicht zur Behandlung mit Akupressur gehören. Es werden folgende Punkte verwendet:

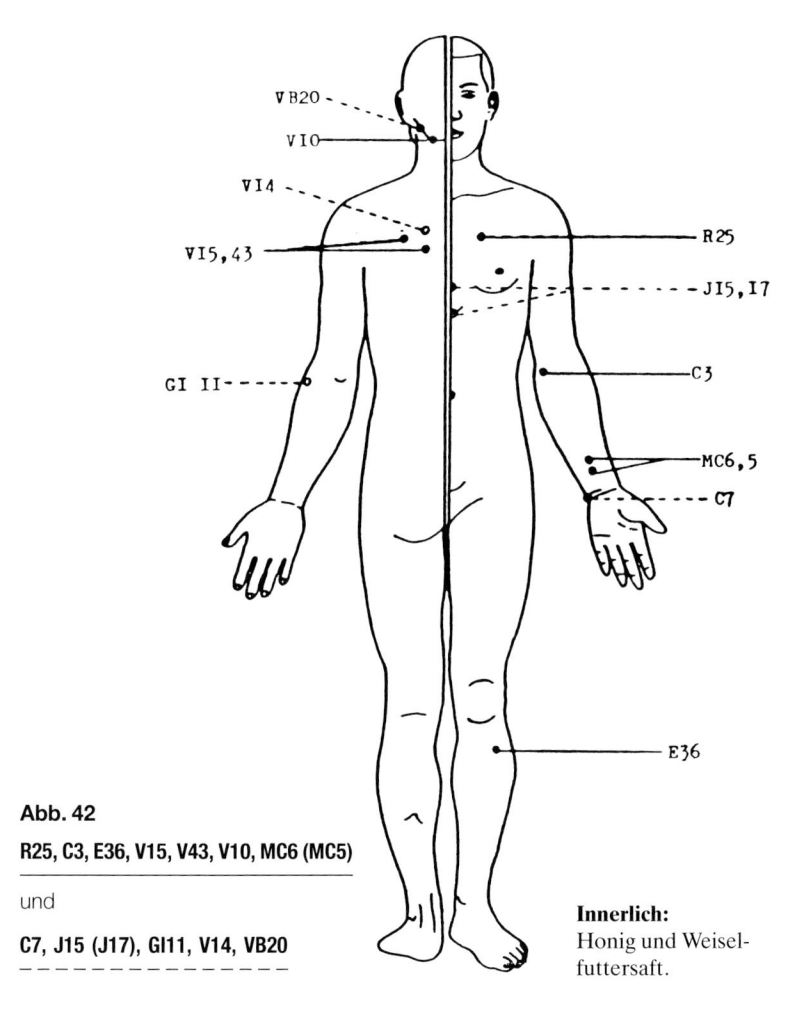

Abb. 42

R25, C3, E36, V15, V43, V10, MC6 (MC5)

und

C7, J15 (J17), GI11, V14, VB20

Innerlich:
Honig und Weiselfuttersaft.

7.2.10 Husten

Husten ist eine ständige Erscheinung bei Erkrankungen der Atemwege, Einatmen von durch Staub, Nikotin oder sonstige Partikel verunreinigter Luft. Häufig begleitet von Absonderung schleimigen Sputums. Manchmal verbirgt ein scheinbar harmloser Husten einen bösartigen Prozeß in den Lungen, darum ist das Wesen der Erkrankung von einem Facharzt zu bestimmen. Abwechselnd werden folgende Punkte akupressiert:

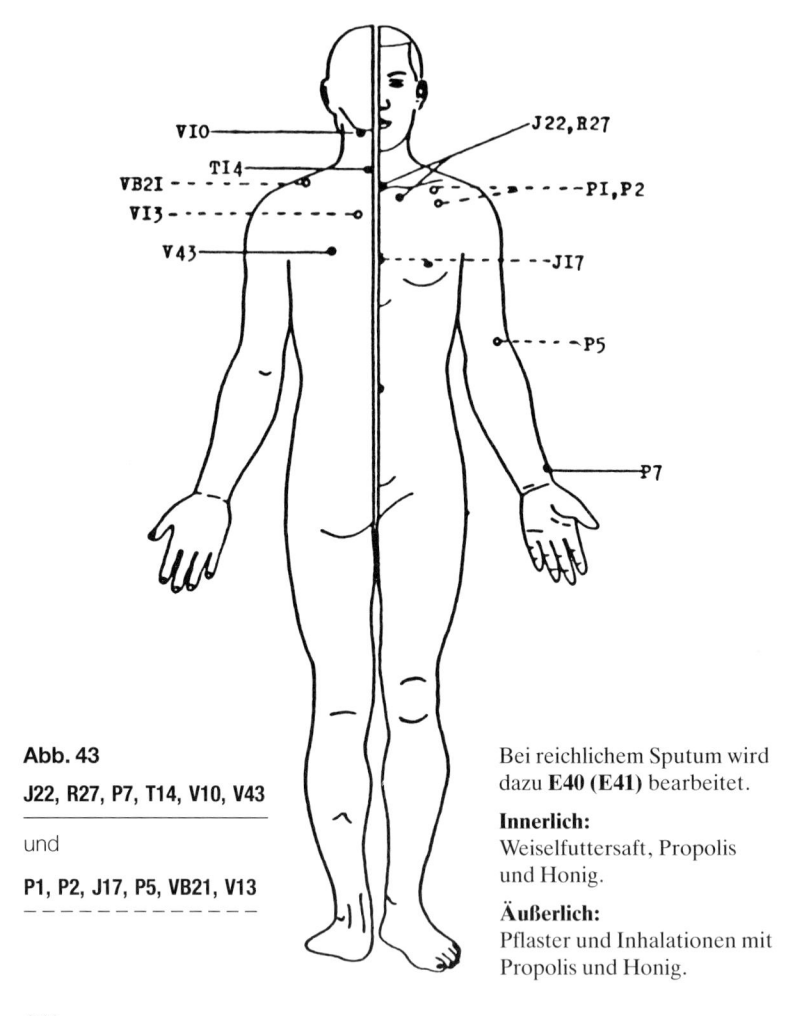

Abb. 43

J22, R27, P7, T14, V10, V43

und

P1, P2, J17, P5, VB21, V13

Bei reichlichem Sputum wird dazu **E40 (E41)** bearbeitet.

Innerlich:
Weiselfuttersaft, Propolis und Honig.

Äußerlich:
Pflaster und Inhalationen mit Propolis und Honig.

7.2.11 Kollaps

Äußert sich durch »Schwarzwerden vor den Augen«, Verwirrung, allgemeine Schlaffheit, Erblassen, Ausbruch kalten Schweißes, Übelkeit, Ohnmacht. Bedingt gewöhnlich durch Verminderung der Blutzufuhr zum Gehirn infolge plötzlichen Sinkens des arteriellen Blutdruckes. Die Akupressur schließt Eingriffe seitens des Rettungsdienstes nicht aus. Starker Druck mit »Finger-Nadel« auf die Punkte:

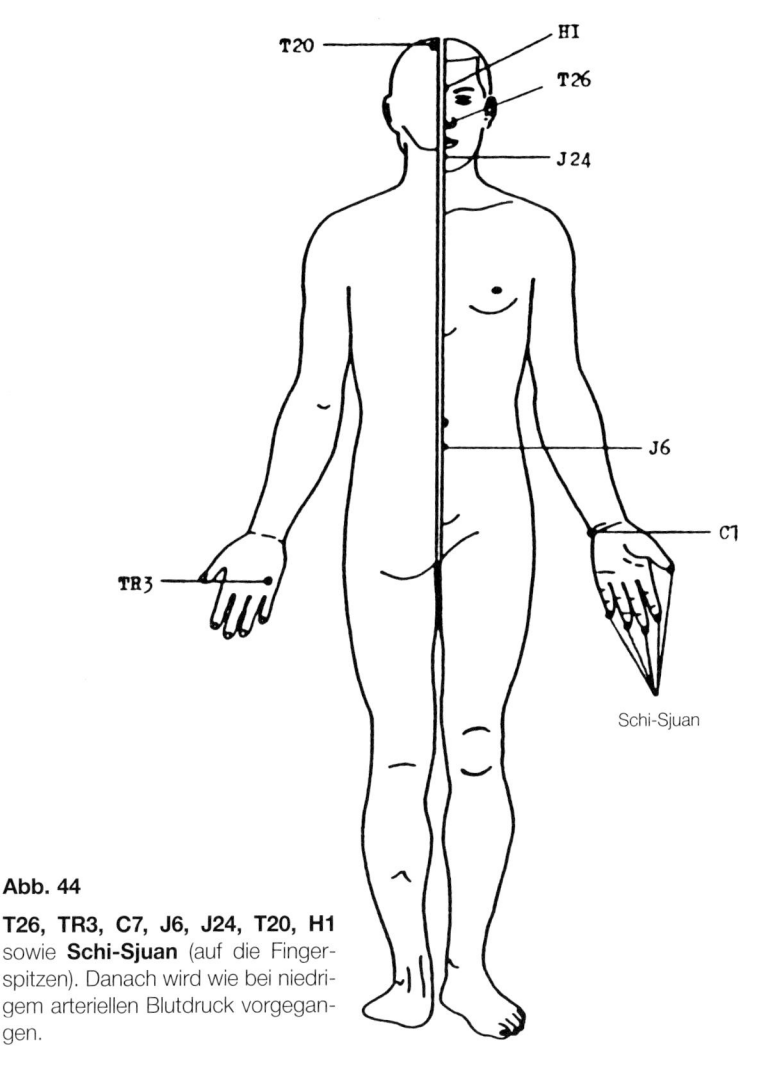

Abb. 44
T26, TR3, C7, J6, J24, T20, H1 sowie **Schi-Sjuan** (auf die Fingerspitzen). Danach wird wie bei niedrigem arteriellen Blutdruck vorgegangen.

343

7.2.12 Kopfschmerzen infolge von Halswirbeldornen

In der alltäglichen Praxis sehr oft bei älteren, in letzter Zeit aber auch bei jüngeren Personen beobachtet. Verbreitung von der Nackengegend aus. Oft verbunden mit Gehemmtheit im Hals, auftretender Benommenheit, Seh- und Hörstörungen, Beschwerden in den oberen Extremitäten u. a. Abwechselnd werden folgende Punkte akupressiert:

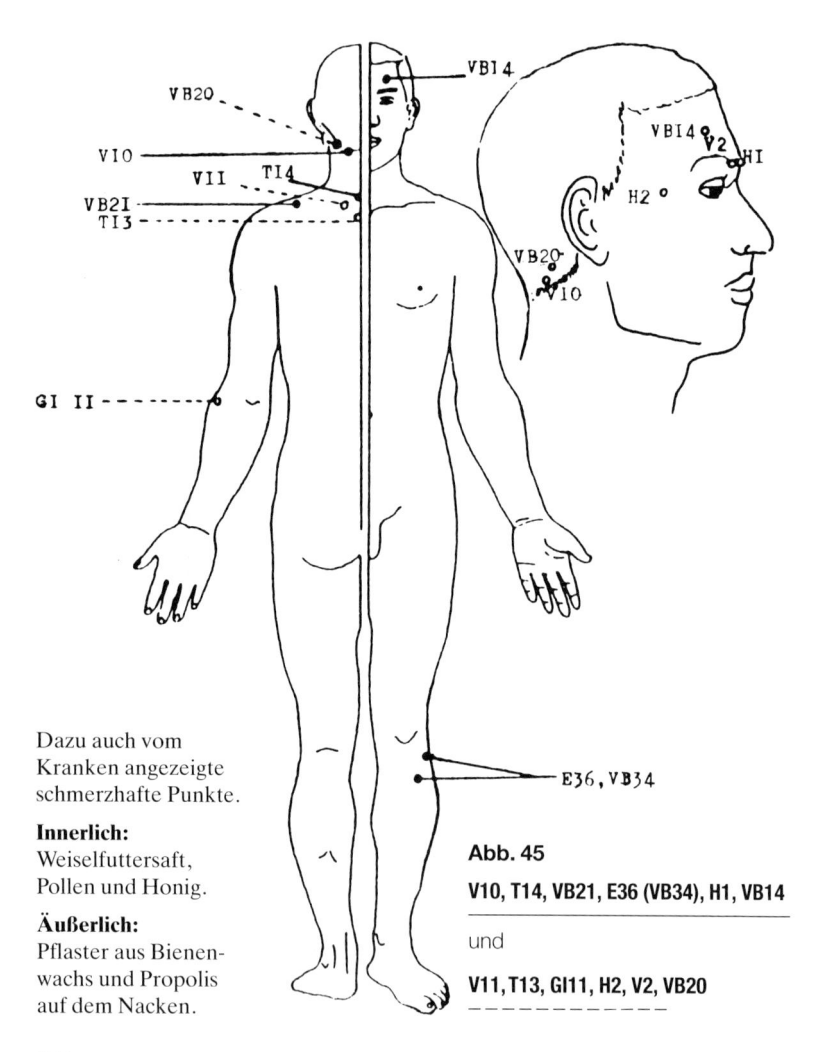

Dazu auch vom Kranken angezeigte schmerzhafte Punkte.

Innerlich:
Weiselfuttersaft, Pollen und Honig.

Äußerlich:
Pflaster aus Bienenwachs und Propolis auf dem Nacken.

Abb. 45

V10, T14, VB21, E36 (VB34), H1, VB14

und

V11, T13, GI11, H2, V2, VB20

7.2.13 Kopfschmerzen bei Leber- und Gallenblasenstörungen

Die Schmerzen beginnen gewöhnlich hinter und seitlich der Augen. Anschließend verbreiten sie sich in der Hälfte des Kopfes. Begleitet von Sehstörungen, Übelkeit, Erbrechen, Verstopfung, Schmerzen in der rechten Unterrippengegend, provoziert durch fette Nahrung, Eier, Schokolade u. a. Es werden folgende Punkte abwechselnd bearbeitet:

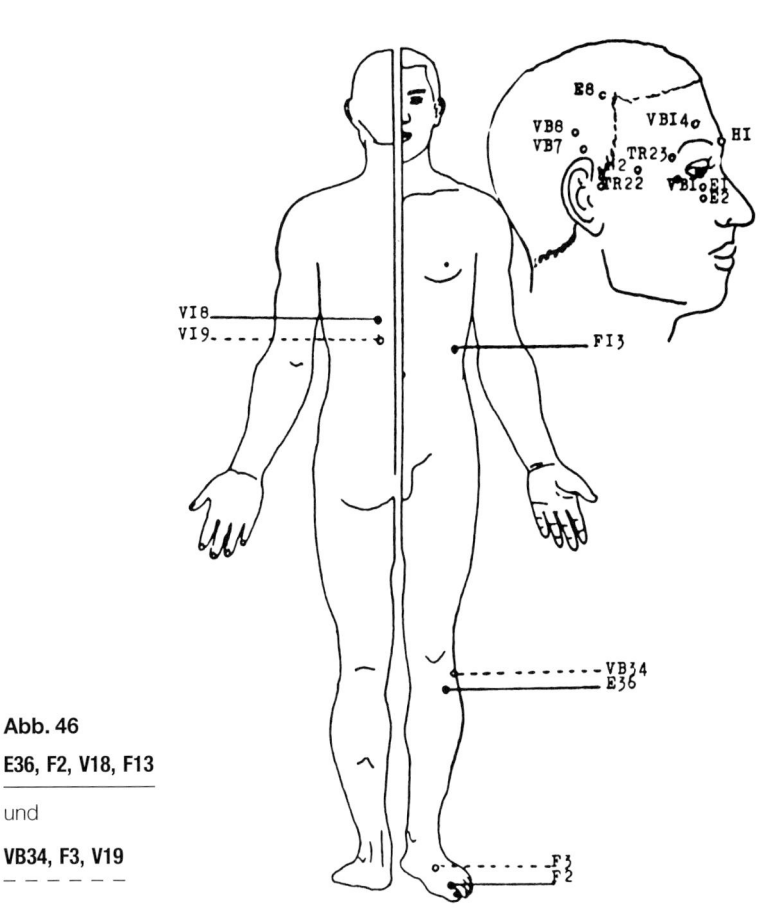

Abb. 46

E36, F2, V18, F13

und

VB34, F3, V19

Zusätzlich, in Abhängigkeit von der Lokalität der Kopfschmerzen, noch 2–3 der folgenden Punkte:
VB1, VB7, VB8, VB14, E8, E1, E2, TR23, TR22, H1, H2.

Innerlich: Weiselfuttersaft, Pollen und Honig.

Äußerlich: Pflaster aus Wachs und Propolis auf die rechte Unterrippengegend.

7.2.14 Kopfschmerzen bei Menstruation

Normalerweise werden bei manchen Frauen diffuse Kopfschmerzen beobachtet, die nach Ablauf der Menstruation verschwinden.
▶ Empfohlen wird Akupressur eine Woche vor Eintritt der Menstruation. Die Bienenprodukte werden im Laufe von 30 Tagen 3–4mal im Jahr eingenommen.

Bei Akupressur empfehlen sich folgende Punkte zur abwechselnden Anwendung:

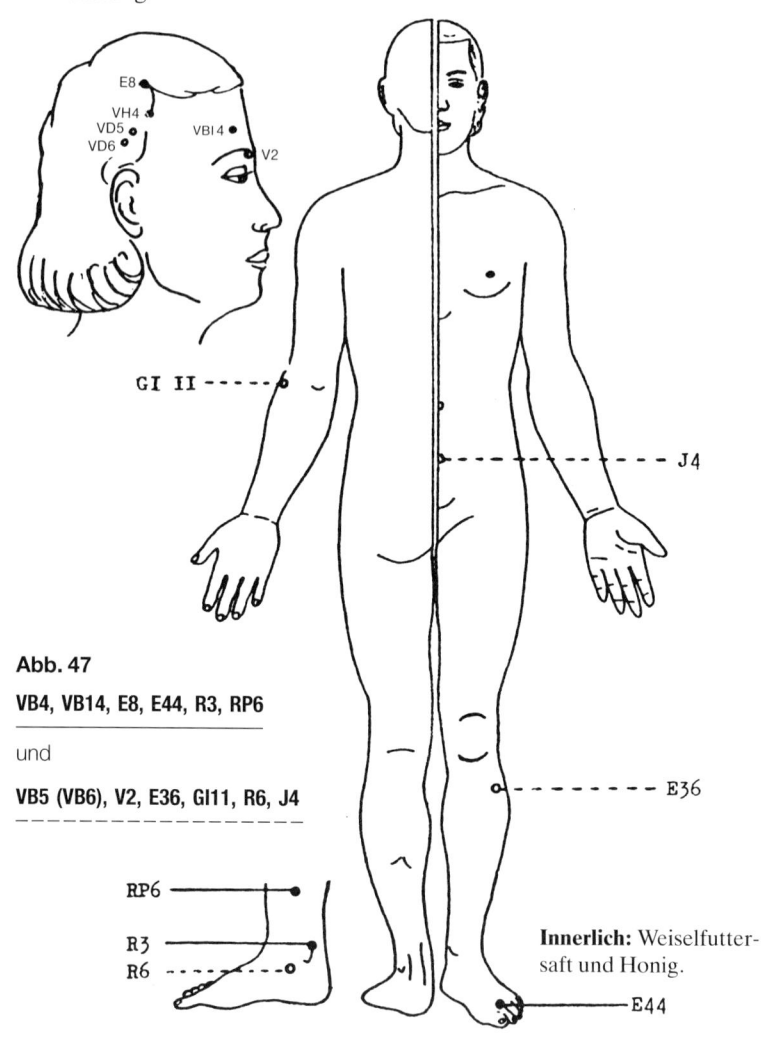

Abb. 47

VB4, VB14, E8, E44, R3, RP6

und

VB5 (VB6), V2, E36, GI11, R6, J4

Innerlich: Weiselfuttersaft und Honig.

7.2.15 Kopfschmerzen – hormonal bedingt (Migräne)

Gewöhnlich beginnen sie mit der ersten Menstruation und halten das ganze Leben an. Die Schmerzen verbreiten sich von den Schläfen aus und erfassen allmählich den halben Kopf. Begleiterscheinungen sind Übelkeit, Erbrechen, Sehstörungen. Es werden abwechselnd folgende Punkte akupressiert:

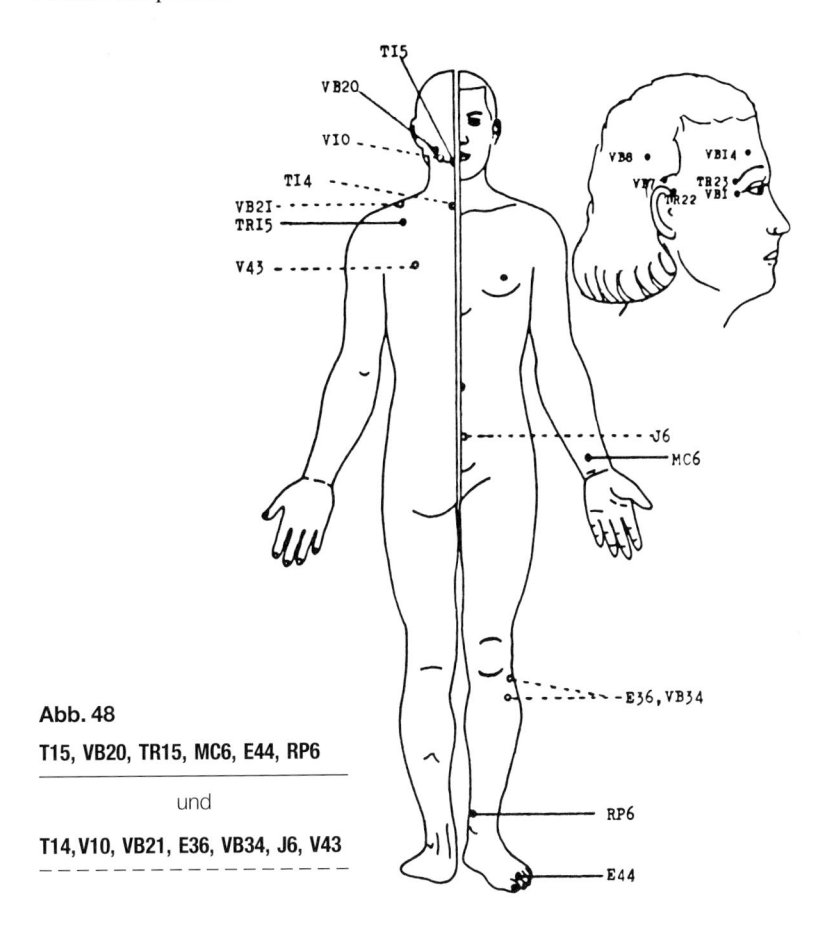

Abb. 48

T15, VB20, TR15, MC6, E44, RP6

und

T14, V10, VB21, E36, VB34, J6, V43

Einbezogen werden 2–3 Schmerzpunkte: **VB1, VB7, VB8, VB14, TR22, TR23**.
Bei einem Anfall werden die Punkte **V67, V60, E36, GI11, H1, H2** sowie 2–3 von den Schmerzpunkten akupressiert.
Innerlich: Honig, Weiselfuttersaft und Pollen.

7.2.16 Kopfschmerzen (migräneähnlich)

Gewöhnlich sind die Schmerzen einseitig oder auf bestimmte Bereiche begrenzt. Sie lassen sich auch bei Männern beobachten. Sie sind bedingt durch Krämpfe in den Hirngefäßen. Bei älteren Personen wirken auch atherosklerotische Änderungen der Gefäße, was eine langfristige Einnahme von Pollen und Weiselsaft erforderlich macht. Akupressiert werden abwechselnd folgende Punkte:

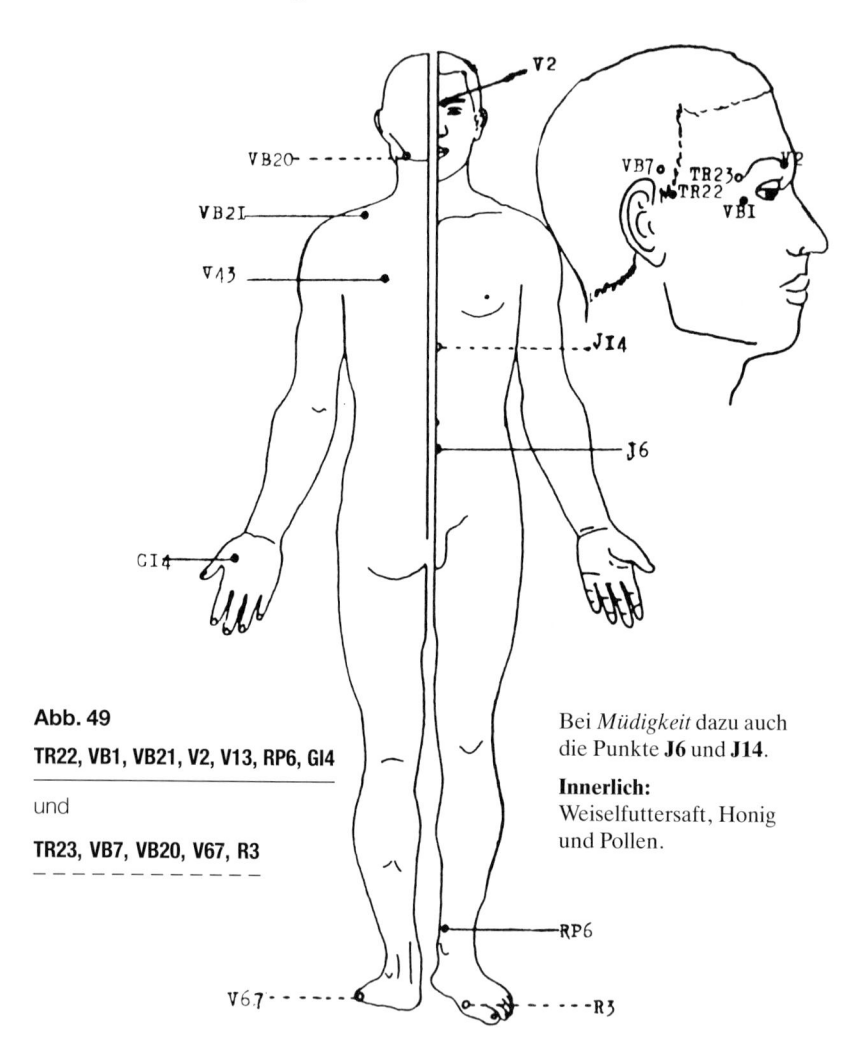

Abb. 49

TR22, VB1, VB21, V2, V13, RP6, GI4

und

TR23, VB7, VB20, V67, R3

Bei *Müdigkeit* dazu auch die Punkte **J6** und **J14**.

Innerlich:
Weiselfuttersaft, Honig und Pollen.

7.2.17 Kopfschmerzen – wetterbedingt

Treten vor oder nach Wetteränderung auf. Charakteristisch durch die Kausalabhängigkeit vom Wetterumschlag und durch ihre diffuse Ausbreitung. Selten in der Stirn und in den Schläfen lokalisiert. Abwechselnde Akupressur folgender Punkte:

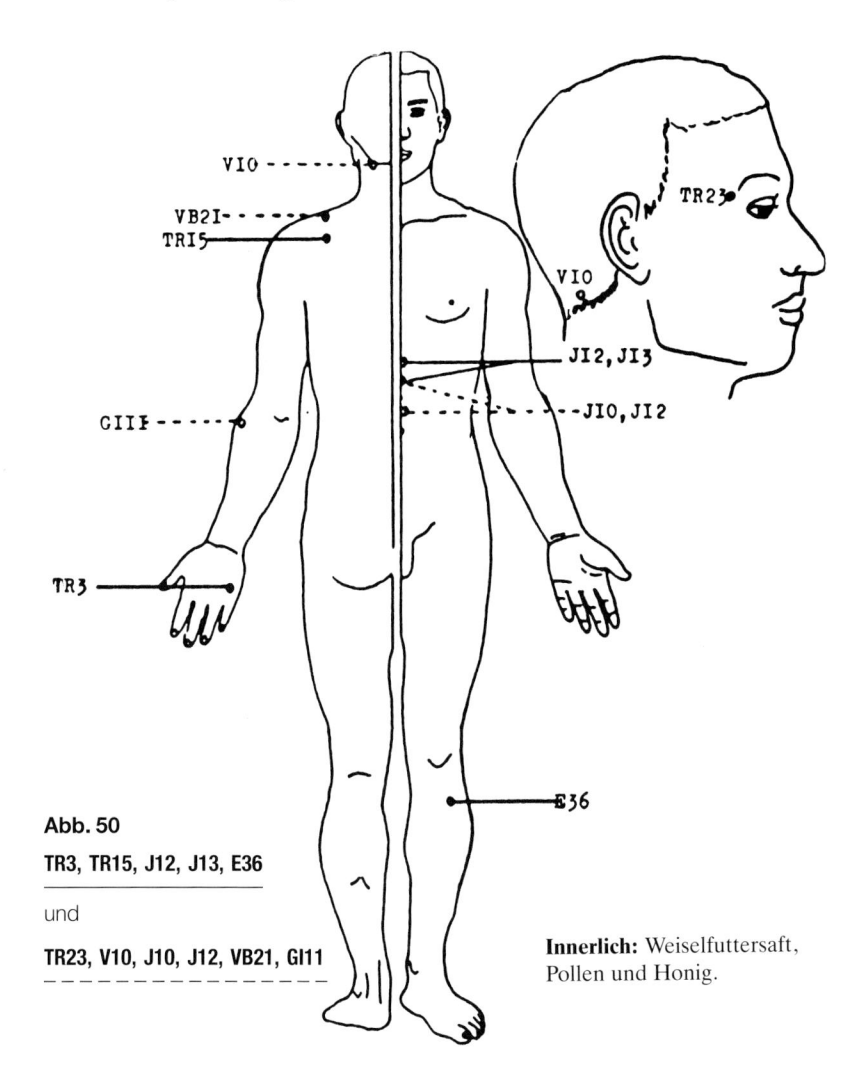

Abb. 50
TR3, TR15, J12, J13, E36

und

TR23, V10, J10, J12, VB21, GI11

Innerlich: Weiselfuttersaft, Pollen und Honig.

7.2.18 Kopfschmerzen ungeklärter Ursache

Alle an Kopfschmerzen Leidenden bedürfen vor allem einer präzisen Diagnose. Erst danach ist eine Behandlung möglich. Bei vielen bösartigen Krankheiten können Kopfschmerzen eintreten. Manchmal sind Schmerzen in der Stirngegend durch Sehstörungen oder Sinusitis bedingt. Läßt sich die genaue Ursache nicht bestimmen, werden folgende Punkte abwechselnd akupressiert:

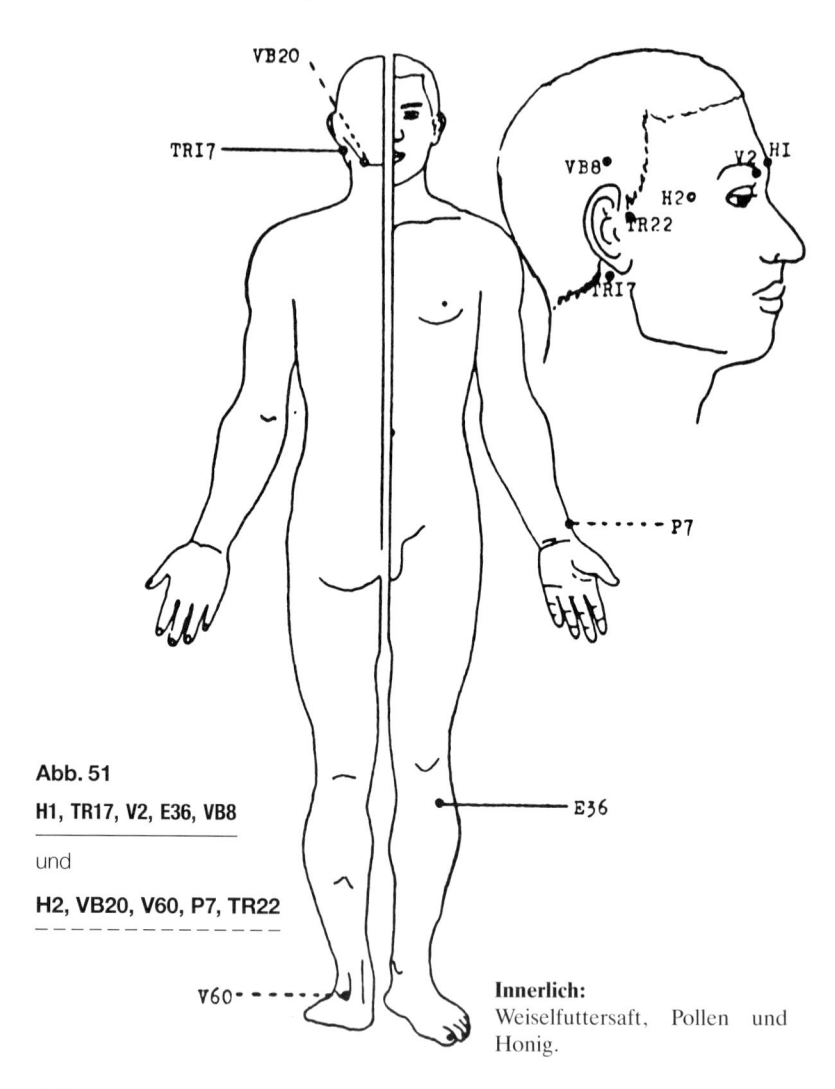

Abb. 51

H1, TR17, V2, E36, VB8

und

H2, VB20, V60, P7, TR22

Innerlich:
Weiselfuttersaft, Pollen und Honig.

7.2.19 Blähungen (Meteorismus)

Ursachen: Schlecht bilanzierte Diät, Aufnahme von gasbildenden Nahrungsmitteln wie Kohl, Bohnen, Kartoffeln, kohlensäurehaltige Getränke, Neuropathie, Entzündung der Darmschleimhaut u. a. Erscheinungen: Blähungen, Völlegefühl oder Schmerzen im Bauch u. a. Abwechselnde Apipressur folgender Punkte:

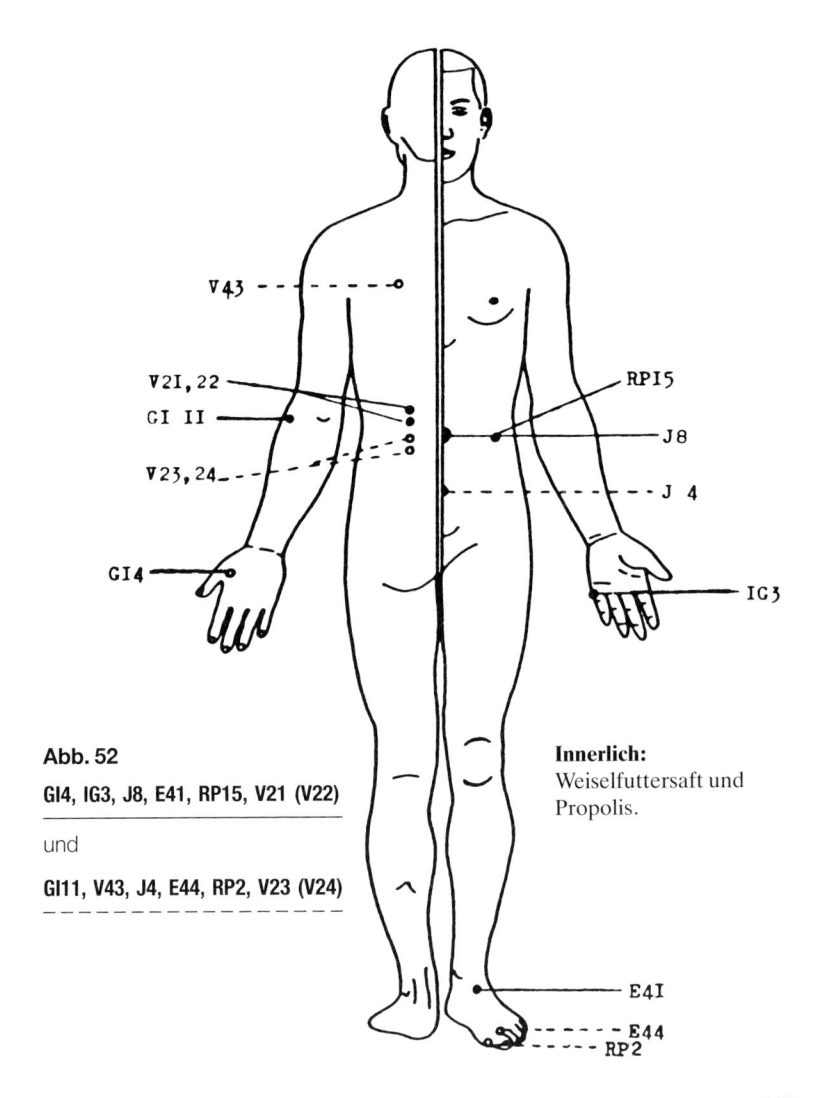

Abb. 52
GI4, IG3, J8, E41, RP15, V21 (V22)

und

GI11, V43, J4, E44, RP2, V23 (V24)

Innerlich:
Weiselfuttersaft und Propolis.

7.2.20 Menstruationsstörungen

Die monatliche Regelblutung wiederholt sich alle 27–28 Tage. Manchmal auch früher oder später. Die Blutung kann reichlich oder auch spärlich sein, begleitet von Schmerzen und Nervosität. Diese Erscheinungen sind durch hormonale Ursachen bedingt und verschwinden oft nach der ersten Entbindung infolge einer Normalisierung der hormonalen Tätigkeit im weiblichen Organismus. Es werden folgende Punkte abwechselnd bearbeitet:

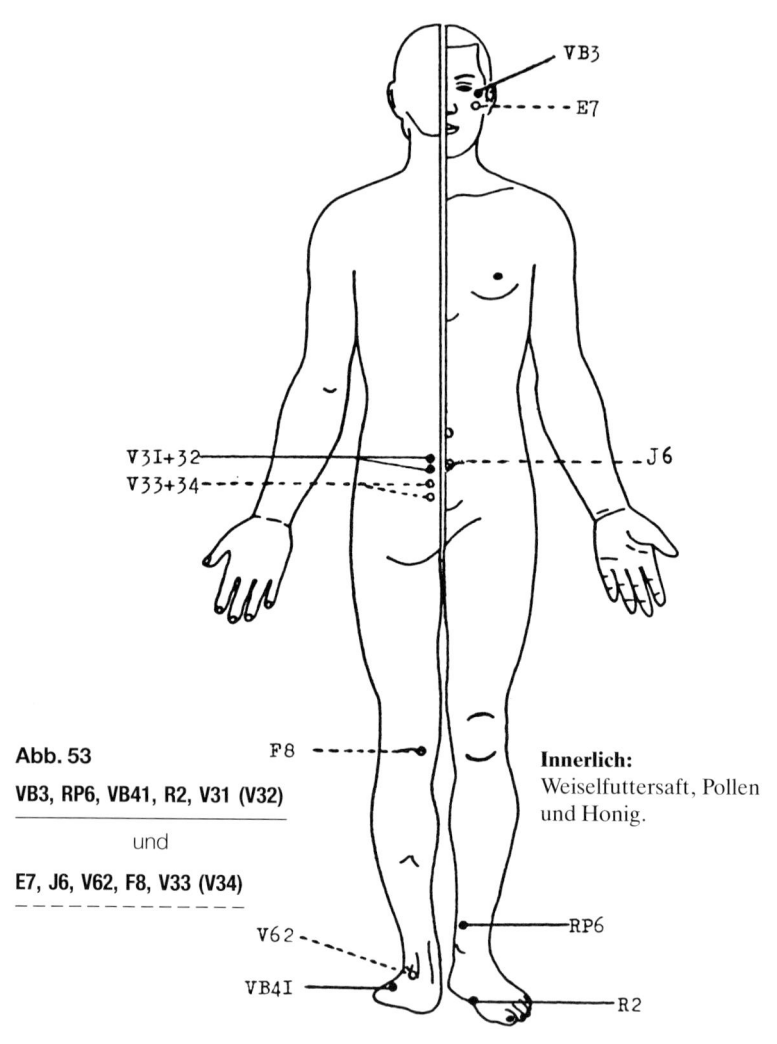

Abb. 53

VB3, RP6, VB41, R2, V31 (V32)

und

E7, J6, V62, F8, V33 (V34)

Innerlich:
Weiselfuttersaft, Pollen und Honig.

7.2.21 Verbesserung der Stillfähigkeit

Bei unausreichender Muttermilch wird außer durch die üblichen Mittel (viel Flüssigkeit, Milch, Hirsebier u. a.) die Milchproduktion durch Apipressur und die Einnahme von Bienenprodukten stimuliert. Es werden abwechselnd folgende Punkte akupressiert:

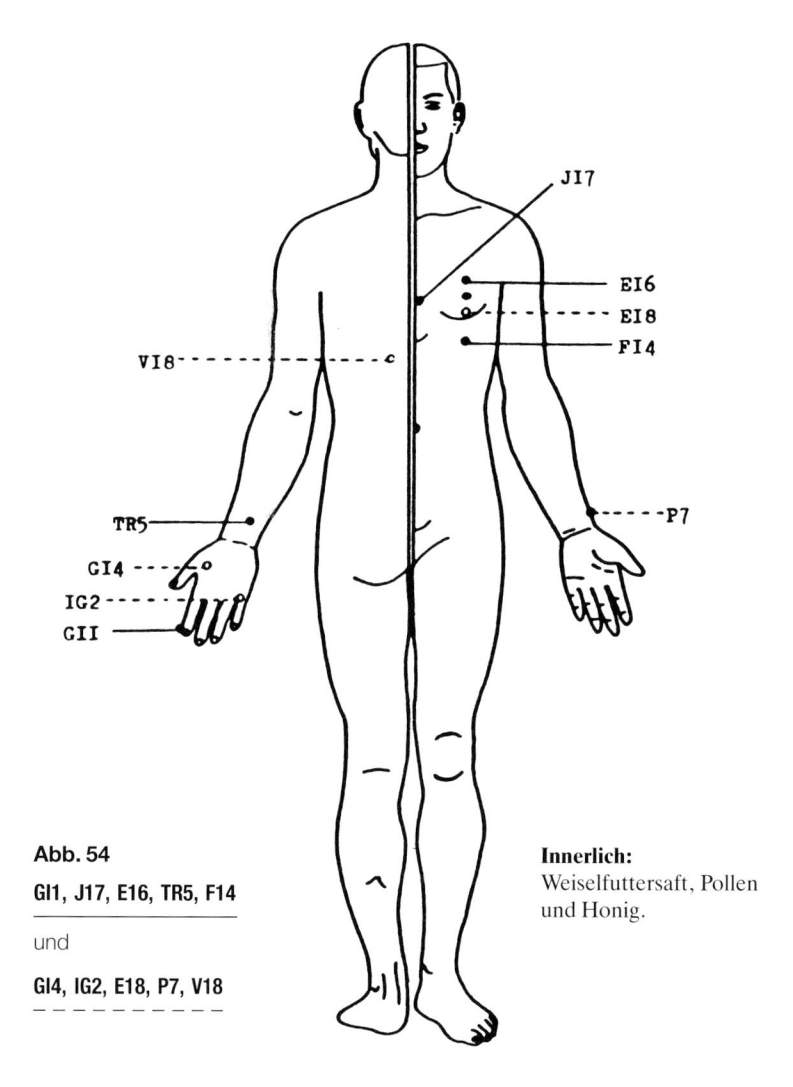

Abb. 54

GI1, J17, E16, TR5, F14

und

GI4, IG2, E18, P7, V18

Innerlich: Weiselfuttersaft, Pollen und Honig.

7.2.22 Müdigkeit

Die Müdigkeit ist ein steter Begleiter des modernen Menschen. Betroffen davon sind nicht nur ältere, sondern auch junge Personen. Wichtig ist, daß Übermüdung nicht mit anderen Erkrankungen zusammenfällt. Empfehlenswert ist eine Prophylaxe gegen Müdigkeit, damit die Arbeitsfähigkeit und die Widerstandskraft des Organismus aufrechterhalten werden. Abwechselnd werden folgende Punkte akupressiert:

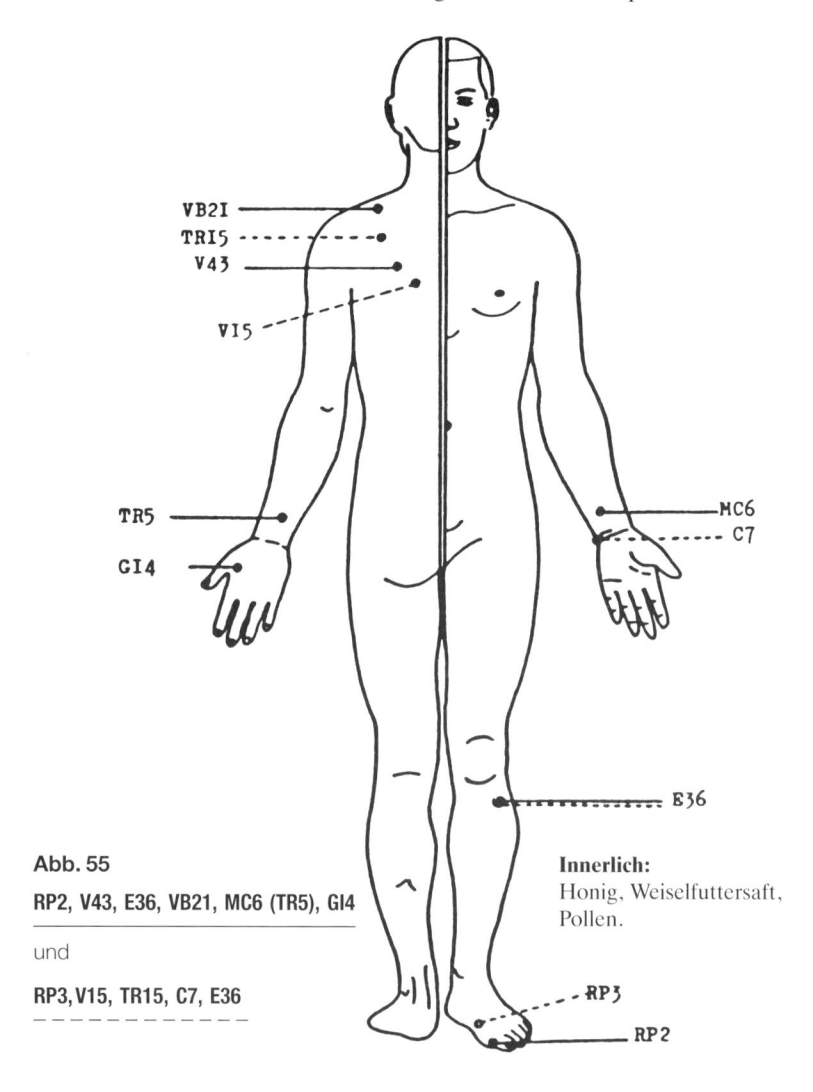

Abb. 55

RP2, V43, E36, VB21, MC6 (TR5), GI4

und

RP3, V15, TR15, C7, E36

Innerlich:
Honig, Weiselfuttersaft, Pollen.

7.2.23 Nervosität und Reizbarkeit

Die Nervosität ist typisch für den modernen Menschen und liegt an den häufigen Streßsituationen und am dynamischen Leben, denen der Mensch ausgesetzt ist. Kennzeichnend sind jähe Ausbrüche, krankhafte Empfindlichkeit u. a., begleitet von psychischem und körperlichem Unwohlsein und Müdigkeit. An erster Stelle müssen die Ursachen beseitigt werden; ein gesunder Schlaf und das wöchentliche und jährliche Ausschnaufen muß gesichert sein; der Mensch muß sich an Entspannung gewöhnen. Bei Apipressur werden folgende Punkte bearbeitet:

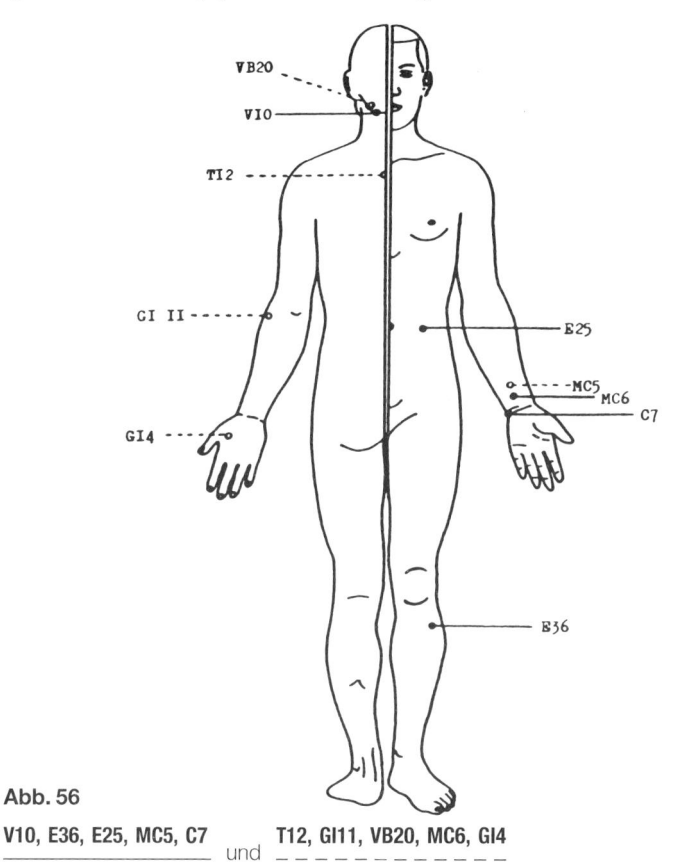

Abb. 56

V10, E36, E25, MC5, C7 und T12, GI11, VB20, MC6, GI4

Es wird das »Magische Dreieck der Ausgeglichenheit«: **T20**, **V67** (2) und **T15**, **V62** (2) einbezogen.
Innerlich: Weiselfuttersaft und Honig.

7.2.24 Prostata

Dieses Organ umgibt den Anfangsteil der männlichen Harnröhre. In jungen Jahren kann es zu Entzündungen der Drüse kommen, während im fortgeschrittenen Alter zuweilen eine Vergrößerung eintritt. Hinter diesem Anschwellen kann sich ein Tumor verbergen, wobei hier eine Akupressur natürlich nicht angezeigt ist. Sie könnte höchstens eine erforderliche operative Intervention verzögern. Ansonsten sind bei einer eventuellen Apipressur folgende Punkte zu behandeln:

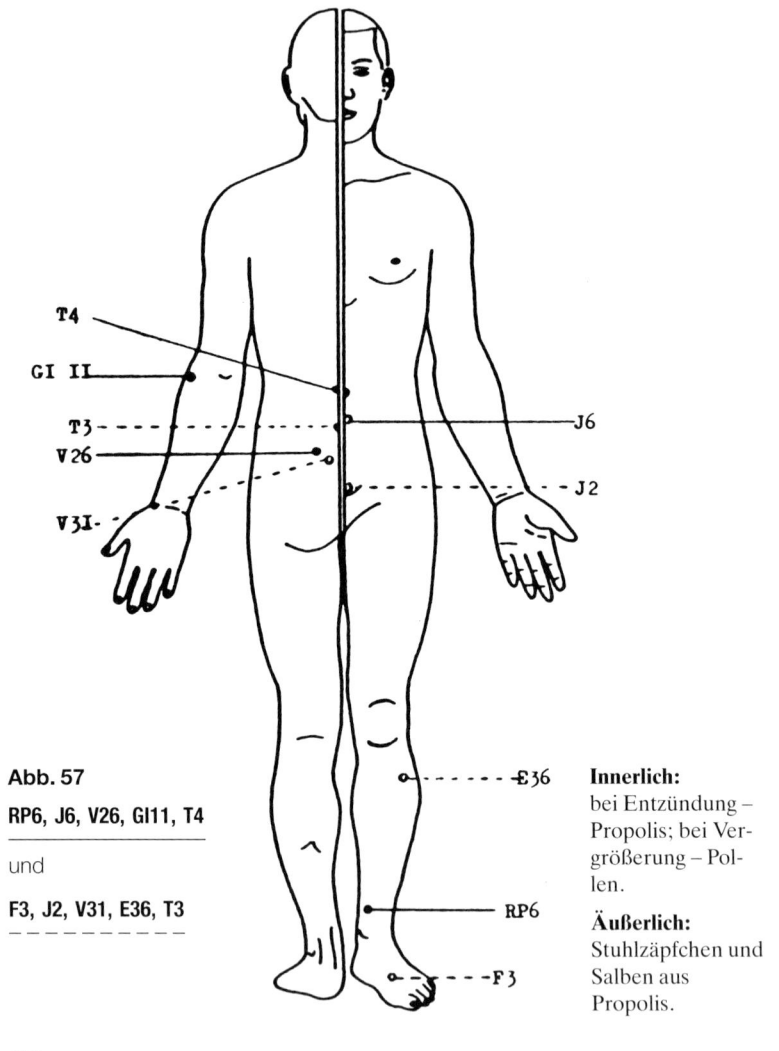

Abb. 57

RP6, J6, V26, GI11, T4

und

F3, J2, V31, E36, T3

Innerlich:
bei Entzündung – Propolis; bei Vergrößerung – Pollen.

Äußerlich:
Stuhlzäpfchen und Salben aus Propolis.

7.2.25 Schmerzen in der Nierengegend

Bedingt durch Sand oder Steine in den Harnwegen. Lokalisation tief und seitlich im Lendenbereich mit Ausstrahlung zur Blase. Die Akupressur ist eine zeitliche Maßnahme und ein Element der Grundtherapie. Zusätzlich wird reichlich Flüssigkeit und viel Bewegung empfohlen. Es werden abwechselnd folgende Punkte bearbeitet:

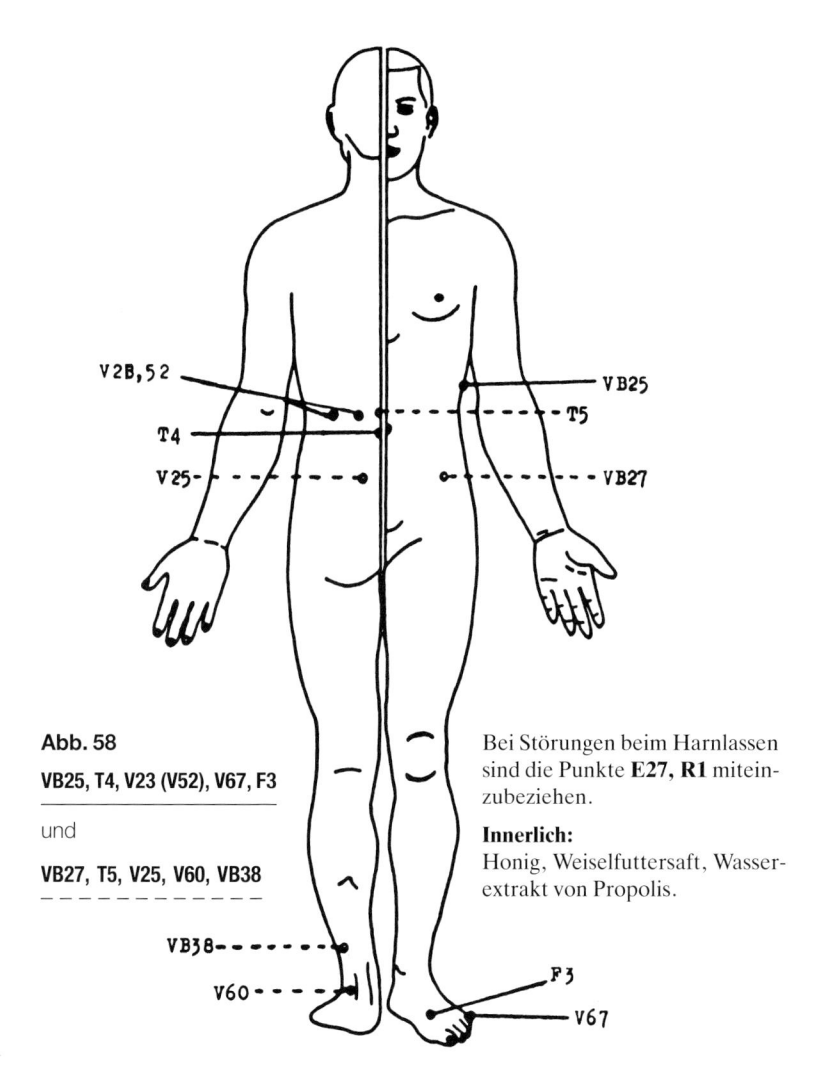

Abb. 58

VB25, T4, V23 (V52), V67, F3

und

VB27, T5, V25, V60, VB38

Bei Störungen beim Harnlassen sind die Punkte **E27, R1** miteinzubeziehen.

Innerlich:
Honig, Weiselfuttersaft, Wasserextrakt von Propolis.

7.2.26 Schmerzen in der Herzgegend

Ihre Intensität schwankt zwischen schwachen Stichempfindungen und unerträglichen Schmerzen. Sie sind charakteristisch bei Spasmen oder atherosklerotischen Veränderungen der Herzgefäße. Da sie für den Kranken gefährlich sind, sind sie von einem Kardiologen zu diagnostizieren; nur bei neurogenen Schmerzen ist Apipressur angezeigt. Abwechselnd werden folgende Punkte behandelt:

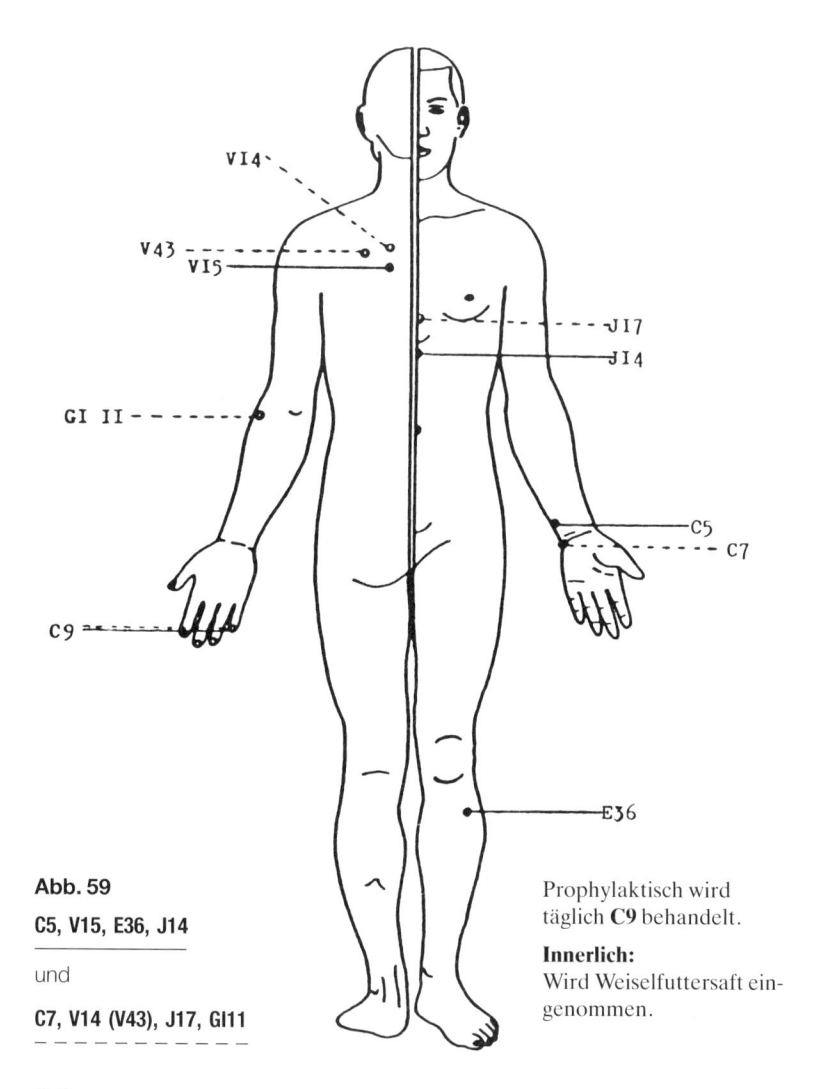

Abb. 59

C5, V15, E36, J14

und

C7, V14 (V43), J17, GI11

Prophylaktisch wird täglich **C9** behandelt.

Innerlich:
Wird Weiselfuttersaft eingenommen.

7.2.27 Schmerzen bei Krampfadern

Ursachen: Vererbte Schwäche der Venenwände, Schwangerschaft, anhaltendes Stehen oder hängende Beine u. a. Tritt häufiger bei Frauen auf. Charakteristisch durch ein Schweregefühl in den Beinen und zeitliches Auftreten von Schmerzen. Aktuell sind folgende Punkte, deren Behandlung nach 24 Stunden wiederholt wird:

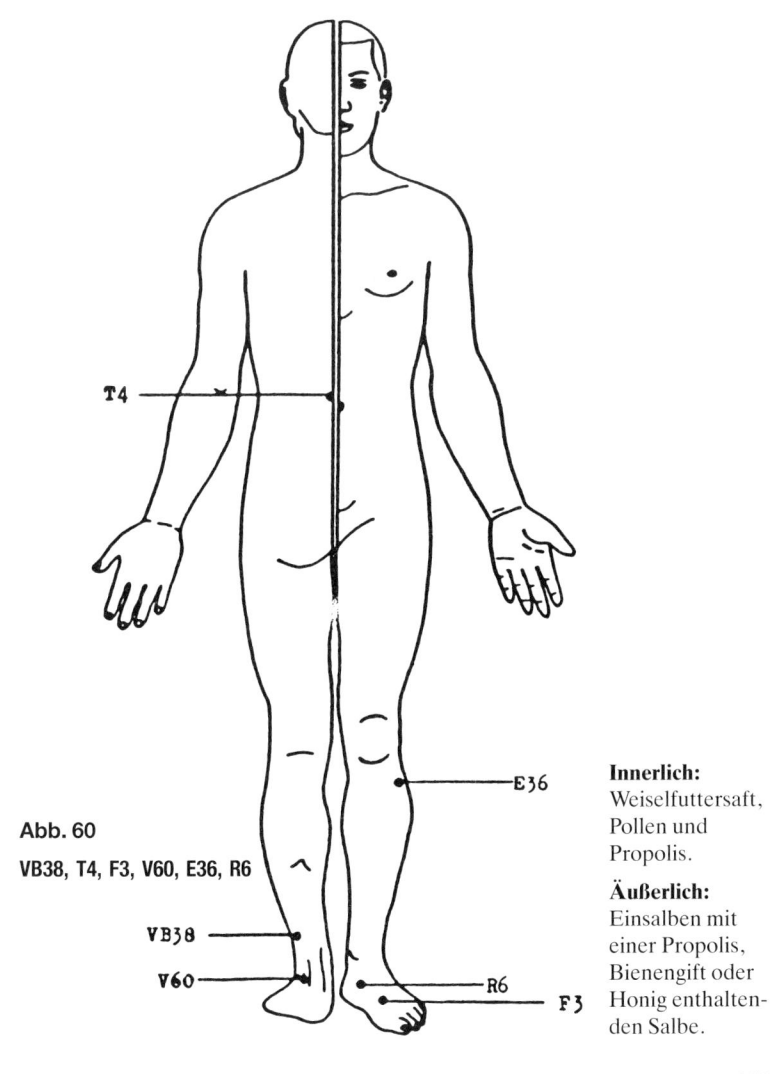

Abb. 60

VB38, T4, F3, V60, E36, R6

Innerlich: Weiselfuttersaft, Pollen und Propolis.

Äußerlich: Einsalben mit einer Propolis, Bienengift oder Honig enthaltenden Salbe.

7.2.28 Schmerzen in den Knien

Eine häufige Erscheinung bei älteren Menschen und bei Menschen mit Übergewicht. Bei Frauen lokalisieren sich die Schmerzen an der Innenfläche des Knies. Die Bewegungen sind schmerzlich und restringiert. Die häufigste Ursache sind allerdings Dorne, die weder durch Akupressur noch durch eine andere Therapie beseitigt werden können. Durch Apipressur wird eine gewisse Erleichterung, ein Stoppen der fortschreitenden Erkrankung erzielt. Es werden folgende Punkte abwechselnd behandelt:

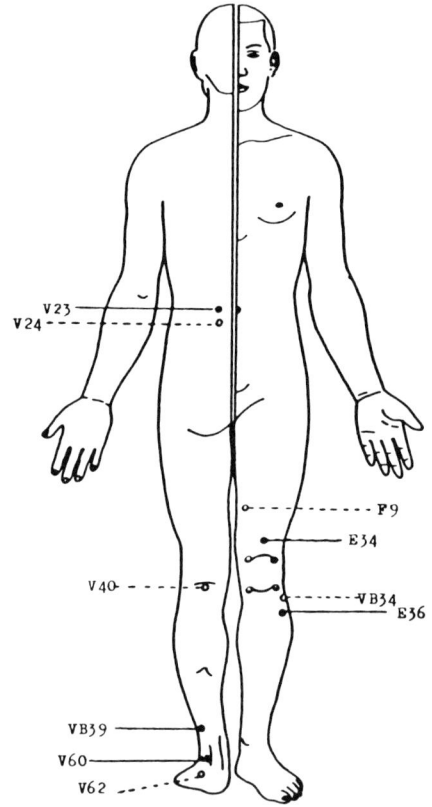

Abb. 61

E36, VB39, V60, V23, E34 und VB34, V40, V62, V24, F9

Es werden auch schmerzhafte Punkte oberhalb und unterhalb der Kniescheibe einbezogen.

Äußerlich: Pflaster aus Bienenwachs und Propolis.

7.2.29 Schmerzen in den Ellenbogen

Lokalisation gewöhnlich in den Befestigungsstellen der Sehnen mit den Knochen. Oft verknüpft mit Dornen in der Halsgegend der Wirbelsäule. Bei Bewegung des Handgelenkes und der Finger sowie bei Druck verstärken sich die Schmerzen. Es werden folgende Punkte abwechselnd behandelt:

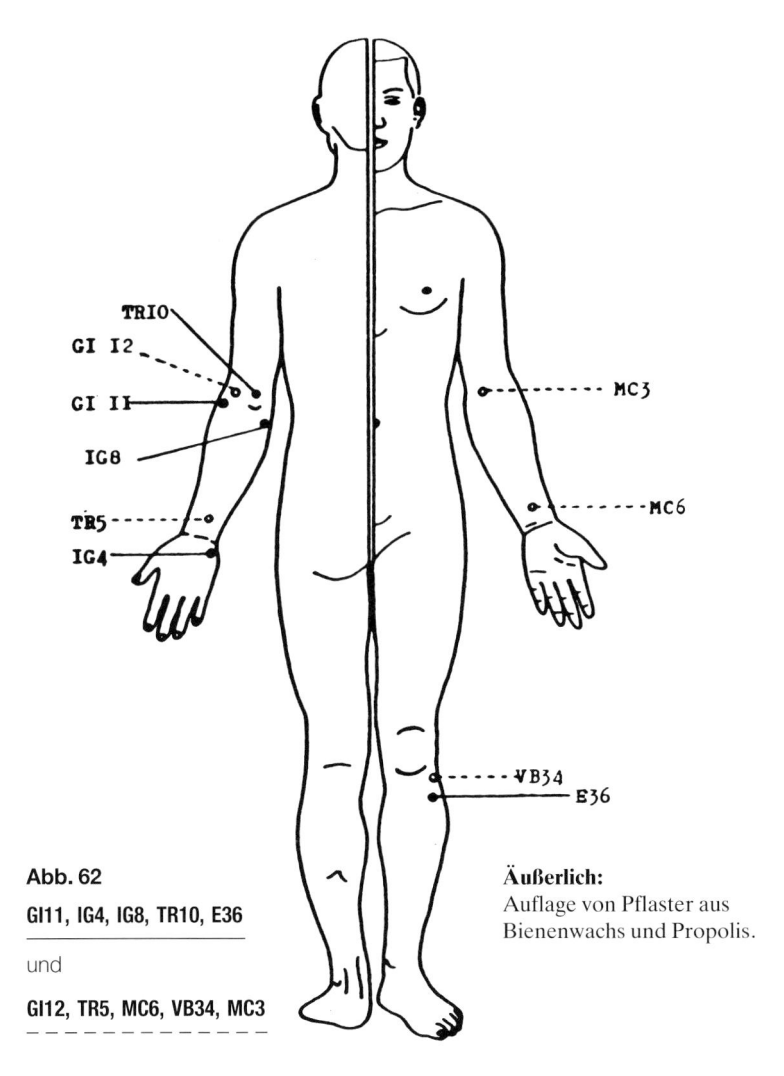

Abb. 62

GI11, IG4, IG8, TR10, E36

und

GI12, TR5, MC6, VB34, MC3

Äußerlich:
Auflage von Pflaster aus Bienenwachs und Propolis.

7.2.30 Schmerzen im Bereich des Schulter-Armgelenks

Werden häufig beobachtet. Sie treten allmählich oder plötzlich auf und können lange anhalten. Ausweitung der Schmerzen in einem breiten oder aber in einem nur beschränkten Bereich. Werden als Tiefenschmerz empfunden. Die Bewegungen des Gelenks können frei oder erschwert sein. Es werden folgende Punkte abwechselnd behandelt:

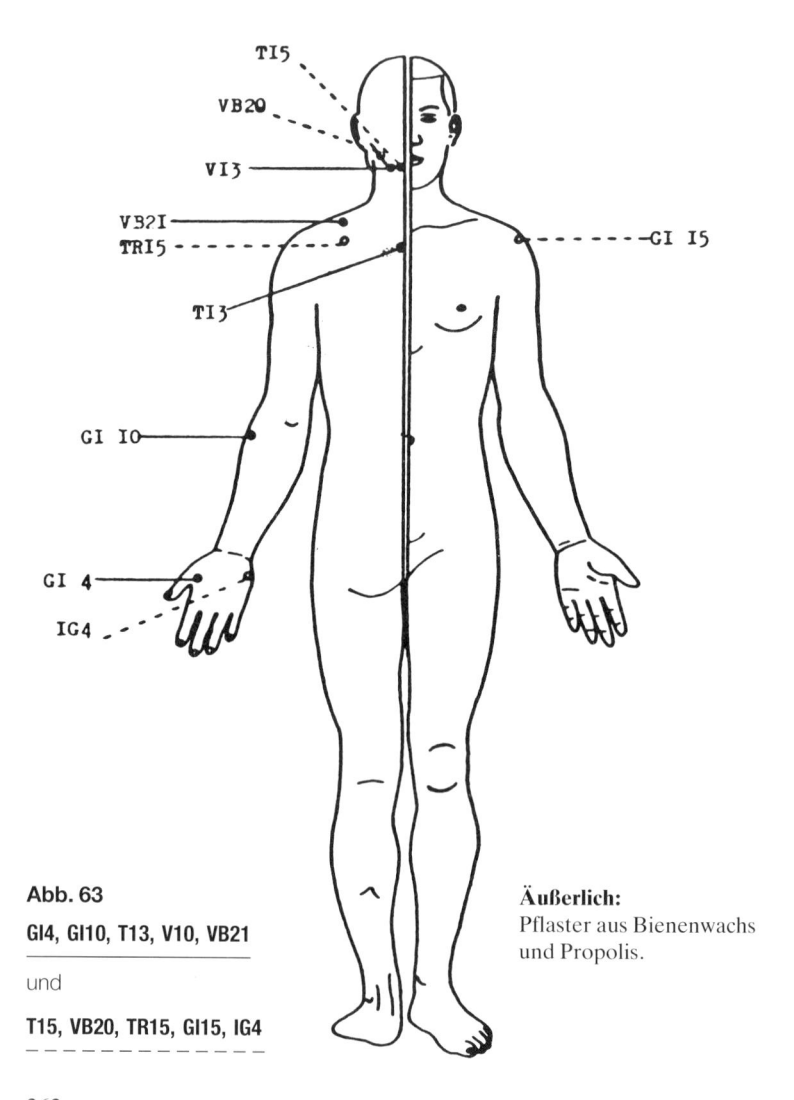

Abb. 63

GI4, GI10, T13, V10, VB21

und

T15, VB20, TR15, GI15, IG4

Äußerlich:
Pflaster aus Bienenwachs und Propolis.

7.2.31 Schmerzen in den unteren Extremitäten

Schmerzen infolge Läsion der Beinnerven. Ursachen der Erkrankung: Dorne in der Kreuzgegend, Bandscheibenschaden, Infektionen, Erkältung u. a. Manchmal begleitet von Einschlafen und Schwäche der Muskel. Es werden abwechselnd folgende Punkte behandelt:

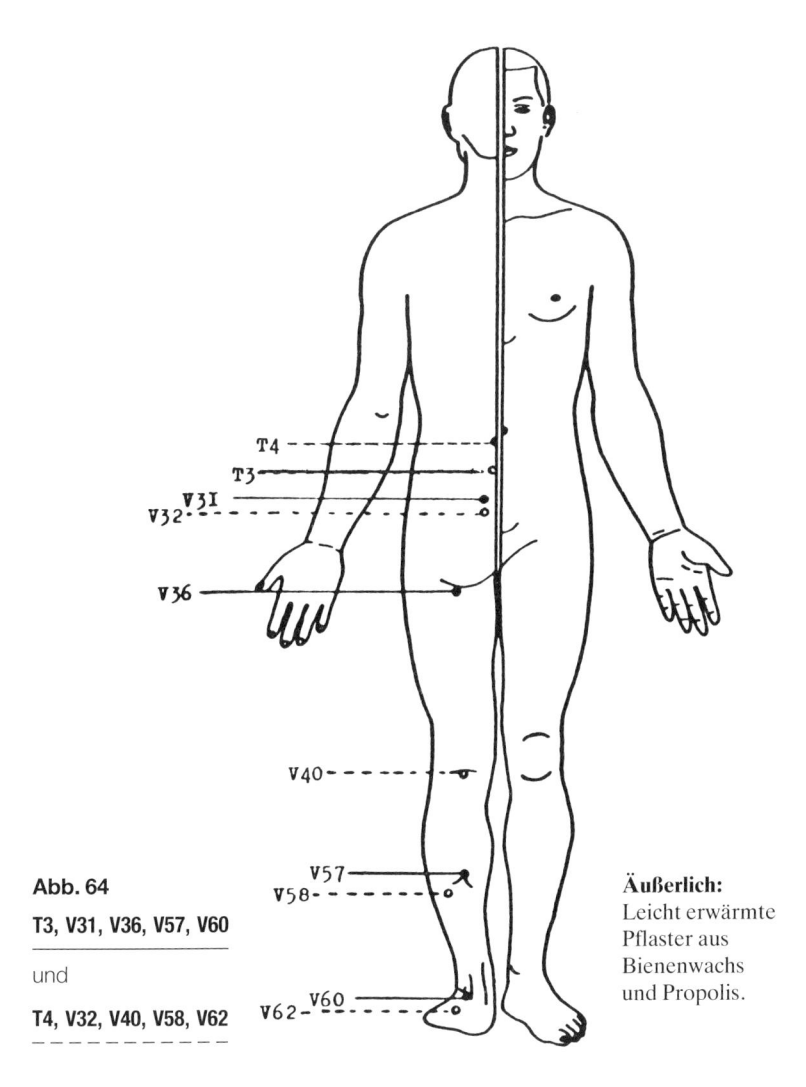

Abb. 64

T3, V31, V36, V57, V60

und

T4, V32, V40, V58, V62

Äußerlich:
Leicht erwärmte Pflaster aus Bienenwachs und Propolis.

7.2.32 Schwindel

Diverse Ursachen: hoher oder niedriger Blutdruck, Dornen in der Halsgegend, Neurose, Erkrankung des Innenohres, Blutarmut, Atherosklerose der Hirngefäße u. a. Grundprinzip bei der Behandlung ist die Beseitigung der Ursache. Es werden abwechselnd folgende Punkte bearbeitet:

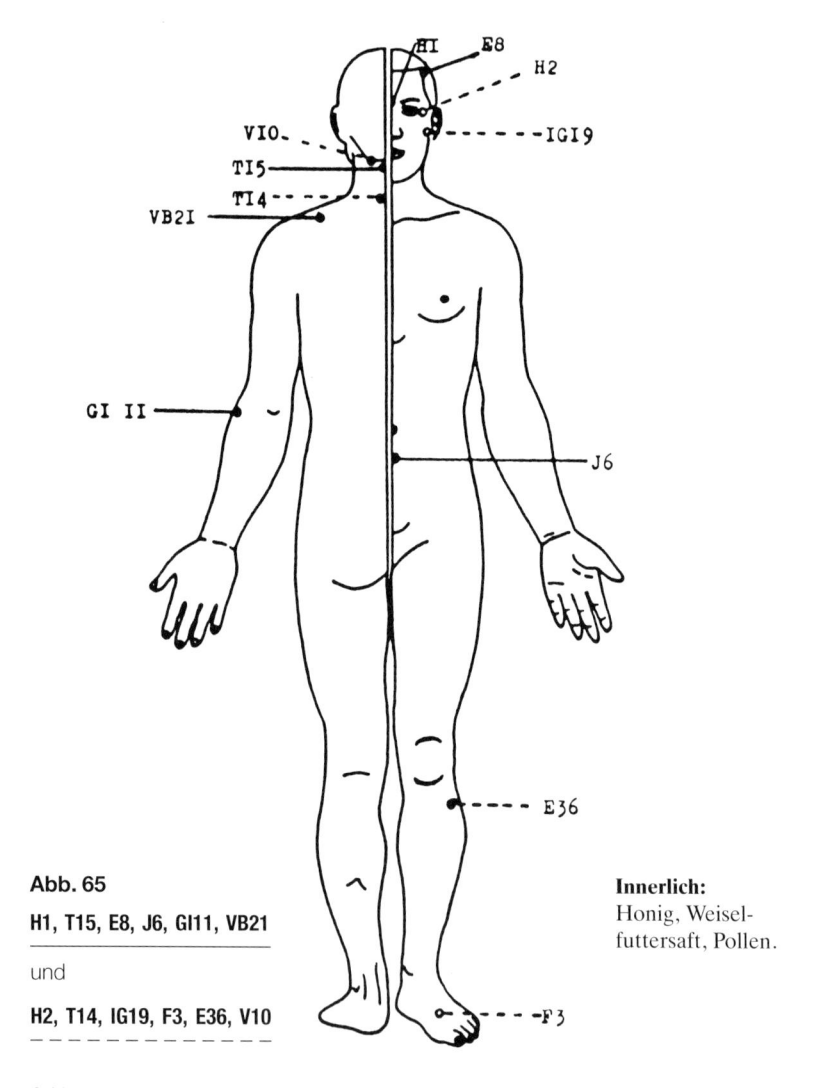

Abb. 65

H1, T15, E8, J6, GI11, VB21

und

H2, T14, IG19, F3, E36, V10

Innerlich:
Honig, Weiselfuttersaft, Pollen.

7.2.33 Schnupfen

Entzündung der Schleimhaut der Nase, meistens als Folge einer Erkältung. Nicht abgehärtete Personen werden leicht von Schnupfen befallen. Sehr oft Schwere in der Stirngegend und im Gesicht, reichliche Sekretionen. Warme Strümpfe und Schuhe wirken günstig auf die Punkte und Reflexzonen der Füße. In Frage kommende Punkte:

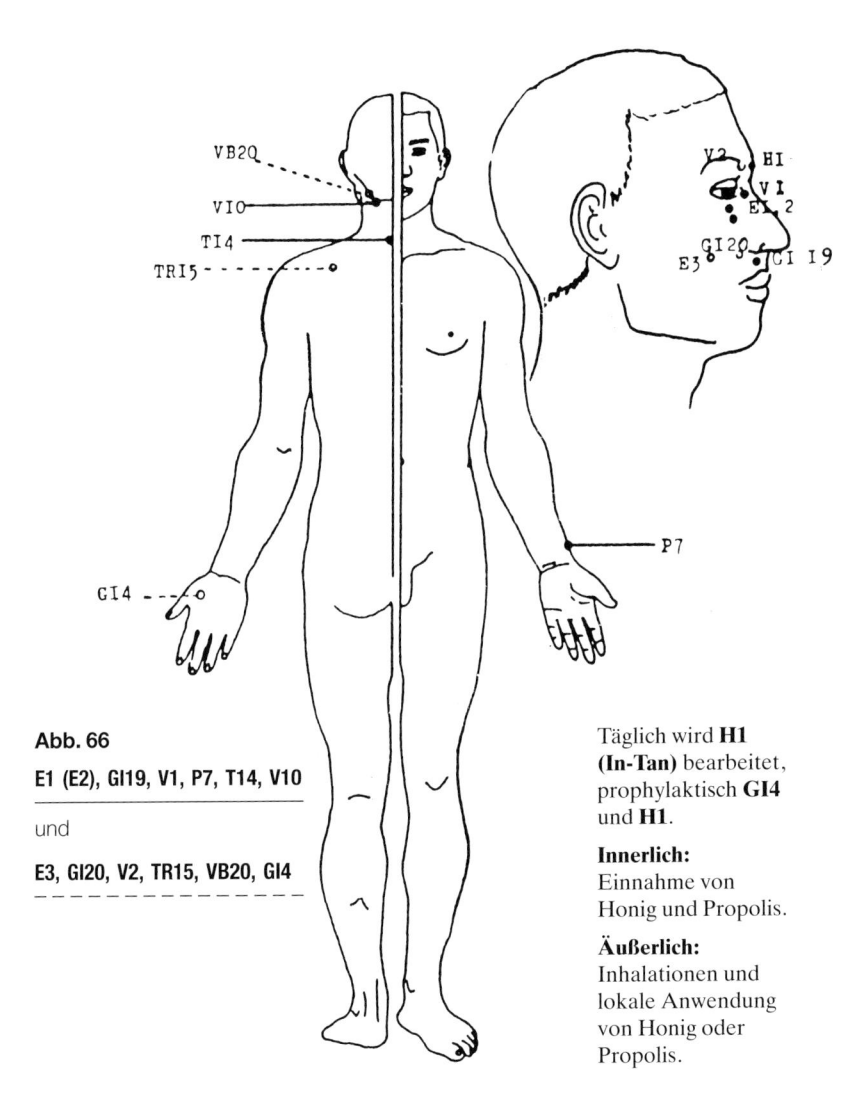

Abb. 66

E1 (E2), GI19, V1, P7, T14, V10

und

E3, GI20, V2, TR15, VB20, GI4

Täglich wird **H1** (**In-Tan**) bearbeitet, prophylaktisch **GI4** und **H1**.

Innerlich:
Einnahme von Honig und Propolis.

Äußerlich:
Inhalationen und lokale Anwendung von Honig oder Propolis.

7.2.34 Stimulierung des Pankreas

Im Laufe der Jahre tritt, besonders bei einer Prädisposition, bei überstandenen akuten Entzündungsprozessen u. a. eine Erschöpfung der Pankreasdrüse ein, die zu Diabetes führen kann. Eine der ersten Erscheinungen der geschwächten Tätigkeit der Drüse ist der besonders unangenehme Geruch der Exkremente und deren veränderte Konsistenz, eine Schwere in der Magen- und Bauchgegend, Brechreiz u. a. Abwechselnd werden folgende Punkte akupressiert:

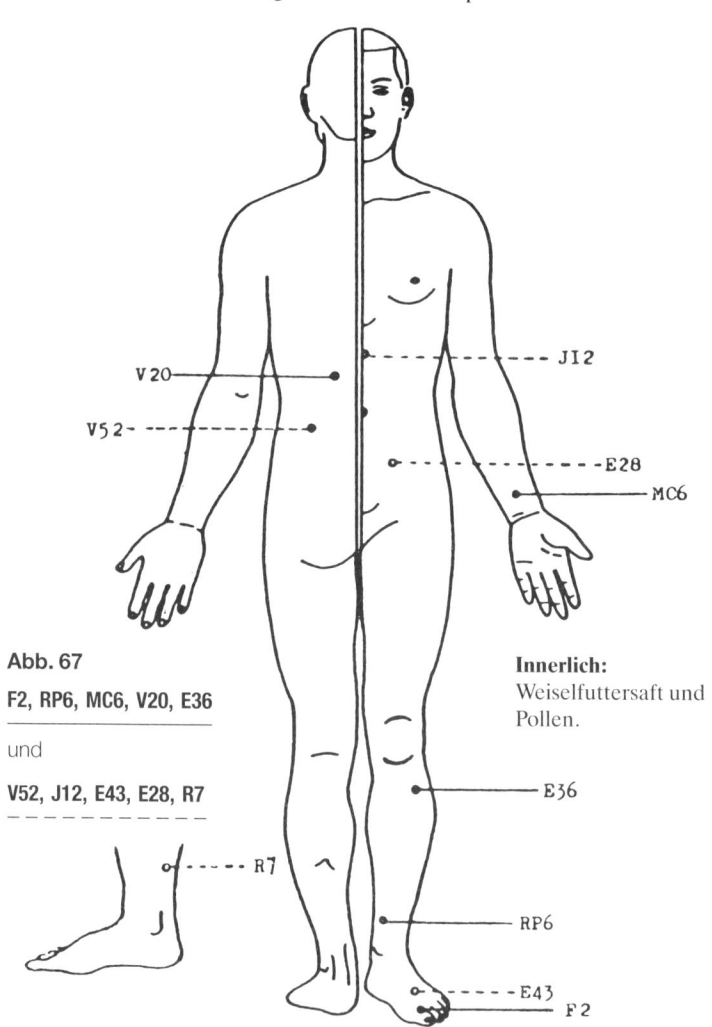

Abb. 67

F2, RP6, MC6, V20, E36

und

V52, J12, E43, E28, R7

Innerlich:
Weiselfuttersaft und Pollen.

7.2.35 Stimulierung des Hörvermögens

Die Schwächung des Gehörs ist kennzeichnend für ältere Personen. Bedingt durch atherosklerotische Prozesse im Gehirn und Erkrankung des Gehörnervs. Begleitet von Geräuschen in den Ohren. Im Anfangsstadium der Erkrankung, die durch Krämpfe in den Blutgefäßen verursacht wird, führt die Apipressur mit Bienengift, die Einnahme von Bienenprodukten zu einer gewissen Besserung; später allerdings ist eine Grundtherapie erforderlich. Behandelt werden folgende Punkte:

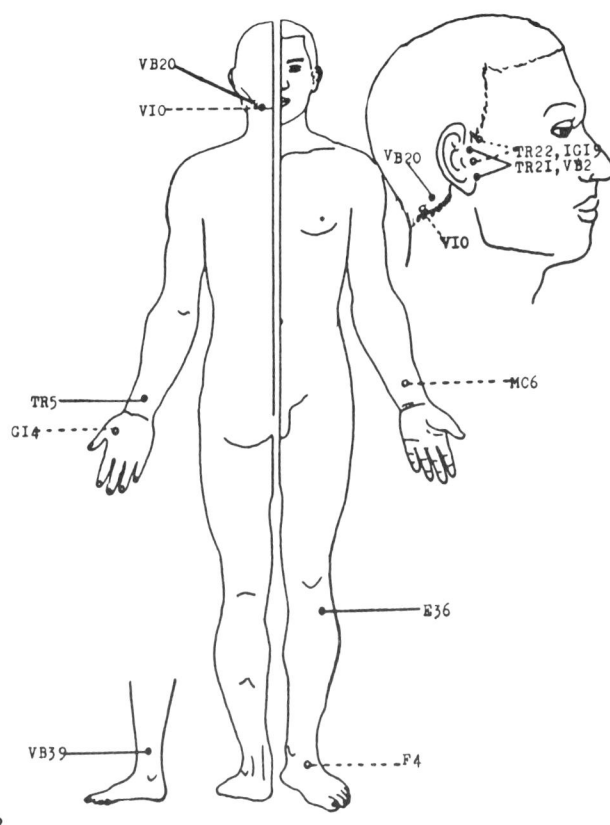

Abb. 68

TR21, VB2, VB20, TR5, E36, VB39 und TR22, IG19, MC6, GI4, V10, F4

Innerlich: Weiselfuttersaft und Pollen.

7.2.36 Stimulierung der Gallenblase

Einer organischen Erkrankung der Gallenblase (Entzündungsprozeß, Steine u. a.) gehen stets funktionelle Störungen des Gallenflusses voraus. Anzeichen sind eine Schwere und Schmerzen in der rechten Unterrippengegend mit Ausstrahlung nach hinten zum Schulterblatt, Kopfschmerzen usw. Die funktionelle Phase ist immer noch günstig für Akupressierung und Anwendung von Bienenprodukten. Behandelt werden die Punkte:

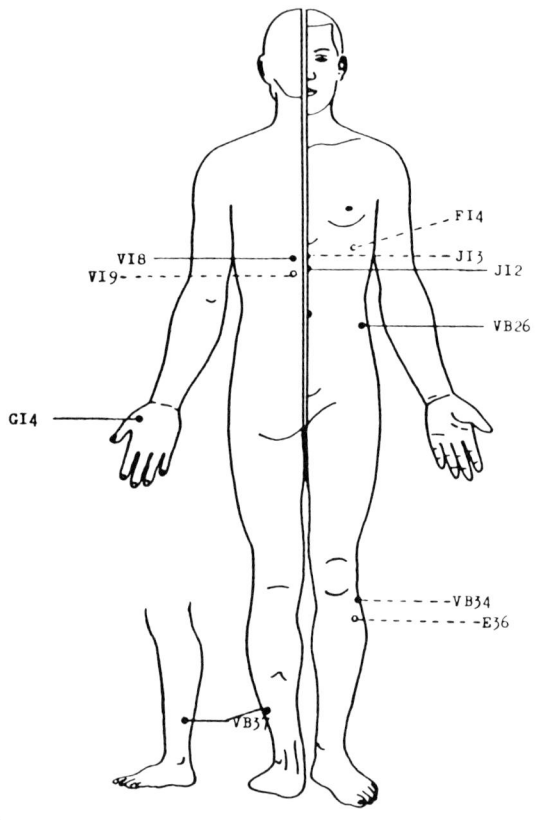

Abb. 69

VB37, VB25 (VB26), V18, J12, GI4   und   VB34, J13, V19, F14, E36

Innerlich: Einnahme von Weiselfuttersaft, Propolis und Honig.

Äußerlich: Auflage von Pflaster aus Bienenwachs und Propolis.

7.2.37 Stimulierung des gesamten Organismus

Der heutige Mensch ist ständigen Streßsituationen ausgesetzt. Auf ihn wirken dauernd schädliche Faktoren ein. All dies führt zu einer verminderten Arbeitsfähigkeit, zu einem beschränkten Konzentrationsvermögen und verursacht eine Schwerfälligkeit in Gedanken und Handlungen. Ergänzend zu natürlicher Nahrung, mehr Bewegung und gutem Schlaf, können folgende Punkte akupressiert werden:

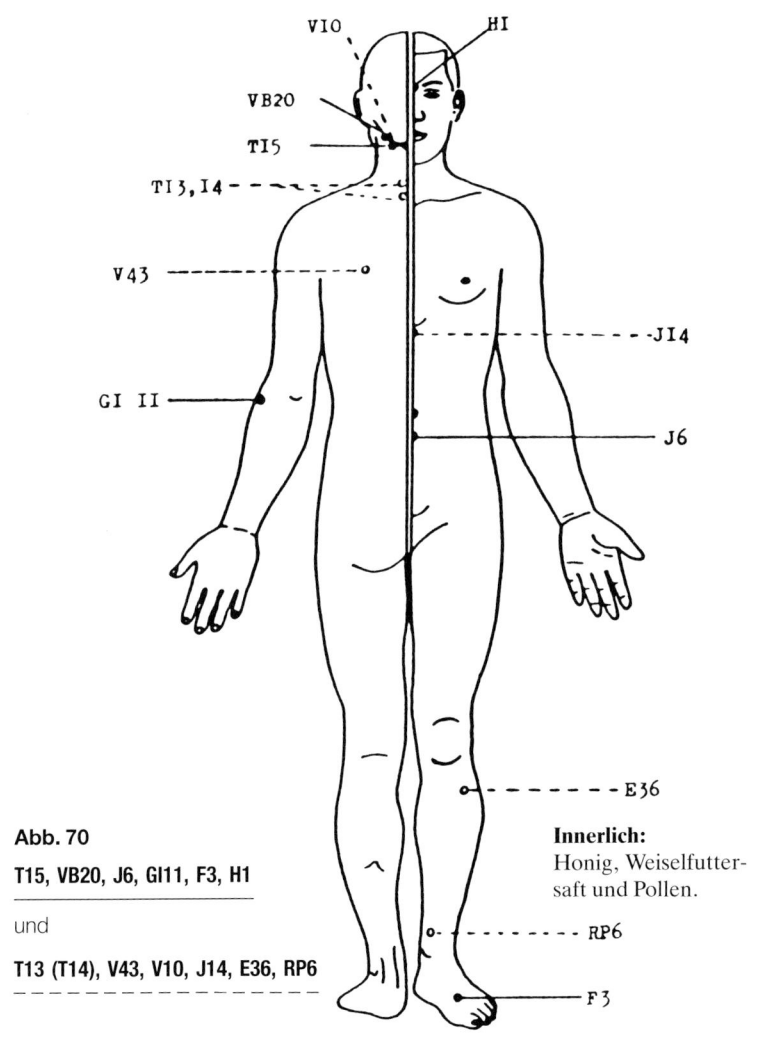

Abb. 70
T15, VB20, J6, GI11, F3, H1

und

T13 (T14), V43, V10, J14, E36, RP6

Innerlich:
Honig, Weiselfuttersaft und Pollen.

7.2.38 Steifigkeit und Schmerzen im Nacken

Ursache: Meistens Dorne in der Gegend der Halswirbel, Neurose u. a. Die Entwicklung der Dorne kann lange Zeit ohne Symptome verlaufen. Allerdings treten Schmerzen nach Erkältung, Umschlag des Wetters, längerer Unbewegtheit des Kopfes u. a. auf. Es werden abwechselnd folgende Punkte akupressiert:

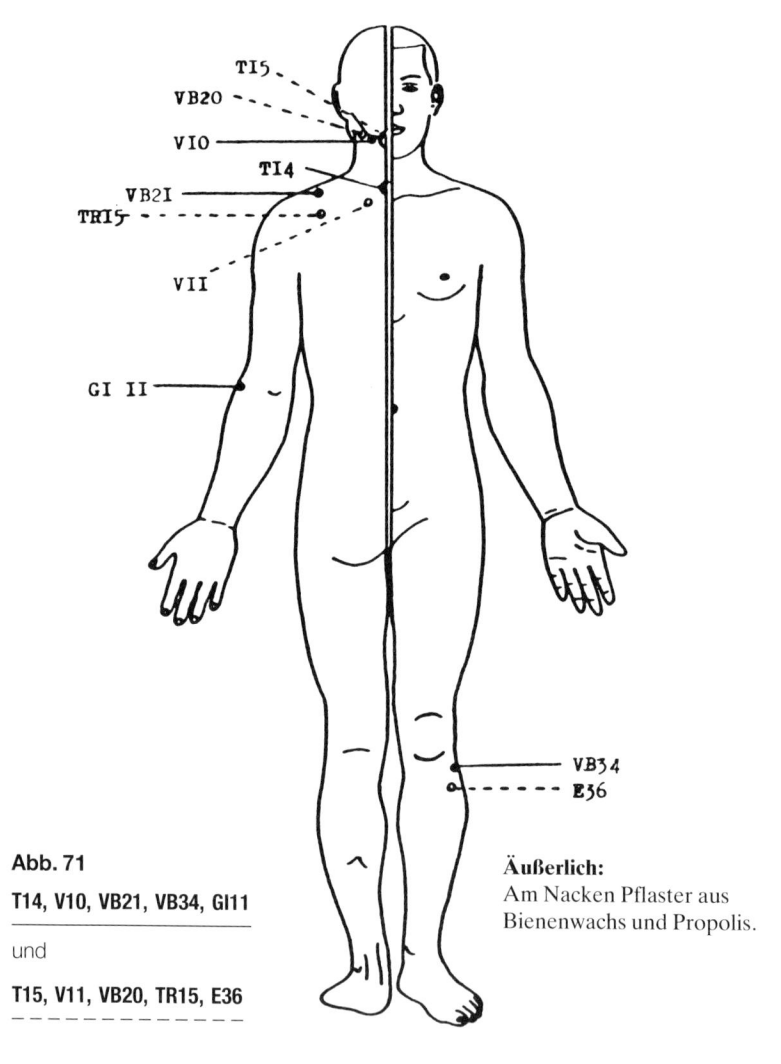

Abb. 71

T14, V10, VB21, VB34, GI11

und

T15, V11, VB20, TR15, E36

Äußerlich:
Am Nacken Pflaster aus Bienenwachs und Propolis.

7.2.39 Steifigkeit und Schmerzen im Rücken

Solche Erscheinungen werden gewöhnlich bei Personen, die an Neurose leiden, lange Zeit aufrecht stehen müssen oder mit vorgebeugtem Oberkörper ihre Arbeit verrichten, die an Dornen in der Brustwirbelgegend leiden usw., beobachtet. Zuweilen umgürten die Schmerzen die Brust und verursachen Beschwerden in der Herzgegend. Es werden folgende Punkte abwechselnd bearbeitet:

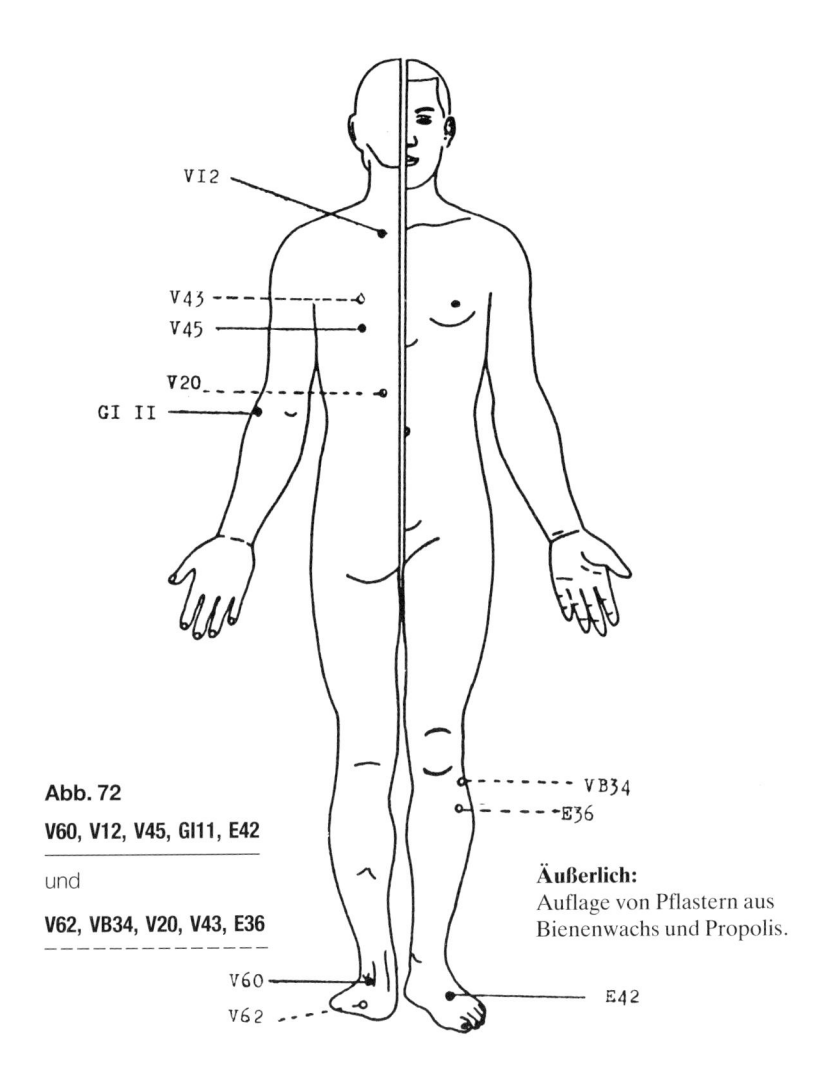

Abb. 72
V60, V12, V45, GI11, E42

und

V62, VB34, V20, V43, E36

Äußerlich:
Auflage von Pflastern aus Bienenwachs und Propolis.

7.2.40 Steifigkeit und Schmerzen im Lenden-Kreuzbereich

Treten meistens bei jähen Bewegungen, bei Erkältung, bei Grippe, Traumata, Überbeanspruchungen, flankiert von Dornen in dieser Gegend auf. Möglicherweise halten die Schmerzen in der Lenden-Kreuzgegend lange an, allmählich verbreiten sie sich auch zu den Beinen hin, wo ein Einschlafen der Glieder und Beschwerden beim Gehen eintreten. Akupressiert werden die Punkte:

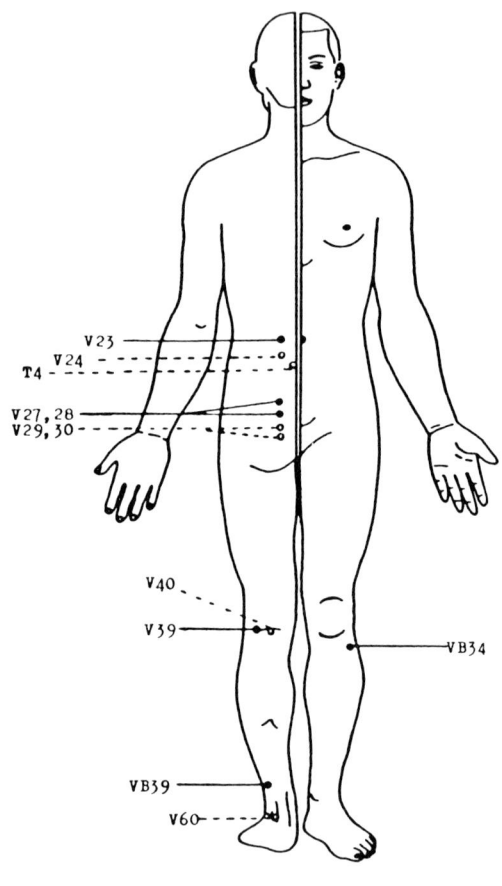

Abb. 73

VB34, V39, V23, V27 (V28)   und   V60, V40, V24, V29 (V30), T4

Miteinbezogen werden auch schmerzliche Punkte, die der Patient selbst findet.
Äußerlich: Leicht erwärmte Pflaster aus Bienenwachs und Propolis.

7.2.41 Steifigkeit und Schmerzen im Kreuz-Steißbereich

Die Schmerzen im Kreuz-Steißbereich können lokal begrenzt auftreten oder sich nach unten in Richtung der Beine ausbreiten. Gewöhnlich werden die Schmerzen beim Sitzen stärker. Bei Apipressur werden folgende Punkte bearbeitet:

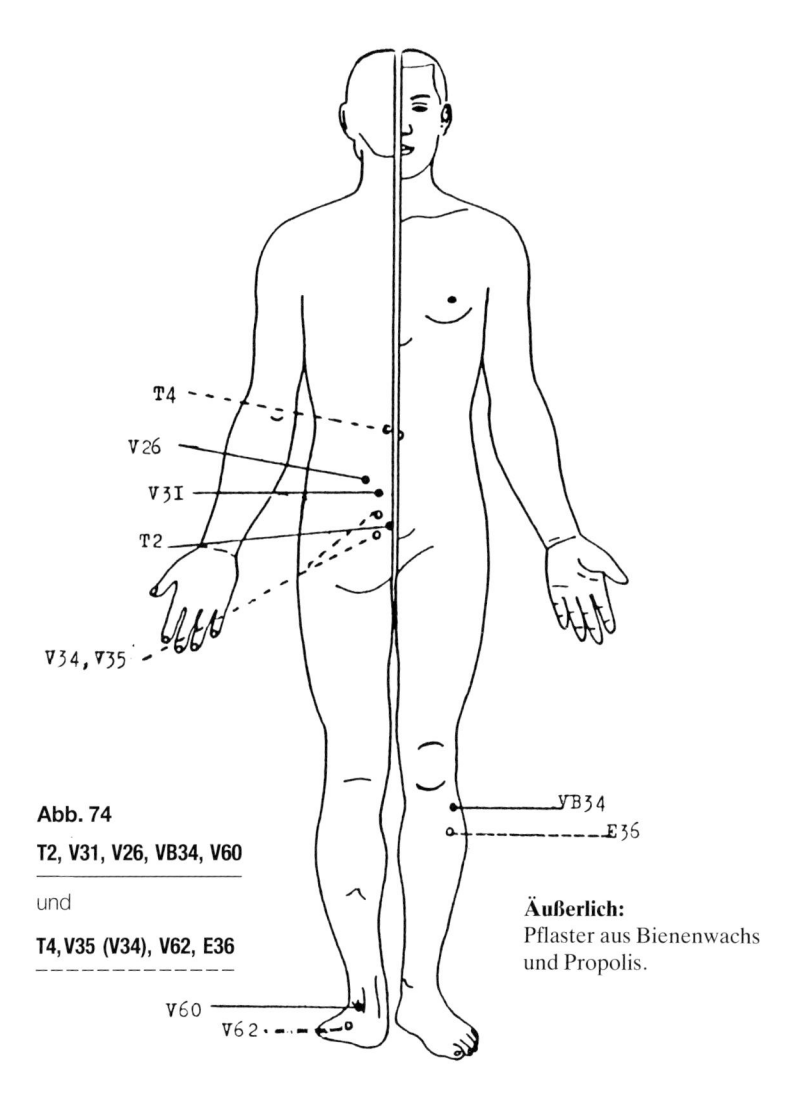

Abb. 74
T2, V31, V26, VB34, V60

und

T4, V35 (V34), V62, E36

Äußerlich:
Pflaster aus Bienenwachs und Propolis.

7.2.42 Störungen beim Einschlafen

Schwierigkeiten beim Einschlafen liegen gewöhnlich in einer nervösen Überreiztheit, gasbildenden Nahrungsmitteln zum Abendbrot, körperlicher Erschöpfung usw. Es werden abwechselnd folgende Punkte akupressiert:

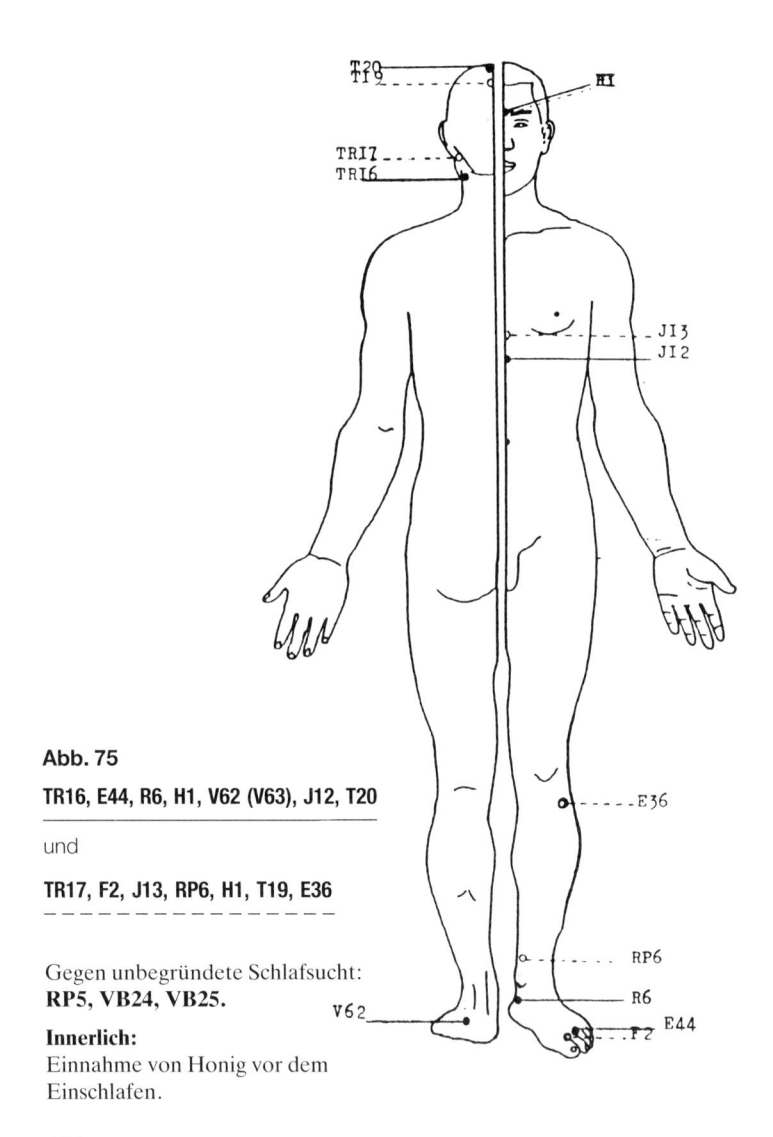

Abb. 75

TR16, E44, R6, H1, V62 (V63), J12, T20

und

TR17, F2, J13, RP6, H1, T19, E36

Gegen unbegründete Schlafsucht:
RP5, VB24, VB25.

Innerlich:
Einnahme von Honig vor dem Einschlafen.

7.2.43 Schlafstörungen

Personen, die darunter leiden, wachen gewöhnlich nach 2–3 Stunden auf und können nicht mehr einschlafen. Als Ursache wird außer einer »inneren Unruhe« meistens eine Störung in der Leber- und Gallenfunktion angenommen. Bei der Apipressur werden folgende Punkte bearbeitet:

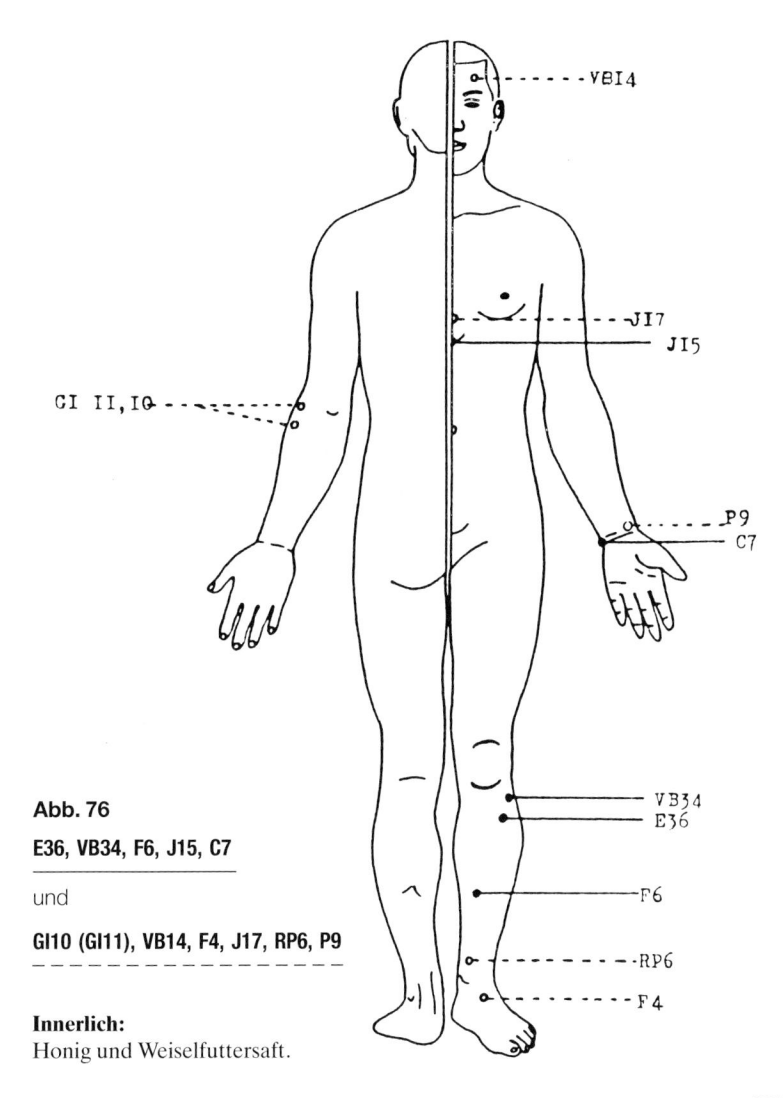

Abb. 76
E36, VB34, F6, J15, C7

und

GI10 (GI11), VB14, F4, J17, RP6, P9

Innerlich:
Honig und Weiselfuttersaft.

7.2.44 Störungen der Leberfunktion

Die Leber spielt eine große Rolle bei der Entgiftung des menschlichen Organismus und bei Umwandlung der Nahrungsstoffe in Energiequellen. Die Störungen treten gewöhnlich allmählich ein. Kennzeichnend sind Erschlaffung, Schmerzen, Labor- und sonstige Veränderungen. Die Apipressur bildet ein Element der komplexen Grundtherapie. Akupressiert werden folgende Punkte:

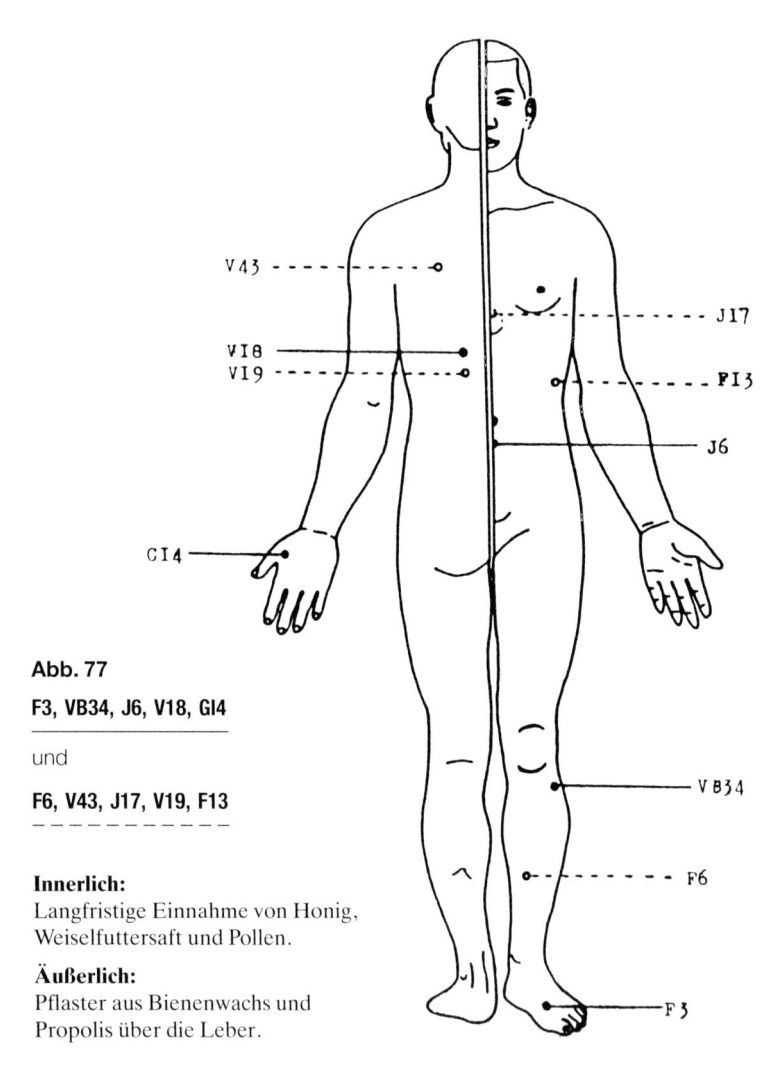

Abb. 77

F3, VB34, J6, V18, GI4

und

F6, V43, J17, V19, F13

Innerlich:
Langfristige Einnahme von Honig, Weiselfuttersaft und Pollen.

Äußerlich:
Pflaster aus Bienenwachs und Propolis über die Leber.

7.2.45 Vegetative Störungen in den Füßen (Kälte)

Kältegefühl in den Füßen. Schmerzen bei längerem Gehen und Stehen. Bei Akupressur werden folgende Punkte abwechselnd bearbeitet:

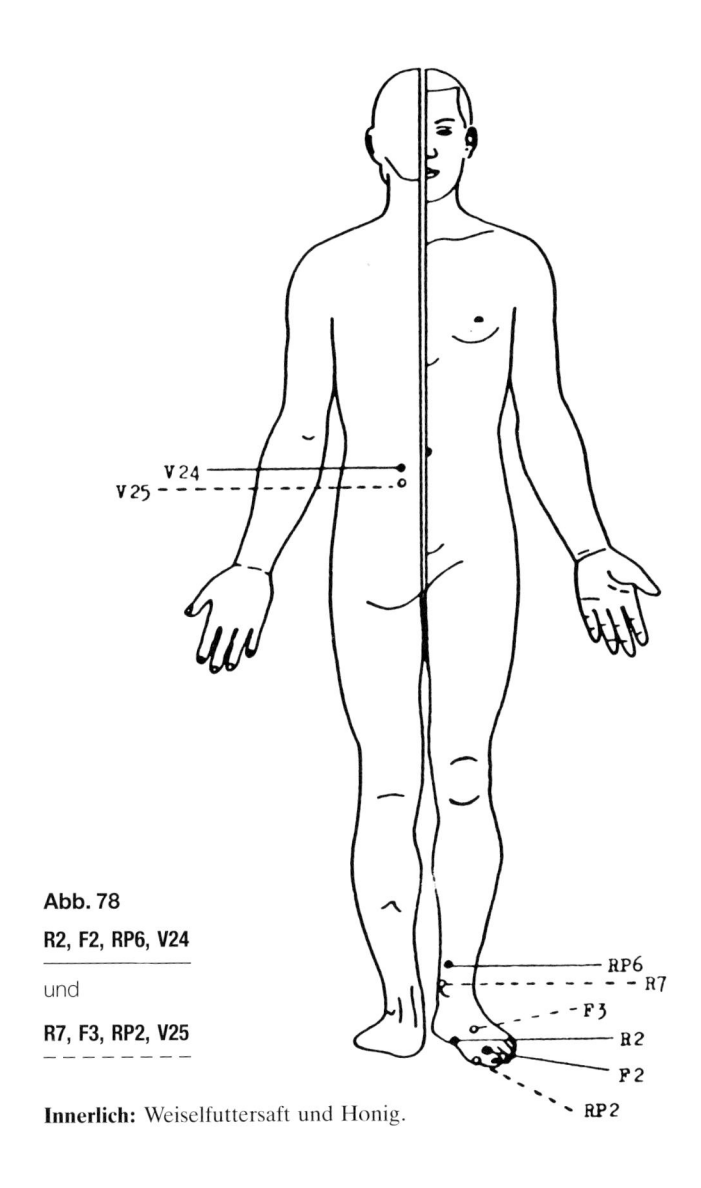

Abb. 78

R2, F2, RP6, V24

und

R7, F3, RP2, V25

Innerlich: Weiselfuttersaft und Honig.

7.2.46 Vegetative Störungen in den Füßen (Brennen)

Brennen in den Füßen, Schwitzen und Schmerzen. Die Existenz von Pilzen, die ähnliche Äußerungen haben, ausschließen. Bei Apipressur werden folgende Punkte bearbeitet:

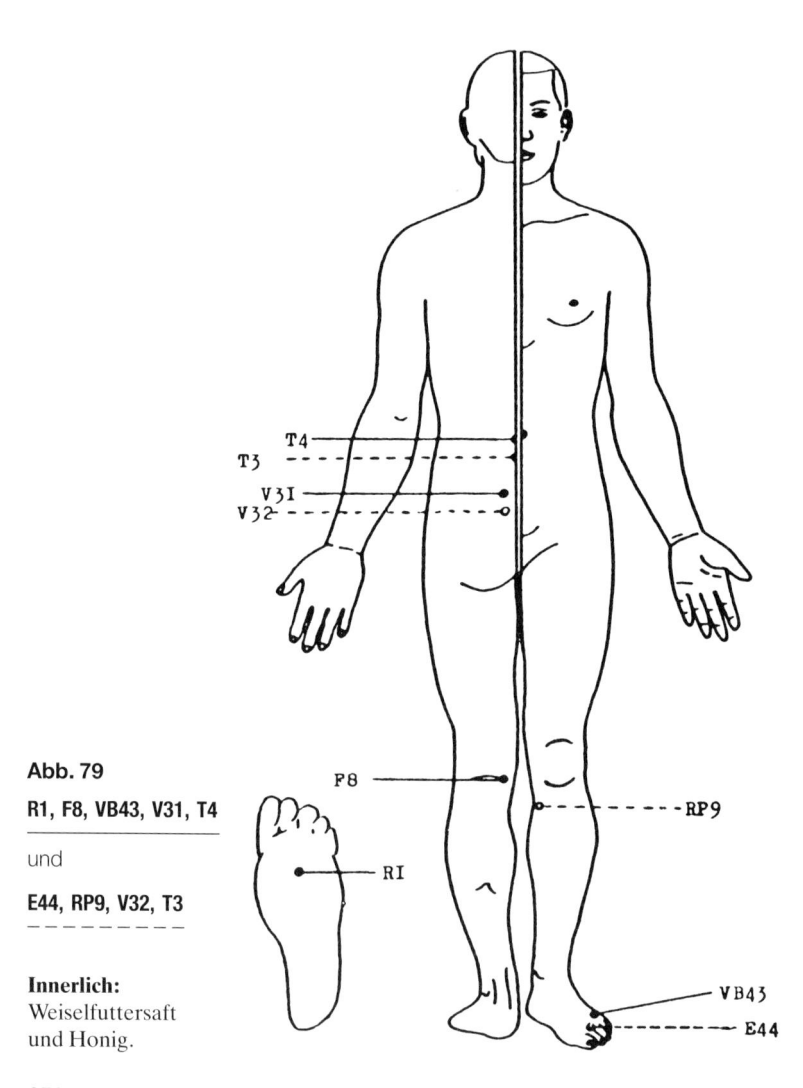

Abb. 79

R1, F8, VB43, V31, T4

und

E44, RP9, V32, T3

Innerlich:
Weiselfuttersaft und Honig.

7.2.47 Verstopfung bei spastischen Därmen

Normalerweise erfolgt die Entleerung der Därme täglich. Eine spastische Verstopfung ist nicht selten. Sie ist häufig bei neurotischen Kranken, bei Magen- und Zwölffingerdarmgeschwüren u. a. anzutreffen. Charakteristisch durch harte Exkremente, ständige oder kolikartige Schmerzen, Erschlaffung und röntgenologische Befunde. Es werden abwechselnd folgende Punkte mit Apipressur behandelt:

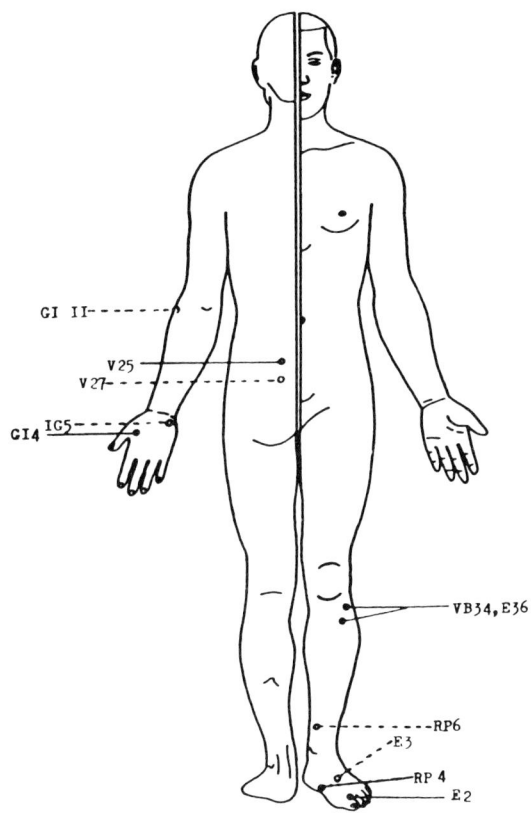

Abb. 80

GI4, F2, E36 (VB34), RP4, V25   und   IG5, F3, GI11, RP6, V27

Dabei wird tiefer Druck ausgeübt und es werden langsame Kreisbewegungen ausgeführt, Dauer 1–3 Minuten. 2–3mal täglich Tzübopressierung.

Innerlich: Weiselfuttersaft, Propolis, Pollen und Honig.

7.2.48 Verstopfung bei atonischen Därmen

Charakteristisch sind trockene und harte Exkremente, Schmerzen und Magenblähungen, Appetitlosigkeit, Schlaffheit. Sie wird durch ungeeignete Nahrung, sitzende Lebensweise, erschlaffte Bauchwände, unpassende Medikamente u. a. verursacht. Apipressur folgender Punkte:

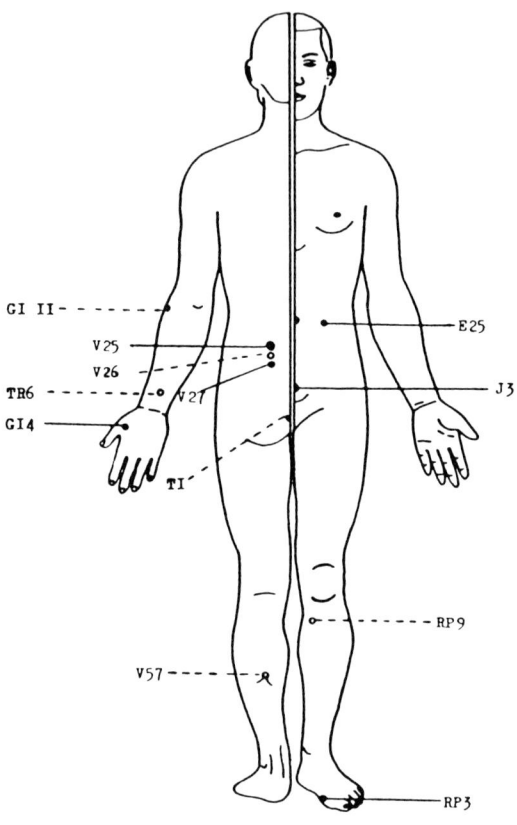

Abb. 81

J3, GI4, RP3, E25, V25, V27   und   T1, GI11, TR6, RP9, V26, V57

Ausführung mit leichtem Druck, bei schnellen Drehbewegungen. Dauer 30 Sekunden; 3–4mal täglich Tzübopressur.

Innerlich: Pollen und Honig. Änderung des Nahrungsregimes und der Lebensweise.

7.2.49 Zurückhaltung von Flüssigkeit

Langsames Ansammeln von Flüssigkeit in den Körpergeweben. Bei Druck mit dem Finger auf den Knochen des Unterschenkels verbleibt eine Vertiefung. Gewöhnlich bedingt durch behinderten Blutkreislauf in den unteren Extremitäten infolge von Herz- oder Nierenstörungen. Die Akupressur wird unter ärztlicher Aufsicht ausgeführt, bei entsprechender Diät. Abwechselnd werden folgende Punkte bearbeitet:

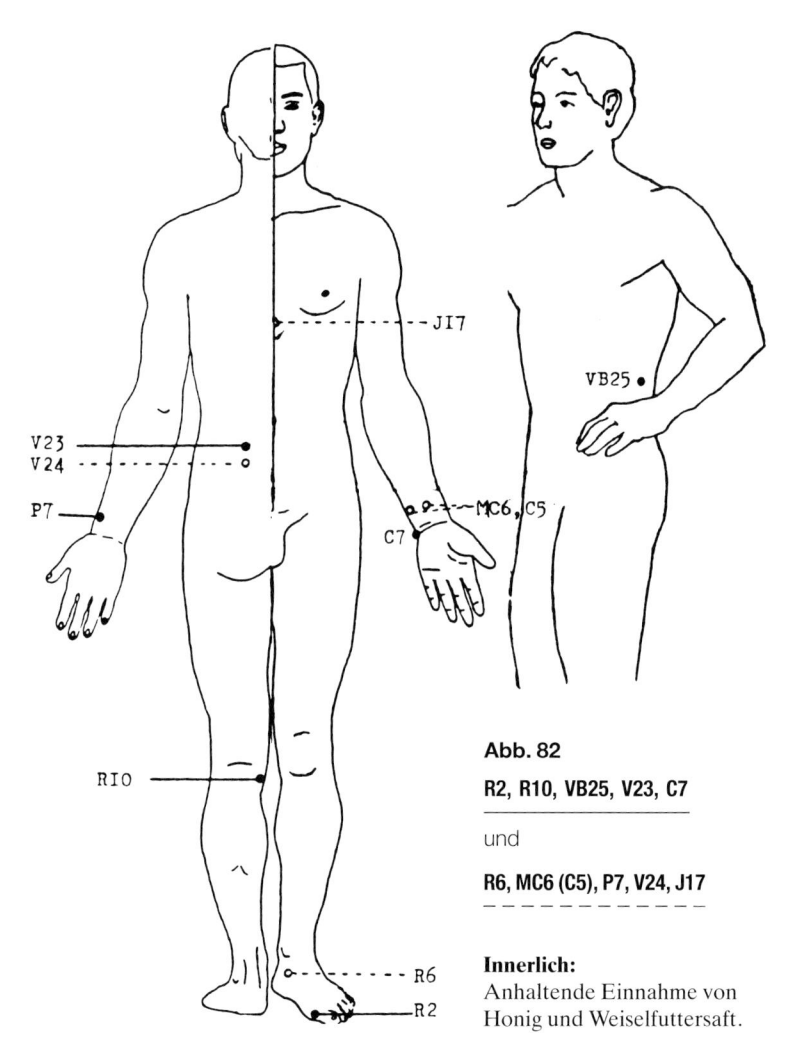

Abb. 82

R2, R10, VB25, V23, C7

und

R6, MC6 (C5), P7, V24, J17

Innerlich:
Anhaltende Einnahme von Honig und Weiselfuttersaft.

7.2.50 Übermäßiges Schwitzen

Gewöhnlich bedingt durch vegetative Störungen, aber auch durch andere Erkrankungen. Abwechselnd werden folgende Punkte akupressiert:

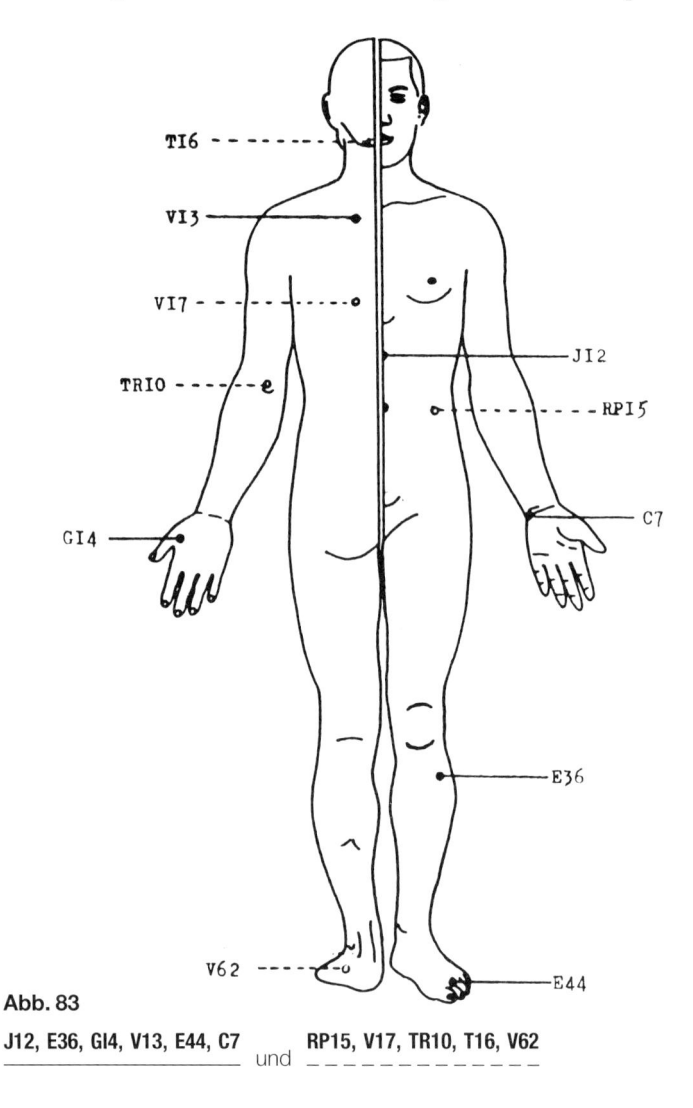

Abb. 83

J12, E36, GI4, V13, E44, C7 und RP15, V17, TR10, T16, V62

Der Punkt **MC8** (in der Mitte der Handfläche) wird täglich stark bearbeitet.

Innerlich: Weiselfuttersaft.

IV. Anhang

1. Indikationsverzeichnis

Abgeschlagenheit 47
Abstinenzsyndrom 146
Akne **333**
Alkoholismus 146
Allergien 181, 192, **334**
Alopecia **317**
Altern, vorzeitiges 149
Altersschwäche 145
Anämien 146, 149
Angina **286**
Angstzustände **335**
Appetitlosigkeit 146, 149
Arrhythmie 142
Arteriosklerose 102, 129, 149, 180, **336**
Arthrosen, Arthritiden 130, 167, 181, 201
Asthenien 145, 149
Asthma bronchiale 130, 149, 157, 167, **274ff.**
Atemwegserkrankungen 142, 157, 181, 192, **201, 274ff.**
Atrophien 47
Augenschmerzen 107

Benommenheit 263
Bestrahlungsschäden 137
Bettnässen 180, **267**
Blepharitis 149
Bronchialkatarrhe 137, 139
Bronchitis, Bronchitiden 142, 157, 201, **278ff.**
Brustspondylarthrose **243**
Bursitis 192, **216**

Depression 149
Dermatosen, allgemein 112
Diabetes 143, 181, **320ff.**
Dickdarm, Störungen **213**
Drüsenstörungen 192, **223**
Dünndarm, Erkrankungen **214**
Duodenalgeschwüre 201, **214, 299**
Durchblutungsstörungen
– Beine, Füße **337**
– Hände, Arme **338**
– Gehirn **339**
Dyskinesien 157, 181, 192, 201, **309**
Dyspepsie 95

Ekzeme 137, **316**
Embolie 129
Endarteritis 149
Enteritis 83
Entzündungsprozesse
– allgemein 149, 157
– akute 140
– chronische 46
Epikondylitis 167, 180, **239**
Erbrechen 157
Erkältung 139, **206, 280**
Ermüdung 145, **354**
Erregung 263
Erschöpfung, physisch/psychisch 43, 145, 157, **270ff.**

Fettsucht **322ff.**
Fluor **310**
Furunkel 137

Gallenblase, Erkrankungen der 107, 181, **202, 211, 308**
Gallenkoliken **308**
Gallenwege, Erkrankungen der 107, 112, 201, **202**, 215
Gastritis 137, 142, 146, 157, 201, **302ff.**
Gebärmutterhalsgeschwür **310**
Gefäßerkrankungen 130, 139, 151, 157, 168, 180, 192, **264**
Gelbsucht 112, 211
– bei Neugeborenen 42
Gelenkerkrankungen, allgemein 83, 149, 151, 157, 167, 181, 192, 201
Gelenkschmerzen 46, 107
Geschwüre 137
Gingivitis **313**
Grippe **288**
Gynäkologische Erkrankungen
allgemein 137, 143, 181, **223, 310ff.**

Haarschwund 137
Hämorrhoiden 201, **221, 306**
Harnblase, Erkrankungen der **222**
Hauterkrankungen, chronische 86, **317ff.**
Hautjucken 317
Hemmungen, sexuelle 157

Hepatitis 201, **308**
Herz-Kreislauferkrankungen
allgemein 146, 157, 180, **208, 264,
292ff., 340ff.**
Herzneurosen 142, 180, **297**
Herzschmerzen 112, **358**
Hirnkreislaufstörungen 83
Hörnerv, Neuritis **289**
Husten **342**
Hypertonie 102, 112, 142, 146, 157, 167, 180, **292ff.**
Hypotonie 64, 95, 102, 112, 142, 157, 180, **295ff.**

Insult, Zustand nach **323**
Ischias 180, 192, **202, 218**
Juckreiz 137

Katarrhe 142, 201
Kehlkopfentzündung 143
klimakterische Störungen 146, **312**
Koliken 157
Kolitis 64, 83, 137, 146, 157, 201, **304ff.**
Kollaps **343**
Konjunktivitis 149
Kopfschmerzen 83, 107, 112, 180, 192, **202, 269ff., 344ff.**
Krampfadern **359**
Kreislaufstörungen 55, 95, 129

Lähmungen 47
Laktation, gestörte 149
Laryngitis **286**
Lebererkrankungen
allgemein 143, 146, 157, 181, **202, 210, 308, 376**
Lebervergrößerung 112
Lumbago **218**

Magen-Darmerkrankungen 142, 181, **214, 263ff., 299ff.**
Magengeschwüre 141, 142, 181, **299**
Menstruationsstörungen **352**
Meteorismus 95, **351**
Migräne 180, **347**
Milz, Erkrankungen der **213**
Muskelschmerzen 46, 192
Myalgie 192
Myokardsklerose **297**

Nervale Störungen
allgemein 192
Nervensystem, peripheres; Störungen 130, 151, 167, 180
Nervensystem, vegetatives; Störungen 167
Neuralgien
allgemein 167, 180
Neurasthenie 95, 145, 180
Neurodermitis 317
Neurosen
– allgemein 64, 112, 143, 157, 180, 215, **258ff.**
– hysterische **265**
– sexuelle **269**
– zwanghafte **266**
Nierenerkrankungen
allgemein 143, 157, 181, 201, **212**
Nierenschmerzen **357**

Obstipation 95, 142, 146, **201, 306, 379**
Ohrgeräusche 83, **291**
Operationen, vor/nach 146

Panaritien 137
Pankreas, Erkrankungen/Störungen **208, 366**
Paresen 47, **219**
Parodontopathien 137, **313**
Periarthritis 167, 180, **216, 236**
Pharyngitis **286**
Plexitis 192, 217
Prostataerkrankungen
– allgemein 201, **220, 356**
– Hypertrophie 146
Pulpitis 137

Radikulitis 167, 180, 192, **217**
Reizbarkeit **355**
Rhagaden 137
rheumatische Leiden 130
Rhinitis **282**

Schlaflosigkeit 64, **263**
Schlafstörungen **375**
Schleimhauterkrankungen 137
Schmerzen 54, 86, 112, 151, 192, 201, **202, 360ff., 370ff.**
Schnupfen **365**

385

Schwäche 263
Schwindel **364**
Schwitzen, übermäßiges **382**
Seborrhoe 149
Sehnenscheidenentzündung 139
Sexualschwäche
Sinusitis 142, **282, 285**
Spasmen 47, 86, 95, 102, 157, 167, 215
Spondylarthrosen
– allgemein, diverse 130, 167, 180, 192, 201, **229**
– Halsspondylarthrose **231 ff.**, **241 ff.**
– lumbosakrale **246 ff.**
Stasen 95, 201
Steifigkeit **370 ff.**
Stenokardie 142, 149, **297**
Stillprobleme **353**
stomatologische Beschwerden 157, **313**
Streß 81, 192

Tendovaginitis 192
Trichophytien 137

Urogenitalsystem
– Erkrankungen/Störungen 77, 95, 112

vegetative Störungen 377, 378
Venenleiden **221**
Verbrennungen 137
Vertebralarterie, Syndrom der 167

Wunden 130, 137, 141

Zahnempfindlichkeit 137
Zahnschmerz **313**
ZNS-Erkrankungen/Störungen 46, 71, 86, 180, **258 ff.**
Zwangszustände 81, **266**
Zwischenrippenneuralgien 167, 192, **243**
Zyklusstörungen 181

2. Literaturverzeichnis

Alesker, E. M.: Ptschelnij jad v klinike vnutrennih boleznej. M., Medizina, 1964.
Artemov, N. M.: Ptschelnij jad, evo fiziologitscheskie svojstva i terapevtitscheskoe primenenie. M., AN SSSR, 1941.
Bahr, F.: Akupressur – erfolgreiche Selbstbehandlung bei Schmerzen und Beschwerden. Mosaik Ferenczy Verlag, München–Zürich, 1978.
Bischko, J.: Akupunktur für Fortgeschrittene. Haug, Heidelberg, 1978.
Bischko, J.: Akupunktur für mäßig Fortgeschrittene. 6. A.; Haug, Heidelberg, 1994.
Bischko, J.: Einführung in die Akupunktur. 16. A.; Haug, Heidelberg, 1994.
Bossy, J.: Bases neurobiologiques des reflexthérapies. Masson, Paris, 1975.
Bulgaria – Albena.; may 19–21, 1988. Ist National Acupuncture Congress with international participation (Abstracts).
Chan, P.: L'acupressing manuel. Gui le Part, Paris, 1971.
Chao Lai, A. M.: Akupunktur für mäßig Fortgeschrittene. Haug, Heidelberg, 1978.
Diderot, P., Ch'ih Sheng Shou: Curese con dirgitopunktura basta la presion de un dedo en el punto indicado. Editorial concepto, Mexico, 1988.
Ewald, H.: Akupressur fur jeden. Econ, Düsseldorf–Wien, 1983.
Kropej, H.: Systematik der Ohrakupunktur. 7. A.; Haug, Heidelberg, 1993.
Lebarbier, A.: Acupuncture pratique. Maison neuve, Sainte-Ruffine, France, 1975.
Lusvan, G.: Otscherki metodov vostotschnoj refleksoterapii. Nauka, Novosibirsk, 1980.
Marquardt, H.: Reflexzonenarbeit am Fuß. 20. A.; Haug, Heidelberg, 1993.

Matscheret, E. L., I. Z. Samosuk: Rukovodstvo po refleksoterapii. Golow. izd. obed. »Vischa schkola«, Kiev, 1982.
Portnov, F. G.: Elektropunkturnaia refleksoterapia. Zinatne, Riga, 1982.
Potschinkova, P.: Behandlung der chronischen Pharyngitis mittels einer Vertauschelektrophorese mit Propolis. – In: II. Intern. Symposium über den Propolis, Bratislava, 1976. 70–73.
Potschinkova, P.: Bienenprodukte in der Medizin. Ehrenwirth, München, 1992.
Potschinkova, P.: L'apithérapie d'acupuncture en cas de complications neurologiques de la spondyloarthrose. XXX congrès international d'apiculture. Nagoya, Japon, 1985. 141–142.
Potschinkova, P.: La phonophorese du venin d'abeilles dans le traitement des affections dégénératives de la colonne vertebrale. (Recherches électrophysiologiques et observations cliniques.) – In: XXIV Congrès mondial d'apiculture, Buenos Aires, 1973. 418–420.
Potschinkova, P.: Physiotherapeutische Methoden in der Apitherapie – In: XXVIII Intern. Kongress »Apimondia«, Acapulco-Mexiko, 1981. 107–108.
Potschinkova, P.: Ptschelnite produkti v medizinata. S., BAN, 1986.
Potschinkova, P., St. Donchev: Radiationsproktitfall, behandelt mit Propolis – In: II. Intern. Symposium über den Propolis, Bratislava, 1976. 41–48.
Potschinkova, P.: Ultrazvukovata fonoforeza s ptschelna otrova pri letschnieto na degenerativnite zaboliavania na grabnatschnia stalb. Kand. diser., VMI – Plovdiv, 1972.
Schu-Lian: Rukovodstvo po sovremenoj tschen-tziu terapii. M., Gosmedizdat, 1959.
Stoianovskii, D. N.: Iglorefleksoterapia. Spravotschik – atlas. Kichinev, »Kartia Moldoveniaske«, 1981.

Stoianovskii, D. N.: Refleksoterapia. Spravotschnik. Kichinev, »Kartia Moldoveniaske«, 1987.
Tabeeva, D. M.: Rukovdstvo po refleksoterapii, M., Medizina, 1980.
Tabeeva, D. M., L. M. Klimenko: Uhoigloterapia. Tatars. kn. izd., Kazan, 1976.

Tikoschinskaia, E. D.: Osnovi iglorefleksoterapii. M., Medizina, 1979.
Uorren, F.: Meditzinskaia akupunktura. Golov. izd. »Vischa schkola«, Kiev, 1981.
Usova, M. K., S. A. Morhov: Kratkoe rukovodstvo po igloukalivaniu i prigiganiu. M., Medizina, 1974.

3. Apis-Präparate und Apis enthaltende Kombinationspräparate (nach DIMDI)

ABDA-PHARMA
Pharmalgen BI
Strontium F Komplex (Dil.)

ASTA MEDICA
Systral (Creme)
Systral (Gel)

BINDERGASS APOTHEKE
Biosanum allergicum Komplex (Tr.)
Brassica Komp. (Tr.)
Thyreobal Komp. (Tr.)

COSMOCHEMA
Scrophularia compositum Cosmoplex (Tabl.)

DEUTSCHE HOMÖOPATHIE UNION/DHU
Agnus castus Pentarkan S9 (Liqu.)
Aristolochia Pentarkan Nr. 8 (Liqu.)
Arnica Pentarkan S9 (Liqu.)
Belladonna Pentarkan S14 (Liqu.)
Conium Pentarkan Nr. 35 (Tabl.)
Pyrogenium Pentarkan Nr. 70 (Liqu.)
Urtica Pentarkan Nr. 86 (Liqu.)

DIEPHUIS
Diephuis Bijengif

ELHA MÜNCHEN
Elharenaldyn N (Salbe)

EPIPHARM
Reless-Bienengift lyophilisiert

FIDES
Apis Homobion A2 (Tr.)
Apis Homobion 5 (Tr.)
Apisin Homobion F5 (Tr.)
Euphrasia Homobion S (Tr.)
Glonoin Homobion S (Tr.)
Ranunculus Homobion S (Tr.)
Terebinthina Homobion ST (Tr.)

FM-PHARMA
FM-Komplex 6 (Tr.)

HANOSAN
Aconitum Komplex (Liqu.)
Apis Komplex (Liqu.)
Columbo-N-Komplex Hanosan (Liqu.)
Hanotoxin N (Amp.)
Solidagosan N Tropfen

HEEL
Apis Injeel S (Amp.)
Populus compositum SR (Tr.)

HEVERT
Dysenterie-Hevert (Tr.)
Hevertoplex Arnika 71N (Tabl.)
Hevertoplex Antimon crudum (Tr.)
Hevertoplex Baptisia (Tr.)
Hevertoplex Chimaphila 47N (Tr.)
Hevertoplex Helonias 98N (Tr.)
Hevertoplex Kalium carbonicum (Tr.)
Hevertoplex Menyanthes (Tr.)
Hevertoplex Myristica 74N (Tabl.)
Hevertoplex Spongia 110N (Tr.)
Hevertoplex Scrophularia (Tr.)
Hevertoplex Senecio (Tabl.)
Hevertoplex Solidago (Tr.)
Hevertoplex Stannum (Tr.)
Hevertoplex Urtica (Tr.)
Lymphaden injekt-Hevert (Amp.)
Lymphaden Hevert (Tr.)
Makretox SL (Tabl.)
Sinusitis SL Hevert (Tabl.)
Sinusitis Hevert N (Tabl.)

HOMVIORA
Immunja (Tabl.)

INFIRMARIUS ROVIT
Loewe-Komplex Nr. 12 N Aesculus (Tabl.)

KATTWIGA
Laubenders Pulsatilla compositum (Tr.)
Synergon Komplex Abrotanum N53 (Tabl.)
Synergon Komplex Belladonna 32N (Tr.)
Synergon Komplex Borax 44N (Tr.)

Synergon Komplex Bryonia N54 (Tr.)
Synergon Komplex Capsicum N42 (Tabl.)
Synergon Komplex Euphrasia N39 (Tr.)
Synergon Komplex Fel tauri N56 (Tr.)
Synergon Komplex Helleborus N149 (Tr.)
Synergon Komplex Mercurius corrosivus N43 (Tabl.)
Synergon Komplex Mercurius cynatus N43 (Tabl.)

KLEINE & STEUBE
Adenolin-Entoxin N Tropfen

KOLOSSA
Venomil Biene

KUHL
VTHE Thrombophlebin (Tr.)
Visum forte (Lsg.)

LOGES
Toxi-L 90 N (Lsg.)

Dr. MAUCH
Rimacotox (Dil.)

PASCOE
Fucus Similiaplex (Tr.)
Juniperus-Injektopas Complex (Amp.)
Nephro N-Injektopas (Amp.)
Vespa Similiaplex (Tr.)

PEKANA
Dercut Salbe spag.
Dercut Lotion spag.

PFLÜGER
Anginovin H (Tr.)
Pflügerplex Apocynum 238 (Tr.)
Pflügerplex Elaterium 360 (Tabl.)
Pflügerplex Euphrasia 130 (Liqu.)
Pflügerplex Hamamelis 235 (Tr.)
Pflügerplex Sepia 340 (Tabl.)

PHARMA LIEBERMANN
Genu-cyl Ho-Len-Complex (Tr.)

PHARMA PETER
Scarlett Figur-Tropfen

PHARMAKON
Badiagol Roewo 815 (Tr.)
Brojodol N Roewo-50 (Tr.)
Haut-Ampullen Roewo 52 (Amp.)
Inflammatio Roewo 262 (Tr.)
Renalith Roewo 120 (Tr.)
Roewoflamin Ampullen Roewo 308 (Amp.)
Thyrophan Roewo 222 (Tr.)

PHYTOPHARMA
Dienaplex F-V (Tr.)
Dienaplex L3-V (Tr.)
Dienaplex R (Tr.)
Dienaplex W2 (Tr.)
Zet-Inalterat CIC-V (Tr.)

PRESSELIN
Heil-Komplex Nr. 3a Presselin (Tr.)
Presselin Gri (Tr.)
Presselin Olin 4 (Saft)
Ultraplex 66 Agnus castus (Tr.)
Ultraplex 53 Apis (Tr.)
Ultraplex 10 Echinacea (Tr.)
Ultraplex 55 Scilla (Tr.)
Ultraplex 73 Terebinthina (Tr.)

RECKEWEG
Angina Gastreu N R1 (Tr.)
Belachin-Gastreu R1 Injekt (Amp.)

REGENAPLEX
Regenaplex Nr. 82b (Tr.)
Regenaplex Nr. 117a (Tr.)

SANORELL
Versarell (Amp.)

SCHERAX
Reless-Bienengift Klinikpackung (Fl.)

SLOVAKOFARMA
Virapin (=,015%)

SONSTIGE
Albay venin de d'abeille 550 mueg

SPEMANN
Spemann Komplex Nr. 37 Arthritis Urica (Tr.)
Spemann Komplex Nr. 70 Renes (Tr.)

STEIGERWALD
Juniperus Plantaplex N (Tabl.) (Tr.)

TRUW ARZNEIMITTEL
Angi Truw (Pastille)
Angi Truw N (Tabl.)
Composita TRuw 105 Apocynum (Tr.)

WELEDA
Antimonit/Echinacea comp. (Amp.)
Apis comp. (Amp.)
Apis comp. (Dil.)
Apis D2/Arnica D3 aa (Amp.)
Apis D2 cum Levistico (Amp.)
Apis D3/Arnica D3 aa (Amp.)
Apis D3/Belladonna D3 aa (Amp.)
Apis D3 cum Levistico (Amp.)
Apis D3/Bryonia D3 aa (Amp.)
Apis D3/Formica D3 (Amp.)
Apis mellifica 1% (Salbe)
Apis mellifica in homöop. Verdünnung (Amp.)
Apis mellifica D3 (Tr.) (Dil.)
Apis mellifica D4 (Dil.)
Apis/Rhus toxicodendron comp. (Dil.) (Amp.)
Arnica comp./Apis (Salbe)
Arnica comp./Apis (Öl)
Arnica/Levisticum D3 comp. (Amp.)
Arnica/Levisticum D6 comp. (Amp.)

WIEDEMANN
Desensib (Amp.)

4. Nützliche Informationen und Adressen

Deutscher Apitherapiebund
Grünauer Str. 168   Tel. 0 84 31/94 68
86633 Neuburg/Donau   Fax. 0 84 31/94 68
Wir sind »im Bunde mit der menschlichen Gesundheit«, und wollen die Gesundung des Menschen mit natürlichen Mitteln, hier besonders mit Bienenmitteln propagieren, deren Entstehungsbereich, die Natur und Umwelt sowie deren Produzenten die Bienen, und alle anderen Tiere schützen.
Wir sind im Deutschen Apitherapie-Bund (kurz **DAB**) zusammengeschlossen und verbreiten den Gedanken der medizinischen Apitherapie (Naturheilung mit den Produkten der Bienen) sowie den der »**Apitherapie 2000**« (Anwendung der Bienenprodukte zur Stärkung, Vitalisierung und Heilung).
Die Apitherapie aber und der Gedanke um sie, liegt allgemein im Trend der Zeit, und wird ihren Platz in der Naturheilung und auch Anerkennung bei ensprechender Aufklärung in der Bevölkerung finden.
Gegründet wurde der DAB am 17. 10. 1986 in Neuburg an der Donau.
Die Organisation umfaßt 2 Mitgliedergruppen:
1. Die Aktivmitglieder, die das Gedankengut erarbeiten und verbreiten.
2. Die Passivmitglieder, die das Gedankengut in der Praxis anwenden, die Ver- und Anwender der Bienenprodukte.
So wie die »**Apimondia**« die medizinische Apitherapie wissenschaftlich vorantreibt, hat es sich der DAB zum Ziele gesetzt:
- das bisherige Wissen und die Erfolge der Konvention sowie der medizinischen Apitherapie aufzuzeichnen und in die Bevölkerung zu integrieren
- die Anwendung und Verwendung aller Bienenprodukte in der »Apitherape 2000« volkstümlich zu machen, und als Lebensphilosophie und Ganzheitsmedizin anzubieten
- die systematische Aufklärung über die Bienenprodukte zugunsten menschlicher Ernährung, Stärkung, Vitalisierung und zur Heilung
- Hebung der Wertvorstellung von Bienenprodukten in der menschlichen Gesunderhaltung, um die Zunahme der Zivilisationserkrankungen zu bannen.

Als Fernziel ist eine **Apitherapiestiftung** vorgesehen, durch die ein Naturheilzentrum entstehen soll, wie es bereits in Südpolen, in Kamianna besteht.
Bestrebungen zur Gründung weiterer nationaler Apitherapievereinigungen und zum europäischen Zusammenschluß dieser nationalen Verbände sind in vollem Gange.

Ein besonderes Anliegen dieser Vereinigung ist es, nicht nur die gesamten Bienenmittel für die Gesundheit aufzuwerten, sondern vor allem der Honigdiskriminierung zu begegnen, um dadurch den Imkern, den Bienen, der Natur, und letztlich den Menschen die Existenz zu sichern. Es gilt hier jedem klar zu machen:
- ohne Imker keine Bienen, die Wirtschaftlichkeit der Bienenhaltung muß hier immer gegeben sein
- ohne Bienen keine Natur, die Bestäubung der Pflanzen durch die Bienen garantiert die Existenz der Natur,
- ohne Natur kein Leben, denn nur die Natur macht menschliches Leben überhaupt auf Dauer erst möglich und vor allem lebenswert.

So will also der – *Deutsche Apitherapiebund* – Lobby der Natur, des Lebens und der Gesundheit sein, als »Lobby« für den Apitherapie-Umweltschutz eintreten:
- für eine gesunde Natur, Reinhaltung von Wasser, Luft und Erde,
- für ein gesundes Leben, Gesunderhaltung von Menschen, Tieren und Pflanzen,
- für die Gesundheit der Menschen, Gesunderhaltung von Körper, Geist und Seele.

Wer mehr über den DAB, über die Mitarbeit in den einzelnen Arbeitsgruppen über die Mitgliedschaft, oder den Aufbau von Ortsverbänden erfahren will, wende sich an unsere obige Adresse.

Verbände und Organisationen (Auswahl)

APIMONDIA
Internationaler Imkerverband
101, Corso Vittorio Emanuele
I-00186 Roma

Deutscher Imkerbund e.V.
Kalkuhlstr. 24
53277 Bonn

Schollengasse 4a
53343 Wachtberg

Deutscher Naturheilbund
FAX 0795 14 46 54
Gesellschaft
zum Schutz der Natur
durch Bienenhaltung
Karolinenstr. 23
64342 Seeheim-Jugenheim

Landesverband Bayerischer
Imker e.V.
Georg-Strobel-Str. 48
90489 Nürnberg

Imkerverband Hamburg e.V.
Husumerstr. 31
20249 Hamburg

Landesverband Hannoverscher
Imker e.V.
Johannssenstr. 10
30159 Hannover

Landesverband Hessischer
Imker e.V., Erlenstr. 9
35274 Kirchhain

Imkerverband Nassau e.V.
Birkenweg 7
57627 Gehlert

Imkerverband Rheinhessen-
Pfalz e.V., Lindenstr. 8
76870 Kandel

Landesverband der Imker
im Saarland e.v.
Parkstr. 33
66578 Schiffweiler

Landesverband Schleswig-Holstein und Hamburger Imker e.v.
Hamburgerstr. 109
23795 Bad Segeberg

Landesverband deutscher Imker
Weser-Ems e.v.
Mars-la-Tour-Str. 13
26121 Oldenburg

Landesverband Westfälischer und
Lippischer Imker e.v.
Langewannenweg 75
59063 Hamm

Landesverband Württembergischer, Imker e.v.
Am Reichelenberg 13

Einige Anbieter und Hersteller von apitherapeutisch nutzbaren Bienenprodukten

Allos, Walter Lang
Imkerhof
49457 Mariendrebbe

Alsitan GmbH
Am Bühl 16–18
86926 Greifenberg

Apitherapeutische Imkerei
Alois Gmeinder
Hubenstein 38
84416 Taufkirchen/Vils

AVR Fachversand für
Bienenprodukte
Hochvogelweg 19
87452 Altusried

Bergland Pharma
Naturheilmittel
Am Ziegeltörle 14
87700 Memmingen

Fa. Böll
Peking Royale Jelly
FAX 0 84 23 94 01-26

Ulrich Bröker
Haag 2
84385 Egglham

Edden-Waren GmbH (Neuform)
Königsteiner Str. 107
65812 Bad Soden

EBM-Versand, Erna Müller
Friedensweg 14
72660 Beuren

Feldt
Imkerei und Bienenprodukte
Stellauer Hauptstr. 23
22885 Barsbüttel

Heinich Heiser, Imkerei
Immenhof
97855 Lengfurt

MM-cosmetic GmbH
Postfach 210105
56566 Neuwied

Miéla-Bienenkosmetik
Angelika Trenkle
Aubweg 32
97990 Weikersheim

Honig Müngersdorff GmbH
St. Agatha 37
51149 Köln

Versandhaus Jungborn
Postfach 1340
28832 Achim

Sonntag

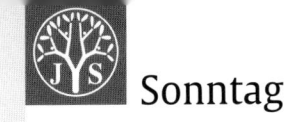

GEYER, Erwin
100 wichtige Punkte der Akupunktur und Homöopathie

1994, 236 S., 100 Abb.,
geb. DM/SFr 79.– / ÖS 585
ISBN 3-87758-077-7

Die chinesische Akupunktur beeinflußt das energetische Lebensgeschehen von außen nach innen. Die Homöopathie beeinflußt energetische Störungen durch hochpotenzierte Arzneimittel. Beide Heilverfahren sind in ihrem Energiefluß-Konzept verwandt, folgen aber eigenen Regeln und Techniken. Wie sich beide Therapien synergetisch in der Praxis verbinden lassen, insbesondere unter organotropen und funktiotropen Aspekten, zeigt dieses Buch.

Sonntag

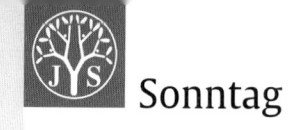

LINDE, Nikolaus
Ohrakupunktur

Leitfaden für Theorie und Praxis
1994, 252 S., 129 Abb.,
geb. DM/SFr 79.– / ÖS 585
ISBN 3-87758-030-0

Die Ohrakupunktur ist ein besonders elegantes Behandlungsverfahren. Es ermöglicht durch Punktur von Ohrpunkten alle Organe des Körpers auch durch die Psyche zu beeinflussen. Hierzu bietet das straff gefaßte Kurzlehrbuch eine kompakte Anleitung zum Auffinden der Ohrpunkte, der praktischen Methoden ihrer therapeutischen Beeinflussung und eine alphabetische Sammlung von Behandlungskonzepten der wichtigsten Krankheitsbilder, die sich für eine Ohrakupunktur eignen. Dies gilt speziell für alle Formen von Schmerzen, Funktionsstörungen von Leber, Galle, Niere, Magen, Darm, Pankreas etc. sowie für alle allergischen Erkrankungen und psychischen Störungen. Eine Checkliste zur Ohrakupunktur.

Preisänderungen vorbehalten